1001 BEWÄHRTE HAUSMITTEL

1001 BEWÄHRTE HAUSMITTEL

Zuverlässig wirksame
Anwendungen
bei Alltagsbeschwerden

Dieses Buch entstand in Zusammenarbeit zwischen Reader's Digest Deutschland, Schweiz, Österreich – Verlag Das Beste GmbH und der ADAC Verlag GmbH, München

Deutsche Ausgabe Gesamtbetreuung:
Ariadne-Buch, Christine Proske, München
Fachliche Beratung und Übersetzung:
Dr. med. Barbara Voll
Redaktion: Katrin Pollems-Braunfels
Schlussredaktion: Gabriele Ernst
Satz: grafik + design Ute Berretz

Reader's Digest
Redaktion: Anne Diener-Steinherr (Projektleitung)
Bildredaktion: Christina Horut
Grafik: Thomas S. Maier
Prepress: Andreas Engländer
Produktion: Thomas Kurz

Ressort Buch
Redaktionsdirektorin: Suzanne Koranyi-Esser
Redaktionsleiterin: Dr. Renate Mangold
Art Director: Susanne Hauser

Operations
Leitung Produktion Buch: Norbert Baier

Satz und Reproduktion:
Colour Systems Ltd., London
Druck und Binden:
Neografia, Martin

Die in diesem Buch enthaltenen medizinischen Informationen sind kein Ersatz für eine ärztliche Diagnose und Behandlung. Der Verlag empfiehlt allen Patienten mit Krankheits- bzw. Schmerzsymptomen, sich an einen Arzt zu wenden. Das vorliegende Buch ist sorgfältig erarbeitet worden. Dennoch erfolgen alle Angaben ohne Gewähr. Weder Autoren noch Verlag übernehmen eine Haftung für eventuelle Nachteile oder Schäden, die aus den im Buch enthaltenen praktischen Hinweisen resultieren.

ISBN 978-3-89905-739-3

Printed in Slovakia

Vorwort

Gesundheit ist unser höchstes Gut, und unser eigenes Engagement kann entscheidend dazu beitragen, sie zu erhalten oder sie zurückzugewinnen. Das ist keine neue Weisheit, die erst im Zeitalter der Kostenexplosion im Gesundheitswesen aufgekommen ist – sie zählte vielmehr bereits vor 2500 Jahren zum Allgemeingut. Schon damals lehrten die hippokratischen Ärzte und nach ihnen römische Mediziner wie Celsus und Galen das Prinzip der Selbstverantwortung. So richtet sich das umfangreiche Regelwerk zur Gesunderhaltung, die „Diaita", mit folgenden Empfehlungen an die Laien: Sinnvolle Nutzung von Licht, Luft und Wasser, vernünftige Ernährung, ausreichend Bewegung und Schlaf und ein geregelter Tagesablauf tragen stark dazu bei, ein an der Natur orientiertes, harmonisches Leben zu führen und damit die eigene Gesundheit langfristig zu erhalten.

Unsere moderne Naturheilkunde wurzelt in dieser antiken Medizin und greift auf jahrhundertealte Erfahrungen zurück. Naturheilverfahren werden heute vor allem zur Vorbeugung gegen Krankheiten und zur Behandlung chronischer Leiden eingesetzt. Daneben haben sie jedoch Bedeutung im Bereich der Selbstbehandlung leichterer Beschwerden und Verletzungen. Und hier trifft sich die Naturheilkunde, wie wir vom Kneippärztebund sie vertreten, mit der Intention des vorliegenden Buches: Kleinere Gesundheitsprobleme können von Ihnen selbst mit bewährten, einfachen Mitteln behandelt werden, indem Sie das traditionelle, aus der Natur gewonnene Heilwissen anwenden und so die Selbstverantwortung für Ihre Gesundheit übernehmen, soweit dies medizinisch geraten scheint.

In diesem Sinne wünsche ich Ihnen, dass Sie möglichst oft in diesem Buch lesen und lernen, Krankheiten vorzubeugen.

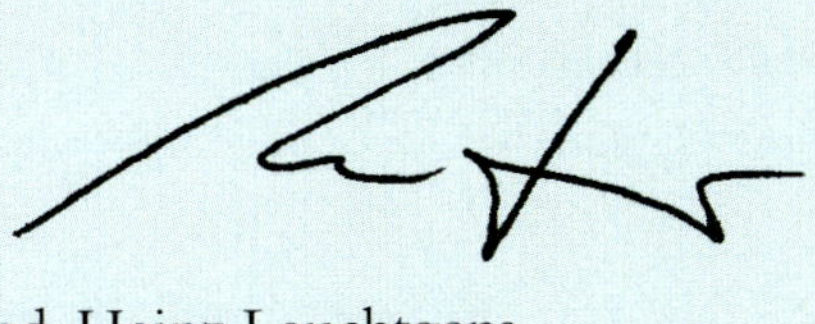

Dr. med. Heinz Leuchtgens

Präsident der Ärztegesellschaft für Präventionsmedizin
und klassische Naturheilverfahren
Kneippärztebund e.V.

INHALT

Alltagsbeschwerden

Die 20 besten Heilmittel

Spezielle Anwendungen

Nachschlagen und Finden

Selbst Verantwortung übernehmen

Gesundheit wünschen wir uns häufig – gegenseitig bei einer Geburtstagsgratulation oder nach einem heftigen Niesen, aber auch für uns selbst. Gesundheit wird als ein hohes Gut angesehen, denn von ihr hängen Wohlbefinden wie Leistungsfähigkeit ab. Da das so ist, sollten wir unbedingt auch selbst Verantwortung für sie übernehmen – und sie nicht sofort bei der kleinsten Bagatelle an einen Arzt oder gar anderen „Fachmann" abgeben. Wer weiß denn besser, wie es uns geht und was uns guttut, als wir selbst?

Doch was ist überhaupt Gesundheit? Die Antworten darauf haben sich im Lauf der Zeit sehr verändert. Gesundheit ist die Abwesenheit von Krankheit – diese Erklärung galt jahrhundertelang, und sie bezeichnet sicher heute noch einen Gesundheitsbegriff, mit dem sich viele identifizieren können. Doch Ältere oder Menschen mit chronisch eingeschränkter körperlicher oder geistiger Leistungsfähigkeit betrachten sich oft schon als gesund, wenn keine zusätzliche Erkrankung sie über das gewohnte Maß hinaus beeinträchtigt. Wissenschaftler haben dafür den Begriff „relative Gesundheit" gefunden. Eher utopisch definiert die Weltgesundheitsorganisation WHO den Begriff: Gesundheit sei der Zustand völligen körperlichen, geistigen und sozialen Wohlbefindens. Nach dieser Definition ist wohl kaum jemand gesund, doch sie beschreibt, wonach der Mensch strebt.

Gesund sein – wie geht das?

Ebenfalls große Uneinigkeit herrscht darüber, wie man seine Gesundheit erhalten oder wiedererlangen kann. Die Meinungen reichen von resigniertem Fatalismus – „gegen Krankheiten kann man sich nicht wehren, sie sind alle im Erbgut verankert" – bis zu einem fanatischen Gesundheitsbewusstsein, bei dem z. B. Ernährung, Bewegung und Ruhe dem Diktat der Gesundheitsförderung unterworfen werden. Ob diese genussfeindliche Lebensweise allerdings das Optimale ist, erscheint fraglich, denn Lebensfreude, Genuss und Entspannung tragen zum seelischen Wohlbefinden ganz entscheidend bei.

Ein Mittelweg erscheint heute als der erfolgversprechendste Ansatz. Am Anfang steht die Erkenntnis, dass Gesundheit keine Selbstverständlichkeit ist – und das mit zunehmendem Alter immer weniger.

Gesundheitspflege ist ein uraltes Thema

Gesundheit will gepflegt werden wie ein Garten: regelmäßig, langfristig, kenntnisreich und mit Liebe. Wer könnte das besser leisten als Sie selbst? Sie sind die Person, die sich an erster Stelle um die eigene Gesundheit und um die der Ihnen anvertrauten Menschen, älterer Angehöriger oder Kinder kümmern muss und kann. Und es liegt an Ihnen, sich möglichst viele Kenntnisse anzueignen, um kleinere Beschwerden selbst zu erkennen und mit Augenmaß behandeln zu können.

In der Gesundheitspflege können viele verschiedene Maßnahmen ausprobiert und kombiniert werden: Ausreichende Bewegung, ausgewogene Ernährung, eventuell ergänzt durch bestimmte Nahrungsergänzungsprodukte oder durch gezielt eingesetzte Gewürze und Heilkräuter, ferner Stressabbau durch Entspannungstechniken oder durch Bäder mit ätherischen Ölen helfen dabei, einen aus dem Gleichgewicht geratenen Organismus wieder sanft ins Lot zu bringen.

Schon vor mehr als 2000 Jahren empfahlen Ärzte ihren Patienten, sechs Lebensbereiche ganz gezielt zu regulieren: die Wohnumgebung, die Ernährung, die Ausscheidungen, Wachen und Schlafen, Ruhe und Bewegung sowie die seelische Verfassung. Dieselben Themen würden auch heute noch die Kapitel einer Anleitung zum gesunden Leben bestimmen. Über Jahrtausende erwies sich die antike Vorlage als fruchtbar: Luigi Cornaro, ein venezianischer Adliger, der im Jahr 1565 im Alter von 98 Jahren starb, verfasste in seinem 83. Lebensjahr eine kurze Schrift über das maßvolle Leben, in der er die altgriechischen Lehren rühmend schilderte und sein hohes Alter sowie seinen ausgezeichneten Zustand der Befolgung dieser Gesundheitsregeln zuschrieb. Ihm folgten und vertrauten viele Leser und machten das Büchlein zu einem Riesenerfolg. Es erlebte viele Auflagen, deren letzte tatsächlich erst 1897 erschien.

Doch helfen uns diese Anekdoten weiter? Mit Sicherheit dokumentieren sie, dass man mit Eigeninitiative und Selbstverantwortung sehr viel für die Gesundheit tun kann.

Und heute?

Gegenwärtig stehen wir vor neuen Anforderungen: Wir leben länger als unsere Vorfahren, wir erleben eine hochtechnisierte und hochspezialisierte Medizin, von deren Leistungsfähigkeit noch unsere Großeltern nur hätten träumen können. Und wir gelangen durch diese Medizin häufig in den Zustand der oben beschriebenen „relativen Gesundheit", sodass wir auch über Jahrzehnte nur mäßig beeinträchtigt durch chronische Krankheiten leben können, die noch vor 100 Jahren ein sicheres Todesurteil bedeutet hätten.

Doch die Orientierung im Gesundheitswesen, in der Welt der verschiedenen Heilberufe, der schwer beurteilbaren Heilverfahren und unzähligen Therapierichtungen fällt zusehends schwerer. Gleichzeitig wird immer mehr Eigenständigkeit von uns verlangt, denn die gesetzliche Krankenversicherung zahlt nur noch einen stetig schrumpfenden Anteil dessen, was an Diagnostik und Therapie angeboten wird. Wir müssen – schon aus ökonomischen Gründen – immer mehr Entscheidungen selbst fällen, und eine der wichtigsten Fragen im Hinblick auf eine diagnostische und therapeutische Maßnahme lautet inzwischen: „Muss das sein – oder geht es auch einfacher?"

Tatsächlich geht es sehr oft einfacher. Bei einer Fülle von geringfügigen Beschwerden, kleinen Blessuren oder eher kosmetischen Haut- und Haarproblemen wird der schulmedizinische Diagnostik- und Behandlungsapparat nicht benötigt. Oft reichen Kräutertees, ein Umschlag oder ein Bad mit ätherischen Ölen. Und darin ist die Naturheilkunde unschlagbar.

Einfach gut: die Naturheilkunde

Die Naturheilkunde wurzelt ebenso wie die moderne Medizin in der antiken Heilkunst und in der jahrhundertelangen Erfahrung mit natürlichen Heilmethoden. Auch wenn sich in der modernen naturwissenschaftlichen Medizin ein sehr reduzierter, den Organismus nur als Funktionseinheit begreifender Krankheitsbegriff entwickelt hat, so stehen die seriösen Naturheilverfahren und die technisch orientierte Medizin nicht in dem Gegensatz zueinander, wie er manchmal dargestellt wird.

Der therapeutische Nutzen von Naturheilverfahren wird allerdings in der Schulmedizin unterschiedlich bewertet. Tatsächlich fehlen für viele Verfahren Wirksamkeitsnachweise, die über Erfahrungsberichte hinausgehen und wissenschaftlichen Ansprüchen genügen. Da dort, wo klinische Forschung heute stattfindet, nämlich an den Universitäten, großen Kliniken und Instituten, Patienten mit naturheilkundlich behandelbaren Krankheiten nur selten zu finden sind, sind die Naturheilverfahren in der medizinischen Forschung und Lehre nach wie vor unterrepräsentiert.

Das sollte Sie jedoch nicht verunsichern. Denn immer mehr Mediziner – vor allem Hausärzte, die die Wirksamkeit naturheilkundlicher Behandlungen täglich bei ihren Patienten erleben – erkennen das große Potenzial der Naturheilkunde und wenden sie selbst an. Viele Ärzte haben sich in dieser Richtung fortgebildet und weisen dies auch auf ihrem Praxisschild aus. Haben Sie also keine Scheu, mit Ihrem Arzt über Heilkräuter und Tinkturen zu reden. Sie werden in diesem Buch ausdrücklich dazu aufgefordert werden, um Risiken durch Wechselwirkungen auszuschließen. Denn selbstverständlich können auch pflanzliche Substanzen Nebenwirkungen entfalten. Wo eine gewünschte Hauptwirkung erzeugt wird, besteht eben immer auch das Risiko von unerwünschten Nebenwirkungen. Das eine gibt es leider nicht ohne das andere, auch wenn die Nebenwirkungsrate von Pflanzenwirkstoffen oft geringer ist als diejenige von synthetischen Arzneimitteln.

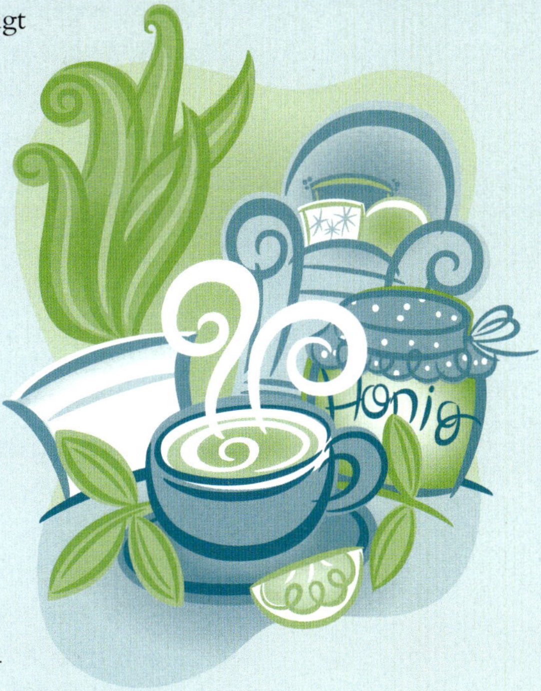

Grundsätzlich haben wir für dieses Buch Substanzen und Verfahren ausgewählt, die Sie mit größter Sicherheit anwenden können. Wenn es für die Wirksamkeit einiger Maßnahmen auch keine naturwissenschaftlichen Belege gibt, so können Naturheilverfahren doch auf die umfangreichen Erfahrungen zurückgreifen, die Heiler über Jahrhunderte hinweg gemacht und dokumentiert haben.

Denn bis zum Aufkommen der ersten synthetischen Arzneimittel vor etwa 100 Jahren gab es keine andere Behandlung als die mit pflanzlichen Wirkstoffen und physikalischen Maßnahmen wie Erwärmen oder Abkühlen sowie Schröpfen. Die Heilkundigen waren darauf angewiesen, für jedes Leiden ein Kraut zu finden, das möglichst gut half.

Hausmittel richtig angewendet

Auf der Suche nach Hilfe gegen ihre Beschwerden stießen die Menschen schon vor langer Zeit auf Dinge aus ihrer unmittelbaren Umgebung – auf verschiedene Nahrungsmittel, Heilschlamm oder allerlei Kräuter. Beobachtung, Erfahrung und später die wissenschaftliche Forschung führten zur Identifizierung der wirksamen Mittel. Heute weiß man, dass Heilkräuter ebenso wie synthetische Arzneimittel hochwirksame Substanzen enthalten. Doch allein deshalb, weil sie aus der Natur kommen, sind sie noch lange nicht ungefährlich und können – falsch angewendet – auch einmal schaden.

Fast jede Familie hütet ihr Wissen um Hausmittel, die von Generation zu Generation weitergegeben werden. Die Ursprünge solcher Familienrezepte kennt – ebenso wie die der uralten Kochrezepte – niemand mehr. Wo lebte wohl die erste Großmutter, die ihrem kranken Enkelkind Pfefferminztee einflößte? Warum pflückte vor langer Zeit ein Hirte ausgerechnet Sauerampferblätter, um sie auf eine brennende Hautstelle zu reiben? Welcher Koch entdeckte zuerst, dass Hühnersuppe die Genesung bei einer Erkältung unterstützt?

Wenn man bedenkt, wie häufig die beliebtesten Hausmittel schon gegen Alltagsbeschwerden und Schmerzen aller Art geholfen haben, ist es sehr schade, dass wir ihren Entdeckern nicht mehr danken können.

Mehr als 1000 Heilmittel

Wenn Sie dieses Buch aufschlagen, werden Sie unzählige bewährte Tipps und Anwendungen finden und verschiedenste Heilmittel entdecken, die über Generationen hinweg in den Familien zum Einsatz kamen.

Einige dieser Heilmittel – einschließlich eines wirksamen Mittels gegen Halsschmerzen, eines ungewöhnlichen Tipps, Schluckauf zu stoppen, und einer wenig bekannten Methode, Muskelschmerzen zu lindern, erreichten die Redaktion dieses Buches per Post. Diese Anregungen wurden in die entsprechenden Kapitel aufgenommen, alle Ratschläge zuvor geprüft.

Doch das war erst der Anfang. Die Autoren und Bearbeiter dieses Buches machten Akupressurtechniken chinesischer Ärzte ebenso ausfindig wie die Heilmethoden der Schamanen, jahrhundertealte europäische Volksrezepturen und die der ersten amerikanischen Siedler. Sie erhielten die besten Hausmittel von Naturheilkundigen, Homöopathen, Physiotherapeuten und Ärzten, von Kardiologen sowie von erfahrenen Allgemeinmedizinern. Die Recherche führte oft in die Vergangenheit – bis zu den Ärzten in hippokratischer Zeit vor fast 2500 Jahren. Und natürlich reichte sie auch in die Gegenwart, in die Gärten der Naturheilkundigen des 21. Jahrhunderts.

Nur das Beste wurde ausgewählt

Weil das Netz anfangs sehr weit gespannt war, kamen für die Endauswahl nur die besten Empfehlungen infrage; so schafften es einige bekannte Hausmittel nicht, aufgenommen zu werden. Andere waren zu weit hergeholt oder zu wenig wirksam, wieder andere entstammten direkt altem Volks- und Aberglauben.

Natürlich kann jedes Mittel, das nicht schadet, eine heilsame Wirkung entfalten – vor allem, wenn es von jemandem angewandt wird, der eine positive, heilsame Ausstrahlung hat und sich um den Patienten wirklich kümmert. Aber als die Autoren die seltsamsten, unglaubwürdigsten, kompliziertesten oder riskantesten Rezepturen aussortiert hatten, blieben all die wunderbaren Heilmittel übrig, die Sie in diesem Buch finden – mehr als 1000 –, die schon Millionen von Menschen geholfen haben. Jedes dieser Heilmittel wurde von Spezialisten geprüft, um es auch wirklich wie empfohlen anwenden zu können, ohne ein Risiko einzugehen. Wo sich Risiken nicht komplett ausschließen lassen, wird im Text darauf hingewiesen.

Jedes Heilmittel und jedes Verfahren in diesem Buch wurde sorgfältig geprüft – damit Sie es sicher und ohne Bedenken anwenden können.

Alles in Reichweite

Wenn Sie in diesem Buch über verschiedene Hausmittel lesen und sie anwenden, erinnern Sie sich vielleicht auch an die überlieferten Heilverfahren, die in Ihrer Familie früher üblich waren. Aber wir haben uns heute an Bluttests, Röntgenuntersuchungen, verschreibungspflichtige Medikamente und die aufwendigen Verfahren der modernen Medizin so sehr gewöhnt, dass wir dazu neigen, die traditionell bewährten Hausmittel zu vergessen oder zu vernachlässigen. Zwar sind die Tricks, die Sie von Ihren Eltern und Großeltern gelernt haben – wie etwa einen kühlen feuchten Teebeutel auf müde Augen zu legen –, natürlich kein Ersatz für modernste Behandlungsmethoden. Doch Sie können sicher sein, dass Sie sich nach Anwendung der Hausmittel besser fühlen – und in vielen Fällen kleine Gesundheitsprobleme schon in den Griff bekommen, noch ehe diese zu großen werden.

Es ist beeindruckend, die beinahe magische Heilung einer Brandwunde zu beobachten, die mit Aloe-vera-Gel behandelt wurde. Es tut gut, den angenehmen Duft von Lavendel zu inhalieren und dabei zu spüren, wie Angst und Unruhe sich verflüchtigen. Aber Nostalgie und diffuse Gefühle sind nicht der Grund, weshalb die Ärzte heute noch Hausmittel empfehlen, sondern dass die traditionellen Mittel tatsächlich wirken.

Pflanzliche Wirkstoffe finden Sie nicht nur in Naturheilmitteln. Viele Medikamente enthalten Substanzen, die nach dem Vorbild von Pflanzenstoffen hergestellt werden.

Ist Ihnen bewusst, dass mindestens ein Viertel aller Medikamente in Ihrem Medizinschränkchen Substanzen enthält, die den pflanzlichen ähnlich oder gar mit ihnen identisch sind? Der Wirkstoff in ASS, einem der weltweit am häufigsten verwendeten Medikamente, stammt aus der Rinde von Weiden. Das Herzmittel Digitalis kommt im – deswegen giftigen – Fingerhut vor, und das Krebsmittel Paclitaxel wurde zuerst aus pazifischen Eiben gewonnen. Die großen pharmazeutischen Unternehmen beschäftigen Heerscharen von Spezialisten, die in den noch unberührten Regionen der Erde nach medizinisch wirksamen Naturstoffen fahnden.

Finden Sie heraus, was Ihnen hilft

Heute werden die traditionellen Heilverfahren manchmal vernachlässigt, aber im Großen und Ganzen sind sie nicht vergessen. Physiotherapeuten wenden Kälte und Wärme auf dieselbe Weise an wie die amerikanischen Indianer – als Behandlungen, die oftmals besser wirken als Medikamente und frei von Nebenwirkungen sind. Ein Schnitt mit dem Küchenmesser heilt schnell, wenn Sie eine antiseptische Salbe darauf verteilen. Aber wenn Sie die Wunde mit Honig bedecken, erreichen Sie die gleiche keimabtötende Wirkung und der Schnitt heilt vielleicht sogar noch etwas rascher. Wie jede Schnittverletzung sollten Sie allerdings auch diese zuvor mit reichlich fließendem Wasser gründlich auswaschen, bevor Sie etwas darauf geben. Das entfernt Schmutz und Keime.

Monika Schneider, eine 60 Jahre alte Landschaftsarchitektin, machte mit alternativen Verfahren bessere Erfahrungen als mit einer konventionellen Behandlung. „Ich bekam ständig Infektionen der Nasennebenhöhlen", berichtete sie. „Sobald ich eine Erkältung hatte, waren auch die Nebenhöhlen betroffen und ich musste Antibiotika einnehmen." Ein befreundeter Allgemeinmediziner riet ihr, schon beim ersten Anzeichen von Schnupfen mit der Einnahme von Echinacea zu beginnen. „Seither habe ich keine schwere Erkältung mehr gehabt – und schon gar keine Nebenhöhleninfektion", so Frau Schneider.

Die meisten Menschen verwenden traditionelle Heilmittel lediglich gegen geringgradige Beschwerden und leichtere Schmerzen. Doch die Ärzte in hochspezialisierten Forschungseinrichtungen erkennen allmählich, dass Naturheilkunde auch bei ernsten Krankheiten helfen kann – beispielsweise bei Diabetes. Vier Millionen Menschen in Deutschland, 400 000 in Österreich und 300 000 Patienten in der Schweiz müssen regelmäßig Insulin injizieren oder Tabletten nehmen, um ihre Blutzuckerwerte zu senken. Wer jedoch täglich eine Knoblauchzehe kaut, kann den Blutzucker auf natürliche Weise senken und damit die notwendige Insulindosis oder Tablettenmenge verringern. Depressionen sind ein weiteres Krankheitsbild, das häufig eine medikamentöse Behandlung erfordert, aber umfangreiche Studien zeigen, dass in milden und mittelschweren Fällen die Einnahme von Johanniskraut ebenso gut wirkt wie die synthetischer Arzneimittel.

Viele der beliebtesten Hausmittel, wie Joghurt gegen Pilzinfektionen oder Kamillentee bei Schlaflosigkeit, werden schon seit Generationen angewandt. Andere werden ständig weiterentwickelt, oder ihre Bedeutung wird neu entdeckt:

- Arnikahaltige Cremes lassen Beulen schneller heilen und lindern den Schmerz, weil Arnika natürliche schmerzdämpfende Substanzen und antientzündliche Wirkstoffe enthält.
- Eine Mischung aus Honig und Joghurt ergibt ein natürliches Bleichmittel gegen die braunen Altersflecken am Handrücken.

- Isolierband für Elektrokabel, wie es in jedem Haushalt vorrätig ist, bringt Warzen in wenigen Tagen zum Verschwinden, wie amerikanische Kinderärzte kürzlich herausfanden.

Den gesunden Menschenverstand benutzen

Am Anfang steht die schwierige, aber wichtige Entscheidung, wann man ein Hausmittel anwenden kann und wann nicht. In vielen Situationen müssen Sie auf die Anzeichen einer ernsten Erkrankung achten, und im Zweifelsfall müssen Sie immer den Arzt aufsuchen.

Clara Bauer machte genau den Fehler, den Ärzte bei der Selbstbehandlung fürchten. Sie ist Mitte 50, von Beruf Buchhalterin, und sie litt gelegentlich unter Schwindel, insbesondere morgens beim Aufstehen. Im Internet hatte sie gelesen, dass Ingwer ein gutes Mittel gegen Schwindelattacken und Benommenheit sei. Sie deckte sich daher im Reformhaus mit Ingwerpräparaten ein und nahm diese mehrere Wochen lang. Eines Morgens jedoch sackte sie im Bad plötzlich zusammen, stürzte und brach sich das Handgelenk. Glücklicherweise wollte der Chirurg, der sie behandelte, genau wissen, wie der Unfall passiert war, und konnte so das Missverständnis aufklären: Ingwer ist tatsächlich ein bewährtes traditionelles Mittel gegen Schwindel – aber nur gegen den, der vom Innenohr herrührt. Clara Bauer litt jedoch nicht an dieser Sorte Schwindel, sie hatte vielmehr eine schlechte Blutdruckregulation mit zu niedrigen Druckwerten morgens, wie sie auch durch eine zu hohe Dosis blutdrucksenkender Medikamente hervorgerufen werden kann. Ihr Hausarzt reduzierte die Dosierung von Clara Bauers Antihypertensivum, und der Schwindel verschwand.

Auch wenn die meisten traditionellen Heilmittel sicher sind, können sie doch Schaden anrichten, wenn man sie aus falschen Gründen einnimmt oder wenn man sich mit der Selbstdiagnose begnügt, obwohl man längst einen Arzt aufsuchen müsste. Manche Beschwerden sind leicht zu erkennen, einzuordnen und können problemlos zu Hause behandelt werden. Sie brauchen keine aufwendigen Untersuchungen über sich ergehen zu lassen, wenn das Zahnfleisch ein paar Tage lang blutet oder Sie sich gelegentlich den Magen verderben. Aber nicht immer ist es so einfach zu entscheiden, was geringfügige Beschwerden sind und was nicht.

Deshalb sollten Sie Ihre Beschwerden von einem Arzt abklären lassen, ehe Sie zu Heilkräutern oder Nahrungsergänzungsmitteln greifen. Auch sollten Sie ihm immer mitteilen, was Sie einnehmen, bevor er Ihnen ein Medikament verschreibt. Nahrungsergänzungsprodukte können die Wirkung von rezeptfreien ebenso wie von rezeptpflichtigen Medikamenten beeinflussen. So erhöht die Einnahme von Vitamin E gemeinsam mit Medikamenten zur Hemmung der Blutgerinnung wie z. B. Warfarin, das Risiko für Blutungen der inneren Organe.

Selbst wenn ein Kräutertee oder eine Kapsel mit Pflanzenextrakt völlig harmlos zu sein scheint – wie etwa Brennnessel gegen Gelenkbeschwerden oder Löwenzahn gegen Bluthochdruck –, sollten Sie Ihrem Arzt davon berichten, wenn Sie ein solches Präparat regelmäßig einnehmen. Denn einige Heilkräuter sind nicht wirksam genug, um ein möglicherweise ernstes Gesundheitsproblem zu behandeln. Und selbst wenn ein Ergänzungspräparat sicher ist und bewirkt, was der Hersteller verspricht, wird es nichts nützen, wenn Sie es gegen ein Leiden einnehmen, das Sie nicht haben – auch hiervor schützt Sie der Arzt, wenn Sie ihm von Ihrer Eigendiagnose und Selbstbehandlung berichten.

Auch wenn die meisten Hausmittel sicher sind: Wenn man sie aus einer falschen Diagnose heraus anwendet, nützen sie bestenfalls nichts.

Gehen Sie umsichtig vor

Traditionelle Heilmittel werden zwar seit Jahrtausenden eingesetzt, doch auch bei ihnen besteht immer das Risiko von Nebenwirkungen, der Wechselwirkung mit anderen Arzneien oder schlicht der Fehlanwendung. Die Wirksamkeit aller Hausmittel, die in diesem Buch empfohlen werden, ist durch Erfahrungsberichte und in vielen Fällen auch durch wissenschaftliche Studien gestützt, und die Sicherheit der Arzneien und Verfahren wurde umsichtig geprüft. Beachten Sie jedoch die angeführten Warnhinweise genau. In einigen Situationen müssen Sie ganz besonders vorsichtig sein:

- **Während der Schwangerschaft** Nehmen Sie keine Heilkräuter, Ergänzungsprodukte oder rezeptfreien Medikamente ein, ohne zuvor Ihre betreuenden Frauenärzte zu fragen. Viele Substanzen können das Ungeborene schädigen, vor allem wenn Sie sie in hoher Dosierung zu sich nehmen.

• **Wenn Sie verordnete Medikamente einnehmen** Fragen Sie Ihren Arzt nach möglichen Wechselwirkungen zwischen den verordneten Medikamenten und Heilkräutern, Ergänzungsprodukten oder rezeptfreien Arzneien, die in diesem Buch empfohlen werden. Wichtige Warnhinweise finden Sie jeweils bei den einzelnen Heilmitteln mit aufgelistet. Trotzdem sollten Sie dem Arzt auch von anderen Mitteln und Kräutern berichten, die Sie zusätzlich einnehmen – vor allem, wenn Sie an einer chronischen Erkrankung wie Diabetes oder einer Herzerkrankung leiden. Denn Wechselwirkungen zwischen verschiedenen Medikamenten kommen sehr häufig vor; ihre Auflistung füllt dicke Bücher. Heilpflanzen und andere Naturheilmittel bilden da keine Ausnahme.

Kinder sind keine kleinen Erwachsenen. Daher dürfen Sie ihnen keinesfalls einfach Ihre Medikamente in geringerer Dosierung geben.

• **Wenn eine Allergie gegen ein Nahrungsmittel oder ein Medikament besteht** In diesem Fall sollten Sie besonders vorsichtig sein. Stellen Sie immer sicher, dass die Substanz, gegen die Sie allergisch sind, nicht als Bestandteil in dem Heilmittel oder Lebensmittel vorkommt, das Sie zu sich nehmen oder mit dem Sie sich eincremen wollen.

Einige Abführmittel und Hautlotionen enthalten z. B. ein gereinigtes Erdnussöl, das jemanden mit einer Erdnussallergie möglicherweise in Gefahr bringt. Achten Sie auch auf sogenannte „Kreuzallergien“ zwischen Nahrungsmitteln, Pflanzen und ihren Pollen und auch Heilkräutern. Anders ausgedrückt: Wenn Sie allergisch auf Garnelen reagieren, vertragen Sie vermutlich auch weder Hummer noch Krabben. Kreuzallergien müssen sich aber nicht unbedingt auf verwandte Früchte und andere Nahrungsmittel beschränken: Wenn Sie eine Allergie gegen Birkenpollen haben, reagieren Sie höchstwahrscheinlich auch allergisch auf die Schalen von Äpfeln. Außerdem sind Allergien kein unveränderliches Krankheitsbild; sie neigen im Gegenteil dazu, sich im Lauf der Zeit auf immer mehr Substanzen auszuweiten und „die Etage zu wechseln“, wie es die Fachärzte ausdrücken. Darunter versteht man den Übergang z. B. von Heuschnupfen in allergisches Asthma: Betraf die zugrunde liegende Pollenallergie also anfangs nur die erste, oberste Etage der Atemwege, nämlich die Nasenschleimhaut, so wanderte sie mit der Zeit eine Etage tiefer, nämlich in die

Bronchien und damit in die tieferen Atemwege. Diese Verschlimmerung des Krankheitsbildes sollte möglichst vermieden werden, was häufig durch eine konsequente Behandlung des Heuschnupfens gelingt.

- **Wenn eine schwerwiegende Gesundheitsstörung vorliegt** In diesem Fall sollten Sie die Spalte „Wann zum Arzt“ am Seitenrand besonders genau beachten. Hausmittel sollen Ihnen den Umgang mit alltäglichen Beschwerden erleichtern und Ihren allgemeinen Gesundheitszustand verbessern – und nicht vermutete oder bestehende ernste Erkrankungen verschleiern, die dringend ärztlicher Behandlung bedürfen.

Und auch wenn die Selbstbehandlung keinen Schaden durch Verschleierung oder Verschleppung anrichtet, haben chronisch Kranke ein höheres Risiko, bei jeder Behandlung Nebenwirkungen zu entwickeln, vor allem wenn Leber oder Nieren geschädigt sind. Denn über diese Organe müssen alle Substanzen abgebaut und ausgeschieden werden, und wenn das wegen geringer Leber- oder Nierenleistung nicht geschieht, können sich zu große Mengen davon im Körper ansammeln, was sich dann wie eine Überdosierung auswirkt. Zudem droht eine weitere Schädigung der beiden Organe.

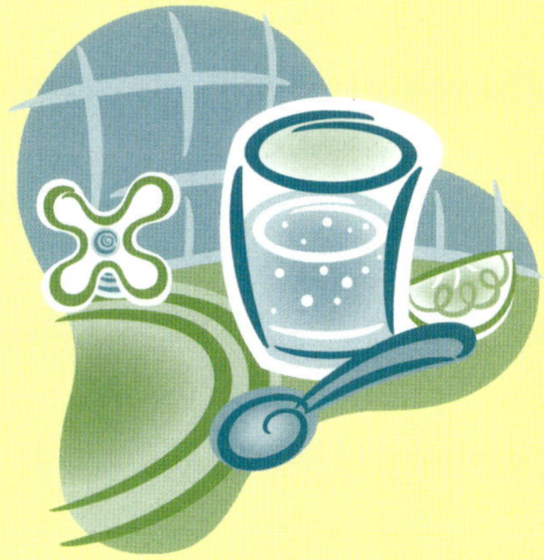

- **Wenn Sie ein Kind behandeln** Einige der Heilkräuter, Nahrungsergänzungsprodukte und Hausmittel sind für Kinder oder gar Säuglinge nicht geeignet. Sofern ein Heilmittel nicht ausdrücklich zur Behandlung von Kindern empfohlen wird, sollten Sie unbedingt Ihren Hausarzt oder Kinderarzt fragen, ehe Sie ein Kind damit behandeln. Kaufen Sie auch bei rezeptfrei erhältlichen Medikamenten nur jene, die speziell für Kinder entwickelt wurden, anstelle der Präparate für Erwachsene; das gilt z. B. für Paracetamol-Zäpfchen sowie für Einreibemittel bei Erkältungen. Kinder sind keine kleineren oder leichtgewichtigen Erwachsenen. Sie haben einen völlig anderen Stoffwechsel und bauen Arzneistoffe im Körper auch anders ab als Erwachsene. Andererseits sind ihr Energieumsatz und die Abbauleistung vor allem der Leber im Verhältnis zum Körpergewicht viel höher als bei Erwachsenen – von vielen Medikamenten benötigen Kinder daher wiederum höhere Dosen als es ihrem Körpergewicht entsprechen würde. Die Arzneibehandlung von Kindern überlassen Sie deshalb besser den Spezialisten.

Heilpflanzen und Co.

Wirkstoffe aus Pflanzen bilden die Grundlage der meisten Heilmittel. Das gilt für pharmazeutische Präparate in der klassischen Naturheilkunde ebenso wie für die Homöopathie, die anthroposophische Medizin und asiatische Heilsysteme. Die Bedeutung pflanzlicher Substanzen reicht von bekannten Heilkräutern über feine, wohltuende Gewürze bis zu den vorbeugenden, sekundären Pflanzenstoffen in Obst.

Viele der hier empfohlenen Heilpflanzen sind leicht zu kultivieren und können aus Samen gezogen werden. Sie werden im Innenraum in Anzuchtschalen angesät und erst nach den letzten Nachtfrösten ins Freie gesetzt. Nur wenige sollten gleich an Ort und Stelle gepflanzt werden. Verholzende Stauden wie Lavendel und Rosmarin lassen sich auch mit Stecklingen vermehren: Tauchen Sie gesunde diesjährige Triebe in Dünger, und pflanzen Sie sie dann in eine Mischung aus Kompost und Erde.

Viele Heilkräuter gedeihen bestens in Balkonkästen oder Blumentöpfen. Wenn Sie einen Garten haben, können Sie sie zwischen Blumen und Sträucher pflanzen. Aber ziehen Sie Heilkräuter nie in der Nähe befahrener Straßen, sonst nehmen Sie die Schadstoffe aus den Abgasen ebenfalls auf. Deshalb sollten Sie im Heilkräuterbeet auch keine Pflanzenschutzmittel einsetzen und mit synthetischem Dünger vorsichtig umgehen.

Aloe vera

Kaufen Sie kleine Aloe-vera-Pflänzchen, und stellen Sie diese möglichst auf eine sonnige Fensterbank. Vermeiden Sie ein völliges Austrocknen der Pflanze und Temperaturen unter 5 °C.

So wenden Sie Aloe an *Wenn man die fleischigen Blätter anschneidet, tritt Gel aus. Dieses wird direkt auf kleine Schnittwunden oder Verbrennungen aufgetragen und bildet einen unsichtbaren Schutzfilm, der die Wunde feuchthält und das Eindringen von Bakterien verhindert. Achten Sie jedoch darauf, dass kein Saft aus der Blattbasis auf die Haut gelangt – er kann zu Reizungen führen.*

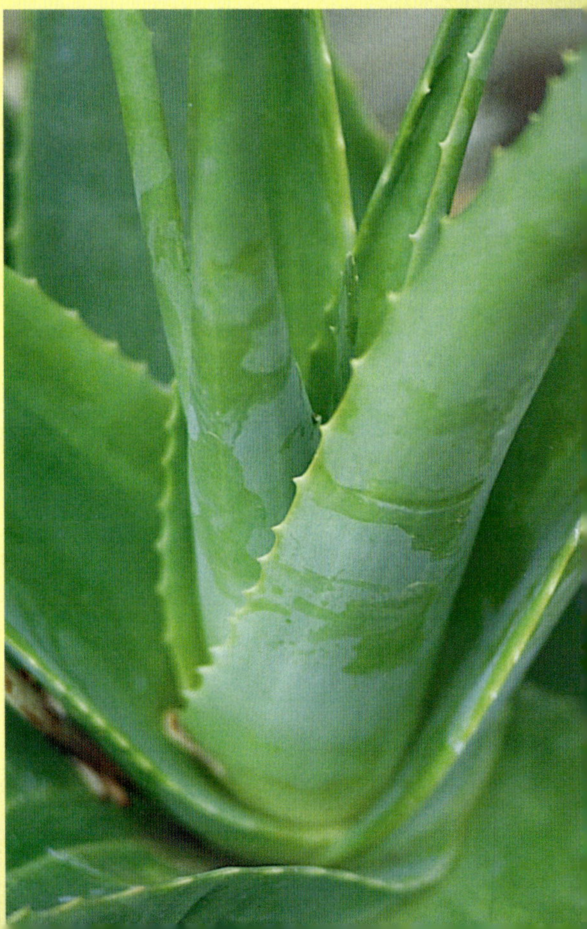

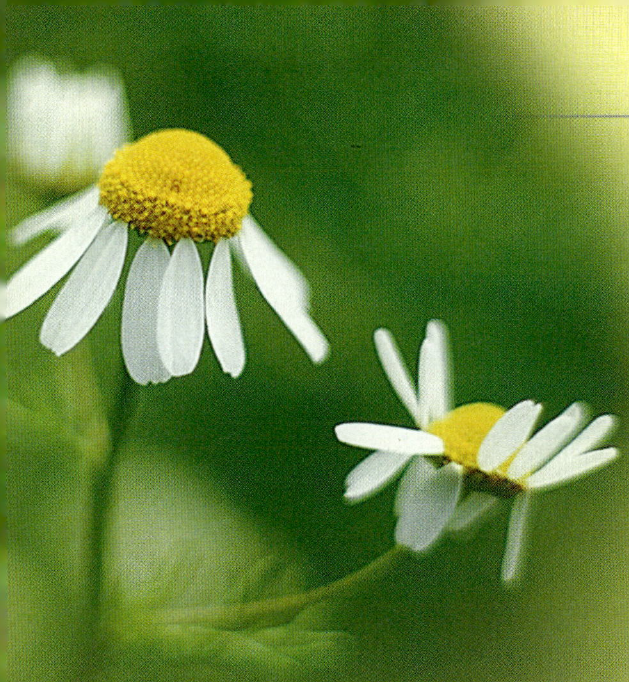

Kamille

Kamille ist eine einjährige Pflanze. Säen Sie die Samen nach den letzten Nachtfrösten an einem gut drainierten, sonnigen Standort aus. Dieser sollte zwar hell sein, aber nicht den ganzen Tag in der prallen Sonne liegen. Wie die meisten Kräuter mag die Kamille es nicht, wenn die Wurzeln im Wasser stehen. Kräuter bevorzugen außerdem eher mageren als üppigen Boden.

So wenden Sie Kamille an *Pflücken Sie die voll erblühten Blüten, und verteilen Sie sie auf einem Baumwolltuch, das Sie an einem warmen, trockenen Ort ausbreiten. Oder hängen Sie einen Strauß mit den Blüten nach unten so auf, dass die abfallenden Blüten in einer Papiertüte landen. Kamillentee lindert Ängste und beruhigt einen aufgewühlten Magen.*

Kümmel

Kümmel hat einen charakteristischen, an Anis erinnernden Geschmack und wirkt wie der verwandte Kreuzkümmel Wunder für die Verdauung. Er wächst im Garten an einem sonnigen Plätzchen und produziert eine große Menge an Samen, sodass Sie mit nur wenigen Pflanzen Ihre Versorgung mit diesem Gewürz sicherstellen können.

So wenden Sie Kümmel an *Die Samen können mit dem Mörser zerkleinert oder als ganze Körner verwendet werden. Geben Sie 1 TL Kümmel in 1 Tasse kochendes Wasser, lassen Sie alles 10 Minuten ziehen; abseihen und vor den Mahlzeiten trinken.*

Knoblauch

Wenn Sie im Herbst die Zehen einer Knoblauchknolle einzeln 5 cm tief in die Erde stecken, können Sie im Juli oder im August viele Knollen ernten.

So wenden Sie Knoblauch an *Ein bis zwei Zehen täglich, während der Erkältungssaison – auch roh – verzehrt, unterstützen die Arbeit des Immunsystems.*

Pfefferminze

Diese Pflanze liebt nährstoffreiche, feuchte Erde und einen sonnigen oder halbschattigen Standort. Setzen Sie sie am besten in einen Blumentopf, dessen Boden zuvor entfernt wurde.

So wenden Sie Pfefferminze an *Benutzen Sie die frischen oder getrockneten Blätter für Verdauungstees oder Mundspülungen.*

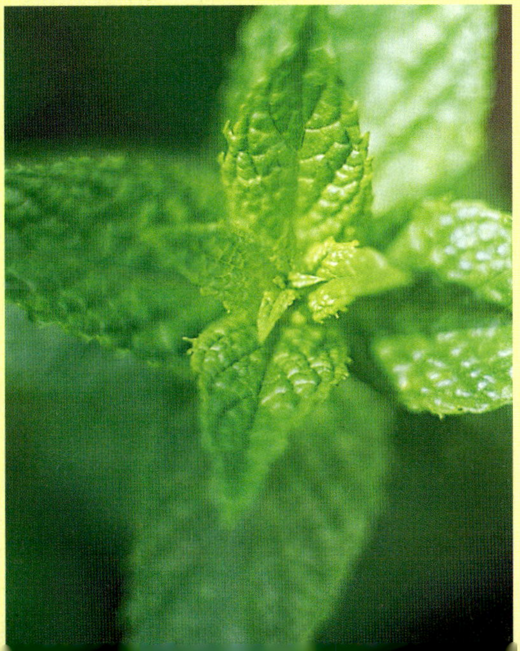

Heilen mit Kräutern

Als Werner Müller Anfang der 90er-Jahre einen Bandscheibenvorfall in der oberen Wirbelsäule erlitt, probierte er alle Maßnahmen aus, zu denen sein Arzt riet: Ruhe, Kurzwellenbestrahlung und hohe Dosen entzündungshemmender Schmerzmittel. Aber er beließ es nicht allein dabei: Er nahm zusätzlich Lakritze ein, um seinen rebellierenden Magen zu besänftigen, und Mariendistel, um die Leber vor Schäden durch die große ASS-Menge zu schützen. Als eine Bandscheibenoperation jedoch schließlich unumgänglich wurde, beugte er mit Echinacea einer Infektion vor.

Als Annette Hermanns Sohn mit eineinhalb Jahren Neurodermitis bekam, ließ sich die Krankheit zunächst nur mit Kortison unter Kontrolle halten. Annette Hermann machte sich auf die Suche nach alternativen Heilmitteln und entdeckte schließlich die juckreizlindernde Wirkung des Bittersüßen Nachtschattens und erlebte, wie Nachtkerzenöl das Hautbild ihres Sohnes deutlich verbesserte.

Etwa 80 Prozent der Weltbevölkerung haben nur Pflanzen als primäre Heilmittel zur Verfügung.

Nach Angaben der Weltgesundheitsorganisation WHO vertrauen mehr als 80 Prozent der Weltbevölkerung Pflanzen als Heilmittel – meist auch deshalb, weil in vielen Regionen der Erde der Zugang zu synthetischen Arzneimitteln sehr schwierig ist. Pflanzliche Heilmittel sind billiger, vielerorts leichter erhältlich und zeichnen sich häufig durch ebenso gute Wirksamkeit aus. Außerdem sind Pflanzenpräparate oft sicherer und verursachen weniger unerwünschte Nebenwirkungen als die von der Schulmedizin verschriebenen.

Anfangs mag der Umgang mit getrockneten Kräutern Sie verunsichern, vor allem, wenn Sie es gewohnt waren, einfach eine Tablette aus ihrer Folie zu drücken. Doch machen Sie sich keine Sorgen: Die meisten Pflanzenpräparate erhalten Sie heute ebenfalls als Kapseln oder Tinkturen, mit genauer Dosierungsanleitung auf der Verpackung. Natürlich können Sie auch lose Kräuter kaufen – Blätter, Samen, Stängel, Wurzeln oder welche Teile einer Heilpflanze auch immer wirksam sind. Sie finden sie in Apotheken, Reformhäusern und Drogerien.

Frische Kräuter können Sie, wie schon beschrieben, im Garten oder auf der Fensterbank ziehen. Bei Heilkräutern, deren Blätter verwendet werden, wird meist wie folgt geerntet:

Schneiden Sie die Pflanze unten am Stängel ab, waschen Sie sie vorsichtig und hängen sie dann verkehrt herum zum Trocknen auf. Wenn sich die Blätter brüchig anfühlen, aber noch nicht so trocken sind, dass sie bereits krümeln, zupfen Sie sie ab und verwahren sie in einem dunklen Gefäß. Gut verschlossene Einmachgläser sorgen dafür, dass kein Sauerstoff eindringt und die Kräuter frisch bleiben. Blüten für medizinische Zwecke werden direkt nach dem Aufblühen gepflückt und getrocknet.

Die meisten Kräutertees brüht man mit 1 TL getrocknetem oder frischem Kraut in 1 Tasse mit kochendem Wasser auf. Lassen Sie den Tee 10 Minuten ziehen, seihen Sie ihn dann ab, und trinken Sie ihn möglichst heiß. Tees aus Rinde, Samenkörnern oder Wurzeln müssen länger ziehen. Dosieren Sie therapeutisch wirkende Tees „einschleichend", und beginnen Sie mit einer kleinen Menge, etwa 1–3 Tassen pro Tag. Größere Teemengen sollten Sie jedoch nur unter Kontrolle eines erfahrenen Naturheilkundigen oder eines Arztes mit Weiterbildung in Naturheilkunde zu sich nehmen.

Nahrungsergänzungsmittel

Darunter verstand man früher einfach die Vitamine und Mineralstoffe, die eingenommen wurden, um sich zusätzlich zur normalen Ernährung einen Vitaminstoß zuzuführen. Heute biegen sich die Regale in Apotheken und Drogerien unter einer riesigen Auswahl von Zusatzstoffen – darunter auch natürliche Hormone, Antioxidantien und Aminosäuren.

Lange Zeit wiesen Ärzte generell die teilweise tatsächlich überzogenen Aussagen der Hersteller zurück. Zweifellos sind einige dubiose Produkte im Handel, die mit unhaltbaren Versprechungen werben, die von sofortiger Gewichtsabnahme bis zu kurzfristig unermesslich gesteigerter Potenz reichen. Inzwischen haben aber sogar die altmodischsten Ärzte akzeptiert, dass einige Nahrungsergänzungsprodukte zu Recht einen Platz neben den konventionellen Arzneimitteln beanspruchen:

Glukosamin ist dafür ein gutes Beispiel. Zunächst von den Schulmedizinern abgelehnt, haben zahlreiche Studien in den vergangenen 15 Jahren jedoch gezeigt, dass Glukosamin den Körper tatsächlich bei der Reparatur von geschädigtem Knorpel unterstützt. Rheumatologen und Orthopäden helfen mit Glukosamin vor allem Patienten mit Gelenkarthrose.

Lykopen ist ein weiteres Nahrungsergänzungsprodukt, das Mediziner interessant finden. Das Antioxidans, das in Tomaten natürlich vorkommt und als Ergänzungspräparat verkauft wird, senkt möglicherweise bei Männern das Risiko, an Prostatakrebs zu erkranken.

Coenzym Q_{10}, eine vom Körper selbst hergestellte Substanz, verbessert die Pumpleistung des Herzens bei Menschen mit stark eingeschränkter Herzfunktion.

Fischölkapseln können sowohl den Cholesterinspiegel senken, als auch die Menge an entzündungsfördernden Stoffen verringern, die das Risiko von Herzattacken steigern. Und die Liste derartig nützlicher Ergänzungsprodukte ist noch länger.

So kaufen Sie Ergänzungsprodukte ein

Viele (Werbe-)Aussagen über Nahrungsergänzungsmittel sind übertrieben. Bei uns wie in vielen anderen Ländern ist die rechtliche Stellung dieser Präparate unklar definiert. Denn auf die Ergänzungsprodukte passt weder die Lebensmittel- noch die Arzneimittelgesetzgebung genau. Die meisten der Präparate werden als Nahrungsmittel deklariert – daher stammt der deutsche Begriff *Nahrungsergänzungsmittel*. Das hat für die Hersteller den Vorteil, dass ihre Produkte nicht denselben strengen Zulassungsverfahren wie Arzneimittel unterworfen sind. Andererseits dürfen die Hersteller für diese Produkte dann jedoch auch nicht mit genauen Aussagen zu spezifischen Heilwirkungen werben. Erlaubt sind nur indirekte Aussagen, mit denen mögliche gesundheitliche Vorteile beschrieben werden, z. B. „unterstützt einen gesunden Cholesterinspiegel" oder „hilft bei der Verdauung". Grundsätzlich dürfen pflanzliche Erzeugnisse, die zwar keine Arzneimittel sind, aber die Anforderungen des Lebensmittelrechts erfüllen, gemäß der „Richtlinie für traditionelle Arzneimittel in Europa" aus dem Jahre 2004 in der EU vermarktet werden. Doch wann ist ein Präparat ein Lebensmittel, wann ein Arzneimittel? Als wesentliche Kriterien für die Einstufung dienen dabei die pharmakologische Wirkung, die Dosierung und häufig auch die Darreichungsform – für Letztere sind bei Arzneimitteln Kapseln, Dragees, Tabletten oder Tropfen typisch. Heilpflanzen, die in dieser Form angeboten werden, gelten mit der entsprechenden Zulassung als Arzneimittel. Nahrungsergänzungsmittel hingegen werden zwar manchmal in dieser arzneiartigen Fom angeboten, gelten aber trotzdem rechtlich als Lebensmittel. Einige Heilpflanzen – meist handelt es sich hier um Tees wie Kamille oder Pfefferminze – fallen sowohl unter das Arzneimittel- als auch unter das Lebensmittelrecht. Das Gleiche gilt für Gewürze wie Ingwer oder Curcuma, die einerseits als Arzneimittel im Handel sind, andererseits aber auch unter das Lebensmittelrecht fallen. Diese komplizierte Materie hat durchaus praktische Konsequenzen für den Verbraucher.

Vereinfacht lässt sich zusammenfassen, dass die Arzneimittelzulassung eines Präparats auf mehr Sicherheit hinsichtlich seiner Wirksamkeit und Verträglichkeit hindeutet. Bei Produkten, die unter das Lebensmittelrecht fallen, ist dagegen allein Ihre kritische Auswahl entscheidend. Denn selbst wenn ein Heilkraut oder Nahrungsergänzungsmittel grundsätzlich als sicher und effektiv gilt, gibt es keine Gewähr, dass das ausgewählte Produkt die wirksamen Substanzen wirklich in der richtigen Menge enthält. Die folgenden Tipps helfen Ihnen, eine vernünftige Wahl zu treffen:

Die meisten wünschen sich die Verbindung der modernen technischen Errungenschaften der heutigen Medizin mit den natürlichen Heilmethoden früherer Generationen.

Renommierte Marken Wenn Ergänzungsmittel von unabhängigen Labors analysiert werden, findet sich manchmal überhaupt kein nutzbringender Inhaltsstoff. Gar nicht so selten ist auch der Wirkstoffgehalt in diesen Produkten viel zu niedrig, um überhaupt eine pharmakologische Wirkung entfalten zu können. Außerdem kann der Wirkstoffgehalt auch noch von Pille zu Pille, von Fläschchen zu Fläschchen erheblich schwanken. Renommierte Hersteller achten darauf, dass ihre Produkte auch enthalten, was auf der Packung angegeben ist, um ihren guten Ruf nicht zu verlieren.

Wählen Sie standardisierte Kräuterextrakte Wann immer möglich, kaufen Sie Heilkräuterprodukte, bei denen der Begriff „standardisiert“ auf dem Etikett steht. Das bedeutet, dass jedes Dragee und jede Tinkturflasche einen genau festgelegten Gehalt der wirksamen Substanz enthalten.

Auf die korrekte Dosis kommt es an Lesen Sie die Einnahmehinweise und die Aufschriften auf der Verpackung genau durch. Nehmen Sie niemals mehr als die empfohlenen Dosen ein, denn auch Naturheilpräparate und Ergänzungsprodukte können bei Überdosierung verstärkt unerwünschte Nebenwirkungen hervorrufen. Das Gleiche gilt natürlich ebenfalls für rezeptfrei erhältliche Medikamente.

Bei selbst hergestellten pflanzlichen Heilmitteln ist die Dosierung schwieriger. Bei Tees ist das relativ ungefährlich, weil Sie kaum eine Überdosierung erreichen können – hier besteht die Schwierigkeit eher darin, überhaupt genügend Wirkstoff zu sich zu nehmen. Wer also einen Heilkräutertee nicht gerade kannenweise trinkt, geht kaum ein Risiko ein. Problematischer kann die Situation bei selbst hergestellten anderen Zubereitungen sein; deshalb empfehlen wir, wenn möglich, am besten Fertigprodukte zu kaufen.

Was ist Homöopathie?

Neben der klassischen Phytotherapie, also der Behandlung von Krankheiten mit aus Pflanzen hergestellten Arzneimitteln, gibt es noch einige andere Richtungen der Medizin, die überwiegend pflanzliche Arzneien verwenden. Die bekannteste von ihnen ist die Homöopathie, die vor etwa 200 Jahren von dem deutschen Arzt Samuel Hahnemann entwickelt wurde. Der Begriff Homöopathie leitet sich vom griechischen „homoion pathos“ ab, das etwa „ähnliches Leiden“ bedeutet. Damit ist der wichtigste Grundsatz der Homöopathie beschrieben: die *Simile-Regel.* Sie besagt, dass Ähnliches durch Ähnliches geheilt werden kann. Das Beispiel Bienengift kann dies veranschaulichen: Bienengift ruft auf der Haut eine Quaddel hervor. Nach homöopathischer Theorie ist deshalb Bienengift ein gutes Heilmittel gegen Krankheiten, die mit Quaddelbildung einhergehen. Homöopathen gehen davon aus, dass jedes wirksame Arzneimittel in höherer Dosierung beim gesunden Menschen ein typisches Krankheitsbild mit bestimmten Symptomen erzeugt. Eine Krankheit mit ganz ähnlichen Erscheinungsmerkmalen kann dann durch genau dieses Arzneimittel geheilt werden. Zur Behandlung wird diese Arznei in extrem niedriger Dosierung gewählt, da sie nach homöopathischer Vorstellung eine Abwehrreaktion im Körper hervorruft, die aufgrund des Ähnlichkeitsprinzips dann auch gegen die zu heilende Krankheit wirkt. Dabei werden in der klassischen Homöopathie sehr viel geringere Wirkstoffmengen ein-

Die Analyse von 107 wissenschaftlichen Studien zu homöopathischen Präparaten ergab, dass 77 Prozent von ihnen gesundheitsfördernde Effekte hervorriefen.

gesetzt als in der Schulmedizin. Zur Herstellung der Arzneimittel dienen auch heute noch Verfahren, die auf Samuel Hahnemann zurückgehen. Die Grundsubstanzen bilden Pflanzen, aber auch tierische Produkte und Mineralien wie z. B. Schwefel, aus denen die „Urtinktur“ extrahiert wird. Diese wird durch Schütteln oder Verreiben mit Trägersubstanzen wie Alkohol, Wasser oder Milchzucker verdünnt. Durch den Verdünnungsprozess wird nach der Vorstellung der Homöopathen die Wirkung verstärkt – oder „potenziert“. Die Verdünnung erfolgt z. B. in Hunderterschritten (C-Potenzen) oder Zehnerschritten (D-Potenzen). D_1 entspricht also einer Verdünnung von 1:10, D_2 (= C_1) bedeutet 1:100 usw. Die geringere Potenz wird immer als Ausgangssubstanz für den nächsten Schritt benutzt. Rein rechnerisch ist ab D_{24} kein Molekül des Ausgangsstoffs mehr enthalten, weshalb der Homöopathie viel Skepsis entgegengebracht wurde. Doch in der Praxis werden vor allem niedrige und mittlere Potenzen von D_1 bis D_{12} eingesetzt. Homöopathische Arzneimittel erhalten Sie meist als kleine Milchzuckerkügelchen, die „Globuli“ genannt werden.

Diese kurze Beschreibung der Grundzüge der Homöopathie und die homöopathische Regel, dass nicht Krankheiten, sondern kranke Menschen behandelt werden – was zu einer individuell zusammengestellten, ganzheitlichen Therapie führt –, zeigen bereits, wie schwierig es ist, Homöopathie und Schulmedizin zu vergleichen. Die Methoden der wissenschaftlichen Medizin, nämlich klinische Studien mit Hunderten von Patienten, deren Therapien standardisiert und deren Heilungsverläufe verglichen werden, sind in der Homöopathie nicht möglich. Die wenigen fundierten Vergleiche zwischen Schulmedizin und Homöopathie ergaben gemischte Ergebnisse. Die Mehrzahl der Studien jedoch berichtet über positive Wirkungen der Homöopathie.

Auch wenn die Wirkungsweise der Homöopathie schwer zu beweisen ist, bleibt eines festzuhalten: Durch die niedrige Dosierung und die Art der Arzneimittelauswahl ist sie praktisch frei von Nebenwirkungen. Die in diesem Buch empfohlenen homöopathischen Arzneimittel können Sie also bedenkenlos anwenden. Neben den klassischen Homöopathen vertrauen inzwischen immer mehr Ärzte und vor allem Millionen von Patienten auf die heilende Kraft der Potenzen.

Anthroposophische Medizin

Der Philosoph und Naturwissenschaftler Rudolf Steiner, der vor etwa 80 Jahren starb, schuf eine allumfassende Lehre, die er als „Anthroposophie“ (griechisch: „Weisheit vom Menschen“) bezeichnete. Er verfasste mehr als 250 Bücher zu Themen aus sämtlichen Lebensbereichen. Am bekanntesten ist heute seine Pädagogik, die weltweit in allen Waldorfschulen und Waldorf-Kindertagesstätten praktiziert wird.

Gemeinsam mit der Ärztin Ida Weigman entwickelte er in seinen letzten Lebensjahren die anthroposophische Medizin, die auf dem anthroposophischen Menschenbild fußt. Danach ist das Wesen des Menschen aus vier Qualitäten zusammengesetzt, nämlich dem Körper, der Lebenskraft, der Seele und dem Geist. An jeder Krankheit und ihrer Heilung sind alle vier Qualitäten beteiligt. Ein anthroposophischer Arzt stellt deshalb zuerst die schulmedizinische Diagnose und bemüht sich zusätzlich, die Ursachen der Krankheit auf seelischer und geistiger Ebene zu erfassen. Die Therapie ergibt sich dann aus dem Gesamtergebnis. Behandelt wird in der Regel mit Pflanzen, die nach Dutzenden von Kriterien, zu denen auch Jahreszeiten und Mondphasen zählen, ausgewählt werden. Da die Herstellungsverfahren für die Qualität von anthroposophischen Heilmitteln eine große Bedeutung haben, sind spezielle anthroposophische Firmen entstanden, die sich der Arzneimittelproduktion widmen. In diesem Buch haben wir auf anthroposophische Heilmittel verzichtet, da sich der Sinn dieser Mittel nur auf der Grundlage des anthroposophischen Menschenbildes erschließt. Wenn Sie sich jedoch für eine ganz besondere, ganzheitlich ausgelegte und übrigens auch sehr stark die Ernährung einbindende Medizin interessieren, kann die anthroposophische Heilkunde Ihnen spannende Anregungen bieten.

Bei Kneipp nicht nur an Wasser denken

Bei dem Stichwort „Pfarrer Kneipp“ denken Sie bestimmt als Erstes ans Wassertreten. Doch Sebastian Kneipp, der im 19. Jahrhundert lebte, entwickelte über seine Wasserkuren hinaus ein ganzheitliches System von Naturheilverfahren, gesunder Ernährung und Lebensführung. Dabei machte er den Zusatz von pflanzlichen Auszügen und ätherischen Ölen zu Bädern populär. Seine „Phytobalneologie“ verbindet Elemente der physikalischen Medizin – nämlich die Anwendung von Wasser – mit jenen der Pflanzenheilkunde. Kräuterbäder, von denen Sie in diesem Buch eine ganze Reihe finden, wirken auf doppelte Weise: zum einen durch die physikalischen Reize des kalten oder warmen Wassers, zum anderen durch die zugesetzten Pflanzenwirkstoffe.

Heilende Düfte bei der Aromatherapie

Wer durch einen duftenden Kräutergarten streift, kann kaum der Versuchung widerstehen, ein Blättchen abzuzupfen, zwischen den Fingern zu zerreiben und den Duft zu genießen. Seit Jahrtausenden wissen die Menschen, dass diese Aromen nicht nur angenehm sind, sondern heilende Wirkung entfalten. Die Nutzung aromatischer Pflanzen ist aus dem alten China und vielen anderen Hochkulturen überliefert. Aus den ätherischen Ölen gelangen die Düfte auf direktem Weg von der Nase ins Gehirn, wo sie verschiedene Reaktionen auslösen. Ätherische Öle können Angst und Depression dämpfen, Stressreaktionen bändigen und Energie spenden. Forschungen zeigen, dass bestimmte Düfte – wie etwa Lavendel, Bergamotte, Majoran und Sandelholz – tatsächlich die Hirnströme beeinflussen und auf diese Weise Entspannung und Schlaf herbeiführen.

Ätherische Öle lindern Ängstlichkeit und leichte Depressionen, verringern die Stressanfälligkeit und sorgen insgesamt für mehr Lebensenergie.

Die Heilkräfte von Duftölen können Sie auf verschiedene Weise genießen – indem Sie den Duft direkt inhalieren, ein paar Tropfen Öl ins Badewasser geben oder das Öl in die Haut einmassieren. Wenn Sie den Duft einatmen möchten, geben Sie 1 oder 2 Tropfen Öl auf ein Taschentuch oder ein paar Tropfen in einen Verdampfer oder einen Luftbefeuchter.

Ein Duftöl, das Sie für ein Bad oder eine Massage verwenden möchten, sollten Sie mit einem Trägeröl verdünnen. Für ein Massageöl geben Sie 8–12 Tropfen des Duftöls zu 8 TL eines kalt gepressten Pflanzenöls wie Mandelöl, Traubenkernöl oder Sonnenblumenöl. Für ein Bad besteht die übliche Mischung aus 10–30 Tropfen Duftöl auf 20 TL Trägeröl.

Duftöle sind hochkonzentriert und dürfen nicht geschluckt werden. Eine allergische Reaktion können Sie ausschließen, indem Sie neue ätherische Öle mit Vorsicht ausprobieren – vor

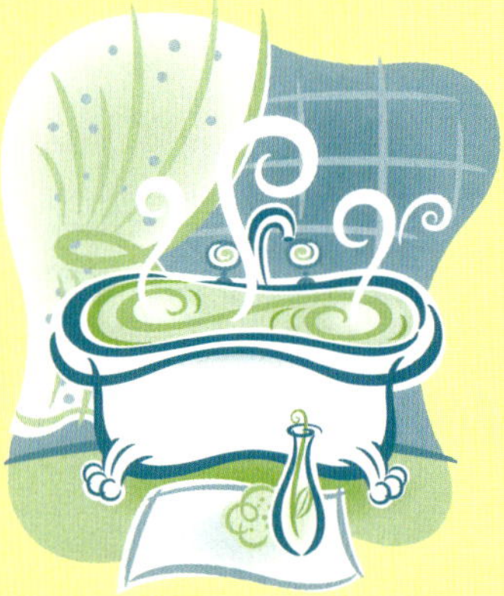

allem, wenn Sie schon unter einer Allergie leiden. Eine Allergie gegen ätherische Öle kann sich als Hautausschlag oder Atemnot bemerkbar machen. Da die Öle außerdem durch die Haut in den Körper eindringen, sollten Schwangere keine Bäder mit derartigen Ölen nehmen. Haben Sie empfindliche Haut, leiden an Bluthochdruck oder Epilepsie, oder sind Sie erst vor kurzem operiert worden? Dann sollten Sie vor der Anwendung solcher Öle einen Arzt fragen.

Wenn Sie Duftöle kaufen wollen, wenden Sie sich am besten zunächst an einen Aromatherapeuten. Er erklärt Ihnen, woran Sie gute Qualität erkennen und wie Sie das Öl aufbewahren sollten. Bei korrekter Lagerung halten die Öle jahrelang, ohne ihren Duft zu verlieren; einige Zitrusöle wie Orange und Zitrone müssen Sie allerdings in den Kühlschrank stellen. Am besten werden die Öle in dunklen Flaschen aufbewahrt und vor Tageslicht und Wärme geschützt.

Medizin für Körper und Geist

Die Behandlungsvorschläge in diesem Buch umfassen zudem verschiedene Entspannungsverfahren wie Meditation, Übungen wie progressive Muskelrelaxation, Yoga oder T'ai-Chi. In welcher Form auch immer man sie ausübt, Meditation und Muskelrelaxation haben ihre Wirksamkeit längst bewiesen. Alle Verfahren können Sie zu jedem beliebigen Zeitpunkt ohne große Vorbereitung zu Hause durchführen. Sie eignen sich für viele Gesundheitsprobleme – angefangen von Ängsten und Bluthochdruck bis hin zu Schuppenflechte und Menstruationsbeschwerden.

Wenn Sie noch keinerlei Erfahrungen mit Meditation haben, beginnen Sie mit dieser einfachen 20-Minuten-Übung. Setzen Sie sich aufrecht in bequemer Position hin. Der Rücken sollte gerade sein, der Kopf erhoben und der Körper entspannt. Schließen Sie nun die Augen, und konzentrieren Sie sich vollständig auf Ihre Atmung. Atmen Sie tief und gleichmäßig so, dass Sie das Heben und Senken der Atembewegung im Bauch statt in der Brust spüren. Konzentrieren Sie sich jetzt auf ein Wort oder einen Laut wie „Friede“ oder die alte asiatische Meditationssilbe „om“, und wiederholen Sie dies immer wieder. Sobald Ihre Aufmerksamkeit abschweift, lenken Sie sie zurück auf das Wort und Ihren Atem. Nach etwa 20 Minuten beenden

Sie die Übung, öffnen die Augen, strecken sich und dehnen die Muskulatur. Stehen Sie langsam auf, und gehen Sie ein wenig auf und ab, ehe Sie sich wieder mit neuer Kraft in den hektischen Alltag stürzen.

Sollten Sie Schwierigkeiten beim Meditieren haben, dann melden Sie sich zu einem Kurs an. Solche Kurse – nicht nur für Meditationen, sondern auch für viele weitere Entspannungsverfahren – werden von Volkshochschulen sowie von anderen Veranstaltern angeboten.

Schließen Sie ein Bündnis mit den Profis

Wir geben jährlich Millionen für Nahrungsergänzungsprodukte aus und haben uns deswegen jedoch keineswegs von der konventionellen Schulmedizin verabschiedet. Die meisten von uns wollen das Beste beider Welten – die verfeinerte Technik der hochentwickelten naturwissenschaftlichen Medizin und die natürlichen Hausmittel, auf die frühere Generationen noch ausschließlich angewiesen waren.

Dieser Ansatz, der auch als „komplementäre Medizin" bezeichnet wird, ist durchaus sinnvoll. Wenn Sie beispielsweise herzkrank sind oder an Diabetes leiden, dann wünschen Sie sich die modernste Behandlung, die für diese Krankheitsbilder existiert. In diesem Bereich gibt es immer wieder beeindruckende Forschungsergebnisse, die vor wenigen Jahren noch kaum vorstellbar waren: Aktuell wurde Insulin zum Inhalieren entwickelt, das Diabetikern das Spritzen erspart.

Heute haben sogar die altmodischsten Ärzte erkannt, dass auch Nahrungsergänzungsmittel heilend wirken können.

Gleichzeitig können Sie jedoch selbst eine Menge für Ihre Gesundheit tun – nicht nur Symptome lindern und das Befinden verbessern, sondern z. B. dem Körper auf natürliche Weise helfen, ihn dabei unterstützen, mit den Krankheitserregern fertigzuwerden, die Bedingungen zu verändern oder die Heilung zu beschleunigen.

Sprechen Sie mit Ihrem Arzt offen und ohne falsche Scheu über die Heilmittel, die Sie zu Hause verwenden. Vielleicht werden Sie entdecken, dass auch Ihr Hausarzt den einen oder anderen Favoriten unter den Hausmittelchen hat, wie etwa Kopfschmerz durch Akupressur „wegzudrücken" oder wegzumassieren oder einen Hautausschlag mit einem Haferkleie-Bad zu behandeln. Schulmedizin und Hausmittel sind keineswegs die Kontrahenten, zu denen sie manchmal hochstilisiert werden. Beide haben ihre eigenen Anwendungsgebiete, ihre Stärken und Schwächen. Am effektivsten wirken beide, wenn sie gemeinsam gezielt eingesetzt und genutzt werden.

Die Heilmittel in diesem Buch

Dieser Band beschreibt viele Heilmittel aus den verschiedensten Quellen, einschließlich traditioneller Volksarzneien. Manche überlieferten Rezepte für Tees, Elixiere und Tinkturen erfordern genaues Messen und Zubereiten, andere wieder arbeiten mit ungefähren Angaben. Eine Großmutter empfahl folgendes Mittel gegen Erkältung: 2 TL Honig, 24 Knoblauchzehen oder 3 Handvoll frische Petersilie. In vielen Fällen sind die exakten Mengen gar nicht maßgeblich für den Erfolg der Rezeptur. Daher können die Mengenangaben, die Sie in diesem Buch finden, von denjenigen abweichen, die in Ihrer Familie überliefert sind.

Linderung oder Heilung sind oft nicht weiter entfernt als ein Küchenschrank, die Hausapotheke oder der nächste Park.

Wir haben bei jeder Empfehlung die Zutaten erwähnt, die mit höchster Wahrscheinlichkeit für die spezifische heilende Wirkung verantwortlich sind, und haben auf die Ingredienzien verzichtet, die womöglich unwirksam sind oder unliebsame Nebenwirkungen hervorrufen könnten.

Wann immer möglich, empfehlen wir Zutaten, die Sie in Ihrer unmittelbaren Umgebung erhalten – im Supermarkt, der Apotheke, im Reformhaus, der Drogerie oder im Naturkostladen. Viele Produkte können Sie bequem online bestellen.

Natürlich findet sich in diesem Buch eine ganze Menge „Heilmittel“, die überhaupt keine besonderen Zutaten erfordern – das fängt beim richtigen Essen an, umfasst regelmäßige körperliche Aktivitäten und geht über zum Heilen mit den Händen wie Massage oder Akupressur. Vorübergehende Linderung oder gar Heilung ist bei vielen Beschwerden nicht weiter entfernt als Ihr Küchenschrank, die Hausapotheke oder der nächste Park, denn dort gibt es häufig schon alles, was Sie zur erfolgreichen Behandlung benötigen.

Wenn ein Heilmittel bei Ihnen nicht wirkt, probieren Sie ein anderes aus. Wenn es anschlägt, erzählen Sie Ihren Angehörigen und Freunden von dem Erfolg, damit auch diese eines Tages den Nutzen davon haben können.

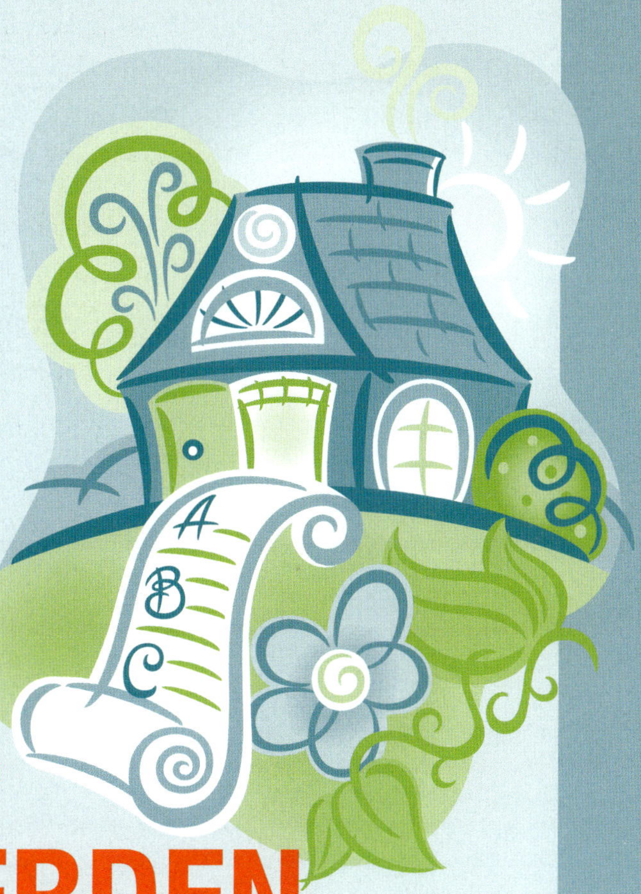

ALLTAGS-BESCHWERDEN

Gegen viele gesundheitliche Beeinträchtigungen gibt es **wirksame Hausmittel**, die Sie ohne Rezept erwerben, selbst zubereiten und einfach anwenden können. Und vieles haben Sie bereits im Haushalt – Sie werden staunen, was Küche, Bad und Vorratsschrank zu bieten haben.
Sehen Sie, wie vielfältig Ihre Möglichkeiten sind, sich **Linderung** bei Schmerzen, Entzündungen und vielen anderen Störungen zu verschaffen. Von Akne bis Zahnschmerzen finden Sie hier wirksame und **schonende Behandlungen** für mehr als 100 Beschwerden.

Akne

Die Wissenschaftler sind heute in der Lage, die menschlichen Gene zu entschlüsseln, doch für Akne gibt es immer noch keine Heilung. Obwohl kein Allheilmittel in Sicht ist, kann man sich dieser lästigen Pickel, die das Selbstbewusstsein noch weit nach der Pubertät beeinträchtigen können, mit Produkten erwehren, die im Handel erhältlich sind. Äußerst hilfreich können auch ganz einfache Naturheilmittel sein.

Ursachen und Symptome

Bei Akne produziert die Haut zu viel Talg, der die Poren in der Haut verstopft. Es gibt zwei Arten von Akne. Am verbreitetsten ist die gewöhnliche Akne, die im Gesicht und im Brust-, Rücken- oder Schulterbereich als Pickel, Pusteln oder Mitesser auftritt. Die zystische Akne weist schmerzhafte Zysten oder feste, nicht schmerzende Hauterhebungen als Symptome auf. Oft führen hormonelle Veränderungen, etwa in der Pubertät, zu einer erhöhten Talgproduktion, ebenso wie manche Make-up-Produkte, Sonnenbaden oder Stress. Nur die Neigung zu Akne wird vererbt, nicht diese selbst. Jungen sind oft stärker betroffen als Mädchen.

Rücken Sie den Pickeln rasch auf die Pelle

- Als Creme, Lotion oder Gel kann man in der Apotheke den Inhaltsstoff **Benzoylperoxid** rezeptfrei erhalten. Er wirkt antibakteriell und fördert die Abstoßung abgestorbener Hautschüppchen, so können sich verstopfte Poren wieder öffnen.
- **Alphahydroxysäuren** wie Glycolsäure in Cremes oder Gels schälen die oberste Hautschicht ab. Verstopfungen werden aufgelöst und die Poren wieder rein und frei.
- Kühlen Sie einen entzündeten Pickel stündlich, mindestens zweimal am Tag, aber nie länger als 10 Sekunden mit einem in saubere Klarsichtfolie gehüllten **Eiswürfel**. Die Kälte lindert die Entzündung und verringert die Rötung.
- **Acetylsalicylsäure (ASS)** oder **Ibuprofen** wirken einem Akneausbruch entgegen. Nehmen Sie bis zu viermal über den Tag verteilt die für Erwachsene empfohlene Dosis. Vor regelmäßiger Einnahme von ASS über längere Zeit sollten Sie Ihren Arzt fragen; für Kinder unter 16 Jahren ist ASS nicht geeignet.

Alternative Akne-Mittel

- Tragen Sie dreimal täglich einen Tropfen **Teebaumöl** auf die betroffenen Stellen auf, das hemmt die Entzündung und beschleunigt die Heilung. 5%iges Teebaumöl ist ebenso wirksam gegen Akne wie eine 5%ige Benzoylperoxid-Lösung.
- Die Heilpflanze **Mönchspfeffer** trägt zur Regulierung des weiblichen Hormonhaushalts bei und verbessert prämenstruelle Akne. Trinken Sie über zwei bis drei Monate täglich 1–2 Tassen Mönchspfeffer-Tee. Ein schnellerer Wirkungsverlauf lässt sich allerdings nicht erzwingen; wenn Sie sehr viel mehr Tassen Tee trinken, schadet das Ihrer Haut eher.
- Betupfen Sie Pickel mit einem in **Essig** oder **Zitronensaft**

getränkten Wattebausch. Die darin enthaltenen Säuren helfen, die Poren zu reinigen. Angeblich soll auch **Zahnpasta** Wunder wirken, wenn man sie auf einen aufkeimenden Pickel aufträgt.

- Eine Masse aus 1 TL gemahlenem **Muskat** und 1 TL **Honig** gilt als altes Hausmittel. Bestreichen Sie den Pickel damit, lassen Sie die Mischung anschließend 20 Minuten einwirken, und waschen Sie sie dann ab. Die Wirksamkeit ist nicht wissenschaftlich bewiesen, aber Honig hat tatsächlich antiseptische Eigenschaften.
- Verwenden Sie **Aloe vera**. Eine Studie hat ergeben, dass mit Aloe neun von zehn Hautwunden innerhalb von fünf Tagen komplett abheilen. Kaufen Sie Pflegeprodukte, die Aloe enthalten, oder drücken Sie den Saft aus einem frisch aufgeschnittenen Blatt und bestreichen Sie damit die betroffene Stelle Ihrer Haut. Meiden Sie jedoch den Kontakt mit dem Saft aus der Blattbasis.

Halten Sie die Haut rein – aber nicht zu rein

- Saubere Haut schützt zwar vor verstopften Poren, aber eine übertriebene Reinigung kann paradoxerweise Akne auslösen, indem sie die Talgdrüsen zu verstärkter Talgproduktion anregt. **Vermeiden Sie Peelings.** Und benutzen Sie **keinen Waschlappen**. Er ist ein **Tummelplatz für Bakterien**. Verwenden Sie stattdessen Wegwerf-Reinigungspads.
- Mischen Sie sich Ihr eigenes Gesichtswasser aus 1 TL **Bittersalz** und 3 Tropfen **Jodtinktur** auf 125 ml Wasser. Bringen Sie die Mischung zum Kochen, lassen Sie sie dann abkühlen, und verwenden Sie sie auf einem sauberen Wattebausch.
- Tipp für Männer: **Desinfizieren Sie die Rasierklinge** nach dem Gebrauch mit Alkohol.

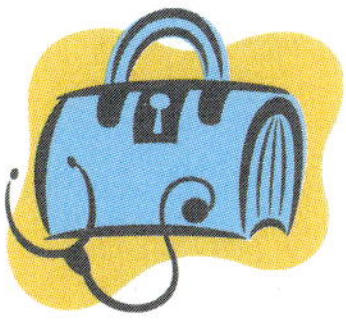

Wann zum Arzt?

Wenn die rezeptfrei erhältlichen Produkte innerhalb von 3 Monaten keine Besserung bewirken oder wenn sich die Haut ernsthaft entzündet – das erkennen Sie an schmerzhaften, eitergefüllten Knötchen und rötlichen bis dunkelroten Verfärbungen –, dann sollten Sie einen Arzt aufsuchen. Das ist ferner sinnvoll, wenn die Haut immer gerötet ist, auch wenn sie keine sonstigen Aknemerkmale zeigt. Denn dies könnte ein Anzeichen für den Ausbruch von gewöhnlicher Akne sein, einer Hauterkrankung, die sich durch anhaltende Rötung, Pusteln und erweiterte Blutgefäße bemerkbar macht.

Drücken oder nicht drücken

Drücken und kratzen Sie nicht an den Pickeln herum – damit machen Sie alles nur schlimmer. Befolgen Sie besser die von Hautärzten angeratene Methode. Säubern Sie die Stelle, und sterilisieren Sie die Spitze einer Nadel mit Alkohol oder in einer Kerzenflamme. Stechen Sie dann vorsichtig den Pickel auf. Reinigen Sie die Stelle mit einem Wattepad und 20%iger Wasserstoffperoxid-Lösung. Mitesser können mit einem Komedonenquetscher aus der Apotheke oder Drogerie entfernt werden. Weiten Sie zuvor die Poren durch 10-minütiges Auflegen einer Heißwasser-Kompresse.

Allergien

Jucken, Niesen, rote Augen und eine tropfende Nase – das sind Symptome von Heuschnupfen oder anderen Allergien. Bei Bedarf können Sie Antihistaminika aus der Apotheke nehmen, am besten vorbeugend, oder ein natürliches Heilmittel ausprobieren. So wird das Immunsystem mit Pollen, Hausstaubmilben, Tierhaaren oder anderen der mikroskopisch kleinen Bedrohungen fertig, die es sonst zum Überreagieren bringen.

Ursachen und Symptome

Es ist Aufgabe des Immunsystems, den Körper vor echten Bedrohungen durch Viren und Bakterien zu schützen. Wenn Sie jedoch an einer Allergie leiden, unterscheidet das Immunsystem manche harmlosen Substanzen nicht mehr von gefährlichen, und die körpereigene Abwehr reagiert übermäßig stark. Der Kontakt mit solchen Allergieauslösern entsteht über die Nahrung (Erdnüsse, Gluten in Weizen), über die Haut (Pflanzenstoffe, Metalle, winzige Tierspeichelpartikel an Tierhaaren), die Atemluft (Pollen, Schimmelpilzsporen) oder durch Injektionen (Penizillin). Die Neigung zu allergischen Reaktionen wird vererbt.

Antihistaminika aus der Natur

- **Ginkgo biloba** wird meist eingesetzt, um das Gedächtnis zu verbessern, wirkt aber auch gegen Allergien. Ginkgo enthält Substanzen, die Gingkolide, welche die Aktivität der körpereigenen Faktoren bremsen, die die allergischen Reaktionen begünstigen (plättchenaktivierende Faktoren).
- Die **Pestwurz** ist eine auffällige Pflanze. Während die großen Blätter direkt als Sonnenhut dienen können, unterdrückt ein Extrakt aus dem getrockneten Wurzelstock allergische Reaktionen, indem er die Ausschüttung von Histamin bremst. Histamin ist die wichtigste körpereigene Substanz bei allen allergischen Reaktionen.

Ein bisschen Fisch gegen Allergien gefällig?

- **Omega-3-Fettsäuren** bremsen Entzündungsreaktionen im Körper, wie sie durch Allergien hervorgerufen werden. Lachs, Sardinen, frischer Thunfisch und Makrelen sind gute Quellen für diese Fette. Wenn Sie lieber Fischölkapseln einnehmen, dann bevorzugen Sie Präparate, die Ihnen insgesamt 1000 mg Eicosapentaensäure und Docosahexaensäure pro Tag liefern.
- **Leinöl** (oder Leinsamenöl) enthält ebenfalls Omega-3-Fettsäuren. Nehmen Sie 1 TL Leinöl pro Tag im Salatdressing oder mit Fruchtsaft ein, aber erhitzen Sie es nicht.

Sanfte Linderung

- Geschwollene, juckende und gerötete Augen lindern Sie mit einem **feuchtkalten Waschlappen**.
- **Salzwasser-Nasensprays** eignen sich zum Befeuchten der Nasenschleimhaut. Kürzlich haben Studien allerdings ergeben, dass einige der fertigen Produkte ein Konservierungsmittel ent-

halten, das die Schleimhautzellen schädigen kann. Stellen Sie deshalb die Salzwasserlösung selbst her: Lösen Sie 1/2 Teelöffel Salz in 250 ml abgekochtem Wasser auf.

Schützen Sie sich vor Heuschnupfen

- **Bleiben Sie** bei und mindestens 3 Stunden nach Sturm oder Gewitter **zu Hause**. Bei hoher Luftfeuchtigkeit setzen Pflanzen vermehrt Pollenstaub frei, der Wind verteilt sie überall.
- Wenn Sie ins Freie müssen, schützen seitlich abschließende Sonnenbrillen die Augen vor Pollen.
- Bauen Sie eine „Pollenfalle": Streichen Sie ein wenig **Vaseline** an den Naseneingang – die klebrige Creme soll die Pollen einfangen, bevor sie eingeatmet werden.
- **Halten Sie** beim Autofahren **die Fenster geschlossen**, und wählen Sie – falls vorhanden – bei der Klimaanlage die Einstellung „Innenzirkulation". Fragen Sie zusätzlich in Ihrer Werkstatt nach, ob die Lüftung auch mit Pollenfilter ausgestattet werden kann.
- **Waschen Sie sich** abends die **Haare**, um Pollen und Allergene vor dem Schlafen auszuspülen.
- **Schlafen** Sie, wenn möglich, **mit geschlossenem Fenster,** und bewahren Sie keine getragene Kleidung über Nacht im Schlafzimmer auf.

Sagen Sie Hausstaubmilben den Kampf an

- **Staubmilben** sind mikroskopisch kleine Tierchen, die Teppiche, Vorhänge und das Bett zu Abermillionen bevölkern. Ihre Ausscheidungen sind häufig Verursacher von Allergien. Um die Plagegeister auszuhungern – sie leben vom Staub, der hauptsächlich abgestorbene Hautschüppchen enthält –, beziehen Sie

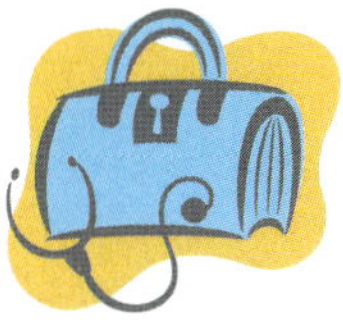

Wann zum Arzt?

Wenn Zunge, Gesicht, Hände oder Nacken anschwellen, wenn Atemschwierigkeiten auftreten – gar mit asthmatischem Pfeifen – und sich ein Nesselausschlag entwickelt (erhabene rote oder weiße Flächen auf der Haut), dann rufen Sie einen Notarzt. Das sind die Anzeichen eines anaphylaktischen Schocks, einer möglicherweise tödlich verlaufenden allergischen Reaktion, wie sie etwa nach einem Bienenstich bei einem Insektengiftallergiker auftreten kann. Meist sind allergische Symptome jedoch nur lästig. Wenn rezeptfreie Präparate nicht helfen, dann sollten Sie zum Arzt gehen. Grundsätzlich sollte jede Allergie ärztlich diagnostiziert werden.

Verzichten Sie nicht auf Ihre Gartenarbeit!

Wenn Sie gern im Garten arbeiten, können Sie ihn mit einigen Änderungen auch relativ „allergiefreundlich" gestalten. Wählen Sie Pflanzen, deren Pollen durch Insekten und nicht durch den Wind verteilt werden, wie Storchschnabel oder Geranien, Iris und Clematis. Überlegen Sie, den Rasen durch attraktiv gestaltete Pflasterung zu ersetzen, denn Rasenmähen produziert ganze Pollen- und Sporenwolken. Pflanzen Sie keine neuen Hecken, und schneiden Sie die bereits vorhandenen nicht selbst. Schaffen Sie den Komposthaufen ab, denn dort entstehen Schimmelpilzsporen.

Bewährt

Luftfilter können allergene Moleküle aus der Raumluft entfernen.

und bewiesen

Studien haben ergeben, dass Luftfilter tatsächlich Allergene abfangen können. Ob sich dadurch die Symptome bei Allergikern bessern, ist weniger eindeutig geklärt. Erkundigen Sie sich beim Kauf eines Luftfilters genau, gegen welche Allergene er wirkt. Einige der allergieauslösenden Moleküle sind nämlich so klein, dass sie selbst durch sehr feine Filterporen gelangen. Und ergreifen Sie weiterhin auch andere Maßnahmen, um die Allergenbelastung in Ihren Räumen zu verringern.

Ihre Matratzen, Polster und Kopfkissen mit speziellen **antiallergischen Bezügen,** die Sie waschen können.

- **Wechseln Sie die Bettwäsche** jede Woche, und waschen Sie sie bei mindestens 60 °C, um die Milben abzutöten.
- **Saugen Sie die Teppiche** regelmäßig. Kaufen Sie möglichst einen Staubsauger mit Hochleistungsfilter, der selbst die mikroskopisch kleinen Allergene herausfiltern kann. Oder nehmen Sie die Teppiche ganz weg, wenn sich darunter schöner Holz- bzw. Steinfußboden versteckt.
- **Räumen Sie** überflüssigen und kleinteiligen **Krimskrams weg**, denn er zieht Staub an und beherbergt Milben.
- Halten Sie die Luft in Ihren Räumen eher sehr trocken. Staubmilben gehen ein, wenn die Luftfeuchtigkeit im Raum unter 45 % sinkt.

Die Belastung mit Tierhaar-Allergenen senken

- **Haustiere haben in einem Schlafzimmer nichts zu suchen.** Tierhaare können allergische Reaktionen auslösen – und zwar besonders durch abgestorbene Hautschüppchen, getrocknete Speichelpartikel oder die feinen Haare selbst. Diese Allergene sind auch dann noch da, wenn das Tier den Raum längst verlassen hat.
- Viele Hunde sind in einer **Hundehütte im Garten** vollkommen glücklich. Wenn Sie allergisch gegen Hundehaare sind, ist das die beste Lösung für beide Seiten.
- **Baden Sie Ihr Haustier** einmal pro Woche. Dadurch entfernen Sie bis zu 85 % seiner Hautschuppen. Am besten verwenden Sie dazu nur klares Wasser oder ein Tiershampoo.

Wenn ein Kuss nicht nur ein Kuss ist …

Wenn Sie gegen ein Nahrungsmittel oder ein Arzneimittel allergisch sind, sollten Sie es meiden. Doch das ist nicht so einfach, wie es klingt. Denn manche Risiken lassen sich nicht vorhersehen. Das zeigt folgendes Beispiel: Eine junge Frau mit schwerer Meeresfrüchte-Allergie erlitt einen lebensbedrohlichen allergischen Schock, als sie ihren Freund küsste. Der Mann hatte eine Stunde zuvor Garnelen gegessen. Sofort schwollen ihre Lippen und der Kehlkopf an, sie begann nach Luft zu ringen. Ein Nesselausschlag zeigte sich, und ihr Blutdruck sank. Die Frau überlebte.
Um sicherzugehen, sollte auch Ihr Partner auf die Lebensmittel verzichten, gegen die Sie allergisch sind. Denn niemand weiß, ob Zähneputzen oder Mundspülen ausreicht, um die Allergene zu entfernen.

Ein Feldzug gegen Allergien

Vom amerikanischen Militär wurde ein einfaches Verfahren gegen Allergien als wirksam bewiesen: Essen Sie Honig, der in Ihrer unmittelbaren Nachbarschaft produziert wird, und wenn möglich, kauen Sie auch die zugehörigen Waben. Dadurch können Sie Ihr Immunsystem gegen die örtlichen Pollen desensibilisieren (abhärten). Essen Sie 2 EL Honig pro Tag, und kauen Sie die Wabe 5–10 Minuten lang. Beginnen Sie damit 2 Monate vor der Heuschnupfensaison, und bleiben Sie dabei, bis die Pollenflugsaison beendet ist.

Halten Sie die Luft rein

- Moderne **Luftfilter** haben den Zweck, Allergene aus der Luft abzufangen und ein wenig Erleichterung bei Pollen-, Hausstaub- und Tierhaarallergien zu verschaffen. Nach einer Studie reduzierten die Filter allerdings nur die Katzenhaarbelastung in einem teppichfreien Raum. Mit Hochleistungsfiltern scheint die beste Wirkung erzielt werden zu können. Wenn Sie einen solchen Filter im Schlafzimmer benutzen, halten Sie unbedingt die Tür geschlossen, denn er kann nur die Luft in diesem einen Raum effektiv filtern.
- Studien haben erwiesen, dass regelmäßiges, intensives **Putzen** die Belastung mit Staub, Schimmelpilz, Haut- und Haarschuppen und anderen weitverbreiteten Allergenen deutlich verringert. Gönnen Sie deshalb Ihrer Wohnung zweimal im Jahr einen großen Hausputz – am besten sowohl im Frühjahr als auch im Herbst. Wischen Sie dabei jede mögliche Oberfläche feucht ab, von den Innenfächern der Schränke bis zu den Abschlussbrettern unten an der Einbauküche. Wenn Sie an einer schweren Allergie leiden, leisten Sie sich bezahlte Hilfe für diesen Großputz.
- Keller sind der sprichwörtliche Himmel auf Erden für Staubmilben und Schimmelpilze, besonders wenn sie bei Regenwetter feucht werden. Um dem vorzubeugen, installieren Sie einen **Lufttrockner in feuchten Kellern** – und entleeren Sie seinen Wasserbehälter regelmäßig.
- Ein **Wäschetrockner** kann eine Unmenge an feinsten Fusseln und Staub auswerfen. Stellen Sie sicher, dass das **Flusensieb dicht schließt** und dass **der Entlüftungsschlauch am besten nach draußen führt**, damit er keine allergieauslösenden Stoffe ins Haus bläst.

Altersflecken

Altersflecken sind braun pigmentierte Hautareale, die meist auf dem Handrücken auftreten. Das beste Mittel zur Vorbeugung, auch gegen Hautkrebs, ist der großzügige Gebrauch von Sonnencreme. Falls Sie bereits Altersflecken haben, können Sie auf einen rezeptfreien Aufheller zurückgreifen oder ein natürliches Bleichmittel benutzen. Bis eine Besserung eintritt, werden allerdings mehrere Monate verstreichen. In jedem Fall sollten Sie das Haus niemals ohne angemessenen Sonnenschutz verlassen.

Ursachen und Symptome

Trotz ihrer Bezeichnung ist nicht das Lebensalter allein für die Entstehung dieser braunen Flecken verantwortlich. Es handelt sich um vermehrte Pigmentierung als Ergebnis jahrelanger Sonneneinstrahlung. Diese Lichtschäden treten erst nach Jahrzehnten, im fortgeschrittenen Alter auf. Aber auch schon bei 20- oder 30-Jährigen, die ihre Haut übermäßiger Sonneneinstrahlung ausgesetzt haben, können sich Altersflecken zeigen.
Auch manche Medikamente erhöhen die Lichtempfindlichkeit der Haut. Zu ihnen gehören harntreibende Medikamente, Tetrazykline (eine Sorte Antibiotika) sowie Blutdrucksenker.

Lassen Sie die Flecken blass aussehen

- Ein starkes Bleichmittel ist der Wirkstoff **Hydrochinon**. Er ist jedoch verschreibungspflichtig.
- Tragen Sie mindestens zweimal täglich Zitronensaft auf die Flecken auf. Die leichte Säure im **Zitronensaft** kann ausreichen, um die äußere Hautschicht abzuschälen und somit die Altersflecken verschwinden oder heller werden zu lassen.
- Mischen Sie sich aus **Honig und Joghurt** ein natürliches Bleichmittel, mit dem Sie die Altersflecken auf den Handrücken aufhellen können. Verrühren Sie 1 TL Naturjoghurt mit 1 TL Honig. Tragen Sie den Brei auf die Haut auf, lassen Sie ihn 30 Minuten antrocknen, und waschen Sie ihn dann ab. Wiederholen Sie diese Prozedur täglich.
- Bedecken Sie die Flecken mit **Aloe-vera-Gel**. Aloe enthält Inhaltsstoffe, welche die Abstoßung abgestorbener Hautzellen und das Wachstum neuer, gesunder Zellen anregen. Tragen Sie das Gel ein- bis zweimal täglich auf.
- Ein altes Hausmittel gegen Altersflecken ist das Abreiben mit Buttermilch. **Buttermilch** enthält nämlich Milchsäure, die sonnengeschädigte Haut und pigmentierte Stellen sanft entfernt.

Volle Deckung

- Decken Sie Altersflecken mit einem kosmetischen **Abdeckstift** ab, den Sie in Drogerien und Apotheken erhalten. Manche dieser Stifte sind mit Ölen angereichert, die Ihre Haut zusätzlich mit Feuchtigkeit versorgen. Bitten Sie eine Verkäuferin oder eine Kosmetikerin, Sie bei der Suche nach dem richtigen Farbton für Ihre Haut zu beraten und Ihnen zu zeigen, wie man ihn aufträgt. Wählen Sie am besten einen Farbton aus, der in der Nuance eine Spur heller ist als der natürliche Teint Ihrer Haut.

Nichts geht über Vorbeugung

- **Meiden Sie das Sonnenlicht** während der Mittagszeit so weit wie möglich – also zwischen 11 und 16 Uhr im Sommer oder in südlicheren Breitengraden, das restliche Jahr zwischen 11 und 14 Uhr.
- Tragen Sie jeden Tag 30 Minuten, bevor Sie aus dem Haus gehen, **Sonnencreme** auf Gesicht und Hände auf. Achten Sie dabei darauf, dass die Creme oder Lotion mindestens Lichtschutzfaktor 15 (LSF) hat. Die wirksamsten Sonnenschutzmittel gegen Altersflecken enthalten Zinkoxid oder Titandioxid. Wenn Sie sich längere Zeit im Freien aufhalten, cremen Sie sich alle 2 Stunden erneut mit Sonnencreme ein.
- Tragen Sie einen **Sonnenhut** mit einem mindestens 10 cm breiten Rand. Er schirmt Gesicht und Hals vor den Sonnenstrahlen ab und trägt dadurch dazu bei, die Entwicklung von Altersflecken in diesen Bereichen zu stoppen. Wählen Sie einen Hut mit einem Baumwoll- oder Leinenfutter, denn ungefütterte Strohhüte bieten weniger Schutz.
- Tragen Sie ein **Öl mit Vitamin E** auf, nachdem Sie in der Sonne waren. Vitamin E ist ein Antioxidationsmittel und hilft, Altersflecken zu verhindern, da es schädliche freie Radikale neutralisiert. Wichtig ist, dass Sie die Haut erst nach dem Sonnenbad damit einreiben, da Vitamin E unter Einwirkung von Sonnenlicht selbst freie Radikale produziert.

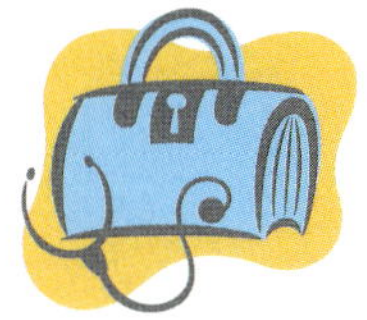

Wann zum **Arzt?**

Altersflecken, die normalerweise wie dunkle, weiche Sommersprossen aussehen, sind harmlos. Wenn die Flecken jedoch anfangen zu jucken, zu bluten oder ihre Farbe bzw. Form zu verändern, sollten Sie zum Arzt gehen. Manche Arten von Hautkrebs, wie die Melanome, können wie Altersflecken aussehen. Wenn die empfohlenen Hausmittel bei den Altersflecken keine Wirkung zeigen, kann Ihnen Ihr Hausarzt einen Dermatologen empfehlen, der sie mittels Laser oder flüssigen Stickstoffs entfernt. Die Kosten für diese Behandlung wird Ihre Krankenkasse jedoch nicht übernehmen.

Angina pectoris

Wer wegen Angina pectoris zum Arzt geht, kommt wahrscheinlich mit einem Rezept für Nitroglyzerin zurück – oder medizinisch: *Glyceroltrinitrat.* Es soll nicht etwa eine Explosion erzeugen, sondern als Spray oder Zerbeißkapseln dabei helfen, mit Anginaattacken fertigzuwerden. Das Nitrat lindert den Brustschmerz, denn es verbessert die Blut- und damit die Sauerstoffversorgung des Herzmuskels. Sie sollten das Haus niemals ohne dieses Präparat verlassen. Es gibt aber noch andere Verfahren, um die Attacken abzubiegen, ihre Häufigkeit zu verringern und ihnen vorzubeugen.

Ursachen und Symptome

Ein dumpf malmender Brustschmerz meldet, dass das Herz nicht genug sauerstoffreiches Blut bekommt. Wahrscheinlich weil sich eine fettige Ablagerung, eine sogenannte Plaque, gebildet hat, die eine der Arterien blockiert, welche den Herzmuskel mit Blut versorgen. Anginaschmerz beginnt oft unter dem Brustbein und strahlt in Schulter, Arm oder Unterkiefer aus. Er kann begleitet sein von Kurzatmigkeit, vorübergehender Übelkeit, Schwindel, unregelmäßigem Herzschlag und Angstattacken.

Sofortmaßnahmen

- Wenn Sie im Stehen, Gehen oder beim Sport von einer Schmerzattacke überrascht werden, **setzen Sie sich hin und ruhen Sie sich** für ein paar Minuten aus.
- Falls Sie liegen, wenn der Schmerz einsetzt: **Ändern Sie Ihre Körperhaltung**, und setzen Sie sich aufrecht hin. Das nimmt den Druck von den Herznerven. Wenn der Anginaschmerz in Ruhephasen auftritt, haben Sie ein stark erhöhtes Herzinfarktrisiko – suchen Sie daher schnellstmöglich Ihren Arzt auf.
- Der Schmerzanfall beginnt, während Sie sich gerade ärgern? **Beruhigen Sie sich.** Auch seelischer Stress erhöht den Sauerstoffbedarf des Herzens. Lernen Sie Yoga, T'ai-Chi, Meditation oder eine andere Entspannungstechnik!

Hilfe fürs Herz geht durch den Magen

- Omega-3-Fettsäuren schützen Herz und Blutgefäße. Sie finden sie in Fischölkapseln oder fettreichen Fischen wie Makrele, Lachs oder Sardinen. Bevor Sie **Fischölprodukte** einnehmen, prüfen Sie bitte gemeinsam mit Ihrem Arzt, ob diese mit irgendeinem Ihrer anderen Medikamente nicht harmonieren. Wählen Sie Kapseln, mit denen Sie eine Tagesdosis von 1000 mg miteinander kombinierter Eicosapentaensäure/Docosahexaensäure (EPA/DHA) erreichen. Das bedeutet, dass die Kapseln mindestens 3000 mg Fischöl enthalten.
- Mehrere Studien haben gezeigt, dass der Verzehr von **einer Knoblauchzehe** pro Tag erhöhte Blutfettwerte senken und auch die Neigung des Blutes zur Gerinnselbildung senken kann. Wenn Sie den maximalen Effekt erzielen wollen, müssen

Sie die Zehe roh essen. Mit Knoblauchkapseln vermeiden Sie den unangenehmen Geruch. Wählen Sie Kapseln, die 4000 µg Allicin enthalten, und nehmen Sie 400–600 mg pro Tag ein.

- **Folsäure und Vitamin B12** können einen erhöhten Spiegel von Homocystein im Blut senken. Diese Substanz fördert die Blutgerinnung und schädigt die feine Innenhaut der Blutgefäße, was das Risiko für koronare Herzerkrankung erhöht. Die besten Quellen für diese Vitamine stammen aus Nahrungsmitteln – einige Studien haben den Nutzen von künstlichen Vitaminpräparaten in Zweifel gezogen. Essen Sie viel Fleisch, Fisch oder Eier – sie enthalten Vitamin B12 – und Blattgemüse sowie Zitrusfrüchte für Folsäure. Andere Studien erbrachten als Ergebnis, dass man das Herzinfarktrisiko durch die tägliche Einnahme von 400 µg Folsäure und 0,5 mg Vitamin B12 pro Tag senken kann.

Das vermag Vorbeugung

- Stellen Sie gemeinsam mit Ihrem Arzt ein regelmäßiges körperliches **Trainingsprogramm** zusammen, um Anginaschmerzen zu verhüten.
- **Schluss mit dem Rauchen!** Das im Tabak enthaltene Nikotin verengt die Blutgefäße und verschlimmert Anginaattacken. Halten Sie sich auch von Rauchern fern.
- Können Sie **auf Kaffee verzichten**? Einige Studien brachten hohen Kaffeekonsum mit erhöhten Homocysteinspiegeln in Verbindung. Allerdings ist dieser Zusammenhang noch nicht endgültig bewiesen.
- **Ruhen Sie sich nach einer üppigen Mahlzeit aus.** Denn der Körper leitet Blut in Magen, Darm und Leber um, um die Verdauung zu unterstützen. Das Herz erhält in dieser Zeit weniger Sauerstoff und ist empfänglicher für Anginaattacken.
- **Halten Sie sich nicht lang in kalter Luft auf.** Kälte begünstigt Reflexe, die Anginaanfälle hervorrufen können.
- **Vermeiden Sie plötzliche körperliche Anstrengungen**, wärmen Sie sich wie ein Sportler vorher langsam auf.
- Versuchen Sie, ein **gesundes Körpergewicht** zu halten. Verringern Sie den Verzehr von Fettem und Süßem, essen Sie viel Obst, Gemüse und Salat, den Sie mit Olivenöl oder anderen Ölen anmachen, die reich an ungesättigten Fettsäuren sind. Ein Glas Rotwein am Tag gilt als günstig für die Gefäßgesundheit.

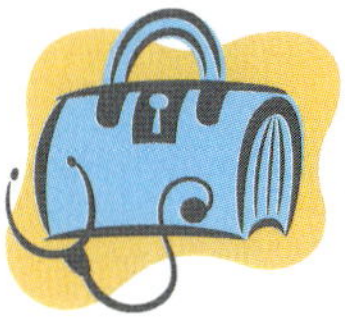

Wann zum **Arzt?**

Wer zum ersten Mal eine Anginaattacke erlebt, fürchtet meist, er erleide einen Herzinfarkt. Während dieser jedoch ein Herzkranzgefäß komplett verschließt, ist bei der Angina pectoris der Blutdurchfluss nur zum Teil blockiert. Dennoch ist eine Anginaattacke ein deutliches Warnsignal, das Sie nicht überhören sollten. Gehen Sie so rasch wie möglich zum Arzt. Wenn Ihr Brustschmerz länger als 15 Minuten anhält und von Atemnot oder Übelkeit begleitet ist, rufen Sie den Notarzt. Während Sie auf ihn warten, nehmen Sie sofort 300 mg lösliche ASS in einem Glas Wasser ein.

Angst

Von allen Seiten stürzt Furchterregendes auf Sie ein? Fassen Sie Mut. Denn es gibt auch dafür natürliche Heilmittel: Kräuter und Öle als Zusätze für ein warmes, wohltuendes Bad, außerdem beruhigende Tees und sogar ein paar klassische Wohlfühl-Nahrungsmittel. Wann immer Sie Angst verspüren: Hier finden Sie ein paar Anregungen, wie Sie es sich in schwierigen Zeiten gutgehen lassen und Nöte zerstreuen können.

Ursachen und Symptome

Angst ist eine natürliche Reaktion auf eine vage gespürte oder unbekannte Bedrohung. Sie fühlen sich beunruhigt, wissen aber nicht genau, warum und weshalb. Dies kann sich in einer Reihe von Symptomen bemerkbar machen wie Schwitzen, Magenbeschwerden, Herzrasen, Zittern, Reizbarkeit, Konzentrationsschwierigkeiten und Atemnot. Dazu kommen noch ängstigende Gedanken und unüberlegte Handlungen.

Waschen Sie Ihre Sorgen ab

- Ein **heißes Bad** hilft angenehm und verlässlich bei der Beruhigung aufgewühlter Nerven. Diese Wirkung können Sie durch Lavendelöl (oder getrocknete Lavendelblüten) im Badewasser noch verstärken. Seit rund 2000 Jahren wird Lavendel zur Beruhigung eingesetzt. Sollte Ihnen die Zeit für ein Bad fehlen, dann tupfen Sie etwas Lavendelöl auf Schläfen und Stirn und setzen Sie sich ein paar Minuten hin.

Langsam und tief durchatmen

- Eine **gleichmäßige, ruhige Atmung** kann Ihnen helfen, Ihre Ängste rasch unter Kontrolle zu bringen. Um die Atmung zu verlangsamen und zu vertiefen, setzen Sie sich, legen Sie eine Hand auf den Bauch und atmen Sie langsam tief in den Bauch, ohne jedoch dabei die Schultern anzuheben. Halten Sie 4–5 Sekunden den Atem an, und atmen Sie anschließend ganz langsam aus. Wiederholen Sie den Vorgang so lange, bis Sie sich ruhiger fühlen.

Ein Schlaftrunk kann helfen

- Das altbewährte Glas **warme Milch** wirkt tatsächlich – und zwar zu jeder Tages- und Nachtzeit. Milch enthält Tryptophan, eine Aminosäure, die der Körper für die Bildung des körpereigenen Botenstoffs Serotonin verwendet, der im Gehirn aktiv ist und ein Wohlgefühl erzeugt. Auch Bananen und Putenfleisch sind reich an Tryptophan.
- **Hopfen** hat eine lange Tradition als Beruhigungsmittel. Brühen Sie 2 TL getrockneten Hopfenzapfen mit einer Tasse kochendem Wasser auf, und trinken Sie täglich bis zu 3 Tassen dieses lindernden Beruhigungstees.

• Für die Herstellung weiterer entspannender Tees werden Blüten der Pomeranze, von Lavendel und Linde verwendet. Sie werden vor dem Zubettgehen getrunken.

Vorsicht bei Koffein

• Beschränken Sie sich auf **1 Tasse Kaffee, Tee oder Cola** pro Tag. Wer Angstsymptome hat, reagiert besonders empfindlich auf Koffein.

• Wenngleich Alkohol die Ängste zunächst zu lindern scheint, so können sie sogar zunehmen, sobald seine Wirkung verfliegt.

Finden Sie den Rhythmus zwischen Anspannung und Entspannung

• Ein **30-minütiger strammer Marsch** setzt Endorphine, körpereigene Botenstoffe, frei, die die Stimmung heben.

• Ob Sie nun meditieren, beten, Rosen stutzen oder Ihrem Goldfisch zusehen: Tun Sie das mehrmals täglich 15 Minuten.

Natürliche Angstlinderer

• Die aktiven Inhaltsstoffe der streng riechenden **Baldrianwurzel** heften sich an die gleichen Rezeptoren im Gehirn wie das angstlindernde Psychopharmakon Diazepam. Baldrian können Sie als Tee zubereiten oder als Kapseln einnehmen. Die Tagesdosis sollte auch beim Tee 2–3 g getrockneter Baldrianwurzel entsprechen.

• **Kava-Kava** riecht nicht so streng, aber dafür bedeutet der Name dieses Pfeffergewächses in seiner polynesischen Heimat „unangenehmer Geschmack". Kava-Kava gilt als Angstlinderer Nummer eins in der Naturheilkunde, aber im Jahr 2002 wurde

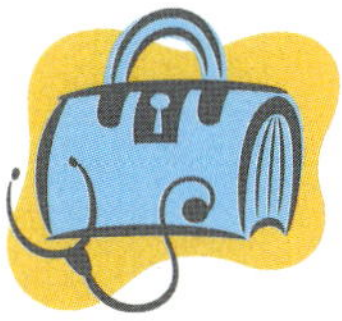

Wann zum Arzt?

Stärkere, länger andauernde Ängste können die Gesundheit ernsthaft beeinträchtigen. Suchen Sie professionelle Hilfe, wenn Sie fast ununterbrochen unter Ängsten leiden, nicht schlafen oder sich nicht konzentrieren können oder verstärkt Alkohol, Arzneimittel bzw. Essen konsumieren. Angstsymptome ähneln den Anzeichen für behandlungsbedürftige Erkrankungen wie Schilddrüsenüberfunktion, Hypoglykämie (Unterzuckerung) und Herzanfall oder können als Nebenwirkung mancher Medikamente auftreten. Sprechen Sie mit Ihrem Arzt darüber.

Angst- oder Panikattacken

Angstanfälle kommen plötzlich und äußerst heftig. Das Herz beginnt zu rasen, der Blutdruck steigt, das Atmen fällt schwer, es treten Schwindelgefühle oder sogar Ohnmacht auf. Die Symptome ähneln denen eines Herzanfalls. Übermäßiger Stress, auch bei Todesfall oder Scheidung, kann Angstattacken auslösen. Am besten, Sie sehen in ihnen das, was sie sind: harmlose, wenn auch erschreckende Gefühlszustände. Sie selbst sind nicht in Gefahr; es ist nur eine Panikattacke, und sie wird bald wieder vorüber sein. Versuchen Sie, so ruhig wie möglich zu bleiben, Ihre Atmung konzentriert zu regulieren, wie oben beschrieben, und lassen Sie die Attacke abklingen.

Die Angst mit positivem Denken bekämpfen

Wenn Sie eine Aussage oft wiederholen, werden Sie irgendwann daran glauben. Probieren Sie es mit folgenden oder ähnlich positiv formulierten Sätzen:

Begegnung mit fremden Menschen Dies ist meine Chance, jemanden kennen zu lernen und Freundschaften zu schließen.

An einer neuen Arbeitsstelle Ich bringe die Voraussetzungen für diese Arbeit mit und werde darin Erfolg haben.

Vor einer Auseinandersetzung Es spielt keine Rolle, was andere über mich denken, solange ich nach bestem Wissen und Gewissen handle und versuche, meine Ansichten ehrlich auszudrücken.

Freuen Sie sich auf Herausforderungen Es ist mir schon öfter gelungen, Hürden wie diese zu bewältigen, und ich weiß, dass ich es schaffen kann.

Reden Sie motiviert vor Publikum Ich habe etwas Wichtiges zu sagen, das jeder in diesem Raum hören will.

Kalkulieren Sie Rückschläge ein Ich habe die Möglichkeit, Alternativen auszuprobieren und einen anderen Weg einzuschlagen, und bin bereit für neue Herausforderungen.

wegen möglicher Nebenwirkungen an der Leber die Zulassung für Fertigpräparate in Deutschland, Österreich und der Schweiz zurückgezogen. Dieses Verbot ist wissenschaftlich allerdings umstritten, und in Deutschland wurde das Verbot bereits in ein „Ruhen“ der Zulassung umgewandelt. Erhältlich sind jedoch niedrig dosierte Kava-Kava-Kapseln als Nahrungsergänzungsmittel. Verwendet wird der geschälte, getrocknete Wurzelstock, aus dem ein Extrakt hergestellt wird. Sicherheitshalber sollten Sie Kava-Kava nicht länger als 2 Monate und pro Tag nicht mehr als 120 mg Kavalactone (der wichtigste Wirkstoff) einnehmen.

- Nehmen Sie täglich **Multivitamin-B-Komplex-Kapseln**. Forschungen haben gezeigt, dass die B-Vitamine natürliche Stressreduzierer sind – der Körper benötigt beispielsweise Vitamin B_6, um Serotonin zu bilden – und dass ein Mangel an diesen Vitaminen zu Angstzuständen beitragen kann.
- **5-Hydroxytryptophan (5-HTP)** ist eine direkte Vorstufe von Serotonin und trägt daher dazu bei, Angstzustände nicht entstehen zu lassen. Es ist als Nahrungsergänzungsmittel in Form von Kapseln auch online erhältlich. Wenn Sie allerdings ein vom Arzt verschriebenes antidepressives Medikament einnehmen, sollten Sie keinesfalls auf eigene Faust zusätzlich zu 5-Hydroxytryptophan greifen, da es genauso wie einige dieser Medikamente den Serotoninspiegel im Gehirn erhöht.

Arthrose

Fühlen Sie sich morgens ganz steif, und Ihre Gelenke schmerzen nach Belastung? Hört man Sie eine Treppe herunterkommen, weil Ihr Knie so laut knirscht und kracht? Oder sind Ihre Finger geschwollen und funktionieren nicht so wie Sie wollen? Ab dem 50. Lebensjahr steigt die Wahrscheinlichkeit, an Arthrose zu erkranken. Gegen Gelenkverschleiß kann man aber eine Menge tun – nicht nur Prothesen einsetzen.

Hilfe aus der Natur

- **Beinwell** – der Name verrät es schon – wird seit Jahrhunderten gegen Arthroseschmerz sowie bei Quetschungen und Verstauchungen angewendet. Sie erhalten Beinwell (*Symphytum officinale*, Wallwurz) als Salbe, Flüssigextrakt oder Paste. Machen Sie damit Umschläge um das schmerzende Gelenk. Für die innerliche Anwendung ist Beinwell nicht geeignet.
- **Teufelskralle** wird hingegen eingenommen. Bei Arthrose nehmen Sie 2–5 g der Wurzel oder die entsprechende Menge an wässrigem oder alkoholisch-wässrigem Extrakt. Wenn Sie an Magen- oder Zwölffingerdarmgeschwüren leiden oder einen empfindlichen Magen haben, sollten Sie lieber auf eine andere Heilpflanze ausweichen.
- **Cayennepfeffer** oder Chili kennen Sie als scharfes Küchengewürz. Die getrocknete Frucht wirkt stark durchblutungsfördernd und wird daher über schmerzenden Gelenken und Muskeln aufgetragen. Sie enthält als wichtigsten Wirkstoff Capsaicin – auf dessen Gehalt sollten Sie achten, wenn Sie Fertigpräparate kaufen. Der Capsaicingehalt sollte bei halbfesten Zubereitungen wie Salben 0,02–0,05 % betragen, in flüssigen wie Tinktur höchstens 0,01 % und in Pflastern 10–40 µg pro cm^2. Bei höherer Dosierung kann Chili die Haut kräftig reizen; daher sollten Sie es nie auf wunde Haut reiben oder in offene Wunden bringen – das brennt wie Feuer.

Wer rastet, dessen Gelenke rosten (und schmerzen)

- Stellen Sie sich ein **Programm mit Dehnungsübungen** zusammen. Dabei hilft Ihnen ein Physiotherapeut oder ein geeignetes Buch. In entsprechenden Ratgebern finden Sie Übungen,

Ursachen und Symptome

Arthrosesymptome wie wiederkehrende Gelenkschmerzen, die Morgensteife, Schwellung und teigiges Aussehen sind Anzeichen für einen gestörten Stoffwechsel im Gelenkknorpel. Gesunder Knorpel wird ständig umgebaut. Das übernimmt die Gelenkflüssigkeit, die den Knorpel umspült und dabei ernährt. Bei Arthrose wird der Knorpel weich und quillt auf. Er kann Belastungen nicht mehr standhalten, wird rau und reibt sich ab. Dies führt zur Entzündung der Gelenkinnenhaut (aktivierte Arthrose), sie verdickt sich und produziert nicht mehr genügend Gelenkflüssigkeit. Risikofaktoren für Arthrose sind neben dem Alter Übergewicht, instabile Gelenke, Veranlagung, einseitige Belastung oder Bewegungsmangel.

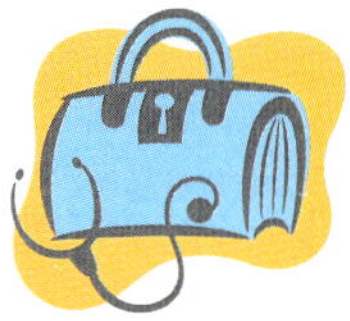

Wann zum Arzt?

Wenn Sie die beschriebenen Schmerzen zum ersten Mal erleben, sollten Sie zum Arzt gehen. Denn außer einer Arthrose können auch andere Krankheiten hinter Gelenkschmerzen stecken. Auch wenn sich das betroffene Gelenk entzündet, also dick, heiß und rot wird und dauernd schmerzt, ist es Zeit für einen Gang in die Arztpraxis. Ebenso, wenn statt einem Gelenk plötzlich mehrere wehtun – dann könnte eine rheumatoide Arthritis dahinterstecken, die unbedingt antientzündlich behandelt werden sollte.

die speziell auf Gelenkprobleme und die häufigsten Situationen, z. B. die morgendliche Steifheit beim Aufstehen, zugeschnitten sind. Üben Sie jeden Tag.

• Die Knochen, die ein Gelenk bilden, sind von einer stützenden und schützenden Hülle aus Muskeln umgeben. Deren Masse und Kraft nimmt mit dem Alter ab. Kräftigen Sie die Muskulatur daher mit **speziellen Übungen**, vor allem die Muskeln rund um Ihre arthrotischen Gelenke. Lassen Sie sich beim Physiotherapeuten oder im Fitnessstudio ein Programm zusammenstellen, und üben Sie mindestens dreimal die Woche.

• Ergänzt wird Ihr Fitnessprogramm durch **Ausdauertraining**, dreimal pro Woche mindestens 20 Minuten. Ob Sie Walken, Radfahren oder Schwimmen bevorzugen, hängt von Ihrer Neigung und von dem betroffenen Gelenk ab: Bei Kniearthrose sollten Sie lieber Rad fahren oder schwimmen, anstatt zu joggen, und bei Arthrose in der Schulter ist beim Kraulschwimmen Vorsicht geboten.

Wärme oder Kälte je nach Bedarf

• **Wärme** entspannt die Muskeln, verbessert die Durchblutung und verringert chronische Schmerzen. Den meisten Menschen hilft bei Gelenkschmerzen feuchte Wärme besser als trockene – versuchen Sie es also am besten mit einem warmen Bad. Dieses sollte etwa 15–20 Minuten dauern. Geben Sie einige Tropfen Lavendelöl oder ein anderes entspannendes ätherisches Öl hinzu, und die wohltuende Wirkung wird noch gesteigert. Ergänzend kann jedoch auch durch Wärmflaschen, Heizkissen oder -decken zusätzliche Wärme zugeführt werden.

Bewegung – das Beste für Gelenke und Herz

Radfahren, Schwimmen, Gymnastik und Walken sollen gegen Schmerzen in einem Gelenk helfen, das ohnehin schon bei jeder Bewegung wehtut? Das fühlt sich zunächst nicht so an. Aber ob Sie es glauben oder nicht: Genauso ist es, und körperliche Schonung bringt Sie kein bisschen weiter. Denn Inaktivität lässt die Muskeln schnell verkümmern, und bei schwachen Muskeln geht jede Beanspruchung direkt und stärker auf die Gelenke. Außerdem lässt sich nur durch körperliche Aktivität der Risikofaktor Nummer eins vieler Arthrosen in Schach halten, das Übergewicht. Auch Herz und Kreislauf profitieren von regelmäßigem Ausdauertraining, so sinken etwa der Blutdruck und der Blutfettspiegel.

• Bei aktivierter, also entzündeter Arthrose oder starker Schwellung hilft **Kälte** besser als Wärme. Vermischen Sie Eisstückchen und kaltes Wasser in einer großen Schüssel. Tauchen Sie ein Handtuch hinein, wringen Sie es aus, und legen Sie es um das schmerzende Gelenk, bis sich das Handtuch erwärmt hat, aber nicht länger als 10 Minuten. Dann tauschen Sie es aus.
• **Alkoholumschläge oder ein kühlendes Gel** (z. B. mit Mentholzusatz) kühlen ebenfalls schmerzende Gelenke.

Das richtige Essen für gesunde Gelenke

• Wenn Sie abnehmen wollen oder müssen – und das betrifft die meisten Arthrosepatienten –, dann sollten Sie das mit einer **gesunden, fettarmen Mischkost** tun. Bei allen Extremdiäten laufen Sie Gefahr, nicht ausreichend mit den wichtigsten Nährstoffen versorgt zu werden, und außerdem ist das Risiko sehr hoch, dem Jo-Jo-Effekt zu unterliegen: Die Waage steigt nach den erfreulich gesunkenen Werten rasant an, sobald Sie wieder „normal" essen – und oft wiegen Sie einige Monate nach einer Crashdiät mehr als zuvor.
• Legen Sie besonderen Wert auf eine hohe Aufnahme von **Antioxidantien**. Insbesondere die antioxidativen Vitamine C, E und Betacarotin können offenbar das Fortschreiten von Arthrosen bremsen, wie Studien gezeigt haben. Besonders viele dieser Vitamine sind enthalten in Kohlsorten, vor allem Brokkoli, grünem Blattgemüse, Karotten und Kürbis sowie grundsätzlich in allen kräftig gefärbten Früchten (z. B. haben blaue Weintrauben mehr Antioxidantien als weiße). Vitamin E ist ein fettlösliches Vitamin, das z. B. in Sonnenblumen- und Distelöl, aber auch Nüssen und Vollkornprodukten sehr reichlich vorhanden ist.
• Achten Sie darauf, genügend **Kalzium** zu sich zu nehmen. Es ist der wichtigste Baustein gesunder Knochen und dringend notwendig, um im Alter vor Osteoporose geschützt zu sein. Sie benötigen mindestens 1000 mg Kalzium pro Tag; wenn Sie das mit Milch und Milchprodukten (am kalziumreichsten ist Hartkäse) nicht schaffen, können Sie Kalzium-Brausetabletten einnehmen.
• **Omega-3-Fettsäuren** werden vor allem bei entzündlichen rheumatischen Erkrankungen empfohlen. Aber ihre positive Wirkung auf Herz und Kreislauf sowie auf das Immunsystem

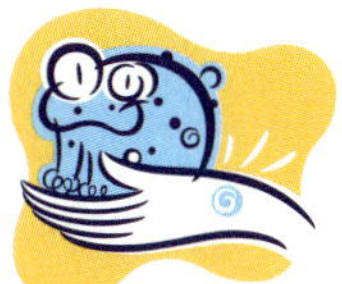

Nur ein Märchen

Gummibärchen, die überwiegend aus Gelatine bestehen, sollen die „Gelenkschmiere" verbessern können. Das stimmt leider nicht. Wohl aber ist es sinnvoll, natürliche Bestandteile der Knorpelsubstanz, nämlich Glukosaminsulfat und Chondroitinsulfat, einzunehmen.

Wussten Sie das?

Bisher werden in Deutschland, Österreich und der Schweiz etwa doppelt so viele künstliche Hüft- wie Kniegelenke pro Jahr eingesetzt. In den USA sind die Zahlen schon fast gleich, und der Einsatz von Knieendoprothesen steigt rasant. Grund dafür ist das ungebremst weiter zunehmende Übergewicht – der Hauptrisikofaktor für eine Kniearthrose.

kommt auch Menschen mit Arthrose zugute, die häufig zudem noch Herz-Kreislauf-Risikofaktoren haben. Ihr perfekter Lieferant für Omega-3-Fettsäuren ist der Lachs, weil er zusätzlich Kalzium, Vitamin D und Folsäure enthält. Essen Sie also so häufig wie möglich Lachs. Ebenso ist in **Leinöl** eine Menge der wertvollen Fettsäuren enthalten.

- **Glukosaminsulfat** ist ein Salz des natürlichen Aminozuckers Glukosamin, der im Körper als Knorpelbaustein Verwendung findet. Es hemmt den Knorpelabbau und fördert gleichzeitig den Knorpelaufbau, außerdem dämpft es Entzündungsprozesse im Gelenk. Bei längerfristiger Anwendung von Glukosaminsulfat kann eine abgeriebene, dünne Knorpelschicht im Kniegelenk wieder dicker werden; das haben Studien gezeigt. Glukosaminsulfat ist in Deutschland als rezeptfreies Arzneimittel, in Österreich und der Schweiz als Nahrungsergänzungsmittel zugelassen. Wenn Sie Glukosaminsulfat ausprobieren möchten, sollten Sie bis zu 3 Monate lang 1500 mg pro Tag einnehmen, das entspricht dreimal täglich je 2 Tabletten. Danach machen Sie eine Pause. Die Wirkung hält auch nach dem Absetzen noch mehrere Monate an. Bewiesen ist die Wirksamkeit von Glukosaminsulfat bisher nur am Kniegelenk, aber Sie können es auch bei anderen Arthrosen ausprobieren.

Asthma

Bei bedrohlichen Asthmaanfällen, die mit Engegefühl, pfeifendem Atemgeräusch und Luftnot einhergehen, gibt es zu den Empfehlungen des Arztes keine Alternative. Meistens bedeutet das den raschen Griff zum Inhalator. Wenn Ihnen dies hilft, dann bleiben Sie dabei. Auch falls Sie vorbeugend inhalieren, sollten Sie dies fortsetzen, weil es das Anfallrisiko senkt. Asthma ist nicht heilbar, aber es gibt eine Menge Hilfen, um die Symptome abzuschwächen und zu verringern. Bereits einige einfache Änderungen des Lebensstils können Asthmatikern das Atmen erleichtern.

So atmen Sie während eines Anfalls leichter

- Versuchen Sie, während des Anfalls **ruhig zu bleiben**. Panik verschlimmert die Symptome. Ein Trick kann helfen: Schließen Sie die Augen, und stellen Sie sich beim Einatmen vor, wie sich die Lungen ausdehnen und mit hellem Licht anfüllen. Das Atmen wird spürbar leichter. Wiederholen Sie diese Visualisierungsübung noch zweimal, dann öffnen Sie die Augen.
- Trinken Sie im Notfall **1 Tasse starken Kaffee** oder 2 Dosen Cola. Koffein ist verwandt mit der Substanz Theophyllin, einem Asthmamedikament. Es erweitert die Atemwege.

Bewährte Hilfen gegen enge Atemwege

- In der traditionellen chinesischen Medizin wird die Heilpflanze **Ginkgo biloba** seit Jahrhunderten gegen Asthma eingesetzt. Ginkgo blockiert ein Protein, das mit der Engstellung der Luftwege zu tun hat. Wenn Sie Ginkgo gegen Asthma ausprobieren möchten, kaufen Sie Ginkgo-biloba-Extrakt und nehmen Sie davon bis zu 250 mg am Tag.
- **Magnesium** kann ebenfalls zum Wohlbefinden beitragen. Mehrere Forschungsergebnisse legen nahe, dass Magnesium die Atemwege entspannt. Die empfohlene Tagesdosis liegt bei 300 mg für Männer und 270 mg für Frauen.

Die Entzündung eindämmen

- **Omega-3-Fettsäuren**, die in fetthaltigen Fischen wie Thunfisch, Lachs oder Makrele vorkommen, wirken ähnlich wie Asthmamedikamente, die als „Leukotrien-Antagonisten“ bezeichnet werden. Diese Medikamente hemmen die Aktivität

Ursachen und Symptome

Ein Asthmaanfall wird ausgelöst, wenn eine die Luftwege reizende Substanz – Tabakrauch, kalte oder trockene Luft, Pollen, Schimmelpilzsporen oder Hausstaubmilben – auf überempfindliche Bronchien trifft. Hormonschwankungen, Stress und Ärger können ebenfalls zu Anfällen führen. Die Ausatmung wird schwierig, weil sich die Bronchiolen (kleine Verästelungen der Atemwege in der Lunge) krampfartig zusammenziehen. Das ruft Husten und Engegefühl in der Brust hervor. Die Krämpfe führen zur Freisetzung von Histamin. Oft entzünden sich die Atemwege, und die Häute sondern einen zähen Schleim ab, der zusätzlich die Luftpassage behindert.

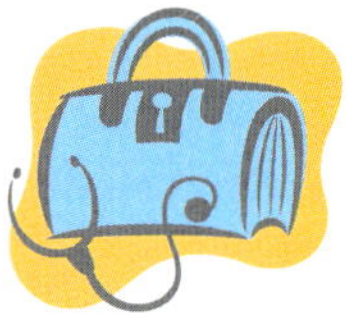

Wann zum Arzt?

Wer zum ersten Mal Asthmasymptome bemerkt, muss zum Arzt! Betroffene können nicht sprechen, ohne nach Luft zu ringen, haben eine bläuliche Gesichtsfarbe oder blaue Lippen, können kaum mehr atmen, fühlen sich verwirrt oder erschöpft.
Wenn bei Ihnen bereits Asthma diagnostiziert wurde, haben Sie wahrscheinlich Medikamente, die Sie bei Beginn eines Anfalls einnehmen sollen. Stellen Sie jedoch fest, dass Sie diese Notfallmedikamente immer öfter benötigen oder dass sie nicht mehr so gut wirken, dann sollten Sie ebenfalls Ihren Arzt aufsuchen.

von körpereigenen Substanzen, die die Entzündung der Atemwege hervorrufen. Nehmen Sie 6 Fischölkapseln à 1000 mg über den Tag verteilt zu sich. Falls Sie gerinnungshemmende Medikamente einnehmen, sollten Sie zuvor Ihren Arzt fragen.

- **Nachtkerzenöl** ist reich an der essenziellen Fettsäure Gamma-Linolensäure, die im Körper in entzündungshemmende Substanzen umgebaut wird. Nehmen Sie dreimal täglich 1000 mg, am besten zu den Mahlzeiten, um die Aufnahme im Darm zu verbessern.
- **Flavonoide** verhelfen Früchten und Gemüse nicht nur zu ihren kräftigen Farben. Sie haben auch starke antientzündliche und antiallergische Eigenschaften. Eines der am besten untersuchten Flavonoide, das Quercetin, hemmt die Histaminfreisetzung. Nehmen Sie bis zu 500 mg Quercetin jeweils 20 Minuten vor den Mahlzeiten.
- **Gelbwurz (oder Kurkuma)**, ein Gewürz in vielen asiatischen Gerichten, ist ebenfalls ein Entzündungshemmer. Einige seiner Bestandteile hemmen die Prostaglandine, hormonähnliche körpereigene Stoffe, die bei Entzündungsprozessen eine wichtige Rolle spielen. Vermischen Sie 1 TL Gelbwurz – aus dem Gewürzregal im Supermarkt – mit 1 Tasse warmer Milch, und trinken Sie dieses Gebräu bis zu dreimal am Tag.

Schreiben Sie es auf!

- Notieren Sie einen Monat lang in einem **Tagebuch** jeden Bissen, den Sie essen, und jedes Asthmasymptom. Zwar werden Asthmaanfälle nur selten durch eine Lebensmittelallergie hervorgerufen, aber vielleicht können Sie doch anhand des Tagebuchs feststellen, ob irgendein Nahrungsmittel Einfluss auf Ihre Asthmasymptome hat.
- Wenn Sie Asthmamedikamente einnehmen, ist es sinnvoll, einen **Peak-Flow-Meter** zu benutzen. Sie erhalten ihn in der Apotheke. Mit diesem Gerät wird die Geschwindigkeit gemessen, mit der die Luft die Lungen verlässt – und das wiederum zeigt an, wie gut Sie atmen. Wenn man den *Peak-Flow*, also die maximale Flussgeschwindigkeit des Atemstroms, jeweils zu bestimmten Zeiten misst, lässt sich der Wirkungsgrad eines Medikaments beurteilen. Außerdem hilft das Gerät bei einem Asthmaanfall, dessen Schweregrad und damit den Medikamentenbedarf abzuschätzen.

Beruhigung für gereizte Augen

- Wohltuend wirkt eine **Kamillen**-Kompresse. Lassen Sie einen Kamillenteebeutel 3 Minuten lang in warmem (nicht heißem) Wasser ziehen, drücken Sie die überschüssige Flüssigkeit aus, und legen Sie ihn dann 10 Minuten lang auf das gereizte, geschlossene Auge. Wiederholen Sie diesen Vorgang drei- bis viermal täglich. Öffnen Sie die Augen erst, wenn Sie sie wieder abgetrocknet haben.
- Vertreter der traditionellen indischen Medizin, der Ayurveda, behandeln Bindehautentzündung mit einem Brei aus frischen **Koriander**blättern. Zerkleinern Sie eine Handvoll Koriander mit 100 ml Wasser im Mixer. Tragen Sie den Brei auf die geschlossenen Augenlider auf, lassen Sie ihn ein paar Minuten einwirken, und wischen Sie ihn wieder ab. Öffnen Sie die Augen erst, wenn Sie den Brei vollständig entfernt haben.
- Ein anderes ayurvedisches Rezept bei Bindehautentzündung empfiehlt, 1 TL Koriandersamen in 1 Tasse kochendem Wasser mindestens 15 Minuten lang einzuweichen. Filtern Sie die Flüssigkeit ab, lassen Sie sie abkühlen, und baden Sie die geschlossenen Augen damit.

Schützen Sie sich vor erneuter Ansteckung

- Um eine erneute Ansteckung zu verhindern, müssen Sie streng auf Hygiene und Sauberkeit achten. **Legen Sie kein Augen-Make-up auf**, bis die Infektion vollständig abgeklungen ist. Werfen Sie alle angebrochenen Augenkosmetika weg. **Vermeiden Sie es, die Augen zu berühren.** Wenn Sie die

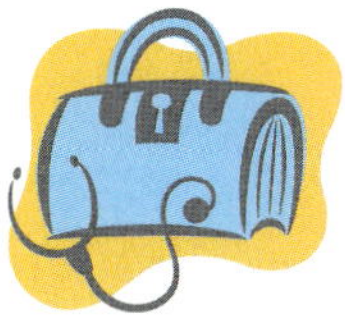

Wann zum Arzt?

Gehen Sie zum Arzt, wenn Sie ernste Symptome haben. Während leichte Fälle von Bindehautentzündung, besonders die durch Viren verursachten, innerhalb einer Woche von selbst abklingen, können andere Formen dem Auge ernsthaft schaden. Sie sollten dringend einen Arzt aufsuchen, wenn sich Ihre Sicht verschleiert, wenn sich am Auge Punkte bzw. Blasen entwickeln oder wenn Sie nach 3–4 Tagen kontinuierlicher Behandlung keine Besserung feststellen. Bei einer bakteriellen Bindehautentzündung verhindert eine rasche Behandlung ernste Komplikationen.

Drei Formen der Bindehautentzündung

Es gibt drei Ursachen für Bindehautentzündung. Ein Arzt erkennt den Unterschied:

Durch Viren verursacht

- Die Infektion befällt zuerst ein Auge
- Wässriger Ausfluss
- Reizung/Rötung

Durch Bakterien verursacht

- Viel eitriges Sekret
- Die Infektion befällt erst ein Auge und springt auf das andere über
- Reizung, Rötung und/oder ein Gefühl von Sandkörnern auf dem Augapfel

Durch eine Allergie bedingt

- Betrifft in der Regel beide Augen gleichzeitig
- Juckend und tränend
- Geschwollene Augenlider

Wussten Sie das?

Die Tränenflüssigkeit enthält körpereigene antibakterielle Substanzen. Deshalb klingen die meisten Augeninfektionen von selbst ab.
Auf Augentropfen, die die Blutgefäße verengen, sollten Sie generell verzichten. Nach dem Schwimmbadbesuch gegen gerötete Augen oder gegen eine Allergie häufig bzw. regelmäßig angewandt, irritieren sie das Auge selbst und täuschen die Symptome einer Bindehautentzündung vor.

Augen berührt haben, waschen Sie sich die Hände gründlich, am besten mit einem Desinfektionsmittel aus der Apotheke, und trocknen Sie sie mit einem Einmalhandtuch ab.

- Wenn Sie die Augen abtupfen müssen, verwenden Sie unbedingt für jedes Auge ein eigenes Papiertuch oder Pad. Werfen Sie beides nach Gebrauch sofort weg, und waschen Sie sich die Hände.
- **Verzichten Sie** bis zum vollständigen Abklingen der Bindehautentzündung **auf Kontaktlinsen**, und sterilisieren Sie sie dann gründlich, bevor Sie sie wieder einsetzen.
- **Waschen Sie** Handtuch, Waschlappen und Kopfkissenbezug jeden Tag, damit sich die Keime nicht wieder einnisten oder auf das andere Auge überspringen können.
- Kleine Kinder, die sich noch nicht an die Hygieneregeln halten können, sollten zum Schutz der anderen Kinder vor Ansteckung **der Schule oder dem Kindergarten fernbleiben**.

Wenn Sie eine allergische Bindehautentzündung haben

- Wenn das Auge juckt und einen zähen Ausfluss produziert, kann Bindehautentzündung die Folge einer Allergie sein. Probieren Sie aus, ob **orale Antihistaminika** (Tabletten gegen die Allergie) den Juckreiz und die Schwellung lindern.
- Meiden Sie möglichst den Auslöser der allergischen Reaktion. Falls Sie die Ursache noch nicht kennen, überlegen Sie, ob Sie ein neues Augen-Make-up oder ein anderes Shampoo ausprobiert haben. Auslöser können nämlich auch deren Inhaltsstoffe sein.

Blähungen und Aufstoßen

Schon das Thema Blähungen bringt manche Leute zum Kichern, doch wer selbst der Verursacher peinlicher Töne ist, findet das wahrscheinlich weniger komisch. Anstatt rasch den Raum zu verlassen, hilft es langfristig nur, blähende Nahrungsmittel wegzulassen und dadurch die überschüssige Luft im Magen-Darm-Trakt zu reduzieren, die Mahlzeiten mit etwas Verdauungsförderndem zu beschließen und den Körper bei der Verdauungsarbeit zu unterstützen.

Entlüften Sie Ihre Ernährung

- Manche Nahrungsmittel sind für ihre blähende Wirkung bekannt. Meiden Sie **Bohnen, Kohl, Kleie, Blumenkohl, Brokkoli, Zwiebeln, Dörrpflaumen, Rosinen** und **Rosenkohl**.
- **Weichen** Sie Bohnen und andere Hülsenfrüchte **über Nacht ein**, bevor Sie sie kochen. Gießen Sie am nächsten Tag das Wasser ab, und verwenden Sie frisches Wasser zum Kochen. Noch besser ist das Garen von Bohnen im Schnellkochtopf.
- **Vermeiden** Sie Süßigkeiten oder Kaugummis, die die künstlichen **Süßstoffe Sorbitol, Xylitol** und **Mannitol** enthalten. Diese bieten Nahrung für die im Dickdarm ansässigen Bakterien, die daraufhin Gase produzieren.
- **Nehmen Sie weniger Fruktose zu sich**, das ist der Zucker in Honig, Obst und Obstsäften. Streichen Sie jedoch jetzt nicht das Obst von Ihrem Einkaufszettel, sondern lassen Sie stattdessen besser alle Obstsäfte und Honig weg und essen Sie eher säuerliche als ganz süße Früchte.
- Wenn Sie den Speiseplan mit **Ballaststoffen** anreichern wollen, dann führen Sie diese schrittweise und langsam ein. Ballaststoffe sind gesund für die Verdauung, aber wenn Sie plötzlich sehr viel mehr davon essen, kann das Blähungen verursachen oder verstärken.

Milchprodukt ist nicht gleich Milchprodukt

- Könnte es sein, dass Sie keine Laktose (Milchzucker) vertragen, also eine Laktose-Unverträglichkeit haben? Dann verzichten Sie ein paar Tage lang ganz **auf sämtliche Milchprodukte** und beobachten Sie ganz genau, ob Sie einen Unterschied feststellen.

Ursachen und Symptome

Ein Rülpser ist Luft im Verdauungstrakt, die der Körper wieder loswerden möchte. Sie wird beim Essen oder Trinken mit hinuntergeschluckt – oder bei Stress und Aufregung. Einem Erwachsenen entfährt durchschnittlich mindestens zehnmal am Tag ein Lüftchen aus geschluckter Luft oder Gasen, die während des Verdauungsprozesses entstehen – wie unangenehm riechende Schwefelgase. Verstopfung kann zu schmerzhaften Blähungen führen, wie auch eine Laktose-Unverträglichkeit. Letztere bedeutet, dass der Körper Milchzucker nicht richtig verdauen kann.

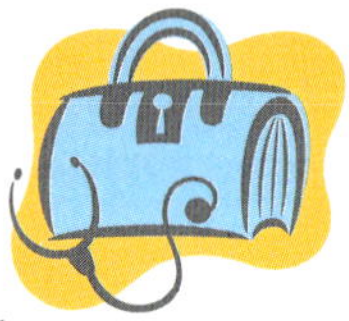

Wann zum **Arzt?**

Chronisches Aufstoßen ist eher lästig als ein Krankheitssymptom. Doch sollten Sie einen Arzt aufsuchen, wenn Sie das Rülpsen nicht kontrollieren können, es sie stört oder wenn Schmerzen im Brustkorb dazukommen. Treten auch andere unangenehme Begleiterscheinungen auf, wie Aufgeblähtheit, Sodbrennen, unerklärlicher Gewichtsverlust oder Veränderungen des täglichen Stuhlgangs, sollten Sie Ihren Arzt konsultieren. Auch wenn Sie wiederholt aufstoßen müssen, obwohl Sie Ihre Ernährung nicht umgestellt haben, wenn andauernde Darmwinde Sie in Verlegenheit bringen oder Durchfall und Blähungen auftreten, sollten Sie ebenfalls zum Arzt gehen. Sie könnten entweder ein Reizdarmsyndrom oder eine Laktose-Unverträglichkeit haben oder auf ein Medikament so reagieren. Denn manche Antibiotika, Medikamente gegen Magengeschwüre und Antidepressiva können Blähungen verursachen.

- Bei einer Milchzuckerunverträglichkeit enthält der Darm zu wenig Laktase. Dieses Enzym spaltet den Milchzucker auf in Glukose und Galaktase. Fehlt es, vergären Bakterien den Zucker und es kommt zu Darmgasen. Viele Menschen mit Laktose-Intoleranz können jedoch Hartkäse wie Schweizer Käse und reifen Cheddar essen. In der Regel vertragen sie auch Joghurt, Kefir und Dickmilch.

Pflanzliche Verdauungshilfen

- **Ingwer** ist ein wichtiges Gewürz, aber auch altbekanntes Heilmittel und in unterschiedlicher Form erhältlich. Probieren Sie aus, welche Darreichungsform bei Ihnen am besten wirkt. Nehmen Sie zwei- bis dreimal täglich eine Kapsel mit 100 mg oder 30 Tropfen Ingwertinktur vor den Mahlzeiten. Oder essen Sie ein nussgroßes Stück frische, geschälte Ingwerwurzel (die allerdings recht scharf ist und damit eine gewisse Herausforderung darstellt). Oder trinken Sie **nach dem Essen** einen Ingwertee. Reiben Sie 1 TL frische Ingwerwurzel sehr fein, gießen Sie eine Tasse kochendes Wasser darüber, und lassen Sie den Tee 5 Minuten ziehen. Filtern Sie die Flüssigkeit ab, und lassen Sie sie vor dem Trinken etwas abkühlen. Dieser Tee regt die Verdauung an, sodass die Nahrung nicht im Darm gären und Gase produzieren kann. Ingwertee ist auch in Form von Teebeuteln in Reformhäusern oder Bioläden erhältlich.
- Schon seit Hunderten von Jahren verwendet man **Fenchelsamen** zur Linderung von Blähungen und zur Verbesserung der Verdauung. **Kümmel-, Anis- und Selleriesamen** haben einen ähnlichen Effekt. Ein 1/2 TL dieser Samen nach dem Essen gekaut, hilft Aufstoßen zu verhindern und Luft aus dem Verdauungstrakt zu vertreiben. Alle diese Samen finden Sie im Gewürzregal eines Supermarkts oder im Bioladen.
- **Kamillentee** ist ein altes Hausmittel gegen Bauchschmerzen und kann auch den Drang, aufzustoßen, lindern. Kamillentee erhalten Sie lose oder als Teebeutel in Supermärkten, Drogerien und Reformhäusern.

Vermehren Sie die „guten" Bakterien im Darm

- Essen oder trinken Sie jeden Tag 2–3 Becher **Biojoghurt** mit entweder **Azidophilus- oder Bifidus-Bakterien**. Oder schlucken Sie dreimal täglich auf leeren Magen 2 probiotische

Kapseln. Diese sorgen für eine Regeneration und Unterstützung der sogenannten guten verdauungsfördernden Bakterien im Dickdarm.

Igeln Sie sich ein, oder bewegen Sie sich

- Wenn Sie schmerzhafte Krämpfe im Unterleib haben, dann **suchen Sie sich einen abgeschiedenen Ort**, wo Sie sich ein paar Minuten **hinlegen** können. Legen Sie sich auf den Rücken, und ziehen Sie die Knie an die Brust.
- **Gehen** ist das beste Mittel, um den Körper dazu zu bewegen, Luft abzulassen. Das empfehlen auch Ärzte, um die Verdauung nach einer Operation wieder in Gang zu bringen.

Nicht die üblichen Verdächtigen

- Nicht immer ist nur das, was Sie gegessen haben, schuld an der Ansammlung von Luft im Verdauungssystem.
- **Schlecht sitzende Zahnprothesen** können die Ursache für anormales Kauverhalten sein und damit zu vermehrtem Schlucken von Luft führen. Achten Sie daher auf eine gute Passform der Zahnprothesen.
- **Eine verstopfte Nase** kann auch dazu führen, dass Sie zu viel Luft schlucken. Ein rezeptfreies Schnupfenspray reduziert dann das Aufstoßen und lindert die Symptome des Schnupfens.
- Bei manchen Menschen setzen **Kalziumpräparate**, die Kalziumkarbonat enthalten, im Magen Kohlendioxid frei. Nehmen Sie Kalzium deshalb in Form von **Kalziumzitrat** ein.

Nichts geht über Vorbeugung

- **Meiden Sie kohlensäurehaltige Getränke.** Haben Sie jemals eine Limonade geöffnet, wenn die Flasche vorher geschüttelt worden war? Eine ähnlich explosive Situation entsteht im

Fortsetzung auf Seite 32

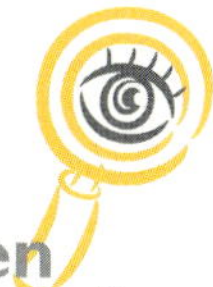

Wussten Sie das?

Im Flugzeug fühlen Sie sich eher gebläht. Denn dort ist der Sie umgebende Luftdruck niedriger als gewöhnlich – er entspricht etwa dem Luftdruck in den Bergen auf 2000 Metern Höhe. Nach den elementaren Regeln der Physik dehnt sich Gas im Inneren eines Körpers aus, wenn der Druck außen fällt – also auch in Ihrem Darm!

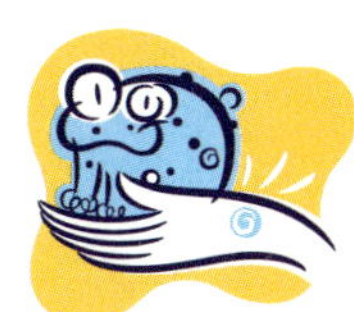

Nur ein Märchen

Mittel, die Dimethicon enthalten, spalten die Gasblasen in kleinere auf. Sie reduzieren vielleicht das Aufstoßen, aber nicht die Menge an Gasen im Darm. Und dass Aktivkohle die Gase absorbiert, ist ebenfalls nicht erwiesen.

Ein Heilmittel, das keines ist

Schlucken Sie absichtlich Luft, um einen Rülpser auszulösen, in der Hoffnung, dass so die Luft aus Ihrem Darmausgang entweicht? Tun Sie das nicht! Es wird eher dazu führen, dass Sie mehr Luft schlucken, als Sie ausstoßen. Achten Sie darauf, dass Sie so keinen Teufelskreis in Gang setzen oder eine unbewusste Angewohnheit annehmen.

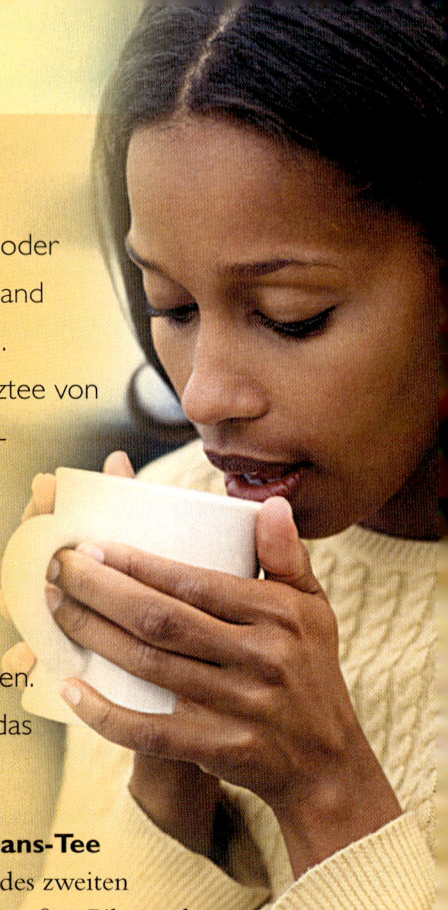

Zeit für einen Tee

Immer mehr Anzeichen deuten darauf hin, dass eine oder zwei Tassen Tee täglich dazu beitragen können, allerhand Beschwerden vorzubeugen oder zumindest zu lindern. Vor allem grüner Tee, der wie der bekanntere Schwarztee von dem Strauch *Camellia sinensis* stammt, hat bemerkenswerte Eigenschaften. Er stärkt erwiesenermaßen das Immunsystem, senkt die Cholesterinwerte, bekämpft Zahnverfall und hilft sogar, Krebserkrankungen abzuwehren. Er enthält das Katechin EGCG, eines der wirksamsten Antioxidantien, die bisher entdeckt wurden. Doch auch schwarzer Tee ist für die Gesundheit und das Wohlbefinden förderlich.

Kräutertees besitzen spezifische heilende Eigenschaften, die von Menschen geschätzt werden,die auf das Schlucken von Kapseln und Pillen verzichten wollen. Kräutertees haben meist nur sehr wenige oder keine Nebenwirkungen. Trotzdem ist eine Rücksprache mit dem Arzt angeraten, besonders wenn Sie schwanger sind, Medikamente nehmen oder die Symptome mehr als ein paar Tage andauern. Wussten Sie, dass Tee aus Blättern und Blüten des Weißdorns als Mittel zur Herzkräftigung gilt? Dass Tee aus Himbeerblättern gegen Durchfall hilft? Manche Tees, wie Kamillentee, eignen sich auch gut für Kompressen, um die Heilung zu beschleunigen und Entzündungen zu lindern.

Viele Kräutertees schmecken gut und werden mit einem Löffel Honig oder einem Spritzer Zitronensaft angereichert richtig lecker. Tee ist leicht zuzubereiten, indem man kochendes Wasser über ein paar frische oder getrocknete Kräuter gießt. Die folgenden Rezepte arbeiten mit getrockneten Pflanzenteilen, bei frischem Material ist die dreifache Menge erforderlich.

Antioxidans-Tee
Während des zweiten Weltkrieges aßen Piloten der britischen Luftwaffe reichlich Heidelbeermarmelade. Anscheinend hatte es sich herumgesprochen, dass die Beeren Wirkstoffe enthalten, die vor allem die Nachtsicht steigern. Heidelbeeren sind ein reicher Lieferant für Anthocyanoside, das sind Verbindungen, die möglicherweise die Netzhaut vor einer Degeneration der Makula, dem Bereich des schärfsten Sehens, schützen. Die Makula-Degeneration ist eine der Hauptursachen für Erblindung. Da Heidelbeeren auch als Adstringentien wirken, hilft Heidelbeertee gegen Durchfall. Er scheint außerdem die Venen bei Krampfadern zu stärken und kann bei Diabetikern die Blutzuckerwerte senken.

Rezept Lassen Sie 1 TL gemahlene Heidelbeeren 15 Minuten lang in heißem Wasser ziehen. Trinken Sie bis zu 4 Tassen täglich.

Tee gegen Bauchschmerzen Eine aromatische Mischung aus Kardamom, Fenchel, Kümmel und Ingwer wirkt gegen Krämpfe und Blähungen. Trinken Sie sie beim ersten Bauchgrimmen oder 15 Minuten vor dem Essen; sie eignet sich auch für Kinder.
Rezept Zerstoßen Sie 1/2 TL Kardamom, 1/2 TL Fenchelsamen, 1/2 TL Kümmel und eine Scheibe frischer Ingwerwurzel in einem Mörser. Gießen Sie die Mischung mit kochendem Wasser auf und würzen Sie mit Zimt nach. Lassen Sie den Tee vor dem Abseihen 10 Minuten ziehen.

Hilfe bei Hitzewallungen Wenn Sie die Symptome der Wechseljahre mildern möchten, ohne auf eine Hormontherapie zurückzugreifen, dann hilft Tee aus der bitteren Wurzel der Traubensilberkerze. Er senkt den Gehalt an luteinisierendem Hormon. Sprechen Sie aber mit Ihrem Arzt, bevor Sie Traubensilberkerze längerfristig verwenden.
Rezept Kochen Sie 1/2 TL gemahlene Wurzel pro Tasse 30 Minuten und seihen Sie sie ab. Schlucken Sie über den Tag alle paar Stunden 2 EL von dem Sud. Mit Honig und Zitrone schmeckt der Tee weniger bitter.

Schlaftrunk Warum sollte man riskieren, von Schlaftabletten abhängig zu werden, wenn ein natürlicher Kamillen-Lavendel-Tee ebensolche Wirkung entfaltet? Sie können den Tee mehrmals am Tag oder auch nur am Abend genießen.
Rezept Bereiten Sie die Teemischung aus 2 Teilen Kamillenblüten, 2 Teilen Zitronenmelisse, 1 Teil Lavendelblüten, 1 Teil Pfefferminzblätter, 1 Teil Rosenblüten und einer Prise Muskat. Gießen Sie für 1 Tasse 2 TL der Teemischung mit kochendem Wasser auf. Lassen Sie den Tee 5 Minuten ziehen, bevor Sie ihn abseihen und trinken.

Erkältungs- und Hustentee Wenn Erkältungen und verstopfte Atemwege bekämpft werden müssen, greifen wir ganz selbstverständlich zu Tees. Gut eignen sich Ysop bei Husten sowie Eibisch bei Halsschmerzen.
Rezept Verwenden Sie 2 TL gemahlenen Ysop pro Tasse heißes Wasser. Mit Honig können Sie den bitteren Geschmack etwas mildern. Für einen Eibischtee lassen Sie 2 TL der kleingeschnittenen Wurzel in 1 Tasse Wasser etwa 15 Minuten auf kleiner Flamme kochen, dann seihen Sie den Tee ab.

Lindert Übelkeit Ingwer wirkt so hervorragend zur Bekämpfung von Übelkeit, dass Onkologen ihn als Gegenmittel bei Nebenwirkungen einer Chemotherapie empfehlen.
Rezept Lassen Sie 2 TL gemahlenen Ingwer oder frisch geriebene Ingwerwurzel 10 Minuten lang in 1 Tasse mit heißem Wasser ziehen. Der Tee wirkt besser vorbeugend als bei einer bereits bestehenden Übelkeit.

Wohltuende Brennnessel Täglich 1 Tasse Brennnesseltee zu trinken, kann sich in mehrfacher Hinsicht als nützlich erweisen. Männern, die einen schwachen Harnstrahl haben und mehrmals in der Nacht urinieren müssen – Anzeichen einer vergrößerten Prostata –, hilft der Tee, indem er das Wachstum des Prostatagewebes verlangsamt. Brennnessel ist stark harntreibend und hilft gegen Bluthochdruck sowie gegen durch Prämenstruelles Syndrom verursachte Blähungen. Regelmäßig genossen, lindert der Tee auch Heuschnupfen.
Rezept Lassen Sie 2 TL getrocknete und zerkleinerte Brennnesselblätter 10 Minuten lang in 1 Tasse heißem Wasser ziehen und seihen Sie den Tee anschließend ab. Trinken Sie davon 1–2 Tassen täglich.

Machen Sie die Luken dicht

Manche Nahrungsmittel schwächen den Schließmuskel, der die Aufgabe hat, Nahrung und Gase im Magen zu halten. Dieser Schließmuskel, der sogenannte untere Ösophagus-Sphincter, befindet sich zwischen Speiseröhre und Mageneingang. Zu den betreffenden Nahrungsmitteln gehören Pfefferminze, Schokolade, fettes Fleisch, frittierte Speisen und Koffein. Vermeiden Sie diese, und Sie werden weniger aufstoßen.

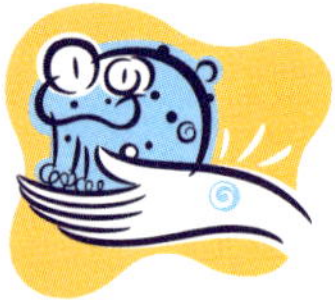

Nur ein Märchen

Ein altes Rezept gegen Sodbrennen und Aufstoßen rät, eine Mischung aus kohlensaurem Natron und Wasser zu trinken. Nur lässt dies die meisten Menschen erst recht aufstoßen. Das Bikarbonat reagiert mit der Salzsäure im Magen, und dabei entsteht Kohlendioxid, das auch im Mineralwasser für die Gasbläschen sorgt.

Fortsetzung von Seite 29

Magen, wenn Sie sprudelnde Getränke zu sich nehmen. Sie müssen aufstoßen.

- **Sekt und Bier**, besonders Weizenbier, haben eine ähnliche Wirkung. Wenn Sie die Rülpser vermeiden wollen, gibt es nur eines: Bleiben Sie nüchtern, oder steigen Sie auf Wein um.
- Schlingen Sie Ihr Essen hastig hinunter, schlucken Sie gleichzeitig auch eine Menge Luft. **Essen Sie** deshalb **langsam**. Wenn Ihnen das schwerfällt, dann versuchen Sie, die Gabel zwischen jedem Bissen abzusetzen.
- **Kauen Sie jeden Bissen sorgfältig**. Der Körper benötigt mehr Zeit, um größere Stücke zu verdauen, und das bedeutet, dass diese länger im Verdauungstrakt bleiben, wo gefräßige Bakterien den Gärungsprozess in Gang setzen.
- Kauen Sie mit **geschlossenem Mund**, damit Sie weniger Luft schlucken können. Aus demselben Grund – und aus Gründen des guten Benehmens – reden Sie auch nicht mit vollem Mund.
- Lassen Sie heiße Getränke **abkühlen**. Wenn Sie einen kochend heißen Kaffee oder Tee schlürfen, schlucken Sie dabei viel überflüssige Luft.
- Verzichten Sie auf die **Zigarette nach dem Essen**. Von der Luft, die Sie dabei inhalieren, verschlucken Sie einiges.

Blasen

Wie geht man am besten mit Blasen auf der Haut um? Aufstechen oder in Ruhe lassen? Letzteres ist meist das beste bei kleinen Blasen. Die intakte Haut stellt einen natürlichen Schutz dar und gibt der Wunde darunter Zeit, unter dem Flüssigkeitsfilm neue Haut zu bilden. In der Zwischenzeit können Sie den Schmerz und den Juckreiz lindern und die Heilung beschleunigen. Wenn die Blase groß ist oder sich an einer Stelle befindet, auf die Druck einwirkt, sollten Sie sie sauber öffnen. Stechen Sie aber niemals eine Brandblase an, denn damit gehen Sie ein hohes Infektionsrisiko ein.

Lassen Sie die Blase in Ruhe

- Lassen Sie die Blase möglichst **unversehrt**, ohne einzugreifen. Halten Sie sie mit Wasser und Seife sauber. Um Reibung zu verhindern, können Sie auch Vaseline auf die Stelle schmieren. Das hilft immer.
- Ob und wann man eine **Blase bedecken** sollte, hängt von vielem ab – wenn sie wahrscheinlich aufplatzt, sollte sie abgedeckt werden. Schützen Sie sie mit einem Heftpflaster, das Sie mindestens einmal täglich wechseln. Wenn die Blase geschützt liegt und nicht mit Schmutz in Berührung kommt, lassen Sie sie am besten an der Luft eintrocknen.
- **Schützen Sie die Blase** mit einem Stück Baumwollstoff oder mit sterilem Mull – in allen Apotheken und Drogerien erhältlich.
- Über Nacht **lassen Sie am besten Luft ran** – außer wenn die Blase möglicherweise an der Bettwäsche aufgerieben wird.
- Streichen Sie **Ringelblumensalbe** auf das wunde Areal. Diese Salbe wird traditionell als Heilsalbe bei Hautwunden aller Art angewandt. Bedecken Sie die eingesalbte Stelle mit leichter Gaze oder einem Heftpflaster.
- Statt Ringelblumensalbe können Sie auch **Aloe vera** nehmen. Aber verwenden Sie unbedingt den puren Pflanzensaft – schneiden Sie ein Blatt durch, und quetschen Sie die gelartige Flüssigkeit aus der mittleren Region auf die Wunde –, denn fertige Produkte enthalten möglicherweise Zusätze wie Alkohol, die austrocknend wirken.
- Wenn in Ihrem Haushalt vorhanden, können Sie bei Juckreiz auch **Hämorrhoidensalbe** auftragen. Diese Salben

Ursachen und Symptome

Die häufigste Ursache für Blasen ist heftige Reibung auf feuchter Haut. In der Folge trennt sich die Oberhaut von darunterliegenden Schichten, und in dem Hohlraum sammelt sich klare Gewebsflüssigkeit in einer Tasche zwischen den Hautschichten an. Manchmal wird dabei ein kleines Blutgefäß beschädigt, und die Flüssigkeit in der Blase verfärbt sich rötlich. Diese Art von Blasen tritt hauptsächlich an den Füßen und an den Händen auf, kann aber grundsätzlich überall entstehen. Andere Ursachen für Blasen sind Sonnenbrand oder andere Verbrennungen sowie Ekzeme und sonstige Hautkrankheiten.

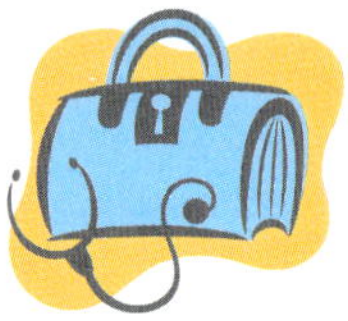

Wann zum **Arzt?**

Wenn eine Blase sehr groß ist – mehr als 5 cm im Durchmesser – sollten Sie einen Arzt aufsuchen, ebenso bei jeglichen Zeichen einer Infektion. Dazu zählen Schmerzen, die nicht von Tag zu Tag deutlich nachlassen, Fieber sowie Rötung rings um den Rand der Blase. Wenn die aus der Blase austretende Flüssigkeit nicht wässrig, sondern dick ist oder unangenehm riecht, deutet dies ebenfalls auf eine Entzündung hin. Sind die Blasen nicht durch einen mechanischen Reiz verursacht, sondern durch eine Erkrankung wie Windpocken, Ekzem oder Impetigo (eitrige Hautbläschen), ist ebenfalls ein Arztbesuch notwendig und eine spezifische Behandlung angeraten.

beinhalten Wirkstoffe gegen Juckreiz und Brennen, und sie schützen die Haut.

- Schmerz und Juckreiz lassen sich auch durch das Auflegen eines **feuchtkalten Baumwolltuchs** lindern.

Wenn die Blase zufällig platzt …

- **Waschen Sie die Blase mit Wasser und Seife.** Tragen Sie ein Wundgel oder eine Wundsalbe auf, und bedecken Sie das Ganze mit einem sauberen Verband. Entfernen Sie diesen viermal täglich, und behandeln Sie die wunde Stelle mit einer Mischung aus 1 Teil **Teebaumöl** und 3 Teilen **Pflanzenöl**.

Die Kunst des Trockenlegens

- Entleeren Sie eine Blase nur, wenn es unbedingt notwendig ist – etwa wenn sie besonders groß ist oder an einer Stelle sitzt, wo Druck auf die Blase ausgeübt wird.
- Sterilisieren Sie eine Nadel: Halten Sie sie mithilfe einer Zange oder Pinzette über eine offene Flamme, bis sie rot glüht. Lassen Sie die Nadel abkühlen. Desinfizieren Sie die Blase mit **medizinischem Alkohol** oder einem **Antiseptikum**.
- Nehmen Sie **sterile Wundgaze** aus der Packung, und legen Sie sie auf die Blase. Stechen Sie den Rand der Blase an, und pressen Sie vorsichtig die Flüssigkeit heraus, indem Sie sanft auf die Gaze drücken. Passen Sie auf, dass Sie dabei die obere Hautschicht nicht zerreißen oder entfernen – sie schützt den darunterliegenden, extrem empfindlichen Hautbezirk.
- Tragen Sie eine **antiseptische Creme** auf, und decken Sie das Ganze mit einem sauberen Verband ab.
- Wenn sich die Blase wieder füllt, **entleeren** Sie sie erneut.
- Eine Mixtur aus **Vitamin E** und **Ringelblumensalbe** beschleunigt die Heilung. Öffnen Sie vorsichtig eine Vitamin-E-Kapsel, und mischen Sie gleiche Mengen von Vitamin E und Ringelblumensalbe. Mit dieser Mixtur bestreichen Sie morgens und abends die Blase. Dies können Sie etwa eine Woche lang wiederholen.

Blasen vorbeugen

- Auch wenn Sie Ihre Schuhgröße genau kennen, kann sich der Fuß seit dem letzten Schuhkauf verändert haben. **Lassen Sie bei jedem Schuhkauf den Fuß messen**. Und sind Sie sicher,

Eine Blase am Fuß führt zum Tod

Wenn man dem *Guinness Buch der Rekorde* glaubt, lebte Robert Wadlow aus den USA bei einer Körpergröße von 2,70 m mit Schuhgröße 36 auf sehr kleinem Fuß. Um bei diesem Missverhältnis sein Körpergewicht aufrecht halten zu können, musste Wadlow Sprunggelenkschienen tragen und hatte daher nur wenig Gefühl in den Füßen. Einmal zog er sich eine Blase zu. Bei prompter Behandlung wäre sie schnell abgeheilt, aber sie infizierte sich, die Entzündung breitete sich im ganzen Körper aus, und das Leben des erst 22 Jahre alten Giganten endete in den frühen Morgenstunden des 15. Juli 1940.

dass Sie beim Schuhkauf dieselbe Art von Socken anhaben, die Sie auch später immer in diesem Schuh tragen werden?

- Kaufen Sie Schuhe immer erst am **Nachmittag**. Die Füße schwellen während des Tages an, und wenn Sie morgens ein Paar kaufen, wird es abends eine halbe Nummer zu klein sein.
- Prüfen Sie, ob Sie in neuen Schuhen **genug Platz für Ihre Zehen** haben. Wenn Sie stehen, sollte eine Daumenbreite Raum zwischen dem längsten Zeh und der Schuhspitze bestehen, damit sich am Zeh keine Blase bildet.
- Für längere Fußmärsche oder Wanderungen können Sie **zwei Paar Socken** übereinander anziehen, um die Reibung im Schuh zu verringern. Das innere Paar sollte aus einer dünnen Kunstfaser bestehen, die Feuchtigkeit nach außen abgibt, das äußere Paar aus Baumwolle. Im Winter dürfen es auch gerne Wollsocken sein.
- Wenn Sie mögen, können Sie auch ein **Antitranspirant** benutzen, das die Schweißbildung hemmt. An trockenen Füßen entstehen seltener Blasen als an feuchten.
- Haben Sie blasengefährdete Stellen? Tragen Sie dort **Vaseline** oder ein anderes zähes Gleitmittel auf, bevor Sie losgehen.
- Blasen an den Händen durch Gartengeräte können Sie vermeiden, indem Sie beim Gärtnern **dünne Handschuhe** tragen. Wenn Sie jedes Mal beim Harken Blasen bekommen, sollten Sie einen größeren oder gepolsterten Griff verwenden.
- Jeder, der eine Sportart mit einem Schläger betreibt, kennt Blasen an der Hand. Treten sie häufig auf, fragen Sie im Sportgeschäft nach einem **anderen Griff** oder umwickeln Sie diesen mit einem **weichen, dämpfenden Griffband**, das die Reibung auf der Haut verringert.

Bluterguss und Beule

Ein Stoß – und schon ist es geschehen. Doch Schmerzen und Ausdehnung der Beule und Blutung lassen sich eindämmen. Druck und Kühlung schränken den Blutfluss zur betroffenen Stelle ein, sodass sich die Verfärbung auf ein Minimum beschränkt. Später verstärken Sie mit Wärme die Blutzirkulation. Kräutersalben und Kompressen tragen dazu bei, die Spuren des kleinen Unfalls zu tilgen – sofern die Haut unversehrt ist.

Ursachen und Symptome

Ein Stoß oder Schlag hat kleine Blutgefäße unter der Haut beschädigt. Aus diesen sogenannten Kapillaren tritt Blut aus und sickert in das umliegende Gewebe. Zuerst weist die Haut dort die typische schwarz-blaue Verfärbung auf, das Kennzeichen der meisten Blutergüsse. In dem Maße, wie sich das angestaute Blut langsam auflöst, nimmt der blaue Fleck alle Farben des Regenbogens an, von lila zu grün und gelb. Normalerweise verblasst auch ein unbehandelter Bluterguss innerhalb von 10–14 Tagen. Eine Beule ist eine Anschwellung, die ebenfalls durch einen Stoß oder Schlag hervorgerufen wird. Sie entsteht durch Einlagerung von Flüssigkeit im Gewebe. Beulen enthalten häufig Blutergüsse, aber nicht immer. Sie werden wie Blutergüsse behandelt.

So verblasst der blaue Fleck schneller

- Legen Sie schnellstmöglich **Eis** auf. Gekühlt ziehen sich die verwundeten Blutgefäße zusammen, und es tritt weniger Blut aus. In Sportgeschäften und Drogeriemärkten erhalten Sie spezielle, mit einem Gel gefüllte Beutel. Sportler (und Mütter) bewahren am besten immer ein paar davon tiefgekühlt auf. Oder Sie legen einen in eiskaltes Wasser getauchten Waschlappen 10 Minuten lang auf die Beule. Nehmen Sie nach 10 Minuten die Kühlpackungen ab; warten Sie 20 Minuten, bevor Sie sie erneut auflegen, um die darunterliegende Haut zu schonen.
- Haben Sie sich an Arm oder Bein gestoßen, wickeln Sie sofort eine **elastische Binde** um die verletzte Stelle. Die Binde drückt das darunterliegende Gewebe zusammen und verringert die Menge an austretendem Blut.
- Wenn Sie das angestoßene Bein oder den geprellten Arm über Herzhöhe halten, dann verringert sich ebenfalls die Blutmenge, die ins umliegende Gewebe sickert. Gönnen Sie sich eine Pause, und halten Sie den verletzten Körperteil hoch.

Heizen Sie dem Bluterguss ein

- Nach 24 Stunden können Sie mittels Wärme den Blutfluss wieder verstärken, um das angestaute Blut wegzuspülen. Verwenden Sie dazu ein **elektrisches Heizkissen** mehrmals täglich 20 Minuten lang. Folgen Sie dabei den Gebrauchsanweisungen auf dem Heizkissen. Um Verbrennungen zu vermeiden, sollten Sie das Kissen auf – nicht unter – den verletzten Körperteil legen.
- Stattdessen können Sie auch eine **heiße Kompresse**, eine Wärmflasche oder ein **mikrowellengeeignetes Wärmekissen** aus dem medizinischen Fachgeschäft verwenden.

• Eine heiße **Beinwell**-Kompresse kann ebenfalls eine angenehme Wirkung haben. Die Inhaltsstoffe im Heilkraut Beinwell (*Symphytum officinale*) verringern Schwellungen und fördern das Zellwachstum. Stellen Sie eine warme Kräuterlösung her, indem Sie 30 g getrocknete Beinwell-Blätter oder 60 g frische Blätter mit 1/2 l Wasser übergießen, 10 Minuten ziehen lassen und dann die Flüssigkeit abfiltern. Diese Lösung ist nur zur äußerlichen Anwendung bestimmt – nicht zum Trinken. Durchtränken Sie damit ein Tuch, und legen Sie es eine Stunde auf den Bluterguss. Achtung: Wenden Sie diese Maßnahme nicht bei aufgeschürfter Haut und einer offenen Wunde an.

• **Essig** mit warmem Wasser vermischt fördert ebenfalls den Heilungsprozess. Essig verstärkt den Blutfluss an der Hautoberfläche und trägt dazu bei, das Blutgerinnsel aufzulösen, das sich an der verletzten Stelle gebildet hat. **Zaubernuss** (*Hamamelis virginiana*) hat denselben Effekt.

Abreibung gefällig?

• Die Inhaltsstoffe von **Arnika** hemmen Entzündungen und verringern die Schwellung. Tragen Sie mehrmals täglich Arnikatinktur oder -gel auf die verletzte Stelle auf.

• Verteilen Sie eine Handvoll frisch zerriebener **Petersilie** auf dem Bluterguss, umwickeln Sie alles mit einer elastischen Binde. Petersilie soll Entzündungen abklingen lassen und den Schmerz lindern.

• Massieren Sie **Johannisöl** in die verletzte Stelle ein. Johanniskraut findet als Kapsel oder Tee bei leichter Depression Anwendung, das Öl jedoch ist auch ein altbekanntes Wundheilmittel. Der reiche Anteil an Tanninen trägt dazu bei, dass sich das Gewebe zusammenzieht und die Blutung in den Kapillargefäßen gestillt wird. Beginnen Sie die Behandlung sofort nach der Verletzung, und wiederholen Sie sie dreimal täglich.

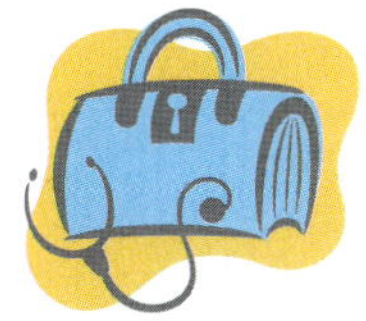

Wann zum Arzt?

Wenn Ihnen die blauen Flecken verdächtig vorkommen – wenn sie an Stellen erscheinen, an denen Sie sich gar nicht verletzt haben – dann sollten Sie einen Arzt aufsuchen. Manchmal können blaue Flecken ein Anzeichen für eine ernsthafte Erkrankung sein. Gehen Sie zum Arzt, wenn Sie sich ein Gelenk gestoßen haben, das daraufhin anschwillt, oder wenn ein Bluterguss nach einer Woche noch nicht abklingt, wenn starke Schmerzen oder Fieber hinzukommen oder wenn Sie einen Stoß gegen die sehr empfindliche Schläfe bekommen haben.

Ein Eisbeutel zum Selbermachen

Wer aktiv Sport betreibt oder sich häufiger irgendwo anschlägt, sollte stets einen Eisbeutel griffbereit haben.
Zur Herstellung 2 Tassen Wasser und 1/3 Tasse medizinischen Alkohol mischen und in einen Plastik- oder Gefrierbeutel füllen und in das Gefrierfach legen. Über Nacht bildet sich ein breiiger Eismatsch, der sich jedem beliebigen Körperteil anpasst, der bei Alltagsaktivitäten zu Schaden kommen könnte.

Wählen Sie Schmerzmittel mit Bedacht

Nehmen Sie keine Acetylsalicylsäure (ASS) ein, wenn Sie sich gerade einen Bluterguss zugezogen haben. ASS verdünnt das Blut; es sammelt sich leichter unter der Haut, und die charakteristische schwarz-blaue Färbung wird verstärkt. Dasselbe gilt für Ibuprofen. Stattdessen eignet sich Paracetamol zur Schmerzlinderung. Wenn Sie sich oft blaue Flecken holen und regelmäßig ASS schlucken – etwa um das Risiko eines Herzanfalls zu senken –, sollten Sie das mit Ihrem Arzt besprechen, bevor Sie das Präparat absetzen.

Einmal schlucken, bitte

- **Bromelain**, ein Enzym der Ananas, „verdaut" Proteine, die bei Entzündungen und Schmerzen entstehen. Nehmen Sie bis zu 500 mg Bromelain täglich zwischen den Mahlzeiten, bis der Bluterguss abgeklungen ist.
- Probieren Sie **homöopathische Arnika-Globuli**. Beginnen Sie die Behandlung sofort nach der Verletzung, und nehmen Sie den homöopathischen Wirkstoff alle 4 Stunden ein. Verringern Sie die Dosierung auf zwei- bis dreimal pro Tag, wenn der blaue Fleck zu verschwinden beginnt.

Nichts geht über Vorbeugung

- Wenn Sie das Gefühl haben, dass Sie sehr leicht blaue Flecken bekommen, kann es sein, dass Sie an einem Vitamin-C-Mangel leiden. **Vitamin C** stärkt die Wände der Kapillargefäße, sodass weniger Blut austritt. Versorgen Sie den Körper damit, indem Sie mehr Paprika und Zitrusfrüchte essen, oder nehmen Sie bis zu 1000 mg eines Vitamin-C-Präparats über den Tag verteilt ein.
- Führen Sie Ihrem Körper mehr **Flavonoide** zu, etwa durch den Verzehr von Mohrrüben, Aprikosen und Zitrusfrüchten. Diese tragen dazu bei, dass das Vitamin C effektiver im Körper wirken kann. Auch Traubenkernextrakt liefert Flavonoide; nehmen Sie davon bis zu 100 mg pro Tag ein.
- Menschen mit einer Neigung zu Blutergüssen haben zuweilen auch einen Mangel an **Vitamin K**, das zum Beispiel in Grünkohl, Brokkoli, Rosenkohl und grünem Blattgemüse enthalten ist oder auch über Multivitaminpräparate zugeführt werden kann. Letztere sollten Sie zu den Mahlzeiten einnehmen, da der Körper sie so besser verarbeiten kann.

Bluthochdruck

Jede zweite Person, die hohen Blutdruck hat, weiß es nicht. Und sieben von zehn, die es wissen, haben ihren Blutdruck trotzdem nicht unter Kontrolle. Deshalb empfehlen sich regelmäßige Kontrollen des Blutdrucks. Wenn bei Ihnen bereits Bluthochdruck, medizinisch: *Hypertonie*, diagnostiziert wurde, dann befolgen Sie unbedingt die Anweisungen Ihres Arztes. Die Eckpfeiler der Behandlung sind Bewegung und eine Änderung des Essverhaltens. Das gilt auch dann, wenn Sie blutdrucksenkende Medikamente verschrieben bekommen haben.

Gehen Sie das Problem zuerst in der Küche an

- Eine spezielle Diät namens **DASH** (*dietary approaches to stop hypertension*, Diät zum Eindämmen von Bluthochdruck) hat nach amerikanischen Studien den Blutdruck wirksam gesenkt. Diese Ernährungsform ist arm an gesättigten Fetten und Cholesterin, jedoch reich an Früchten, Gemüse, Vollkornprodukten und fettreduzierten Lebensmitteln. Schon innerhalb von zwei Wochen werden Blutdruck und Cholesterin spürbar verbessert.
- **Weniger Salz in der Suppe**. Wenn Sie zu viel Salz zu sich nehmen, lagert der Körper Wasser ein. Dadurch steigt der Druck in den Gefäßen noch mehr an. In einer Nachuntersuchung der DASH-Studie fanden die Wissenschaftler heraus, dass der Blutdruck bei Anwendung der DASH-Diät bei denjenigen Teilnehmern am stärksten sank, die sich auf 1500 mg Salz pro Tag beschränkten. Das ist weniger als ein Teelöffel!
- Auch ohne das Salz, mit dem Sie beim Kochen oder bei Tisch würzen, nehmen Sie eine ganze Menge davon beim Verzehr von vorfabrizierten Lebensmitteln, vor allem Snacks, Fleischprodukten und Fertigsuppen, auf. Lesen Sie daher beim Kauf die Liste der Inhaltsstoffe genau durch, um den Salzgehalt herauszufinden.
- **Backen Sie Ihr Brot selbst**, denn nur so können Sie Salz- und Fettgehalt selbst bestimmen. Auch in Fabrikbrot versteckt sich jede Menge Salz. Mit einem Brotbackautomaten benötigen Sie weniger als 5 Minuten, um die Zutaten hineinzugeben, und 3 Stunden später können Sie das fertige Brot herausholen. Außerdem schmeckt es gut, und beim Backen durchzieht ein köstlicher Duft das Haus.

Ursachen und Symptome

Ein hoher Blutdruckwert zeigt an, dass das Herz übermäßig hart arbeitet, um das Blut durch den Körper zu pumpen. Auch sind die Arterien gefährlich beansprucht. Wenn Sie den Blutdruck nicht senken, steigt das Risiko für Schlaganfall, Herzinfarkt, Nierenversagen und andere tödliche Erkrankungen. Der Blutdruck ist zu hoch, wenn der obere (systolische) Wert über 140 mmHg und der untere (diastolische) Wert über 90 mmHg liegt. Aber wann immer der Blutdruck zu steigen beginnt, wird Ihr Arzt auf gegensteuernde Maßnahmen drängen.

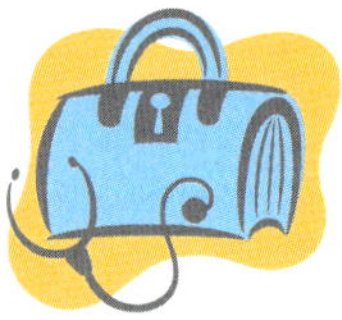

Wann zum **Arzt?**

Sie wissen schon, dass Sie zu hohen Blutdruck haben? Dann gehen Sie unverzüglich zum Arzt, wenn Sie anhaltenden Kopfschmerz haben, Herzjagen, Kurzatmigkeit, Erschöpfung, Nasenbluten oder ein gerötetes Gesicht, wenn Sie unscharf sehen, häufig Wasser lassen müssen oder Ohrgeräusche wahrnehmen. Diese Anzeichen deuten darauf hin, dass Ihr Blutdruck nicht gut unter Kontrolle ist.

Weitere Ernährungsempfehlungen

- Auch wenn Sie keine spezielle Diät befolgen, wird die Blutdruckbehandlung besser anschlagen, wenn Sie viel frisches **Obst und Gemüse** – roh oder gekocht – zu sich nehmen. Ziel sollten **5 Portionen pro Tag** sein – gerne aber auch mehr. Sowohl Obst als auch Gemüse sind wichtige Quellen für Kalium, Magnesium und Faserstoffe – all dies hilft Ihnen, die Arterien gesund zu erhalten.
- **Hafer** ist auf zweierlei Weise gesund – er trägt zur Blutdrucksenkung ebenso bei wie zur Senkung des Cholesterinwerts. Sein nützlicher Bestandteil scheint ein löslicher Faserstoff namens Beta-Glucan zu sein. Beginnen Sie den Tag mit einer Schüssel voll Haferbrei (Porridge) oder Haferflocken-Müsli.
- **Vorsicht bei Alkohol.** Starke Trinker neigen zu erhöhtem Blutdruck. Frauen, die nicht auf alkoholische Getränke verzichten wollen, sollten sich auf 1 Glas pro Tag beschränken, Männer auf das Doppelte. Ein Glas bedeutet bei Bier 0,3 l, bei Wein 0,2 l und bei Höherprozentigem höchstens 0,1 l.

Weg mit dem Ballast

- Extrapfunde verlangen mehr Pumpleistung vom Herz. Deshalb steigt der Blutdruck mit dem Körpergewicht. Bereits eine **mäßige Gewichtsabnahme von etwa 5 kg** senkt den Blutdruck messbar.

Drücken Sie die letzte Zigarette aus

- **Falls Sie noch rauchen: Hören Sie in dieser Minute damit auf.** Tabakbestandteile tragen zur Verkalkung der Arterien bei, weil sie Ablagerungen begünstigen. Das Nikotin im Tabak verengt die Blutgefäße. Das ist besonders fatal für Menschen mit erhöhtem Blutdruck.

Gibt Ihnen der Straßenlärm den Rest?

Es ist altbekannt, dass Autofahren bei starkem Verkehr ermüdet und den Stress erhöht. Eine Studie des Berliner Robert-Koch-Instituts hat gezeigt, dass sogar schon der Straßenlärm den Blutdruck in die Höhe treiben kann. Von 1700 Teilnehmern der Studie hatten Menschen, die in stark verkehrsbelasteten Gegenden lebten, ein doppelt so hohes Risiko für Bluthochdruck wie Personen, die an ruhigen Straßen wohnten. Leute, die trotz Lärm nachts bei offenem Fenster schliefen, hatten das höchste Risiko.

Vertreten Sie sich die Beine

- Mindestens **dreimal pro Woche** – besser fünfmal – sollten Sie sich flott bewegen. Diese Empfehlung kommt Ihnen vielleicht unlogisch vor, da fast jedes Training den Blutdruck vorübergehend in die Höhe treibt. Aber wenn Sie regelmäßig trainieren, halten Sie Ihren Ruheblutdruck auf einem sicheren Niveau. Laufen, Walken, Radfahren und Schwimmen sind als Ausdauertraining hervorragend geeignet.

Suchen Sie die Ruhe

- Wie wäre es mit einem **Haustier**? Ob Sie mit einem Hund spazierengehen, eine Katze auf Ihrem Schoß kraulen oder Fische im Aquarium beobachten – der Kontakt mit Haustieren senkt in jedem Fall merklich den Blutdruck, wie verschiedene Studien gezeigt haben.
- **Meditation** ist kein esoterischer Quatsch. Seriöse Forschung hat gezeigt, dass Meditation tatsächlich den Blutdruck beeinflusst, vermutlich über eine Verringerung des Stresshormonspiegels im Körper. Wählen Sie anfangs ein einfaches Wort oder einen Satz, auf den Sie sich konzentrieren. Setzen Sie sich bequem hin, schließen Sie die Augen, und entspannen Sie alle Muskeln. Atmen Sie tief und natürlich, wiederholen Sie Ihr Wort oder den Satz bei jedem Ausatmen. Nehmen Sie dabei eine passive Haltung ein. Versuchen Sie nicht herauszufinden, ob Sie sich entspannt oder gut fühlen – konzentrieren Sie sich nur auf die Worte und die Atmung. Üben Sie dies einmal oder zweimal am Tag 10–20 Minuten lang.
- **Abwechslungsreiche Hobbys** wie Gartenarbeit, Musizieren oder Malen können ebenso segensreich und entspannend wirken wie Meditation.

Ergänzende Hilfen

- Nehmen Sie **Magnesium** ein. Dieses Mineral entspannt die glatten, unwillkürlich arbeitenden Muskelfasern in der Wand der Blutgefäße und erlaubt so den Arterien, sich weit zu öffnen. Magnesium wirkt bei Bluthochdruck während der Schwangerschaft besonders gut. Sie sollten aber in der Schwangerschaft vor der Einnahme auf jeden Fall einen Arzt fragen. Bevorzugen Sie Magnesiumpräparate, die das Mineral als Zitrat oder Glukonat enthalten, weil diese in Magen und Darm besser

Wussten Sie das?

Bluthochdruck und eine Erhöhung der Blutfettwerte treten häufig gemeinsam auf. Kommen noch Übergewicht und Typ-II-Diabetes oder seine Vorstufe hinzu, spricht der Arzt vom *metabolischen Syndrom.* Dieses Wohlstandssyndrom vervielfacht das Risiko, an einem Herzinfarkt oder Schlaganfall zu sterben.

Blutdruckmessung zu Hause leichtgemacht

Steigt ihr Blutdruck schon, wenn Sie nur einen Arzt sehen? Das geht vielen Leuten so, das Phänomen heißt „Weißkittelhochdruck". Um zu erfahren, wie hoch Ihr Blutdruckwert ohne Aufregung ist, kontrollieren Sie ihn am besten selbst zu Hause. Dazu sind im Fachhandel Geräte erhältlich, die am Oberarm, am Handgelenk oder am Finger messen.

Die zuverlässigsten Werte liefert eine Messung am Oberarm. Kontrollieren Sie zu verschiedenen Tageszeiten, und notieren Sie die Werte in einem Heft, das Sie zum Arzt mitnehmen. Trotzdem sollte natürlich zusätzlich in der Praxis der Blutdruck überprüft werden, damit der Arzt sieht, inwieweit die Werte übereinstimmen.

verträglich sind. Wenn Sie Magnesium einnehmen, müssen Sie gleichzeitig für eine ausreichende Kalziumzufuhr sorgen – aber nehmen Sie die beiden Präparate immer mit einem Abstand von mindestens 2 Stunden ein, um ihre optimale Aufnahme im Darm zu gewährleisten. Die empfohlenen Dosierungen zur Senkung erhöhten Blutdrucks liegen bei 400 mg Magnesium und 1000 mg Kalzium pro Tag.

- Eine altbekannte Heilpflanze ist **Weißdorn**. Die enthaltenen Flavonoide und Procyanidine weiten die Blutgefäße und verbessern die Durchblutung des Herzmuskels. Zudem erhöht Weißdornextrakt die Kontraktionskraft des Herzmuskels und senkt die Schlagfrequenz, also die Pulszahl. Die Wirkung setzt sehr langsam ein, manchmal erst nach acht Wochen, aber sie hält auch nach Absetzen des Präparats noch lange an. Nehmen Sie 100–150 mg **Weißdornextrakt** pro Tag.
- Knoblauch trägt ebenfalls zur Blutdrucksenkung bei. Experten empfehlen, jeden Tag eine **rohe Knoblauchzehe** zu verspeisen. Andere raten zu Knoblauchkonzentraten in einer Dosierung, die 4 g frischem Knoblauch pro Tag entspricht. Wenn Sie sich für ein Fertigpräparat entscheiden, wählen Sie magensaftresistente Kapseln, die sich erst im Dünndarm auflösen.
- Mit **Fischölkapseln** von Lachs oder Makrele lässt sich die Aufnahme von Omega-3-Fettsäuren erhöhen. Sie bremsen die körpereigene Produktion von Substanzen wie Prostaglandinen, die die Blutgefäße verengen. Die Nahrungsergänzungsmittel enthalten meist 1000 mg pro Kapsel. 2 Stück täglich verbessern die Durchblutung. Oder nehmen Sie 1 EL Leinsamenöl, in Fruchtsaft oder ins Salatdressing gemixt.

Bronchitis

Sie wollen den zähen Schleim in Ihrer Brust loswerden? Lösen Sie ihn ab, sodass er sich durch Abhusten leichter herausbefördern lässt! Der direkte Weg in die Lunge über die Atemluft führt am besten über Inhalationen. Aber auch die richtigen Nahrungsmittel und Getränke machen dem Schleim Beine. Gleichzeitig schwächen Sie mithilfe keimabwehrender Substanzen die Bakterien, die sich im Schleim tummeln. Hier finden Sie die wichtigsten Möglichkeiten und Methoden dazu.

Lösen Sie den Schleim mit Dampf

- **Atmen Sie Dampf ein,** um den Schleim zu lösen. Das können Sie ganz einfach unter der heißen Dusche tun, oder Sie füllen dampfend heißes Wasser in eine Schüssel, hängen sich ein Handtuch über den Kopf und beugen sich über den Dampf. Lassen Sie kochendes Wasser zuerst ein paar Minuten abkühlen, damit Sie sich an dem Dampf nicht verbrühen. In der Apotheke erhalten Sie einfache und preiswerte Inhalationsgeräte.
- Besonders gut wirkt das Inhalieren mit ätherischen Ölen im heißen Wasser. Stellen Sie eine Mischung aus **2 Teilen Eukalyptusöl, 2 Teilen Terpentinöl und 1 Teil Kampfer** her, und geben Sie einige Tropfen davon ins Wasser. Wie alle Zubereitungen aus ätherischen Ölen – vor allem Kampfer – ist auch diese nicht für Babys und Kleinkinder geeignet!
- Stellen Sie einen **Luftbefeuchter** ins Schlafzimmer. Angefeuchtete Luft tut den Bronchien gut. Beachten Sie jedoch die Angaben zur Reinigung des Geräts – wenn Sie das nicht tun, sammeln sich darin Bakterien und Schimmelpilze an.
- Wenn Sie häufig an Bronchitis leiden, lohnt sich die Anschaffung eines **Ultraschallverneblers**. Lassen Sie ihn immer laufen, wenn Sie sich im betreffenden Raum aufhalten.

Essen und trinken bei Verschleimung

- Scharfe Lebensmittel verdünnen den Schleim in den Bronchien. Essen Sie **Chilischoten, pikante Soßen und Gerichte, die mit Cayennepfeffer** gewürzt sind.
- Die gleiche Wirkung hat **reichlich Flüssigkeit**. Trinken Sie viel Wasser – mindestens 8 große Gläser pro Tag. Verzichten Sie hingegen auf alkohol- und koffeinhaltige Getränke.

Ursachen und Symptome

Akute Bronchitis wird meist durch eine Infektion mit Viren oder Bakterien hervorgerufen, kann aber auch durch eine Allergie verursacht werden. Die Bronchien schwellen an, und die Zilien – das sind kleine Härchen, die den Atemtrakt sauberhalten – werden lahmgelegt. Schleim sammelt sich an, der zu heftigem Husten zwingt. Schmerzen, Kurzatmigkeit, pfeifender Atem, Schweißausbrüche, Frösteln, Müdigkeit und Fieber kommen hinzu. Diese Symptome verschwinden normalerweise nach zehn Tagen wieder. Chronische Bronchitis hingegen kann ein Leben lang bestehen bleiben. Sie kommt überwiegend bei Rauchern vor.

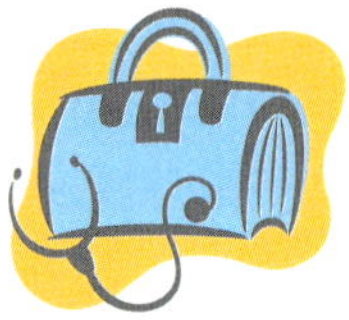

Wann zum Arzt?

Wenn der Husten Sie um den wohlverdienten Schlaf bringt oder Ihren normalen Tagesablauf beeinträchtigt, wenn das Atmen schwerfällt, Sie Fieber haben oder Blut, gelben oder grünen Schleim aushusten – dann sollten Sie zum Arzt gehen. Denn eine Bronchitis kann zur Lungenentzündung werden. Vermuten Sie bei Ihrem Kind eine Bronchitis? Dann konsultieren Sie Ihren Kinderarzt.

- Trinken Sie **Bronchitis-Tee**. Folgende Teemischung hat sich bewährt: 25 g Eibischwurzel, 25 g Anisfrüchte, 25 g Süßholzwurzel, 25 g Primelwurzel. Verwenden Sie pro Tasse 1 EL der Teemischung, übergießen Sie sie mit 150 ml kochendem Wasser, und lassen Sie den Tee 10 Minuten ziehen. Sie können 3–5 Tassen davon pro Tag trinken.
- **Milch oder nicht**, das ist die Frage. Milch soll die Schleimproduktion im Atem- und im Verdauungstrakt anregen. Wenn dies zutrifft, wäre der Verzicht auf Milch bei verschleimten Bronchien hilfreich. Andere Fachleute verneinen jede Verbindung zwischen Milch und Schleimproduktion. Ihrer Meinung nach ist der Verzicht auf kalziumreiche Milch schädlicher.
- Gegen Verschlechterung der Bronchitis hilft **Thymiantee**. Er verbessert den Hustenauswurf und bekämpft die Bakterien. Übergießen Sie 1–2 TL Thymiankraut mit 150 ml kochendem Wasser, und lassen Sie den Tee 10–15 Minuten zugedeckt ziehen. Nehmen Sie diesen Tee mehrmals täglich zu sich.

Ergänzende Hilfen

- **Acetylcystein (ACC)**, eine besondere Form der Aminosäure Cystein, verdünnt und lockert den Schleim und wirkt gleichzeitig als Gegenmittel bei Vergiftungen mit dem Schmerzmittel Paracetamol. ACC erhalten Sie als Brausetabletten oder Pulver in einer Dosierung von 100–600 mg rezeptfrei in der Apotheke. Wenn Sie ACC bei akuter Bronchitis verwenden, setzen Sie die Einnahme einige Wochen lang fort.
- **Echinacea** (Purpursonnenhut) und **Umckaloabo** (Kapland-Pelargonie) sind Heilkräuter, die das Immunsystem stärken und helfen, die Bakterien und Viren in den Bronchien zu vernichten. Echinacea wirkt am besten als Presssaft, den es als Tropfen oder in getrockneter Form als Lutschpastillen und Tabletten gibt. Umckaloabo erhalten Sie als Tropfen; es wurde bei Kindern mit akuter Bronchitis erfolgreich eingesetzt.

Chronischer und akuter Bronchitis vorbeugen

- **Spülen Sie Nase und Nebenhöhlen mit einer Salzwasserlösung**, wie sie auch bei Heuschnupfen empfohlen wird (siehe Allergien, Seite 4). Die Spülung entfernt außer Allergenen auch Keime und verhindert so, dass diese in die Atemwege und die Lunge gelangen und dort Schaden anrichten.

• **Vitamin C** unterstützt die körpereigene Abwehr gegen Erkältungsviren. Nehmen Sie bis zu 500 mg Vitamin C zweimal täglich ein.

• Um eine chronische Bronchitis zu vermeiden: **Rauchen Sie nicht**, oder hören Sie so schnell wie möglich damit auf! Verschiedene Hilfen zur Raucher-Entwöhnung finden Sie zum Beispiel auf www.rauchfrei.de, www.at-schweiz.ch oder www.rauch-ade.at.

• **Passivrauchen** ist fast genauso schädlich wie selbst zu qualmen. Meiden Sie daher rauchgeschwängerte Lokale, und bitten Sie Ihre rauchenden Freunde, in Ihrer Anwesenheit auf den Glimmstängel zu verzichten.

• Wenn Sie beruflich häufig **Staub, Dämpfen** und **Rauch** oder gasförmigen Schadstoffen ausgesetzt sind – von denen die meisten chronische Bronchitis verursachen können –, tragen Sie möglichst eine **Atemschutzmaske**, die einen wirksamen Filter enthält.

• Sie wollen sich vor akuter Virusbronchitis schützen? Dann **waschen Sie sich häufig die Hände**, und halten Sie sie fern vom Gesicht, vor allem wenn Sie mit erkälteten Menschen zusammen waren.

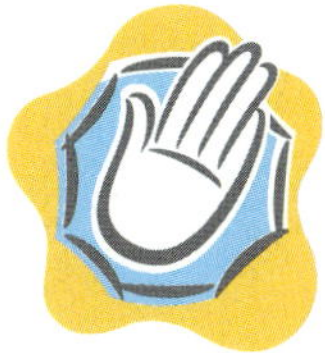

Besser **nicht!**

Ein hustenunterdrückendes Medikament kann manchmal verlockend erscheinen. Aber Sie sollten feuchten Husten mit Auswurf keinesfalls unterdrücken, weil die Lungen den Schleim loswerden wollen. Nehmen Sie lieber einen schleimlösenden Wirkstoff ein, der das Abhusten erleichtert. Hustenblocker sind nur hilfreich, wenn ein trockener Reizhusten Sie nachts am Schlafen hindert.

Depressive Verstimmung

Was hatten Ludwig van Beethoven, Karl May und Marilyn Monroe gemeinsam? Sie litten an einer Depression, die gleichermaßen berühmte wie unbekannte Menschen trifft. Jede vierte Frau und jeder zehnte Mann erkranken im Lauf ihres Lebens an depressiven Verstimmungen. Gegen schwere, wiederholt auftretende Depressionen gibt es wirksame Medikamente und eine Reihe weiterer hilfreicher Verfahren. Hier ist aber unbedingt ärztliche Behandlung notwendig. Wiederkehrende milde Stimmungstiefs und leichtere depressive Episoden kann man jedoch durchaus selbst bekämpfen.

Ursachen und Symptome

Auslöser kann ein schreckliches Erlebnis sein, oft gibt es jedoch auch keinen Anlass. Depressive Verstimmungen entstehen aus einer Kombination von biologischen, ererbten und äußeren Faktoren. Man unterscheidet die schwere, endogene Depression, die mit einem anhaltenden Stimmungstief, Antriebslosigkeit, Interessenverlust und auch Selbstmordgefahr einhergeht; die mildere depressive Verstimmung oder Dysthymie; die bipolaren Störungen, die früher als „manisch-depressive Erkrankung" bezeichnet wurden, und die hormonell bedingte Wochenbett-Depression nach einer Entbindung.

Trainieren Sie die miese Laune weg

- Gehen Sie hinaus, und **bewegen Sie sich** möglichst viel an der frischen Luft. Zahlreiche Studien haben gezeigt, dass regelmäßige und häufige körperliche Aktivität ein hervorragender Stimmungsaufheller ist. Bei milder depressiver Verstimmung kann Training ebenso wirksam sein wie ein Antidepressivum. Es genügt, wenn mindestens 20 Minuten Ausdauersport dreimal in der Woche betrieben werden. Walking, Jogging, Radfahren, Seilspringen oder Schwimmen, alles ist geeignet. Wenn der Körper dabei ins Schwitzen gerät, werden die Mechanismen der Stimmungsaufhellung verlässlich in Gang gesetzt.

Essen, das die Stimmung hebt

- Bei einer eiweißreichen Diät kann ein **Mangel an Kohlenhydraten** zu miserabler Stimmung beitragen. Früchte, Gemüse, Bohnen und Vollkornprodukte schaffen Abhilfe, weil sie dem Gehirn dabei helfen, den stimmungsaufhellenden Botenstoff Serotonin herzustellen. Auch Schokolade hat diese Wirkung, trägt aber nicht unbedingt zur Gewichtsabnahme bei. Der süßen Versuchung sollte also nur im Notfall nachgegeben werden.
- Versuchen Sie, **dreimal pro Woche Fisch zu essen**. Finnische Wissenschaftler haben herausgefunden, dass Personen, die weniger als einmal pro Woche Fisch essen, ein um 31 % höheres Risiko für milde bis mittelgradige depressive Verstimmungen haben als diejenigen, bei denen Fisch häufiger auf dem Speisezettel steht. Frischer Thunfisch, Lachs, Sardinen und Makrelen sind erste Wahl. Sie enthalten viele Omega-3-Fettsäuren, die für eine normale Gehirnfunktion wichtig sind und auf vie-

len Gebieten gesundheitsfördernde Wirkung haben. Vermutlich fördern sie auch die Serotonin-Produktion im Körper.

- Wenn Sie gerne **Kaffee oder Cola** trinken: Reduzieren Sie die Menge, oder geben Sie es ganz auf. Koffein hemmt die Serotoninbildung und soll so die Entstehung trüber Stimmungen begünstigen.
- **Finger weg von Alkohol.** Obwohl Wein, Bier und Hochprozentiges zunächst die Stimmung heben, wirkt Alkohol, wie viele Drogen, eigentlich depressionsfördernd.

Schreiben Sie sich die Sorgen von der Seele

- Bringen Sie Ihre Gefühle zu Papier – vor allem die schmerzlichen. Untersuchungen haben erwiesen, dass sich das seelische Befinden von Menschen schon nach vier Tagen dramatisch verbesserte, wenn sie in etwa **20 Minuten pro Tag ihre negativsten Gefühle aufschrieben**. Setzen Sie sich mit einem leeren Blatt Papier hin, und schreiben Sie, ohne lange nachzudenken, über das Erlebnis, das Ihnen als das schlimmste Ihres Lebens erscheint. Grübeln Sie nicht, schreiben Sie einfach.

Fürsorge für die Seele

- **Gehen Sie in die Kirche.** In einer Studie mit 4000 Senioren hatten diejenigen, die häufig zum Gottesdienst gingen, nur halb so oft Probleme mit depressiven Verstimmungen wie kirchenferne Menschen. Wer einen festen Glauben hat, ist nicht so anfällig für Weltuntergangsgefühle.

Hilfe aus der Natur

- **Johanniskraut** ist die bewährteste Heilpflanze gegen milde depressive Verstimmungen, wie mehr als 20 Studien gezeigt haben. Sie finden eine große Auswahl an rezeptfreien Johanniskraut-Präparaten in Apotheken und sogar Drogerien. Wählen Sie eines, bei dem ein standardisierter Hypericin-Gehalt ausgewiesen ist – das ist der Gehalt am wichtigsten Wirkstoff der Pflanze. Die empfohlene Dosis beträgt je nach Konzentration 450–1050 mg pro Tag. Geben Sie nicht auf, wenn Sie in der ersten Zeit keine Wirkung verspüren, es kann drei bis vier Wochen dauern, ehe der Effekt einsetzt. Und meiden Sie während der Johanniskraut-Einnahme das Sonnenlicht, denn es steigert die Lichtempfindlichkeit. Bevor Sie sich jedoch für ein

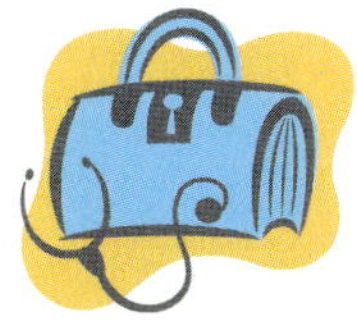

Wann zum Arzt?

Eine Scheidung, ein Todesfall, ein Umzug, ein Karriereknick – fast jeder erlebt bei Verlust oder einer großen Herausforderung vorübergehend Traurigkeit, Verzagtheit und damit die Symptome einer milden depressiven Verstimmung. Wenn dieses Tief jedoch länger als zwei Wochen dauert oder Schlafstörungen, Appetitlosigkeit, dauernde Müdigkeit oder Heißhunger mit sich bringt, wenn das Interesse am Sex verloren geht und Konzentrationsstörungen auftreten, dann ist professionelle Hilfe erforderlich. Ihr Arzt wird Sie untersuchen, mit Ihnen überlegen und Sie beraten, ob Sie eine Psychotherapie, Antidepressiva oder beides brauchen.

Johanniskrautpräparat entscheiden, sollten Sie unbedingt Ihren Arzt informieren – denn diese Pflanze tritt in Wechselwirkung mit anderen Arzneimitteln, die Sie vielleicht einnehmen.

- *SAM-e*, ausgesprochen wie der Name Sammy, ist die natürliche Substanz S-Adenosylmethionin, die in jeder lebenden Zelle vorkommt. Sie unterstützt die Herstellung von drei Botenstoffen im Gehirn, die Einfluss auf die Stimmung nehmen: Serotonin, Dopamin und Noradrenalin. Sie erhalten **SAM-e** als Nahrungsergänzungsprodukt z. B. übers Internet. Die empfohlene Dosis bei milder Depression beträgt zweimal täglich 200 mg, die Sie eine halbe Stunde vor dem Essen einnehmen sollten. Wählen Sie zur besseren Verträglichkeit ein Präparat, das sich erst im Darm und nicht schon im Magen auflöst. Wenn Sie an einer bipolaren Erkrankung manisch-depressiver Art leiden, dürfen Sie überhaupt kein SAM-e einnehmen, weil es die auftretenden manischen Perioden begünstigen und verstärken könnte.
- **5-HTP** (5-Hydroxytryptophan) ist eine Vorstufe der natürlichen Aminosäure Tryptophan und eine indirekte Vorstufe

Sich selbst und das Leben positiver sehen

Bedrückt Sie eine innere Stimme? Versuchen Sie, positiver zu denken:

1 Halten Sie sich an Fakten. Zweifeln Sie die unbegründeten Gedanken an, die Ihnen Ihr Selbstvertrauen rauben. Sie denken, die Leute lachen über Sie? Wo ist der Beweis? Lachen sie vielleicht über etwas ganz anderes?

2 Sie müssen (und können) nicht perfekt sein – das wissen Sie ganz genau. Also ist es völlig in Ordnung, wenn jemand Sie nicht mag oder Sie nicht mit jeder Situation klarkommen.

3 Wenn etwas Unangenehmes geschieht, vermuten Sie nicht die schlimmstmögliche Ursache („Ich bin durch die Prüfung gefallen, weil ich dumm bin"). Meistens gibt es mehrere Gründe für die Dinge, die im Leben schiefgehen. Überlegen Sie objektiv, was Sie selbst daran ändern können. Nehmen Sie sich vor: „Ich werde besser abschneiden, wenn ich mehr dafür tue."

4 Wenn die Selbsteinschätzung eine persönliche Schwäche erkennen lässt, beißen Sie sich nicht daran fest. Versuchen Sie, sich aus negativen Denkspiralen wie „Ich bin zu nichts nutze. Ich kann nichts richtig machen" zu befreien. Und merken Sie sich: Zu erkennen, dass Sie vielleicht in einem Gebiet schwächeln, macht aus Ihnen keinen schwachen Menschen. Dieses Wissen kann Ihnen vielmehr bei der Erkenntnis helfen, wo Sie sich mehr anstrengen müssen und wo Ihre Stärken liegen.

5 Lockern Sie Ihren Perfektionismus. Es wird nicht immer alles so gehen, wie Sie wollen, und das muss es auch nicht. Akzeptieren Sie, dass Sie nicht die ganze Welt kontrollieren können, und reagieren Sie ruhiger auf Missgeschicke. Dadurch schrumpfen zwei Probleme – die unbefriedigende Situation und Ihre Reaktion darauf – zu einem zusammen.

des Botenstoffs Serotonin. Die Einnahme von 5-HTP soll nach Expertenmeinung den Serotoninspiegel im Gehirn erhöhen und damit ähnlich wirken wie ein Antidepressivum. 5-HTP erhalten Sie z. B. übers Internet.

- Das Mineral **Magnesium** spielt eine wichtige Rolle für die gesunden Nervenfunktionen wie bei der Produktion von Serotonin. Wer unter depressiven Verstimmungen leidet, sollte unbedingt auf eine ausreichende Magnesiumaufnahme achten. Empfehlenswert sind zweimal täglich 150 mg Magnesium, am besten als Zitrat und in Kombination mit Kalzium.
- Ein **Vitamin-B-Komplex**-Präparat sollte zum Frühstück gehören, denn niedrige B-Vitamin-Spiegel werden auch mit Depression und Erschöpfung in Verbindung gebracht.

Beugen Sie mieser Stimmung vor

- Schlafen Sie genug? Wer Nacht für Nacht **weniger als acht Stunden Schlaf** hat, dessen Serotoninspiegel ist niedriger als der von Menschen mit ausreichend langer Ruhepause. Gehen Sie möglichst jeden Abend zur selben Zeit ins Bett, und stehen Sie morgens zur selben Zeit auf – auch am Wochenende.
- Schalten Sie den Fernseher ab. Nicht nur eine traurige Sendung oder die miserable Qualität des gesamten Programms, sondern Fernsehen überhaupt schlägt aufs Gemüt. Je länger Sie fernsehen, desto schlechter wird die Stimmung. „Dauerglotzer" fühlen sich häufig vereinsamt, das haben Studien ergeben.

Wussten Sie das?

Wenn der Arzt Ihnen oder einem Angehörigen ein Antidepressivum verordnet, ist das Problem damit nicht sofort gelöst. Bei diesen Medikamenten bessert sich zuerst der Antrieb, ehe sich die Stimmung aufhellt. Das wird gefährlich, wenn bei schwerer Depression nun langgehegte Selbstmordgedanken in die Tat umgesetzt werden können. Lassen Sie daher jemanden, der neu mit einem Antidepressivum behandelt wird, nicht allein.

Durchfall

Wenn Sie ständig auf die Toilette rennen müssen, ist zweierlei wichtig: die Austrocknung abzuwenden und alles zu vermeiden, was zur Verschlimmerung führt. Können Sie zu Hause bleiben? Dann lassen Sie dem Problem am besten seinen Lauf und trinken dabei möglichst Unmengen Flüssigkeit. Auch außer Haus trinken Sie am besten adstringierende Tees, essen lösliche Faserstoffe, die überschüssige Flüssigkeit im Darm aufsaugen, oder probieren eine alte chinesische Arznei.

Ursachen und Symptome

Normalerweise nimmt der Dickdarm überschüssiges Wasser auf. Manchmal tut er das jedoch nicht – und die Flüssigkeit kommt mit dem Stuhlgang heraus. Das nennt man Durchfall. Häufige Ursachen dafür sind Infektionen mit Viren, Parasiten oder – auf Reisen – dem Körper unbekannte Varianten von *Koli-Bakterien*. Auch eine bakterielle Lebensmittelvergiftung oder die Unverträglichkeit von manchen Nahrungsbestandteilen verursacht Durchfall. Wenn dieser länger als zwei Wochen anhält, kann er auch Symptom eines Reizdarms sein. Vor allem für Ältere und kleine Kinder kann der hohe Flüssigkeitsverlust (Dehydration) bei anhaltendem Durchfall zur Gefahr werden.

Den Durchfall mit Tanninen bändigen

- Trinken Sie **schwarzen Tee mit Zucker**. Tee liefert dem Körper Flüssigkeit und enthält Tannine, die die Darmentzündung lindern und die Aufnahme von Toxinen (Bakteriengiften) aus dem Darm blockieren. Der Zucker verbessert die Aufnahme von Kalium und Wasser.
- Die ebenfalls tanninreichen **Brombeeren** werden seit langem gegen Durchfall eingesetzt. Für einen Tee werden 1,5 g getrocknete Brombeerblätter in eine Tasse mit kochendem Wasser gegeben, die anschließend 10 Minuten ziehen sollen. Trinken Sie 3 Tassen pro Tag zwischen den Mahlzeiten. **Himbeerblättertee** soll ebenso wirksam sein. Er ist außerdem reich an Mineralstoffen und einigen Vitaminen.

Packen Sie das Problem an der Wurzel

- Aus dem Wurzelstock der **Blutwurz (Tormentill)** lässt sich ein Tee herstellen, der durch seine Gerbstoffe Durchfall stoppen kann. Noch wirksamer ist die Anwendung als Pulver, da die Gerbstoffe dabei langsamer freigesetzt werden und auch tiefere Darmabschnitte erreichen. Nehmen Sie etwa 2–4 g Pulver pro Tag ein.

Viel Flüssigkeit trinken

- Bei starkem Durchfall müssen Sie den Verlust an Wasser und Elektrolyten ersetzen, vor allem Natrium, Kalium und Chlorid. Sie sorgen für regelmäßigen Herzschlag und erfüllen auch viele andere wichtige Funktionen im Körper. Der perfekte **Elektrolyt-Drink** besteht aus 1/2 TL Salz, 4 TL Zucker, die Sie mit 1 l Wasser auflösen. Fügen Sie etwas Orangensaft, Zitronensaft oder ein lösliches Kaliumpräparat hinzu. Trinken Sie den ganzen Liter über den Tag verteilt. Verwenden Sie jedoch nicht mehr Zucker oder Salz als angegeben, denn das könnte den Körper austrocknen.

- Einige spezielle **Sportgetränke** oder **Energiedrinks** können ebenfalls verlorene Elektrolyte ersetzen.
- **Säuglinge sollten unbedingt weiter gestillt werden**, wenn sie Durchfall haben. Mit der Flasche gefütterte oder ältere Kinder erhalten eine Trinklösung, die speziell als Elektrolyt-Ersatz für Kinder entwickelt wurde.
- Wenn der Durchfall mild ist und nicht mit Flüssigkeitsmangel einhergeht, sind kleine Schlucke **Limonade** empfehlenswert. Enthält diese zu viel Kohlensäure, rühren Sie kräftig um, sonst können Sie Blähungen bekommen. Die Limonaden halten Ihren Flüssigkeitshaushalt im Gleichgewicht. Nehmen Sie einige Stunden lang nur Schlückchen, dann beginnen Sie so viel zu trinken, wie Sie können – bis zu 500 ml pro Stunde. Meiden Sie Diätlimonaden – der Körper benötigt jetzt den Zucker. Versuchen Sie auch nahrhaftere Flüssigkeiten zu trinken, wie eine klare Hühnerbrühe.

Bauen Sie Ihre Ernährung langsam wieder auf

- Essen Sie anfangs nur Nahrungsmittel, die keine festen Bestandteile enthalten, wie **klare Suppe oder Gelee**. Hühnerbrühe ist besonders günstig, weil sie den Körper mit Wasser, Elektrolyten und Eiweiß versorgt. Bleiben Sie 1-2 Tage bei diesen „klaren" Speisen, vermeiden Sie jedoch Fruchtsäfte, vor allem unverdünnt. Sie können durch ihren hohen Fruktosegehalt (Fruchtzucker) schon bei gesunden Menschen Verdauungsprobleme hervorrufen.
- Verwöhnen Sie sich mit der **BRAT-Diät**. BRAT steht für **B**ananen, **R**eis, geriebenen **A**pfel und **T**oast. Alle diese Nahrungsmittel sind besonders verträglich. Bananen und Äpfel enthalten Pektin, einen löslichen Faserstoff, der die überschüssige Flüssigkeit aus dem Darm aufnehmen und die Darmpassage verlangsamen kann. Trinken Sie jedoch keinen Apfelsaft, denn der kann Durchfall verschlimmern.
- **Karotten** sind eine andere gute Pektinquelle. Kochen Sie einige Karotten weich, vermischen Sie sie mit etwas Wasser, und pürieren Sie sie. Essen Sie jede Stunde 1–2 EL davon.

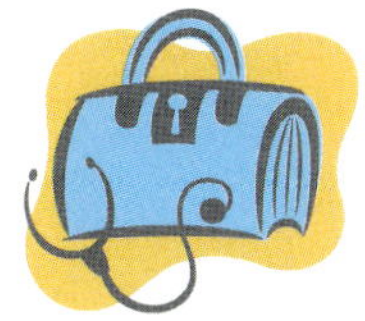

Wann zum **Arzt?**

Wenn der Durchfall länger als zwei Tage anhält, häufig wiederkehrt, begleitet ist von Schwindel, Fieber und starken Bauchkrämpfen, wenn der Stuhlgang blutig oder eitrig aussieht, dann müssen Sie zum Arzt. Auch wenn der Betroffene sehr jung, sehr alt oder krank und sein Immunsystem beeinträchtigt ist. Außerdem beim Wechsel zwischen Durchfall und Verstopfung, wenn der Betroffene Medikamente einnimmt, die Durchfall verursachen, wie manche Magensäureblocker und Abführmittel, Malariamittel oder Antibiotika. Wenn die Person Medikamente einnimmt, deren Wirkung durch den Durchfall abgeschwächt werden könnte, wie die Antibabypille, Malariamittel, Medikamente gegen Diabetes und Epilepsie oder Substanzen, die die Blutgerinnung hemmen. Entwickelt ein älterer Mensch oder ein Kind auf Antibiotika hin Durchfall mit faulig riechendem Stuhl, könnte dies von dem Bakterium *Clostridium difficile* herrühren und erfordert ärztliche Behandlung.

Schützen Sie sich vor „Montezumas Rache“

Reisedurchfall, auch bekannt als „Montezumas Rache“, ist der Fluch aller Weltenbummler. Meistens wird er durch Bakterienstämme verursacht, die dem Körper fremd sind und mit Speisen oder Wasser aufgenommen werden. Bevor Sie Ihre gewohnte mitteleuropäische Umgebung verlassen, sollten Sie sich daher mit den wirksamsten Vorsichtsmaßnahmen gegen solche unangenehmen Durchfallerkrankungen vertraut machen:

- Beginnen Sie bereits vor der Abreise mit der Einnahme von Acidophilus-Kapseln, um die gesunden Bakterien in Ihrem Darm zu stärken. Nehmen Sie diese Kapseln auch während der gesamten Reise weiter.
- Trinken Sie auf Reisen nur Wasser oder andere Getränke aus versiegelten Flaschen oder Wasser, das kurz vorher mindestens 3–5 Minuten abgekocht wurde. Verwenden Sie auch zum Zähneputzen und Kochen ausschließlich Wasser aus Flaschen, und nehmen Sie niemals Eiswürfel in Ihre Getränke. Falls Ihnen Eiswürfel angeboten werden, lehnen Sie dankend ab.
- Säurehaltige Getränke wie Orangensaft oder Cola sind auch gut zur Vorbeugung von Durchfall, weil sie dazu beitragen, die *Koli-Bakterien* in Schach zu halten.
- Essen Sie nur frischgekochte und siedend heiße Gerichte. Verzehren Sie nichts, das gekocht und wiederaufgewärmt oder warmgehalten wurde.
- Essen Sie nur selbstgeschälte Früchte und keine Salate, weil die Blätter vermutlich mit örtlichem Wasser gewaschen wurden.
- Trinken Sie ein Glas Wein zu den Mahlzeiten. In Laborversuchen konnte Wein die Bakterien abtöten, die Reisedurchfall verursachen. Es gibt zwar keine Studien, die beweisen, dass Wein in der Praxis wirklich hilft; aber wenn Sie Wein mögen, warum nicht? Sie sind doch im Urlaub!

- **Verzichten Sie auf sehr ballaststoffreiche Lebensmittel**, die oft schwer zu verdauen sind. Dazu zählen Bohnen, andere Arten von Hülsenfrüchten und alle Kohlsorten.
- Meiden Sie einige Tage lang **Milch und Milchprodukte**, denn Durchfall kann die Darmschleimhaut schädigen, sodass Milchzucker vorübergehend nicht verdaut werden kann.
- Eine Ausnahme ist Joghurt, der hilfreiche Bakterien wie *Lactobacillus acidophilus* **oder** *Bifidobakterium bifidum* **als Lebendkulturen** enthält. Sie unterstützen den Wiederaufbau einer gesunden Darmflora und beschleunigen die Genesung. Besonders wenn der Durchfall durch die Einnahme von Antibiotika hervorgerufen wurde, sollten Sie diese Joghurts verzehren. Denn die Antibiotika haben ohne Unterschied die gefährlichen wie die nützlichen Bakterien im Darm vernichtet. Nach dem Abklingen der Krankheitssymptome müssen deshalb die Bestände an hilfreichen Bakterien unbedingt wiederaufgebaut werden.

Flohsamen helfen

- Ein gutes Mittel gegen Durchfall hilft auch beim Gegenteil, der Verstopfung: **Flohsamen.** Um die gewünschte Wirkung zu erzielen, benötigen Sie 10–30 g pro Tag. Lassen Sie den Flohsamen etwas vorquellen, und nehmen Sie ihn dann in reichlich Flüssigkeit zu sich.

Besser **nicht!**

Nehmen Sie Flohsamen nicht zusammen mit Milch ein, weil er sonst nicht quillt. Grundsätzlich müssen Sie ihn aber immer mit ausreichend Flüssigkeit einnehmen, etwa im Verhältnis 1:10.

Ein altes chinesisches Rezept

- Wir wissen nicht, wie es wirkt, aber ein Versuch kann nicht schaden: Pellen und zerstoßen Sie 2 **Knoblauchzehen**, und fügen Sie 2 TL **braunen Zucker** hinzu. Kochen Sie das Ganze mit einer $^3/_4$ Tasse Wasser auf, und trinken Sie das Gebräu zwei- bis dreimal pro Tag. Knoblauch bekämpft Bakterien, die häufig die Ursache für Durchfall sind.

Vorbeugen ist besser als rennen

- Wenn Sie den Eindruck haben, dass Sie nach Genuss von **Milchprodukten** häufig Durchfall bekommen, dann streichen Sie diese von Ihrem Speisezettel. Möglicherweise vertragen Sie den darin enthaltenen Milchzucker nicht. Testen Sie, welche zuckerarmen Milchprodukte, wie Butter oder Hartkäse, Sie vertragen. Wenn Sie wenig oder gar keine Milchprodukte essen, müssen Sie für anderweitigen Kalziumersatz sorgen, z. B. in Form von Brausetabletten.
- Meiden Sie die **Süßstoffe** Xylit, Sorbit und Mannit. Sie sind z. B. in manchen Kaugummis enthalten, sind kaum verdaulich und erzeugen Durchfall.
- **Waschen Sie die Hände** gründlich mit warmem Wasser und Seife, ehe Sie die Speisen zubereiten, und verfahren Sie ebenso nach dem Umgang mit rohen Lebensmitteln. Und spülen Sie alle Kochutensilien sorgfältig, die Kontakt mit rohen Lebensmitteln hatten.
- **Tauen Sie Tiefkühlkost in der Mikrowelle** oder **im Kühlschrank auf**, nicht auf der Küchenarbeitsplatte. So vermeiden Sie Lebensmittelvergiftungen.
- **Vitamin C** kann in hoher Dosierung zu Durchfall führen.
- Wenn Sie regelmäßig ein **magnesiumhaltiges Antazidum** (Säurefänger für den Magen) einnehmen, dann sollten Sie auf ein anderes Präparat umsteigen. Magnesium kann ebenfalls die Darmpassage beschleunigen.

Ekzeme

Am besten werden Sie mit juckenden Ekzemen fertig, wenn Sie die Haut gut feucht halten. Das bedeutet aber paradoxerweise: Verzicht auf Geschirrspülen, häufiges Händewaschen und ausgiebiges Duschen. Schützen Sie Ihre Haut mit einer dicken, wirksamen Creme – und nicht mit wässriger Lotion. Vermeiden Sie alles, was das Ekzem verschlimmert, zum Beispiel scharfe Seifen. Und kratzen Sie so wenig wie möglich.

Ursachen und Symptome

Ekzeme teilen sich in verschiedene Typen auf. Atopische Ekzeme kommen am häufigsten vor und finden sich meist bei Personen, bei denen Allergien oder Asthma in der Familie liegen. Die Symptome – vor allem gerötete, juckende Haut – beginnen meist schon vor dem fünften Lebensjahr. Wenn das atopische Ekzem akut aufflackert, ist die Haut mit kleinen, flüssigkeitsgefüllten Blasen übersät. Kratzen hinterlässt Stellen, an denen die Haut dick und schuppig aussieht. Die geschädigte Haut ist anfällig für bakterielle Infektionen. Ein anderer häufiger Ekzemtyp, die Kontaktdermatitis, entsteht nach intensivem Kontakt mit einer hautirritierenden Substanz wie z. B. Putzmitteln, Kosmetika.

Wohltaten für gereizte Haut

- Tauchen Sie einen Waschlappen in **eiskalte Milch**, und legen Sie ihn mehrmals täglich auf das juckende Hautareal.
- **Baden und duschen Sie** immer nur **kurz**, auf jeden Fall weniger als 10 Minuten. Baden Sie überhaupt nicht jeden Tag, wenn es nicht absolut notwendig ist. Ekzeme werden bei trockener Haut heftiger, und übermäßiges Baden verringert den natürlichen Fett- und Feuchtigkeitsgehalt der Haut.
- Baden und duschen Sie **lauwarm** statt heiß.
- Verwenden Sie nach dem Bad eine **dickflüssige, gut haftende Creme** zum Schutz. Fragen Sie Ihren Apotheker nach einer geeigneten Feuchtigkeitscreme oder einer emulgierenden Salbe. Selbst Vaseline oder feste Kochmargarine sind geeignet. Verwenden Sie keine Cremes auf Wasserbasis, parfümierte oder Babylotionen, die alle einen höheren Wassergehalt haben.

Versuchen Sie es mit diesen Nahrungsmitteln

- Essen Sie mehr Nahrungsmittel, die **viele Omega-3-Fettsäuren** enthalten, wie Walnüsse, Avocados, Lachs, Makrele und Thunfisch. Omega-3-Fettsäuren schwächen Entzündungen und allergische Reaktionen ab.
- Eine andere gute Quelle für Omega-3-Fettsäuren ist **Leinöl**. Nehmen Sie 1 EL pro Tag. Mischen Sie es ins Salatdressing, in Joghurt oder andere Speisen – aber erhitzen Sie es nicht, dabei verliert Leinöl seine wertvollen Bestandteile.
- Schlucken Sie **250 mg Vitamin E** täglich – das ist gut gegen Juckreiz und trockene Haut. Weizenkeime, Pflanzenöle und Samen sind gute Nahrungsquellen dafür. Vitamin-E-Präparate dürfen Sie ohne ärztliches Einverständnis nicht einnehmen, wenn Sie blutverdünnende Medikamente erhalten.

- Stellen Sie sicher, dass Sie genügend **Vitamin A** aufnehmen. Die empfohlene tägliche Dosis liegt bei 600 µg für Frauen und 700 µg für Männer. Da es in hoher Dosierung giftig wird, sollten Kinder dieses Vitamin ausschließlich über die Nahrung aufnehmen. Dazu eignen sich Leber, Lebertran, Karotten, grüne Blattgemüse, Eigelb, mit Vitamin A angereicherte Margarine, Milchprodukte und gelbe oder rote Früchte.

Heilkräuter, die den Juckreiz lindern

- **Nachtkerzenöl, Borretsch, Ballonrebe und bittersüßer Nachtschatten** sind diejenigen Heilkräuter, deren Wirkung gegen Ekzeme am besten dokumentiert ist. Sie werden als Salbe, Tinktur oder Lotion auf die betroffenen Hautareale aufgetragen. Nachtkerzenöl wird zudem in Kapseln geschluckt. Erwachsene sollten 4–6 g, Kinder unter 12 Jahren 2–4 g Nachtkerzenöl pro Tag einnehmen, verteilt auf 2 Portionen. Beachten Sie, dass Borretsch und Nachtkerzenöl erst nach 4–12 Wochen wirken – erwarten Sie keine schnellen Erfolge.

So stoppen Sie das Kratzen

- Ist das juckende Hautareal gut erreichbar, wie das Handgelenk oder der Handrücken, dann **bedecken Sie es mit einem kleinen Pflaster**, um Kratzen zu vermeiden.
- Manche Betroffenen kratzen im Schlaf. Wenn Sie oder Ihr Kind mit zerkratzter Haut aufwachen, ziehen Sie nachts **dünne Baumwollhandschuhe** oder leichte Socken über die Hände.
- Halten Sie die **Fingernägel kurz**, um den Hautschaden durch Kratzen geringzuhalten.

Vorbeugung verhindert Ekzemschübe

- Viele Experten glauben, dass **Lebensmittelallergien** eine bedeutende Rolle bei der Entstehung atopischer Ekzeme spielen, vor allem bei Kleinkindern. Bei ihnen sollen hauptsächlich Eier, Orangensaft, Milch und Nüsse die Hautprobleme verursachen, während bei Erwachsenen eher Milchprodukte, Eier Weizen, Gerste und Zitrusfrüchte oder Fruchtsäfte im Vordergrund stehen. Lassen Sie diese Nahrungsmittel versuchsweise einmal einen Monat lang weg, dann führen Sie eines nach dem anderen im Abstand von jeweils 3 Tagen wieder ein und beobachten, wie die Haut reagiert. Bei Kindern kann eine solche

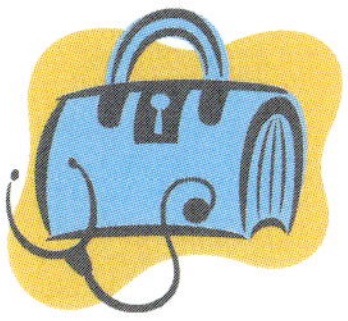

Wann zum Arzt?

Wenn das Ekzem großflächig ist oder einer Behandlung hartnäckig widersteht, sollten Sie zum Arzt gehen. Unverzüglich sollten Sie dies tun, wenn ein juckendes Ekzemareal Zeichen einer Infektion aufweist: Dazu zählen verkrustete Wunden, Eiter, rote Streifen auf der Haut, starke Schmerzen, Schwellung oder Fieber.

Hightech-Medizin

Tacrolimus heißt ein Reserve-Medikament, das als Salbe gegen schwere atopische Ekzeme eingesetzt werden kann. Es handelt sich hierbei um ein Immunsuppressivum, das also die körpereigene Abwehr und damit auch die Entzündungsreaktion in der Haut unterdrückt. Heilen kann Tacrolimus das Ekzem jedoch nicht. Es wird als weitere Behandlungsmöglichkeit eingesetzt, wenn durch die üblichen Therapien keine Besserung herbeigeführt werden konnte. Da dieser Wirkstoff stark in das Immunsystem eingreift, ist er für Kinder, die jünger als zwei Jahre sind, nicht zugelassen.

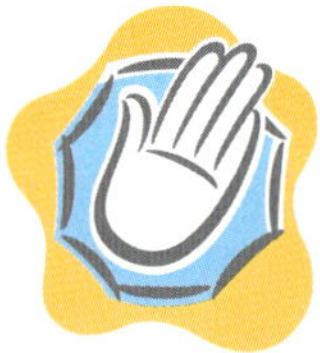

Besser nicht!

Rezeptfreie Cremes, die Kortikosteroide enthalten, können Ekzeme rasch bändigen. Doch bei lang andauernder Anwendung – täglich, etwa 3 Wochen lang –, schädigen sie die Haut unwiderruflich und lassen sie wie Pergament aussehen. Von chinesischen Hautsalben jeglicher Art sollten Sie ebenfalls die Finger lassen. Derartige Produkte enthalten manchmal extrem hohe Kortikoidmengen und sind keine harmlose Naturmedizin.

Eliminationsdiät schon nach kurzer Zeit zu einer sichtbaren Besserung führen. Erwachsene sehen meist keine so dramatischen Veränderungen, aber auch bei ihnen kann sich die Haut bessern. Auf jeden Fall sollten Sie den Arzt fragen, ehe Sie eine Eliminationsdiät beginnen – vor allem bei Kindern.

- Mit **Hausstaubmilben und Tierhaaren** sollten Menschen mit atopischem Ekzem möglichst wenig in Kontakt kommen. Halten Sie das Haus – und vor allem die Kinderschlafzimmer – so staubfrei wie möglich. Tipps dazu finden Sie unter dem Stichwort „Allergie“ (S. 4).
- Stellen Sie im Winter grundsätzlich einen **Luftbefeuchter** ins Schlafzimmer.
- Benutzen Sie die **Geschirrspülmaschine** so viel wie möglich, um Ihre Hände vor Wasser und Spülmitteln zu bewahren. Tragen Sie beim Abwaschen gefütterte **Gummihandschuhe** oder Baumwollhandschuhe unter den ungefütterten Gummihandschuhen. Vermeiden Sie direkten Kontakt mit Latex, weil er allergische Reaktionen auslösen und das Ekzem verschlimmern kann.
- Tragen Sie nur selten **chemisch gereinigte Kleidung**. Verwenden Sie ein Waschmittel ohne Duft- und Farbstoffe, und verzichten Sie auf Bleichmittel, Weichspüler und parfümierte Wäschetrockner-Tücher.
- Gönnen Sie Ihrer Wäsche einen **zusätzlichen Spülgang in der Waschmaschine**, um alle Waschmittelreste zu entfernen.
- Haben Sie Kontakt mit etwas, das eine Hautreaktion hervorrufen könnte? Eine **Kontaktdermatitis** kann z. B. durch Nickel in Ohrringen und Jeansknöpfen ausgelöst werden oder durch Latex, Kosmetika, Parfüm und Putzmittel.

Erhöhtes Cholesterin

Um Blutgefäße vor gefährlichen Verklumpungen mit unerwünschten Fetten zu bewahren – oder um vorhandene Ablagerungen zu lösen –, muss der Cholesterinspiegel im Blut gesenkt werden. Aber nicht jedes Cholesterin ist schädlich. LDL-Cholesterin (*low density lipoprotein*, Cholesterin geringer Dichte) gilt als schlecht, während HDL-Cholesterin (*high density lipoprotein*, Cholesterin hoher Dichte) sogar wichtig für die Entfernung schädlicher Fette aus dem Blut ist. Häufig genügen geringe Änderungen von Ernährung und Lebensstil, um die Cholesterinspiegel wieder in Balance zu bringen.

Weg mit den „schlechten" Fetten

- **Streichen Sie die gesättigten Fette** so weit wie möglich von Ihrem Speiseplan. Das bedeutet, dünnere Scheiben Fleisch zu verzehren, fettarme Milchprodukte zu bevorzugen und auf Fertiggerichte zu verzichten.
- Dunkles **Wildfleisch** enthält nur einen Bruchteil des Fettgehalts, den Rindfleisch aufweist.
- Vermeiden Sie weitestgehend **Palmöl und Kokosnussöl**, denn sie sind sehr reich an gesättigten Fetten. Diese Öle kommen vorwiegend in Fertignahrungsmitteln wie Kuchen und Keksen vor.
- Meiden Sie die sogenannten **Transfettsäuren**. Sie entstehen, wenn Pflanzenöle gehärtet werden, und haben denselben Effekt auf den Blutfettspiegel wie gesättigte Fette. Viele fertig gekaufte Backwaren wie Kuchen, Kekse, Snacks und sogar Brot enthalten diese Fette. Sie finden sie unter dem Begriff *gehärtete Fette* in der Zutatenliste.
- Essen Sie viel frische **Früchte, Gemüse** und **Vollkornprodukte**. Pflanzliche Nahrungsmittel nützen dreifach: Sie sind nicht nur fettarm und cholesterinfrei, sondern enthalten auch viele Faserstoffe, die cholesterinsenkend wirken, sowie Vitamine und Antioxidantien als Schutz fürs Herz.

Ursachen und Symptome

In Ihren Arterien hat sich das Gleichgewicht der Fette in eine gefährliche Richtung verschoben: Vom schädlichen LDL-Cholesterin ist zu viel vorhanden, während der Spiegel an HDL-Cholesterin abgesunken ist. LDL-Cholesterin lagert sich gemeinsam mit anderen Substanzen in den Arterien ab und erhöht das Risiko, einen Herzinfarkt oder Schlaganfall zu erleiden. HDL-Cholesterin-Teilchen hingegen fungieren als Müllwagen, die die schädlichen Blutfette einsammeln und zur Entsorgung in die Leber schaffen.

Ran an die guten Fette

- Studien haben gezeigt, dass Olivenöl nicht nur den LDL-Cholesterin-Spiegel senkt, sondern auch den **HDL-Cholesterin-Wert erhöht**. Eine Untersuchung konnte sogar zeigen, dass Personen, die 2 EL Olivenöl pro Tag verzehrten, bereits nach einer Woche niedrigere LDL-Werte aufwiesen. Verwenden Sie Olivenöl für Salatdressings und als Bratfett anstelle von Margarine. Es sollte allerdings nicht rauchend heiß werden.

- Naschen Sie **Nüsse**. Sie sind vollgepackt mit gesunden ungesättigten Fettsäuren einschließlich Omega-3-Fettsäuren. Walnüsse und Mandeln senken LDL-Cholesterin offenbar besonders effektiv. Eine knappe Handvoll davon täglich senkt den Cholesterinspiegel spürbar. Nüsse enthalten allerdings sehr viele Kalorien.
- Eine **Avocado** pro Tag senkt den LDL-Cholesterin-Wert um bis zu 17 %. Genau wie Nüsse sind Avocados zwar sehr fett, aber es handelt sich dabei hauptsächlich um ungesättigte Fettsäuren.
- Probieren Sie **Erdnussbutter**. Sie enthält jede Menge Kalorien, aber überwiegend ungesättigte Fettsäuren. Achten Sie beim Kauf darauf, dass sie keine gehärteten Fette enthält.

Fisch für Omega-3-Fettsäuren

- Fisch ist weit mehr als nur ein Fleischersatz. Er enthält **Omega-3-Fettsäuren**, die den LDL-Cholesterin-Spiegel senken. Optimal wäre es, dreimal pro Woche Fisch zu essen – und wenn es Sardinen aus der Dose sind. Das Beste sind frische Makrelen, Thunfisch und Lachs, die alle reich an Omega-3-Fettsäuren sind. Wussten Sie, dass Thunfisch beim Eindosen fast alle seine wertvollen Fette verliert, während Sardinen und die meisten anderen Fische sie während der Verarbeitung behalten?
- Wenn Sie Fisch nicht mögen, dann weichen Sie auf **Fischölkapseln** aus. Wählen Sie Produkte mit EPA und DHA – das sind zwei verschiedene Arten von Omega-3-Fettsäuren –, und nehmen Sie zweimal täglich 1000 mg ein.
- Kochen Sie mit **Zwiebeln**, besonders mit **roten**. Zwiebeln sind reich an Schwefelverbindungen, die das HDL-Cholesterin erhöhen, und dem Antioxidans Quercetin, das gegen LDL-Cholesterin wirkt. Der rote Farbstoff enthält die nützlichen Flavonoide.
- **Leinsamen** sind ebenfalls eine gute Quelle für Omega-3-Fettsäuren und außerdem für lösliche Faserstoffe. Schroten Sie die Samen, und mischen Sie sie unter Joghurt oder das Frühstücksmüsli. 2 EL Leinsamen pro Tag können das LDL-Cholesterin um bis zu 18 % senken. Im Handel erhalten Sie Leinsa-

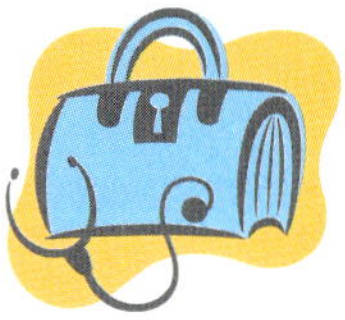

Wann zum Arzt?

Wenn Sie sich Sorgen wegen Ihres Cholesterinspiegels machen, weil vielleicht eine Messung beim Apotheker einen Wert über 200 mg/dl ergeben hat oder bei einem Familienmitglied bereits eine Fettstoffwechselstörung bekannt ist, dann gehen Sie zum Arzt. Er wird die Blutfette bestimmen und Ihnen eine Änderung der Ernährungsweise und des Lebensstils nahelegen. Bei beträchtlicher Erhöhung der Blutfette können Sie auch ein lipidsenkendes Medikament erhalten.

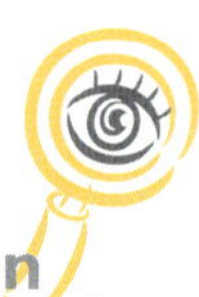

Wussten Sie das?

Nicht jede Sorte Brot ist fettarm. Industriell hergestelltem Brot werden gehärtete Fette zugesetzt, um Geschmack und Haltbarkeit zu verbessern. Und achten Sie darauf, dass z. B. pro Scheibe weniger als 1 g Fett enthalten ist. Lesen Sie also die Nährwertangaben auf der Packung genau.

menkerne und Leinsamenöl. Gegen erhöhte Blutfette essen Sie besser die im Bioladen oder Reformhaus erhältlichen Leinsamenkerne. Ganze Kerne müssen Sie vor dem Verzehr mahlen oder schroten – denn sonst passieren sie den Verdauungstrakt unversehrt und nützen nichts.

Hafer ist nicht nur gut für Pferde

- Porridge **(Haferbrei)** enthält viele lösliche Fasern, die eine Art Gel in Ihrem Darm bilden und so die Aufnahme von Fetten aus der Nahrung hemmen. Eine Schüssel Haferflockenbrei pro Tag senkt daher das LDL-Cholesterin merklich. Nehmen Sie die altmodischen Haferflocken, nicht die Instantprodukte.
- Andere **gute Ballaststoffquellen** sind (getrocknete) Pflaumen, Gerste, Bohnen, Aubergine und Spargel.
- **Flohsamen**, die Samen einer südländischen Wegerichart, wurden schon von der kräuterkundigen Hildegard von Bingen zur Verbesserung von Verdauung und Stimmung eingesetzt. Fügen Sie 1 EL Flohsamen – erhältlich in Apotheken, Drogerien und im Versandhandel – dem Essen oder einem Glas Saft zu. 10 g Flohsamen pro Tag können binnen acht Wochen den LDL-Spiegel um bis zu 7 % senken.

Setzen Sie Cholesterin die Daumenschrauben an

- Durch das Trinken von **Orangensaft** kann das Cholesteringleichgewicht verbessert werden. Teilnehmer einer Studie, die drei Gläser Orangensaft pro Tag zu sich nahmen, wiesen nach einem Monat einen um 21% erhöhten Wert ihres HDL-Cholesterins und eine Verbesserung des Verhältnisses zwischen LDL- und HDL-Cholesterin um 16 % auf.

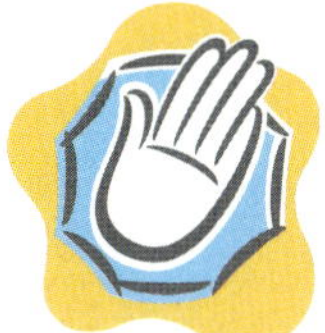

Besser **nicht!**

Ungesättigte Fettsäuren sind zwar gut für die Balance der Blutfette, aber keineswegs kalorienärmer als gesättigte. Sie nehmen also nicht ab, wenn Sie Butterschmalz durch die gleiche Menge Olivenöl ersetzen!

Niacin – ja oder nein?

In hoher Dosierung kann das B-Vitamin Niacin den Cholesterinspiegel senken.
Es sollte jedoch nur von Personen eingenommen werden, denen es der Arzt in einer eindeutigen Dosierung verschrieben hat und deren Gesundheitszustand dabei überwacht wird. Denn Niacin erhöht zwar sehr effektiv HDL-Cholesterin und senkt LDL-Cholesterin, allerdings nur in einer sehr hohen Dosierung, die Nebenwirkungen hervorrufen kann. Das können unangenehme Hitzewallungen sein, im schlimmsten Fall besteht sogar die Gefahr eines Leberschadens. Daher muss davon abgeraten werden, Niacin als Nahrungsergänzungsmittel ohne ärztliche Anweisung einzunehmen.

Mixen Sie sich einen Sojashake

Für einen schmackhaften, cholesterinsenkenden Milchshake mischen Sie eine Tasse Sojamilch mit Vanillegeschmack mit 2 EL gemahlenen Leinsamenkernen. Fügen Sie eine Handvoll frischer oder tiefgekühlter Beeren hinzu, und mixen Sie alles kräftig durch. Das Soja-Eiweiß und die Leinsamen senken das LDL-Cholesterin und erhöhen den HDL-Anteil, während die Beeren cholesterinsenkende Ballaststoffe hinzufügen.

Was spricht gegen ein Glas Wein?

- **Alkohol in Maßen** erhöht den **HDL-Cholesterin-Spiegel**; gemeint sind entweder 0,3 l Bier, 0,2 l Wein oder 0,1 l Höherprozentiges. Bei einem höheren Alkoholgenuss überwiegt der Schaden für die Gesundheit gegenüber dem Nutzen in Bezug auf das Cholesterin.

Schnüren Sie die Schuhe

- Schlüpfen Sie in Sportschuhe, und **gehen Sie mindestens 30 Minuten pro Tag.** Trainieren Sie alternativ im Fitnessstudio, schwimmen oder joggen Sie eine halbe Stunde auf dem Stepper. Der Nutzen regelmäßiger körperlicher Aktivität ist unbestreitbar. Ausdauertraining senkt das Gesamtrisiko für Herzerkrankungen und Schlaganfall. Und regelmäßiger Sport hilft auch dabei, Diabetes und Bluthochdruck unter Kontrolle zu bringen, die wiederum beide unabhängige Risikofaktoren für den Herzinfarkt sind.

Mit Knoblauch und Ingwer die Gefäße reinigen

- Verpassen Sie sich **täglich eine Dosis Knoblauch** – entweder frisch oder als Knoblauchpillen. Knoblauch enthält nämlich Allicin, das vermutlich für den cholesterinsenkenden Effekt verantwortlich ist. Um unangenehmen Mundgeruch nach der Einnahme von Knoblauch zu vermeiden, können Sie auf in der Apotheke erhältliche Knoblauchpillen ausweichen, die sich erst im Darm auflösen. Knoblauchpräparate sollten 4 mg Allicin pro Kapsel enthalten.
- Nehmen Sie viermal täglich **Ingwerkapseln** ein. Die übliche Dosis liegt bei 100–200 mg pro Kapsel. Bestandteile des Ingwers sollen die Fettaufnahme senken und die Ausscheidung von LDL-Cholesterin verbessern.

Erkältung und Grippe

Meist ist es „nur eine Erkältung", aber die Beschwerden belasten den Körper sehr. Glücklicherweise mildert rasches Handeln die Misere. Heilkräuter, Hühnersuppe, Zink – und sogar ein Föhn – bieten wirkungsvolle Hilfe. Schon beim ersten Schniefen lohnt es sich, zu allem zu greifen, was den Kopf klärt, das Immunsystem ankurbelt und die Krankheit schneller abklingen lässt – ganz anders als die meisten Erkältungsmittel aus der Apotheke: Diese trocknen den Körper aus, machen tagsüber müde und rauben nachts den Schlaf.

Den Infekt im Keim ersticken

- Beim ersten Anflug einer Erkältung lutschen Sie alle 2 Stunden eine Pastille mit 13 mg **Zinkglukonat**. Nehmen Sie jedoch nicht mehr als 150 mg pro Tag ein, und hören Sie spätestens nach einer Woche damit auf. Denn langfristig können hohe Dosen an Zink das Immunsystem schwächen. Vermeiden Sie Zinkpastillen, die Zitronensäure oder den Süßstoff Sorbit enthalten – beides scheint die Wirksamkeit zu verringern.
- Gießen Sie 2–3 TL **Holunderblüten** mit kochendem Wasser auf, und lassen Sie den Tee 5–10 Minuten ziehen. Trinken Sie täglich mindestens 3 Tassen davon. Weil es frische Holunderblüten nur von Mai bis Juli gibt, stellen Sie am besten Ihren eigenen Holunderblütenlikör oder Holunderbeerwein her. Blüten und Beeren sind offenbar gleich wirksam.
- Schnupfen Sie **Vitamin-C-Pulver**, das Sie in der Apotheke erhalten. Denn wenn Sie das Vitamin direkt an die Nasenschleimhaut bringen, kann das die Viren stoppen, ehe sie sich festsetzen. Aber Vorsicht: Das brennt ein bisschen.

Fangen Sie die Erkältung ab

- Beginnen Sie bei den ersten Anzeichen einer Erkältung mit der Einnahme von 200 mg **Vitamin C**, fünfmal am Tag zum Essen. Kaufen Sie ein Präparat, das gleichzeitig **Flavonoide** enthält, denn diese steigern die Wirksamkeit von Vitamin C um bis zu 35 %. Bei Durchfall reduzieren Sie die Dosis.
- Nehmen Sie zweimal täglich **Astragalus-(Tragant-)**Kapseln ein, bis Sie wieder gesund sind. Sie erhalten sie am einfachsten übers Internet. Dieses chinesische Heilkraut stimuliert die kör-

Ursachen und Symptome

Eine verstopfte Nase, Halsschmerzen, Niesattacken oder Husten sind deutliche Symptome für eine Erkältung. Ursache ist eine von etwa 200 Virenarten, die andere Menschen durch Husten und Niesen in die Luft abgegeben haben. Wenn sich zusätzlich auch noch Fieber von mindestens 38,5 °C einstellt, dazu Kopfschmerzen, Muskelbeschwerden, starke Müdigkeit, Durchfall, Übelkeit oder Erbrechen kommen, dann handelt es sich eher um eine Grippe. Sie dauert mindestens eine Woche, und auch anschließend bleiben die Patienten noch Tage oder Wochen schlapp und antriebslos.

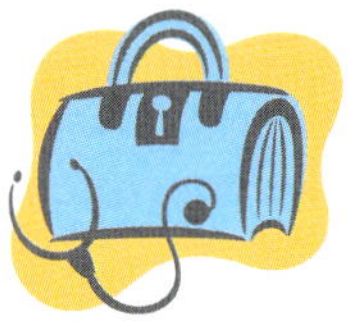

Wann zum **Arzt?**

Erkältungen sind lästig, gehen aber normalerweise von selbst vorüber; Ruhe und Hausmittel reichen als Behandlung aus. Das Gleiche gilt für weniger schwere Grippe oder grippalen Infekt – schwerere Fälle können hingegen eine ärztliche Therapie erfordern. Wenn noch unklar ist, ob es sich um eine Erkältung oder eine Grippe handelt, dann richten Sie sich nach den Symptomen. Rufen Sie den Arzt an, wenn Sie länger als drei Tage mehr als 38 °C Fieber haben oder einmalig eine Temperatur von 39,5 °C oder höher messen. Ebenfalls in der Praxis melden müssen Sie sich bei pfeifendem Atem, Atemnot, heftigen Schmerzen in Lunge, Brustkorb, Hals oder Ohren; wenn Sie große Mengen Schleim abhusten – vor allem, wenn dieser blutig oder grünlich aussieht. Bei Kindern kann Fieber rasch zu Flüssigkeitsmangel führen, sodass Sie sie unbedingt zum Trinken anhalten und dem Arzt vorstellen sollten.

pereigene Abwehr und bekämpft Erkältungen und Grippe wirksam. Um einen Rückfall zu verhüten, nehmen Sie die Kapseln nach Abklingen aller Symptome eine weitere Woche.

Hilfe im Kampf gegen die Grippe

- Beim ersten Anzeichen einer Grippe nehmen Sie 20–30 Tropfen **Holunderbeeren-Tinktur** drei- bis viermal pro Tag für 3 Tage. Holunderbeeren werden in Europa seit Jahrhunderten gegen Virusinfektionen eingesetzt. Eine Studie konnte den Nutzen belegen: Personen, die sie einnahmen, genasen von einer Grippe messbar schneller als diejenigen, die darauf verzichteten. Sie können auch 6 Stück Holunderpastillen über den Tag verteilt lutschen, bis die Symptome verschwinden.
- Versuchen Sie es mit **Acetylcystein** (ACC oder NAC), einer Vorstufe der Aminosäure Cystein. Es löst den Schleim in den Bronchien und lindert Grippesymptome. Nehmen Sie 600 mg dreimal täglich. Sie erhalten ACC als rezeptfreies Arzneimittel in der Apotheke.

So lindern Sie Halsschmerzen

- Füllen Sie 250 ml warmes Wasser in ein Glas, geben Sie einen Teelöffel **Salz** dazu, und gurgeln Sie mit dieser Lösung. Das lindert Halsschmerzen.
- Altbewährte Gurgellösungen sind 1 Spritzer **Zitronensaft** in 1 Glas warmem Wasser oder auch **Salbeitee**.

Hühnersuppe gegen Erkältung

- **Hühnersuppe**, das natürliche Heilmittel schlechthin, bietet bei Erkältungen und Grippe mehr als nur ein wohliges Gefühl. Neue Forschungen haben ergeben, dass Hühnerbrühe bestimmte weiße Blutzellen, die Neutrophilen, davon abhält, sich zusammenzuballen und Entzündungen hervorzurufen, was wiederum den Körper veranlasst, Schleim in großen Mengen zu produzieren. Die Brühe verdünnt Schleim nachweislich wirksamer als schlichtes heißes Wasser. Hausgemachte Suppe ist die beste – vor allem, wenn sie mit Liebe gekocht ist. Verwenden Sie Hühner aus biologischer oder zumindest artgerechter Haltung, und kochen Sie Karotten, Zwiebeln und andere Suppengemüse mit (siehe auch „Suppen für Leib und Seele“, S. 67).

Hoch die Tassen!

- Erkältungen und Grippe können dem Körper viel Flüssigkeit rauben. **Trinken Sie** deshalb **so viel, wie Sie können** – mindestens 2 l über den Tag verteilt –, um die Schleimhäute feuchtzuhalten und trockene Augen und andere Grippesymptome zu vermeiden. Eine große Trinkmenge verflüssigt auch den Schleim, was das Abhusten erleichtert.
- Um zähem Schleim vorzubeugen, sollten Sie in einem warmen, gelüfteten **Raum mit hoher Luftfeuchtigkeit** bleiben. Die Luft im Schlafzimmer können Sie feuchthalten, indem Sie Wasser aufstellen, im Winter feuchte Tücher über die Heizung hängen oder einen Luftbefeuchter verwenden. Oder kochen Sie bei geöffnetem Deckel in einem elektrischen Kocher Wasser.

Ein stinkendes Heilmittel

- Eine **Portion frischer Knoblauch**, der auf natürliche Weise Keime abtöten kann, wird alle Viren erledigen. Wenn Sie besonders tapfer sind (und Ihre Mitmenschen auch), dann nehmen Sie eine Knoblauchzehe in den Mund und atmen die Dämpfe tief in Rachen und Bronchien ein. Wird der Geschmack der Zehe zu stark, zerkauen Sie sie rasch in kleinere Stücke und schlucken sie mit Wasser hinunter.
- Geben Sie frisch ausgepressten **Knoblauch zur Hühnersuppe**. Schon die ägyptischen Pharaonen sollen ihn geschätzt haben, um Infektionen zu bekämpfen – seine Heilkräfte sind legendär. Alliin und sein Abbauprodukt Allicin sind die wirksamen Stoffe aus den Knoblauchzellen, die in Laborversuchen Keime vollständig abtöten konnten. Knoblauch scheint die Freisetzung von natürlichen Killerzellen der körpereigenen Abwehr zu erhöhen, die eine wichtige Rolle bei der Keimbekämpfung spielen.

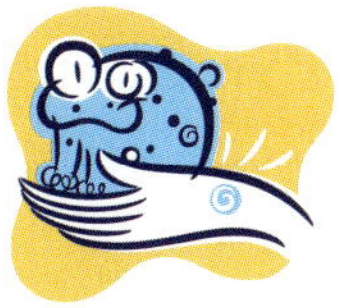

Nur ein Märchen

Menschen erkälten sich nicht durch Auskühlen – wenigstens nicht unter Laborbedingungen. In einer Studie, die im renommierten New England Journal of Medicine veröffentlicht wurde, wurden zwei Gruppen von Versuchspersonen Erkältungsviren ausgesetzt. Die eine Gruppe saß dabei in einem 5 °C kühlen Raum, die andere in schweißtreibenden 30 °C. Das Ergebnis? In beiden Gruppen erkälteten sich gleich viele Personen.

Lassen Sie sich impfen

Gehen Sie jährlich zur Grippeimpfung. Die Gesundheitsbehörden empfehlen es inzwischen für Patienten mit chronischen Herz- und Nierenerkrankungen, mit chronischen Atemwegserkrankungen wie Asthma, Bronchitis und Emphysem (Lungenblähung), für Diabetiker oder für Menschen mit geschwächtem Immunsystem. Aber auch allen über 65 wird die Impfung angeraten. Gehen Sie ab Anfang Oktober zu Ihrem Hausarzt, und lassen Sie sich impfen. Es dauert zwei Wochen, bis der Impfschutz vollständig wirkt.

- **Knoblauch** können Sie auch **in Kapselform** zu sich nehmen. Üblicherweise nimmt man 400–600 mg Konzentrat viermal am Tag zum Essen ein. Suchen Sie nach einem Präparat, das standardisiert 4000 µg Allicin pro Pille enthält. Wenn Sie davon Blähungen oder Durchfall bekommen, wechseln Sie zu magensaftresistenten Kapseln, die sich erst im Dünndarm auflösen.

Pusten Sie die Viren weg

- So seltsam es klingt, das Inhalieren von erhitzter Luft soll Viren abtöten, die sich gerade in der Nase niederlassen. In einer britischen Studie hatten diejenigen Versuchsteilnehmer nur halb so viele Erkältungssymptome, die erhitzte Luft inhalierten, wie diejenigen, die Raumtemperatur einatmeten. Stellen Sie also Ihren **Föhn** auf warm (nicht heiß), halten Sie ihn eine Armlänge entfernt vor das Gesicht, und atmen Sie durch die Nase die Luft ein, solange Sie können – mindestens 2–3 Minuten, am besten 20 Minuten.

Schärfe gegen Schnupfen

- Reiben Sie frische **Ingwerwurzel oder Meerrettich**, und essen Sie eine kleine Menge davon. Oder kaufen Sie Meerrettich im Glas, und essen Sie etwa 1/2 EL. Um Bauchschmerzen vorzubeugen, sollten Sie diese Heilmittel immer erst nach dem Essen ausprobieren.
- Trinken Sie eine Tasse **Ingwertee**. Dazu können Sie entweder einen Teebeutel verwenden oder einen halben Teelöffel geriebene rohe Ingwerwurzel. Ingwer enthält Substanzen, die als natürlicher Hustenblocker wirken.
- **Schärfen Sie Brühe oder Suppe** mit einem Spritzer Tabasco, Chiliflocken oder Wasabi, das ist der scharfe japanische Meerrettich, den man zu Sushi isst. All diese Gewürze können die Nase freimachen.
- **Mit nassen Socken ins Bett.** Ob Sie es glauben oder nicht, diese Sockenmasche ist ein anerkanntes Naturheilmittel, das Fieber lindert und den Sekretstau beseitigt. Die Nässe zieht Blut in die Füße, was zu einer dramatischen Verbesserung der Durchblutung führt. Denn das Blut stockt in den Regionen mit dem stärksten Sekretstau. Erwärmen Sie zuerst die Füße in heißem Wasser. Dann tauchen Sie ein paar dünne Baumwollsocken in kaltes Wasser, wringen sie aus und ziehen sie unmittelbar

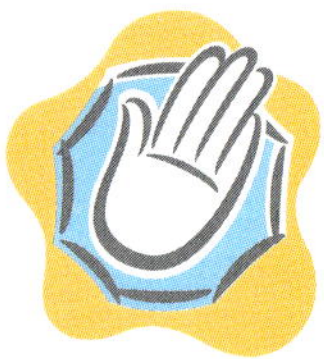

Besser nicht!

Antihistaminika eignen sich nicht zur Bekämpfung von Erkältungen. Diese Wirkstoffe sind sehr nützlich bei Allergien, aber sie helfen nicht bei einer verstopften Nase, die durch eine Virusinfektion entstanden ist. Antihistaminika können im Gegenteil den Schleim sogar eindicken, sodass er schwerer abzuhusten oder herauszuschnäuzen ist. Wenn die Nase verstopft ist, können Nasentropfen oder -spray mit den üblichen abschwellenden Inhaltsstoffen verwendet werden – aber nicht länger als drei Tage, denn sonst nehmen Nasenschleimhaut und Riechzellen Schaden.

vor dem Zubettgehen an, darüber ein Paar trockene Wollsocken. Die nassen Socken sollten am nächsten Morgen trocken sein, und Sie sollten sich deutlich besser fühlen.

- Weichen Sie die Füße in einem **Fußbad** aus 1 EL **Senfpulver** pro Liter heißen Wassers ein. Der Senf zieht das Blut in Ihre Füße und löst auf diese Weise Stauungen auf.
- Ein altes Heilmittel ist der **Senf-Brustwickel**. Mahlen Sie 3 EL Senfkörner zu Senfpulver (oder verwenden Sie 1/3 Tasse Senfpulver), geben Sie dies zu 1 Tasse Mehl oder feinem Hafermehl; dann fügen Sie unter Rühren so viel warmes Wasser hinzu, bis daraus eine Paste wird. Schützen Sie die Haut auf der Brust mit einer dünnen Schicht Vaseline, und tragen Sie nun die Paste auf. Der scharfe Geruch öffnet verstopfte Nebenhöhlen, die Wärme verbessert den Blutkreislauf und baut Stauungen ab. Lassen Sie den Wickel nicht länger als 15 Minuten auf der Brust, denn sonst drohen Hautverbrennungen.

Wussten Sie das?

Beim Schnäuzen ist große Vorsicht angesagt. Denn bei kräftigem Trompeten kann ein rückwärtsgewandter Druck erzeugt werden, der die Viren und Bakterien in die Nebenhöhlen schießt, statt sie ins Freie zu befördern. Um dies zu vermeiden, sollte immer nur ein Nasenloch ausgeschnäuzt werden.

Dampf macht die Nase frei

- Schütten Sie kochendes Wasser in eine große Schüssel, neigen Sie sich über die Schüssel, und hängen Sie sich ein Handtuch über den Kopf, um ein **Dampfzelt** zu bauen. Atmen Sie darunter 5–10 Minuten durch die Nase ein und durch den Mund aus. Bringen Sie das Gesicht nicht zu nahe an das Wasser, sonst riskieren Sie eine Verbrühung oder inhalieren zu heißen Dampf. Setzen Sie die Schüssel auf einen sicher stehenden Tisch – inhalieren Sie nicht im Bett.
- Dampfinhalationen werden noch wirksamer, wenn Sie dem Wasser ein paar Tropfen **Thymian- oder Eukalyptusöl** zusetzen. Halten Sie die Augen dabei geschlossen, denn die Kombination aus Dampf und ätherischem Öl kann die Augen beim Inhalieren irritieren.
- Schnuppern Sie an einem Taschentuch, das Sie mit einigen Tropfen **Eukalyptusöl** beträufelt haben. Die aufsteigenden ätherischen Öle öffnen die Nase.

Wärmen Sie Ihren steifen Nacken

- Sie lindern den **steifen Nacken** bei Grippe, indem Sie ein nasses Handtuch in einen Plastikbeutel stecken und dann in der Mikrowelle 60 Sekunden erwärmen. Oder tauchen Sie

Fortsetzung auf Seite 68

Suppen für Leib und Seele ... Aus aller Welt

Suppen schmecken gut, tun gut, sind leichtverdaulich und enthalten Nährstoffe, die der Körper für seine Genesung benötigt. Auf der ganzen Welt werden die verschiedensten Suppenrezepte wegen ihrer Vorzüge für die Gesundheit geschätzt. Hühnersuppe ist das ultimative Hausmittel gegen Erkältungen. In China behandelt man Blutstauungen mit einer Suppe, die Essig, Ingwer und Knoblauch enthält. In Osteuropa wird die populäre Kohlsuppe als Heilmittel gegen Geschwüre empfohlen.

Indien: Suppe gegen hohen Blutdruck

In ländlichen Gegenden Zentralindiens wird einer dort heimischen Bohnenart namens Horsegram eine blutdrucksenkende Wirkung zugeschrieben. Horsegrams oder Pferdebohnen sind kleine ovale Samen, die Linsen ähneln und wie frisch geschnittenes Heu duften. „Kuluth Saar" oder Horsegram-Suppe ist ein leichtes Gericht mit einem schalen Geschmack. Es wird meist mit Joghurt gemischt und mit Reis serviert. Weitere Zutaten für die Suppe sind Kokum (kleine, dunkel purpurfarbene Früchte eines immergrünen Baumes) und sehr viele zerdrückte Knoblauchzehen. 1 TL Granatapfelkerne, zu einer feinen Paste zermahlen, wird manchmal zu dieser Suppe gereicht und soll helfen, Nieren- und Blasensteine aufzulösen. Wenn Sie diese sehr exotische Suppe in der Originalversion zubereiten möchten, erhalten Sie die Zutaten eventuell im Asia-Laden oder im Internet. Andernfalls ersetzen Sie das Horsegram einfach durch Linsen, was eine feine, ballaststoffreiche Suppe ergibt.

China: Warmer Ginkgonuss-Brei gegen Jetlag

Grace Young ist eine bekannte chinesische Köchin, die jedes Jahr Tausende von Kilometern mit dem Flugzeug zurücklegt. Wenn sie zu ihrer Familie zurückkehrt, steht immer ein großer Topf mit Ginkgonuss-Brei auf dem Ofen. Dieser Mitternachtssnack unterstützt den Körper dabei, mit der Belastung durch lange Flugreisen fertigzuwerden. Die Ginkgonüsse helfen nach der Lehre der traditionellen chinesischen Medizin, Husten zu dämpfen und Schleim zu reduzieren. Wichtige Bestandteile des Breis sind getrockneter Bohnenquark, ungeschälte Ginkgonüsse und getrocknete chinesische Muscheln sowie eine großzügige Portion fein geschnittener Ingwer. Einige Köche geben auch noch Rumpsteak hinzu.

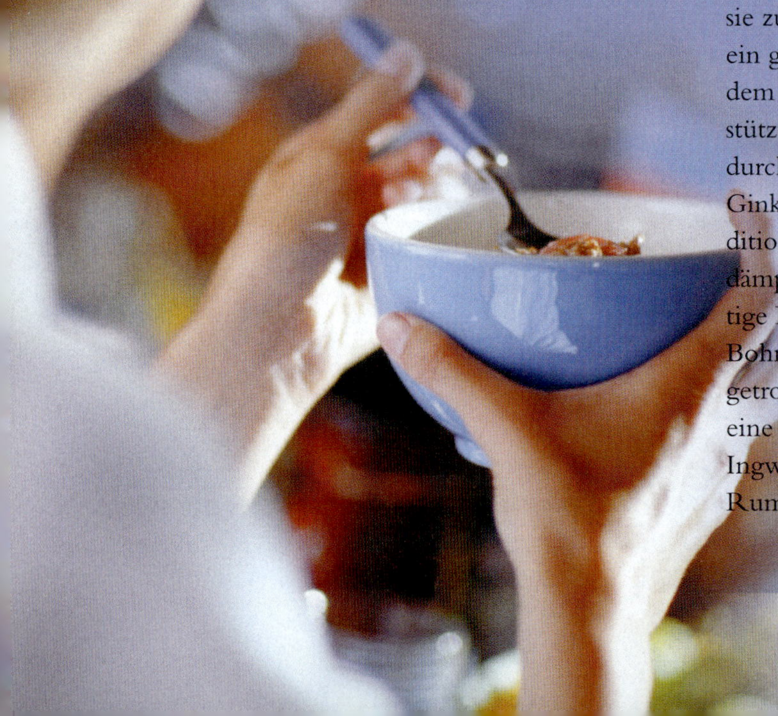

Philippinen: Hühnersuppe mit Ingwer gegen Gelenkschmerzen
Anstelle von Medikamenten wie ASS und Ibuprofen sollten Sie einmal diese Ingwersuppe versuchen, um schmerzhafte Rheumaschübe zu lindern: Ingwer enthält eine Substanz, die die Aktivität von Prostaglandinen hemmen kann – das sind die hormonähnlichen körpereigenen Stoffe, die Entzündungen verstärken. Ingwer hilft auch gegen Grippeviren. Auf den Philippinen wird die Ingwer-Hühnersuppe mit grünen, unreifen Papayas hergestellt, die Sie hier problemlos durch frischen Spinat ersetzen können.

Hühner-Tinola

Das folgende klassische Rezept für 8 Personen stammt aus Manila.

Zutaten:

- 6 EL Pflanzenöl
- 3 Knoblauchzehen, gehackt
- 2 EL frischer Ingwer, kleingeschnitten
- 1 große Zwiebel
- 1,5 kg Hähnchenfleisch ohne Knochen, in feine Streifen geschnitten
- 1,75 l Wasser
- 2 große Hände frischer Spinat
- Fischsoße und Pfeffer zum Abschmecken

Braten Sie in der Hälfte des Öls Knoblauch, Ingwer und die Zwiebel an. Wenn diese glasig sind, nicht braun, entfernen Sie die Zutaten und stellen sie beiseite. Geben Sie das restliche Öl in denselben Topf, und braten Sie unter Rühren das Hühnerfleisch, bis es gar ist. Geben Sie nun Knoblauch, Ingwer und Zwiebel zurück in den Topf, füllen diesen mit Wasser auf und bringen die Suppe zum Kochen. Köcheln Sie sie zugedeckt bei milder Hitze etwa 30 Minuten lang. Fügen Sie dann den Spinat hinzu, und lassen Sie alles noch einmal kurz aufkochen. Schmecken Sie das Gericht vor dem Servieren mit Pfeffer und Fischsoße ab.

USA: Hühnersuppe
Jüngere Forschungen haben ergeben, dass Hühnersuppe offenbar dazu beitragen kann, dass weiße Blutzellen in Entzündungsvorgänge helfend eingreifen und Stauungen in den oberen Atemwegen aufgelöst werden. So gibt es tatsächlich einige gute Gründe, einen Topf Hühnersuppe zu kochen, wenn Sie an einer Erkältung oder einer Grippe leiden. Die reichhaltige, dampfende Brühe lindert Verstopfungen der Atemwege, und scharfe Zutaten wie Knoblauch und Zwiebel haben eine milde antivirale Wirkung. Um die Suppe besonders wirkungsvoll gegen Erkältungen zu machen, geben Sie am besten einige kleingeschnittene Knoblauchzehen hinzu, aber erst am Ende der Kochzeit.

Mutters beste Hühnersuppe

Für eine extrastarke Wirkung gegen Erkältung fügen Sie eine Prise Cayennepfeffer und 1 EL gehackten frischen Ingwer hinzu. Folgendes Rezept reicht für 10 Personen.

Zutaten:

- 1 ganzes Suppenhuhn, zerteilt
- 1 kg klein geschnittene Karotten
- 1 kg Zwiebeln, kleingeschnitten
- 4 zerdrückte Knoblauchzehen
- Salz, Pfeffer, Petersilie und Dill zum Abschmecken

Legen Sie das Huhn in einen großen Topf, bedecken es mit Wasser und bringen es zum Kochen. Danach lassen Sie die Suppe bei geringerer Hitze leicht köcheln und schöpfen sorgfältig den aufsteigenden Schaum ab. Fügen Sie die Karotten und Zwiebeln hinzu und köcheln Sie die Suppe 2–3 Stunden lang. Geben Sie nun den zerdrückten Knoblauch hinzu, und schmecken Sie die Suppe mit Salz und den Gewürzen ab. Zum Andicken einen Schöpflöffel Gemüse herausnehmen, pürieren und in die Suppe einrühren.

Wussten Sie das?

Sex erhält gesund. Männer und Frauen, die mindestens einmal in der Woche Sex hatten, wiesen in einer Studie einen höheren Spiegel an Immunglobulin A auf als Menschen mit weniger Liebesleben. Immunglobulin A ist ein körpereigener Abwehrstoff, der Schleimhäute z. B. in der Nase vor gefährlichen Eindringlingen schützt.

Fortsetzung von Seite 65

einfach ein Handtuch in heißes Wasser und wringen es aus. Prüfen Sie, ob es nicht zu heiß ist, wickeln Sie das Handtuch um Nacken und Schultern, und legen Sie sich hin.

Vorbeugen statt Schniefen

- Während der Grippe- und Erkältungssaison nehmen Sie am besten **200 mg Echinacea** bis zu dreimal am Tag. Wechseln Sie alle drei Wochen zu anderen Kräutern, die das Immunsystem ankurbeln – wie **Sonnenhut, Umckaloabo, Tragant (Astragalus Lapacho (Pau d'arco)**.
- **Waschen Sie die Hände häufig** mit Seife, vor allem nach der Toilette und wenn Sie mit Leuten zu tun haben, die sich unwohl fühlen. Vor mehreren Jahren wurden für eine Studie 40 000 amerikanische Rekruten dazu verpflichtet, fünfmal am Tag die Hände zu waschen. Die Soldaten senkten dadurch die Atemwegsinfektionen um runde 45 %.
- Berühren Sie das Gesicht nicht mit ungewaschenen Händen. Nehmen Sie ein Fläschchen mit **Desinfektionsmittel** mit für den Fall, dass kein Waschbecken in Reichweite ist.
- Es mag unhöflich erscheinen, aber **vermeiden Sie es, jemandem die Hand zu geben**, der erkältet ist.
- Im Winter leisten **Luftbefeuchter** mit kühlem Sprühnebel gute Dienste. Sie wirken dem austrocknenden Effekt der Heizung entgegen.
- Erlernen und praktizieren Sie **Entspannungstechniken** das ganze Jahr über und während der Erkältungssaison besonders intensiv. Forschungen haben gezeigt, dass sich die Wahrscheinlichkeit zu erkranken mit steigendem Stressniveau erhöht.
- Legen Sie **Ruhepausen** ein. Die meisten Menschen erkälten sich, wenn sie überarbeitet sind. Also gönnen Sie sich einen freien Tag und schlafen Sie. Die Widerstandskraft gegen Viren sinkt schon bei einem geringen Schlafdefizit dramatisch. Bestimmte Immunzellen gegen Viren waren bereits nach einer einzigen Nacht mit zu wenig Schlaf um 30 % verringert.
- Erweitern und pflegen Sie Ihren **Freundeskreis**. Menschen mit vielen Sozialkontakten haben weniger Erkältungen. Wissenschaftler fanden heraus, dass diejenigen mit nur einer bis drei Sozialbeziehungen ein viermal so hohes Erkältungsrisiko hatten wie Menschen mit sechs oder mehr Freunden.

Falten

Im Alter verliert die Haut an Feuchtigkeit, die Elastizität leidet, und Fältchen erscheinen. Dermatologen können viel gegen die Symptome tun: etwa mit verschreibungspflichtigen Cremes, chemischen Peelings oder Botox-Injektionen. Dieses Gift lähmt die Gesichtsmuskeln vorübergehend, sodass die Mimik und damit die Faltenbildung eingeschränkt ist, wenn die Stirn gerunzelt oder gelächelt wird. Aber die beste Maßnahme bleibt, die Haut zu schützen und alles zu tun, dass sie gesund bleibt.

Fältchen glätten mit natürlichen Säuren

- Verwenden Sie eine Lotion oder Creme mit **Alphahydroxysäuren** (AHA) aus Milch, Obst und Zuckerrohr. Sie entfernen abgestorbene Hautschuppen von der Oberfläche der Haut. Da AHA manchmal zu Hautirritationen führen können, testen Sie sie zunächst an einem kleinen Hautareal. Wenn dieses am nächsten Tag keine Rötung zeigt, können Sie die Creme benutzen. In höheren Konzentrationen dürfen AHA nur von Fachkosmetikerinnen und vom Hautarzt eingesetzt werden.
- Befeuchten Sie die Haut mit einem in **Milch** getränkten Waschlappen. Denn Milch enthält Alphahydroxysäuren.
- **Papayas** sind voller Enzyme, die die oberste Hautschicht wegradieren und so Falten mildern. Mischen Sie 2 TL des zerdrückten Fruchtfleisches einer reifen Papaya mit 1 TL Haferflocken zu einem Hautpeeling. Tragen Sie dieses auf die Haut auf, lassen Sie es 10 Minuten einwirken, und waschen Sie es mit dem Waschlappen rubbelnd ab.

Sorgen Sie für Geschmeidigkeit und Feuchtigkeit

- Benutzen Sie jeden Morgen eine **Feuchtigkeitscreme** zur Unterstützung des Feuchtigkeitshaushalts und für eine weichere Haut. Achten Sie dabei auf ein Produkt, das zusätzlich einen Lichtschutzfaktor enthält, um Ihre Haut vor ultravioletten Strahlen zu schützen. Und vergessen Sie nicht, auch **Hals, Dekolleté und Hände** einzucremen.
- Probieren Sie eine **Avocado-Gesichtsmaske** aus. Diese führt dem Gesicht sowohl **Feuchtigkeit** als auch **Vitamin E** zu, ein Antioxidans. Pürieren Sie das Fruchtfleisch, streichen Sie es auf das Gesicht, und lassen Sie es 20 Minuten einwirken.

Ursachen und Symptome

Falten haben keine krankhaften Ursachen, sie sind die natürliche Folge der nachlassenden Elastizität der Haut. Ab etwa 30 Jahren gibt das Bindegewebe in der Haut nach, die Talgproduktion verlangsamt sich, und es bilden sich Falten. Aber Falten werden durch steuerbare Faktoren begünstigt. Rauchen verlangsamt den Blutfluss, sodass die Haut weniger Sauerstoff bekommt. Intensive und längere Sonnenbestrahlung ist ein anderer Widersacher. Die ultravioletten Strahlen der Sonne greifen direkt das Bindegewebe der Haut an. Außerdem fördern sie die Bildung freier Radikale, die in den Zellmembranen verheerenden Schaden anrichten können.

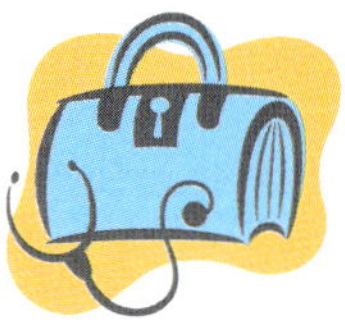

Wann zum **Arzt?**

Wenn die Selbsthilfemaßnahmen nicht die gewünschte Wirkung entfalten, dann zeigt der Arzt medizinische Möglichkeiten für die Behandlung von Falten auf.

Essen, Schlafen und Bewegung als Jungbrunnen

- Essen Sie mehrmals in der Woche **Fisch** wie Lachs, Sardinen, frischen Thunfisch und Makrele. Die in ihnen enthaltenen Omega-3-Fettsäuren liefern sehr wertvolle Nährstoffe für den gesamten Organismus, speziell auch für die Haut.
- Sie können dem Körper aber ebenso täglich mit 1 TL **Leinöl** Omega-3-Fettsäuren zuführen. Mischen Sie es mit Saft, oder träufeln Sie es über einen Salat.
- Setzen Sie möglichst viel **Obst, Gemüse, Nüsse und Samen** auf den Speiseplan. Diese versorgen Sie mit den Vitaminen A, C und E – Antioxidantien, die freie Radikale abfangen, bevor sie an der Haut Schaden anrichten können.
- Sie können aber auch **Vitamin C** auf die Haut auftragen. Eine französische Studie hat herausgefunden, dass Vitamin-C-Cremes genauso wirksam sind wie die derzeit als besonders effektiv geltenden Vitamin-A-Cremes. Die Vitamine A und C werden einigen Hautcremes beigemengt.
- Gewöhnen Sie sich an, **auf dem Rücken zu schlafen**. Wenn Sie auf der Seite oder auf dem Bauch liegen, vergraben Sie Ihr Gesicht im Kissen und drücken so Falten hinein, die irgendwann nicht mehr verschwinden.
- Verschaffen Sie sich an den meisten Tagen der Woche 20–30 Minuten **Bewegung**. Sie haben wahrscheinlich schon bemerkt, dass sich bei Bewegung die Haut rötet – ein sicheres Zeichen dafür, dass Sauerstoff und Nährstoffe bis in die feinsten Hautgefäße vorstoßen.

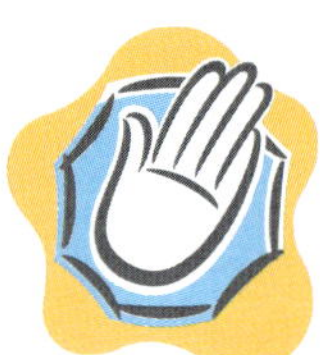

Besser **nicht!**

Grimassenschneiden hilft gegen Falten, behaupten manche Frauenmagazine. Leider nein. Lächeln, Fratzen und andere Gesichtsverrenkungen tragen nur zur Bildung von Falten bei.

Nichts geht über Vorbeugung

- Trinken Sie so viel **Wasser**, dass der Urin eine blassgelbe Farbe bekommt.
- Schützen Sie an sonnigen Tagen die Haut mit einer **Sonnencreme** mit UVA-UVB-Filter, bevor Sie das Haus verlassen.
- Tragen Sie eine **Sonnenbrille** zur Vermeidung von Krähenfüßen. Wirksam ist auch ein Sonnenhut mit breiter Krempe, der dafür sorgt, dass das Gesicht beschattet ist.

Fieber

Wenn die Stirn glüht, können Paracetamol oder Ibuprofen die Temperatur senken. Bleibt sie jedoch unter 38,5 °C, dann besteht kein Behandlungsbedarf. Fieber gehört zu den Abwehrmechanismen des Körpers. Wenn Sie trotzdem etwas dagegen unternehmen wollen, gibt es probate Mittel zur Kühlung. Geben Sie aber Kindern unter 16 Jahren nie ASS – Sie könnten damit eine tödliche Krankheit heraufbeschwören, das sogenannte Reye-Syndrom.

„Cool“ bleiben

- Nehmen Sie ein **lauwarmes Bad**. Diese Temperatur soll helfen, die Körpertemperatur langsam zu senken. Das Eintauchen in eiskaltes Wasser ist dagegen nicht wirksam. Dadurch fließt nur verstärkt Blut in die inneren Organe. Da sich der Körper gegen die Kälte zur Wehr setzt, erwärmt sich das Körperinnere statt abzukühlen.
- Wenn ein Bad nicht möglich ist, erfüllen **feuchtkalte Waschlappen** auf Stirn und im Nacken den gleichen Zweck.
- Waschen Sie sich mit einem **nassen Waschlappen.** Befeuchten Sie Achseln und Leistengegend, in denen sich die Hitze staut, mit einem Schwamm voll kaltem Wasser. Das verdunstende Wasser hilft, die Körpertemperatur zu senken.

Schwitzen Sie's raus

- **Schafgarben-Tee** öffnet die Poren, lässt Sie kräftig schwitzen und treibt so das Fieber heraus. Lassen Sie 1 EL der Blätter und Blüten der Schafgarbe 10 Minuten in einer Tasse kochendem Wasser ziehen, und filtern Sie den Tee. Trinken Sie 1–2 Tassen.
- Auch **Holunderblüten** wirken schweißtreibend. Sie wirken zudem gegen andere Symptome einer Grippe oder Erkältung wie übermäßige Schleimproduktion. Für einen Holunderblütentee geben Sie 2 TL Holunderblüten in eine Tasse kochendes Wasser, lassen das Ganze 15 Minuten ziehen und gießen den Tee durch ein Sieb. Trinken Sie diesen Tee dreimal täglich, solange das Fieber anhält.
- Trinken Sie heißen **Ingwertee**, auch er ist schweißtreibend. Dafür benötigen Sie 1/2 TL geriebene Ingwerwurzel auf eine Tasse kochendes Wasser. Ziehen lassen, abfiltern, trinken.

Ursachen und Symptome

Fieber ist oft ein Zeichen dafür, dass der Körper eine Infektion bekämpft. Im Gefecht schütten die weißen Blutkörperchen chemische Stoffe aus, die die Körpertemperatur erhöhen und auf diese Weise eine weniger angenehme Atmosphäre für Viren und Bakterien schaffen. Bei Erwachsenen gilt in der Regel eine Temperatur über 38 °C als Fieber. Sobald es unter 38,5 °C liegt, muss es bei Kindern und Erwachsenen nicht unbedingt behandelt werden, außer die Person leidet an starkem Schwitzen, Schüttelfrost oder an beidem. Bei Säuglingen unter sechs Monaten, Babys oder Kleinkindern sollten Sie zum Kinderarzt gehen.

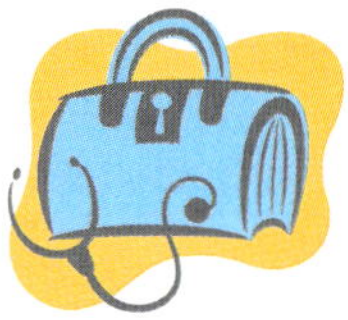

Wann zum **Arzt?**

Fragen Sie Ihren Arzt, wenn die Temperatur über 39,5 °C steigt oder wenn sich Fieber von 38,5 °C länger als drei Tage hält. Rufen Sie sofort einen Arzt, sobald sich zu dem Fieber ein steifer Nacken, starke Kopfschmerzen oder Ausschlag gesellen, der auch nicht verschwindet, wenn Sie ein kaltes Glas an die Haut pressen. Den Arzt sollten Sie aufsuchen, wenn extreme Schläfrigkeit, Atemnot, Brennen beim Wasserlassen, rote Streifen neben einer Wunde oder Lichtempfindlichkeit auftreten.

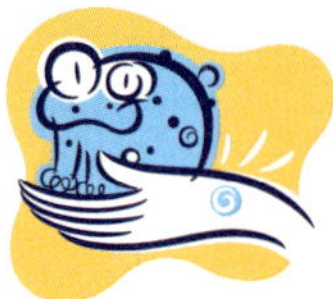

Nur ein **Märchen**

Missachten Sie die alte englische Redensart: „Hungere eine Erkältung aus, damit du kein Fieber mästest.“ Fasten schwächt noch zusätzlich. Auch wenn einem nicht nach Essen zumute ist, empfiehlt es sich, etwas Hühnerbrühe und Toast oder andere wohltuende Nahrung zu sich zu nehmen.

Bekämpfen Sie das Übel mit Schärfe

- Würzen Sie mit **Cayennepfeffer** oder Chilischoten, wenn Sie Fieber haben. Das darin enthaltene Capsaicin bringt Sie zum Schwitzen und fördert zudem eine schnellere Blutzirkulation.

Befeuchten Sie Ihre Füße

- Versuchen Sie es mal mit der **Nasse-Socken-Therapie**, wie Wadenwickel ein beliebtes Hausmittel gegen Fieber. Wärmen Sie zunächst Ihre Füße in heißem Wasser. Tauchen Sie dann ein Paar dünne Baumwollsocken in kaltes Wasser, wringen Sie sie aus, und ziehen Sie sie an, bevor Sie zu Bett gehen. Ziehen Sie ein trockenes Paar Wollsocken über die nassen Socken. Diese Methode hilft, das Fieber zu senken, indem sie das Blut zu den Füßen zieht und so die Blutzirkulation massiv erhöht. Aber probieren Sie diese Behandlung nicht aus, wenn Ihr Schlafzimmer ungemütlich kalt ist.
- Eine andere Maßnahme, die Ihnen das Blut in die Füße zieht, ist ein **Fußbad mit Senf**. Baden Sie Ihre Füße in einer großen Wanne, gefüllt mit 2 TL Senfpulver auf 1 l heißes Wasser.

Wickeln Sie sich in ein feuchtes Laken

- Ein **Bettlaken mit kaltem Wasser zu befeuchten** und sich darin einzuwickeln, ist ein altes Hausmittel gegen Fieber. Heutzutage warnen Ärzte davor, die Körpertemperatur zu schnell zu senken. Deswegen sollten Sie lauwarmes statt kaltes Wasser verwenden, wenn Sie diese Methode anwenden möchten. Schlingen Sie außen noch ein Strandhandtuch darum und legen Sie sich dann etwa 15 Minuten hin. Wickeln Sie sich aus den nassen Tüchern, wenn sie anfangen, warm zu werden.

Füllen Sie Ihren Flüssigkeitshaushalt auf

- Bei Fieber trocknet der Körper leicht aus. Trinken Sie 8–12 Gläser **Wasser** pro Tag, bis Ihr Urin eine blassgelbe Farbe zeigt. Ein Sportgetränk kann ebenfalls nützlich sein, da es dem Körper auch verlorene Minerale ersetzt.
- Orangensaft und andere **Vitamin-C**-reiche Fruchtsaftgetränke unterstützen das Immunsystem.
- Kalte **Trauben** enthalten viel Flüssigkeit – und stellen eine wohltuende Erfrischung dar.

Furunkel

Bei einem Furunkel gibt es nur eines: Ihn so schnell wie möglich loszuwerden! Dies sollte aber nicht durch Ausdrücken geschehen. Stattdessen muss die Beule durch eine Kombination aus Hitze und Feuchtigkeit reifen. Dann kann mit sicheren und sterilen Methoden der Eiter zum Abfließen gebracht werden. Die andere Möglichkeit ist, den Furunkel auszutrocknen, bis er verschwindet.

Heizen Sie dem Furunkel ein

- **Feuchte Hitze** fördert die Reifung des Furunkels. Unter den vielen überlieferten Hausmitteln finden sich zahlreiche Nahrungsmittel, die in erhitztem Zustand Wirkung zeigen – zu ihnen gehören warme Leinsaat, Milch, Kohl und sogar Feigen. Aber ein einfacher Waschlappen tut es auch. Tauchen Sie einen sauberen Waschlappen oder ein kleines Handtuch in sehr heißes Wasser – so heiß, dass Sie es gerade noch aushalten, ohne sich zu verbrennen. Wringen Sie den Lappen aus, und legen Sie ihn 30 Minuten lang auf die Beule, wiederholen Sie die Prozedur mehrmals täglich.
- Statt warmes Leitungswasser können Sie für die Kompresse auch **Thymian-** oder **Kamillentee** verwenden. Das im Thymian enthaltene Thymol wirkt desinfizierend und beugt so einer Infektion vor. Kamillentee enthält den Wirkstoff Chamazulen der alten Heilpflanze Kamille, der entzündungshemmende Eigenschaften besitzt.
- Auch sehr förderlich ist eine Kompresse mit homöopathischen Tinkturen aus **Calendula** (Ringelblume) und **Hypericum** (Johanniskraut). Geben Sie je 1 TL von beiden Tinkturen in 1 Tasse mit heißem Wasser, und durchtränken Sie damit einen Wattebausch. Legen Sie solche Kompressen mehrmals täglich auf, um Schmerz und Entzündung zu mindern.
- Ein warmer, feuchter **Schwarzteebeutel** kann auch als Kompresse dienen. Tee enthält Tannine. Diese Adstringentien haben antibakterielle Eigenschaften.
- Wenn Sie gern traditionelle Heilmittel benutzen und **Grünkohl** zur Hand haben, dann verwenden Sie ein gekochtes äußeres Kohlblatt, um den Eiter aus dem Furunkel zu ziehen. Kochen Sie zunächst das Kohlblatt etwa 1 Minute lang in

Ursachen und Symptome

Ob man sie nun Furunkel oder Abszess nennt, eine Eiterbeule ist sehr unangenehm. Hochansteckende Bakterien – in der Regel Staphylokokken – wandern vom Haarbalg bis in die Haut und verursachen eine Entzündung. Der Furunkel füllt sich mit Eiter, schwillt an, und unter der Haut bildet sich eine weißlich-gelbe Beule. Er tritt in der Regel an Stellen auf, wo Kleidung auf der Haut scheuert oder feuchte Körperstellen aufeinandertreffen: am Hals, unter den Armen, am Po oder den inneren Oberschenkeln. Normalerweise bricht ein Furunkel innerhalb von etwa zwei Wochen von selbst auf. Dieser Reifeprozess lässt sich jedoch meist problemlos beschleunigen, sodass die anschließende Heilung schneller einsetzen kann.

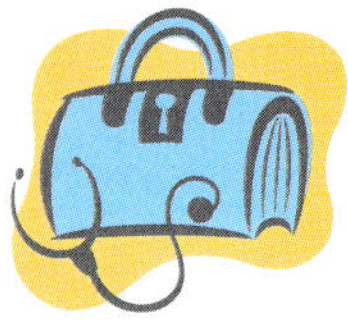

Wann zum **Arzt?**

Begeben Sie sich in ärztliche Behandlung, wenn Furunkel im Gesicht auftreten. Durch sie können Bakterien in die Nasennebenhöhlen gelangen und dort eine Entzündung verursachen. Gefährlich wird es auch, wenn die Bakterien eine Blutvergiftung oder im Gehirn einen Hirnabszess hervorrufen. Wenn Furunkel häufiger auftreten, in welcher Größe auch immer, sollte ein Arzt klären, ob Diabetes oder eine Störung des Immunsystems vorliegt. Gehen Sie auch zum Arzt, wenn sich Beulen in den Achselhöhlen, in der Leistengegend oder (wenn Sie stillen) in Ihren Brüsten bilden. Ansonsten sollten Sie bei einem Furunkel mit einem Durchmesser von über 1 cm den Arzt hinzuziehen oder wenn Sie eine Infektion mit starker Rötung, Frösteln, Fieber oder Schwellungen bemerken.

Wasser. Lassen Sie das Blatt etwas abkühlen, und wickeln Sie es in Gaze. Befestigen Sie das Gazepäckchen mit einem Vliespflaster über dem Furunkel, und lassen Sie es dort 1 Stunde wirken. Verwenden Sie jeden Tag ein neues Kohlblatt und frische Gaze.

- Wenn der Furunkel an einer schlecht erreichbaren Stelle sitzt, dann nehmen Sie einfach ein **heißes Bad**. Während Sie in der Wanne liegen, sollte das Wasser so heiß wie möglich sein, ohne die Haut zu verbrennen.

Den Eiter ablassen

- Um den Eiter aus einem reifen Furunkel zu entfernen, **sterilisieren Sie** zunächst **eine Nadel**, indem Sie diese über eine Flamme halten, bis die Nadelspitze rot glüht. Verwenden Sie dazu eine Zange, damit Sie sich nicht die Finger verbrennen. Sobald die Nadel abgekühlt ist, stechen Sie damit vorsichtig in die dünne Hautschicht oben auf dem Furunkel. (Achtung: Diese Methode ist ungeeignet, wenn Sie auch nur das kleinste Anzeichen für eine angrenzende Infektion entdecken, wie etwa eine Rötung oder entzündet aussehende Streifen um den Furunkel.)
- Legen Sie, sobald der Furunkel geöffnet oder von selbst aufgebrochen ist, einen **warmen Waschlappen** darauf. Tauchen Sie den Lappen zuvor in eine Lösung aus **Salzwasser** (lösen Sie dazu 1 TL Salz in 1 Tasse heißem Wasser auf). Wenden Sie diese Kompresse in den folgenden 3 Tagen, während sich der Furunkel entleert, so häufig wie möglich erneut an.
- Reinigen Sie jedes Mal, wenn Sie den Waschlappen abnehmen, den Furunkel und das umliegende Hautareal mit **flüssiger, antibakterieller Seife**. Um die Verbreitung der Infektion zu verhindern, tragen Sie danach eine rezeptfrei erhältliche Salbe zur Behandlung von Furunkeln oder ein anderes antibakterielles Präparat direkt auf Beule und angrenzende Haut auf.

Ausgetrocknet

- Manchmal verschwindet ein Furunkel, ohne dass eingegriffen wurde, indem er einfach von selbst austrocknet. Tragen Sie zur weiteren Vernichtung der verursachenden Bakterien zweimal täglich ein Aknemittel mit **Benzoylperoxid** auf.
- Eine andere Maßnahme, um einen Furunkel abklingen zu lassen, ist das Auftragen von **Teebaumöl**. Dieses natürliche

Antiseptikum tötet Keime und hilft der Haut, schneller zu heilen. Wer an Allergien leidet, sollte jedoch auf dieses Öl verzichten.

Nichts geht über Vorbeugung

- Wenn Furunkeln häufiger auftreten, sollte regelmäßig ein **antibakterielles Hautreinigungsgel** verwendet werden.
- Unter Einwirkung von Wärme und Druck sammeln sich Bakterien in der Körperbehaarung an. Deswegen sollte auf enge Hosen, ein Schweißband oder andere Kleidung, die an der Haut scheuert und Schweiß auffängt, verzichtet werden. Tragen Sie stattdessen **locker sitzende, bequeme Kleidung**.
- Wenn eine andere Person Probleme mit Furunkeln hat, dann sollten Sie **nicht dieselben Kleidungsstücke tragen**. Die Infektion könnte über den Kontakt mit der Kleidung übertragen werden. Aus demselben Grund sollten Sie weder Waschlappen noch Handtücher von jemand anderem benutzen. Leidet ein Familienmitglied unter einem Furunkel, dann sollte auch unbedingt dessen Wäsche separat gewaschen werden, idealerweise mit einem heißen Waschprogramm – bei mindestens 60 °C oder mehr.
- Personen mit Übergewicht laufen eher Gefahr, Eiterbeulen zu bekommen, da diese vor allem dort auftreten, wo feuchte Hautstellen aneinanderreiben. **Eine Gewichtsreduktion** kann also Abhilfe schaffen.
- **Bestäuben** Sie die Stellen, wo Hautreibung zu Furunkeln führt, **mit etwas Talkumpuder**, um die Feuchtigkeit und Wundscheuern zu verringern. (Achtung: Frauen sollten im Genitalbereich auf keinen Fall Talkumpuder benutzen, da er verschiedentlich schon mit der Entstehung von Eierstockkrebs in Verbindung gebracht wurde.)
- Auch ständiger Druck auf eine bestimmte Hautstelle kann Furunkel verursachen, weshalb sie oft an dem Körperteil auftreten, auf dem Sie sitzen. Wenn Sie viel im Auto unterwegs sind, dann sollten Sie sich eine **Autositzauflage aus Holzperlen** anschaffen. Sie ermöglicht die Luftzirkulation am Rücken und am Gesäß.

Fußgeruch

Fußgeruch ist extrem unangenehm, vor allem für die Menschen in der engeren Umgebung. Es gibt viele Möglichkeiten, die Bildung von Schweiß zu stoppen, den Geruch zu beseitigen und dafür zu sorgen, dass die Füße nicht mehr so müffeln. Viele Betroffene schwören darauf, die Socken mindestens zweimal am Tag zu wechseln und ein Antitranspirant nach dem Füßewaschen zu benutzen.

Ursachen und Symptome

Auf den Füßen befinden sich normalerweise Millionen von Bakterien und abgeschilferten Hautzellen. Nebenprodukte dieser Bakterien sind die Substanzen, die Fußschweiß so geruchsintensiv machen. Wenn die Füße in festen Schuhen zu schwitzen beginnen, finden die Bakterien mehr Futter und vermehren sich prächtig. Fußgeruch kann aber auch Folge von nicht oder unzureichend behandelten Pilzinfektionen sein. Diabetiker oder Herzkranke sowie ältere Menschen im Allgemeinen leiden häufiger an Fußinfektionen und Fußgeruch, weil bei ihnen die Füße schlechter durchblutet werden.

Mehr Pflege für die Füße

- Dasselbe **Antitranspirant**, das Sie für die Achselhöhlen benutzen, hilft auch gegen Fußschweiß und Fußgeruch. Sprayen oder rollen Sie es einfach auf die gewaschenen Füße, ehe Sie sich Strümpfe anziehen.
- **Waschen Sie die Füße jeden Tag** in warmem Wasser und benutzen Sie dabei immer eine desodorierende oder antibakterielle Seife.

Die Füße trockenpusten

- Trocknen Sie die Füße nach dem Waschen mit **dem Föhn** auf niedrigster Temperaturstufe. Das verringert die Feuchtigkeit und verhütet Fuß- sowie Nagelpilzinfektionen.

Fußbäder mit Wohlgeruch

- Testen Sie ein **Fußbad mit schwarzem Tee**. Köcheln Sie 2 Teebeutel 15 Minuten lang in $^1/_2$ l Wasser. Entfernen Sie die Beutel, und verdünnen Sie den Tee mit 2 l Wasser, dann baden Sie die Füße 30 Minuten darin. Wiederholen Sie dieses Fußbad jeden Tag. Die Tanninsäure in starkem schwarzem Tee tötet Bakterien ab und schließt die Poren, sodass die Füße weniger schwitzen.
- Ein geruchsbekämpfendes Fußbad erhalten Sie, indem Sie eine Tasse **Essig** in eine Schüssel mit warmem Wasser geben. Wenn Sie einige Tropfen **Thymianöl** hinzuträufeln, wirkt es noch stärker. Das Öl enthält ein Antiseptikum, das geruchsbildende Bakterien vernichtet. Baden Sie die Füße eine Woche lang täglich 15–20 Minuten in dieser Lösung. (Achtung: Wenden Sie dieses Fußbad nicht an, wenn Sie offene Blasen oder Hautverletzungen an den Füßen haben.)

• Wenn Sie kein Thymianöl erhalten, können Sie auch eine fertige **Mundspüllösung** kaufen, die Thymianöl enthält. Geben Sie einen Spritzer davon ins Fußbad. (Achtung: ebenfalls nicht bei Hautschäden benutzen!)

Duftende Fußmassage

• **Lavendelöl** duftet nicht nur fein, sondern wirkt auch noch antibakteriell. Massieren Sie ein paar Tropfen davon in die Füße ein, bevor Sie abends ins Bett gehen. Ziehen Sie anschließend Socken über. Bevor Sie Lavendelöl verwenden, sollten Sie ausprobieren, ob es vielleicht Ihre Haut reizt. Geben Sie dazu einen Tropfen auf ein kleines Hautareal, und warten Sie etwa einen Tag ab.

Fußbad mit Bittersalz

• Mischen Sie 2 Tassen **Bittersalz** (Magnesiumsulfat) in einer Waschschüssel mit 4 l Wasser. Baden Sie die Füße zweimal am Tag 15 Minuten darin. Das dämpft die Schweißproduktion und tötet möglicherweise ebenfalls Bakterien ab.

Versuchen Sie's mit einer Aknebehandlung

• Streichen Sie ein Gel, das **Benzoylperoxid** enthält, auf die Fußsohlen, um dort die Bakterien zu bekämpfen. Solche Gele erhalten Sie als Aknemittel in der Apotheke. Sie wirken gegen die Hautbakterien, die zur Akne beitragen, und daher ebenso gegen Bakterien an den Füßen.

Puder für die Füße

• Bestäuben Sie Ihre Füße mit **Talkum- oder Fußpuder**, ehe Sie Strümpfe und Schuhe anziehen. Er saugt den Schweiß auf.
• Zwei weitere wirksame Fußpuder, die Sie ausprobieren können, sind **Bikarbonat**, das Geruch neutralisiert, und **Stärkemehl**, das Feuchtigkeit aufsaugt.

Schuhe und Strümpfe für frische Füße

• **Wechseln Sie die Socken** einmal, besser zwei- oder dreimal pro Tag, und ersetzen Sie sie jedes Mal durch ein frisches Paar.
• Tragen Sie **abwechselnd mindestens zwei Paar verschiedene Schuhe**. Das getragene Paar dann beiseite stellen und mindestens 24 Stunden lang auslüften lassen.

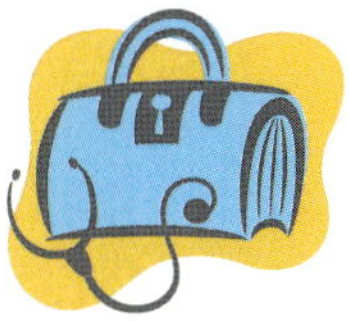

Wann zum **Arzt?**

Wenn eine Fußpilzerkrankung trotz Selbstbehandlung nicht in den Griff zu bekommen ist oder wenn die Füße selbst ohne Sportschuhe sehr stark schwitzen, dann ist es Zeit, zum Arzt zu gehen. Auch erste Anzeichen von Pilzbefall auf den Fußnägeln sind ein Warnsignal. Denn dann könnte eine Infektion vorliegen, die die Einnahme eines verschreibungspflichtigen Antibiotikums oder Antipilzmittels erfordert.

Wussten Sie das?

An den Füßen sitzen mehr als 250 000 Schweißdrüsen, die jeden Tag etwa einen Viertelliter Schweiß produzieren.

- Tragen Sie möglichst oft **seitlich offene Schuhe oder Sandalen**, um die Füße atmen zu lassen. Baumwollsocken anstelle von Synthetikstrümpfen verbessern ebenfalls die natürliche Fußbelüftung.
- Das beste Heilmittel gegen Fußschweiß ist der Verzicht auf Schuhe – also werfen Sie die miefigen alten Schlappen weg, und laufen Sie wenigstens zu Hause **so oft barfuß wie möglich**.

Frischekur für die Sportschuhe

- Werfen Sie einen Blick auf die Pflegeanleitung der **Sportschuhe**. Kann man sie waschen? Prima, dann ab damit in die **Waschmaschine** – mindestens einmal im Monat.

Sorgen Sie für wohlriechende Schuhe

- Bewahren Sie Schuhe an einem **hellen, gut belüfteten Platz** auf – nicht in der dunklen Garderobe oder im Schrank, wo die Bakterien verstärkt gedeihen.
- Legen Sie ein Säckchen **Zedernholzchips** in die Schuhe, wenn Sie diese wegräumen. Sie erhalten solche Chips in luftdurchlässigen Baumwollsäckchen z. B. beim Schuhmacher. Zedernholz saugt Feuchtigkeit auf, neutralisiert Gerüche und hält die Schuhe trocken und angenehm duftend.
- Hilfreich sind auch spezielle Beutel, die aus einem mit **Zeolith** gefüllten Netz bestehen. Sie erhalten sie über das Internet. Zeolith ist ein natürliches vulkanisches Material, das Gerüche und Feuchtigkeit aufsaugt und bindet. Legen Sie den benutzten Beutel für 6 Stunden in die Sonne, damit die eingesammelten Gerüche wieder verfliegen.
- Ähnlich wirkt **Katzenstreu**. Geben Sie etwas davon in alte Strümpfe, und legen Sie diese nach dem Ausziehen in Ihre Schuhe. Das Streumaterial tut das, wofür es hergestellt wurde – es neutralisiert Gerüche und saugt Feuchtigkeit auf.
- Kaufen Sie **geruchsabsorbierende Einlegesohlen** für Ihre Schuhe. Alle 3–6 Monate müssen die Einlagen allerdings weggeworfen und durch neue ersetzt werden.
- Wenn die Schuhe mit **losen Innensohlen** ausgestattet sind, sollten diese nach jedem Tragen **herausgenommen und getrocknet** werden. Falls möglich, stecken Sie die Sohlen von Zeit zu Zeit in die Waschmaschine. Achten Sie immer darauf, dass auch die Schuhe gründlich trocknen.

Fußpilz

Nicht nur Sportler befällt die lästige Pilzinfektion. Jeder, der barfuß in Umkleide- oder Duschräumen und im Schwimmbad herumläuft, kann sich einen Fußpilz zuziehen. Wenn es einen erwischt hat, heißt es, ihm hartnäckig zu Leibe zu rücken. Je gründlicher die Zehen abgetrocknet werden, desto besser. Die folgenden Heilmittel lindern den Juckreiz, bekämpfen den verursachenden Pilz und beugen vor.

Behandeln Sie die Infektion frühzeitig

- Kaufen Sie in der Apotheke eine rezeptfrei erhältliche Creme oder Salbe mit den Inhaltsstoffen **Miconazol** oder **Clotrimazol**. Massieren Sie ein wenig davon zwei- oder dreimal täglich in die betroffenen Hautpartien ein. Und hören Sie nicht gleich mit der Behandlung auf, wenn die Symptome nachlassen. Benutzen Sie die Creme mindestens noch 2 Wochen, nachdem der Fußpilz scheinbar verschwunden ist, um sicherzustellen, dass Sie ihn auch wirklich dauerhaft los sind.
- Ein paar Heilmittel finden sich im Küchenschrank. Einfaches **Bikarbonat** oder Backpulver kann den Juckreiz und das Brennen zwischen den Zehen oder auf den Füßen lindern. Mischen Sie 1 TL Backpulver mit Wasser zu einer Paste. Reiben Sie die Paste in die Haut ein, waschen Sie die Füße danach, und trocknen Sie sie sorgfältig ab. Zum Abschluss stäuben Sie noch etwas **Stärkemehl darüber**.
- Ein angenehmes Fußbad können Sie aus 2 TL **Salz** auf 500 ml warmem Wasser zubereiten. Weichen Sie Ihre Füße 5–10 Minuten in dem Salzwasser ein. Wiederholen Sie dieses Bad recht häufig, bis die Füße völlig geheilt sind.
- **Schwarzer Tee** enthält Gerbsäure (Tannin), ein natürliches Adstringens, das schwitzige Füße trocknet. Lassen Sie 5 Teebeutel 5 Minuten lang in 1 l kochendem Wasser ziehen. Warten Sie, bis das Ganze auf eine lauwarme Temperatur abgekühlt ist, und baden Sie darin Ihre Füße 30 Minuten lang.
- Hier kommen noch ein paar Anregungen zur äußerlichen Behandlung – manche sind etwas ungewöhnlich, alle aber stammen sie von Fußpilzgeplagten, die sie am eigenen Leibe ausprobiert haben und auf den Erfolg ihrer Behandlung schwören: Das Auftragen von **vergälltem Alkohol**, **Haarspray**, **Apfelessig**

Ursachen und Symptome

Die Ursache für Fußpilz ist ein Pilz mit dem Namen *Tinea pedis*. Dieser hartnäckige Eindringling, der es auf Nägel, Haut und Haare abgesehen hat, führt zu Rötung, Rissen in der Haut, vermehrter Schuppung und Juckreiz. Wenn der Pilz sich im Zehenzwischenraum einnistet, ist das klassische Symptom juckende, schuppende Haut. Manchmal beschränkt sich Tinea pedis auf den Zehenzwischenraum. Der Pilz kann aber auch auf den Fußsohlen oder seitlich am Fuß in Erscheinung treten und sich sogar auf die Fußnägel ausbreiten (siehe Nagelprobleme, S. 195). Schlimmstenfalls kommen nässende Bläschen hinzu. Der Fußpilz hält sich überall, wo es warm und feucht ist.

Lassen Sie nicht zu, dass sich der Pilz ausbreitet

Der für den Fußpilz verantwortliche Tinea-Pilz kann auch Juckreiz in der Leistengegend verursachen. Wenn Sie Fußpilz haben, dann passen Sie auf, dass sich nicht noch die Leiste infiziert. Waschen Sie sich gründlich die Hände, nachdem Sie die Füße berührt haben. Um beim Ankleiden nicht mit Ihrer Unterwäsche die bloßen Füße zu streifen, sollten Sie die Socken zuerst anziehen. Auch wenn Sie Strumpfhosen tragen, ziehen Sie zuerst Socken über, dann die Unterhose, und danach ziehen Sie die Socken wieder aus.

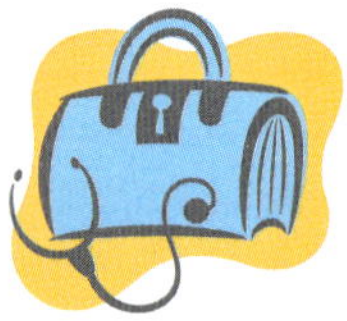

Wann zum Arzt?

Geben Sie Hausmitteln mindestens 3 Wochen Zeit, ihre Wirkung zu entfalten. Wenn die Symptome jedoch stark sind, sollten Sie zum Arzt oder zur Fußpflege gehen. Ohne Behandlung kann die Pilzinfektion dazu führen, dass durch Risse in der Haut Bakterien eindringen und tiefe Infektionen auslösen. Sie sollten schnell einen Arzt aufsuchen, wenn Sie Anzeichen einer ernsteren Infektion entdecken, etwa in Form von stark geröteter Haut, die empfindlich auf Berührung reagiert oder nässt. Andere Warnzeichen sind ein Anschwellen des Fußes oder Beines, begleitet von Fieber, oder wenn vom infizierten Bereich aus rote Streifen strahlenförmig wegführen.

Honig oder **Knoblauchpulver**. Suchen Sie sich eines dieser Mittel aus und wenden Sie es in regelmäßigen Abständen drei- bis viermal täglich an.

- Gehen Sie **barfuß**, wann immer Sie können – allerdings nicht auf nassen Böden, da Sie sonst die Infektion weiterreichen.
- Waschen Sie Ihre Socken oder Strumpfhosen in **heißem Wasser**, um den Pilz abzutöten.

Bekämpfen Sie den Pilz mit Nahrungsmitteln

- **Naturjoghurt** mit lebenden Acidophilus-Bakterien gilt als Sofort-Heilmittel gegen Fußpilz. Tupfen Sie nicht aromatisierten Joghurt einfach auf die infizierten Stellen, lassen Sie ihn trocknen, und waschen Sie ihn anschließend wieder ab.
- Geben Sie ein paar Tropfen **Senföl** in ein Fußbad. Diese Substanz trägt dazu bei, den Pilz abzutöten. Stellen Sie Ihre Füße bis zu einer halben Stunde in ein solches Senfbad.

Linderung durch Kräuter

- Das Öl des australischen Teebaums ist ein sehr starkes Antiseptikum. Für eine heilsame Behandlung verrühren Sie das **Teebaumöl** mit derselben Menge Olivenöl und massieren die wohltuende Mischung zweimal täglich in die betroffenen Hautpartien ein. Das Olivenöl macht die erkrankte, verhärtete Haut wieder geschmeidiger, sodass sie das Teebaumöl besser aufnehmen kann.
- Sie können auch **Teebaumöl** mit **Aloe-vera-Gel** mischen. Verrühren Sie Teebaumöl mit einem Teil Aloe-vera-Gel, und reiben Sie diesen Balsam zweimal täglich in die befallenen Hautbereiche ein. Diese Behandlung erfordert 6–8 Wochen Geduld, bis sie anschlägt.

• **Lavendel** duftet nicht nur intensiv, er besitzt auch antimykotische Eigenschaften. Mischen Sie ein Massageöl aus 3 Tropfen Lavendelöl und 1 TL eines geeigneten Trägeröls; Sie können dafür jedes pflanzliche Öl verwenden. Reiben Sie Ihre selbst zubereitete Mischung jeden Tag in die infizierte Haut ein.

• **Calendula** (Ringelblume) wird seit Jahrhunderten als Heilmittel bei Wunden und Hauterkrankungen geschätzt. Massieren Sie Calendula-Balsam, erhältlich in Apotheken und Reformhäusern, in die betroffenen Hautpartien ein, besonders sorgfältig zwischen den Zehen.

Nichts geht über Vorbeugung

• **Trocknen Sie Ihre Füße** nach dem Baden oder Duschen besonders zwischen den Zehen **sorgfältig** ab. Verwenden Sie dazu auch einen Föhn, den Sie auf niedrige Stufe einstellen.

• Tragen Sie täglich frische **Baumwollsocken**. Natürliche Fasern absorbieren Feuchtigkeit am besten. Wenn Sie an den Füßen stark schwitzen, dann wechseln Sie die Socken zwei- bis dreimal am Tag, um die Füße schweißfrei zu halten. Waschen Sie die Socken mit dem **60-°C-Waschprogramm** der Waschmaschine, um alle Erreger abzutöten.

• Tragen Sie Schuhe aus Leder, Goretex oder Stoff, in denen **die Füße atmen können**. Vermeiden Sie auf jeden Fall Gummi- oder Plastikschuhe.

• Tragen Sie nicht an zwei Tagen nacheinander dasselbe Paar Schuhe. Schuhwerk braucht mindestens einen Tag, um völlig zu trocknen. Wenn Sie sehr stark an den Füßen schwitzen, sollten Sie **die Schuhe** zweimal am Tag **wechseln**.

• Behandeln Sie das Innere Ihrer Schuhe mit einem **antimykotischen Puder** oder Spray. Um die Sporen des Pilzes abzutöten, sprayen Sie etwas **Desinfektionsmittel** auf ein Tuch und wischen das Innere der Schuhe damit aus.

• Tragen Sie **Badeschuhe** an Orten, wo andere Menschen barfuß herumlaufen, wie etwa in Sporthallen, Fitnessclubs, Umkleideräumen und Schwimmbädern.

• Wenn Fußnägel dick, gelb, uneben und brüchig aussehen, besteht wahrscheinlich eine Nagelpilzinfektion (siehe Nagelprobleme, S. 195), die auch zu Fußpilz führen kann. Mithilfe eines rezeptfrei erhältlichen Antipilzmittels werden Sie den Quälgeist wieder los.

Bewährt

Kann man Fußpilz mit eigenem Speichel besiegen?

und bewiesen

Tierversuche legen nahe, dass Speichel in der Tat eine antibakterielle und antimykotische (pilzabtötende) Wirkung besitzt. Wenn man z. B. Ratten die Speicheldrüsen entfernt, heilen ihre Wunden viel langsamer. Und Hundespeichel tötet Bakterien ab, die bei den neugeborenen Welpen Infektionen verursachen könnten. Menschlicher Speichel enthält ein Protein, also einen Eiweißstoff, dem pilztötende Wirkung nachgewiesen werden konnte.

Fußschmerzen

Manchmal haben Fußschmerzen eine eindeutige Ursache, wie etwa eine Pilzinfektion, ein Hühnerauge, eine Schwiele oder einen eingewachsenen Zehennagel. Wenn aber einfach Müdigkeit oder unbequeme Schuhe die Beschwerden auslösen, dann ist Wasser das Mittel der Wahl – warm oder kalt, mit oder ohne Kräuterzusätze – und anschließend eine belebende Fußmassage.

Ursachen und Symptome

Sie verbringen 80 % Ihrer wachen Zeit auf den Beinen. Durchschnittlich macht ein Erwachsener täglich 8000 bis 10 000 Schritte. Es ist also kein Wunder, dass die Füße von Zeit zu Zeit einmal schmerzen. Es gibt viele harmlose Gründe dafür, aber auch Krankheiten wie Arthritis, Arthrose oder Diabetes mellitus und Durchblutungsstörungen können dahinterstecken.

Wohltaten aus Wasser und Ölen

- Zur Erfrischung füllen Sie eine Wanne mit **kaltem Wasser** und eine andere mit so **heißem Wasser**, dass es gerade noch angenehm ist. Setzen Sie sich auf einen bequemen Stuhl, und tauchen Sie die Füße 5 Minuten in das kalte Wasser, wechseln Sie dann ins heiße und wieder zurück. Solche Wechselbäder weiten und verengen die Blutgefäße der Füße abwechselnd und regen dadurch die Blutzirkulation an.
- Baden Sie die Füße 10 Minuten in heißem Wasser, und geben Sie 2 Tropfen **Pfefferminzöl** hinzu sowie je 4 Tropfen **Eukalyptus-** und **Rosmarinöl**.
- Wenn Sie keine ätherischen Öle im Haus haben, dann brauen Sie sich eine Tasse sehr starken **Pfefferminztee** und gießen ihn in das Fußbad.
- Sehr wohltuend ist auch ein Warmwasser-Fußbad, angereichert mit 15 g **Arnikatinktur**. Es regt den Blutfluss an und bewirkt fast augenblicklich eine Schmerzlinderung.

Wunderbare Massage

- Reformhäuser bieten **Rollbretter** an, die speziell für die Massage der Fußsohlen bestimmt sind. Sie können aber auch ein paar Minuten lang den bloßen Fuß über einen **Tennis-** oder **Golfball** oder gerne auch über ein einfaches **Nudelholz** aus Ihrer Küche rollen.
- Ein **stimulierendes Massageöl** zur Linderung der Fußschmerzen stellen Sie aus 3 Tropfen Nelkenöl (dem man eine leicht kreislaufanregende Wirkung nachsagt) und 3 EL Sesamöl her. Ein anderes Rezept für ein Fußöl rät, 3 Tropfen Lavendelöl, 1 Tropfen Kamillenöl und 1 Tropfen Geranienöl mit 2 TL Olivenöl zu vermischen.

Hilfe bei platten Füßen

- **Orthopädische Einlagen** helfen bei Fußschmerzen, die auf Platt-, Senk- oder Spreizfüße zurückgehen. Sie werden vom orthopädischen Schuhmacher maßangefertigt.

Fitnessprogramm für die Füße

- Verstreuen Sie ein paar **Stifte** über den Fußboden, und heben Sie sie mit den Zehen auf. Dies kräftigt die Muskulatur.
- Wickeln Sie ein dickes **Gummiband** um alle Zehen eines Fußes. Spreizen Sie die Zehen gegen den Widerstand, und halten Sie sie 5 Sekunden gespreizt. Wiederholen Sie die Übung jeweils zehnmal mit jedem Fuß.

Heilung für die Ferse

- Fersenschmerzen, besonders morgens, können ein Anzeichen für eine Entzündung der Fußsehne sein, die den Fersenknochen mit dem Ansatz der Zehen verbindet. **Dehnen Sie** zur Linderung **die Achillessehne**. Stellen Sie sich in 1 m Abstand zur Wand auf. Legen Sie Ihre Hände an die Wand, und machen Sie mit dem rechten Bein einen Schritt nach vorn, das Knie ist gebeugt. Halten Sie das linke Bein gestreckt, mit der Ferse am Boden. Die Dehnung sollte sich durch ein leichtes Ziehen in Ihrer linken Ferse und Fußsohle bemerkbar machen. Halten Sie diese Position 10 Sekunden, wechseln Sie dann das Bein, und wiederholen Sie den Vorgang.
- Kühlen Sie die schmerzende Ferse mit einem **Eisbeutel**, etwa 20 Minuten lang dreimal täglich.
- Kaufen Sie im Fachhandel eine **Fersenkappe**. Sie bildet im Schuh ein Kissen für die Ferse, das Stöße abfedert.

Nichts geht über Vorbeugung

- Immer wenn Sie längere Zeit stehen müssen, sollten Sie sich **auf eine Gummimatte stellen**.
- **Tragen Sie Joggingschuhe**, auch wenn Sie gar nicht joggen. Diese garantieren den Füßen die beste Federung und bieten dem Fußgewölbe eine Stütze. Wenn das zur Kleidung gar nicht passt, wählen Sie wenigstens Schuhe mit dicken Sohlen.
- **Kaufen Sie neue Schuhe nachmittags**, wenn die Füße sich auf ihre maximale Größe ausgedehnt haben. Und denken Sie daran, eventuelle Einlagen zum Schuhkauf mitzunehmen.

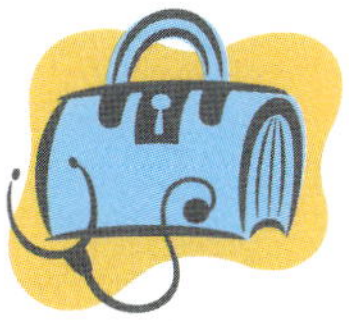

Wann zum Arzt?

Gelegentliche Fußschmerzen sind nicht besorgniserregend. Wenn Ihnen allerdings morgens nach dem Aufstehen das Gehen schwerfällt oder wenn der Fuß geschwollen oder verfärbt aussieht, dann suchen Sie einen Arzt auf. Sie könnten einen gebrochenen Knochen haben, eine Sehnenentzündung oder einen eingeklemmten Nerv. Der Arzt wird Sie möglicherweise an einen Orthopäden überweisen. Konsultieren Sie auch Ihren Hausarzt, wenn Sie ein schmerzhaftes Brennen in Ihren Füßen verspüren, da dieses Symptom auf Diabetes oder eine Erkrankung der Schilddrüse hindeuten kann. Wurde bei Ihnen bereits Diabetes festgestellt, müssen Sie sofort zum Arzt gehen, wenn eine Schnittwunde, wunde Stelle, Blase oder Aufschürfung am Fuß nach einem Tag noch nicht anfängt zu verheilen.

Gallenbeschwerden

Nach dem Essen drückt und zwickt es öfter mal im Oberbauch. Fettige Gerichte scheinen besonders schwer im Magen zu liegen. Schmerzen unter dem rechten Rippenbogen sind klare Signale für Gallenbeschwerden. Besonders gefährdet sind Personen mit folgenden Kennzeichen: weiblich, blond, über 40 Jahre alt, übergewichtig und Mutter. Dann erhöht sich die Wahrscheinlichkeit noch einmal, dass das Drücken im Magen von Gallensteinen hervorgerufen wird.

Ursachen und Symptome

Gallenbeschwerden hängen häufig mit Gallensteinen zusammen. Diese entstehen, wenn sich die Zusammensetzung der Galle verändert. Das geschieht z. B. aufgrund hoher Blutfettwerte – die meisten Gallensteine bestehen aus Cholesterin –, bei Übergewicht, fettreicher Ernährung, während der Schwangerschaft, durch Mangel an Gallensäuren und Veranlagung. Eine weitere Ursache sind Störungen der Gallenblasenentleerung. Obwohl die meisten Gallensteine keine Beschwerden machen, empfiehlt sich die Vorbeugung – denn gegen Gallensteine hilft letztlich nur deren Entfernung.

Den Gallefluss natürlich anregen

- Die **Artischocke** ist die Heilpflanze schlechthin gegen alle Beschwerden, die mit Leber und Galle zusammenhängen. Artischocken sind zudem eine Delikatesse, die vor allem in der mediterranen Küche genossen wird. Auf dem Markt finden Sie die große französische Sorte, die gekocht wird, und die kleine italienische, deren innere Blätter und Böden auch gebraten sehr gut schmecken. Dragees, Kapseln, Tabletten oder Tropfen mit Artischockenextrakt wirken gegen Blähungen und das Völlegefühl und führen gleichzeitig zur Senkung erhöhter Blutfettwerte. Außerdem schützen sie die Leber vor Schäden durch freie Radikale. Nehmen Sie eine Dosis ein, die 6 g getrockneten Artischockenblättern entspricht, verteilt auf 2–3 Portionen jeweils vor den drei täglichen Mahlzeiten. Bei einem Gallenwegsverschluss dagegen dürfen keinesfalls Artischockenpräparate eingenommen werden – und bei schon bekannten Gallensteinen fragen Sie sicherheitshalber auch vorher noch Ihren Arzt.
- **Bockshornklee**, **Flohsamen** und **Knoblauch** senken ebenfalls den Cholesterinspiegel. Von Bockshornklee, der gleichzeitig den Blutzuckerspiegel verringert, sollen täglich insgesamt 25 g pulverisierte lose Samen mit etwas Flüssigkeit eingenommen werden. Flohsamen ist eigentlich ein sehr breit wirksames, natürliches Mittel zur Regulierung der Verdauung; es hilft bei Durchfall wie bei Verstopfung (siehe S. 323 und 50). Seine Einnahme ist auch bei Gallenbeschwerden sinnvoll, weil es außerdem den Cholesterinspiegel senkt. Bei Knoblauch handelt es sich ebenfalls um einen „Alleskönner“: Er senkt den Blutdruck und fördert die Durchblutung.

• **Löwenzahn** heißt botanisch Taraxacum, das ist eine Verballhornung des arabischen Wortes für „bitteres Kraut". Und genau die Bitterstoffe sind es, die seine heilende Wirkung ausmachen, denn sie steigern die Abgabe von Galle und anderen Verdauungssäften in den Darm. Zerkleinern Sie etwa 1 EL Löwenzahnwurzel, übergießen Sie diese mit 150 ml kochendem Wasser, und lassen Sie das Ganze 10 Minuten ziehen. Trinken Sie dreimal täglich vor den Mahlzeiten eine Tasse Löwenzahntee – aber nicht bei verschlossenen Gallenwegen!

• **Schöllkraut** kennen Sie vielleicht als äußerlich anzuwendendes Hausmittel gegen Warzen. Als Tabletten und Lösung lindert es Oberbauchkrämpfe und andere Gallenbeschwerden. Sie sollten aus Schöllkraut aber keinen Tee kochen, sondern nur Fertigpräparate mit standardisiertem Chelidoningehalt – das ist der wichtigste Inhaltsstoff – verwenden, da Chelidonin in hoher Dosierung die Leber schädigen kann.

Regulieren Sie Cholesterinwert und Gewicht

• **Sojaprodukte** sind hervorragend geeignet, um das Cholesterin in Schach zu halten. Wenn Sie fettes Fleisch durch Sojagerichte ersetzen, schlagen Sie zwei Fliegen mit einer Klappe: Sie nehmen weniger Kalorien auf und gleichzeitig viele ungesättigte statt gesättigte Fettsäuren zu sich. Das erleichtert das Abnehmen und reduziert den Blutfettspiegel.

• Nahrungsmittel, die viele **Flavonoide** enthalten, wie Zitrusfrüchte und Zwiebeln, sind ebenso wie Ballaststoffe die natürlichen Feinde des Cholesterins. Sie hemmen nämlich seine Aufnahme aus dem Darm. Ein morgendliches Müsli mit **Haferflocken** oder 1 EL **Leinsamen**, das mit einer halben Grapefruit angereichert wird, ist der perfekte Start in einen cholesterinarmen Tag.

• Erinnern Sie sich an die Aufzählung der Risiken für Gallensteine? An Geschlecht, Alter, ursprünglicher Haarfarbe und Kinderzahl können (und wollen) Sie natürlich nichts ändern, wohl aber am Übergewicht – und das ist gemeinsam mit den erhöhten Blutfettwerten einer der Hauptrisikofaktoren für Gallensteine! **Jedes Kilo weniger** verbessert die Chancen, die Gallenbeschwerden in den Griff zu bekommen. Eine fettarme Ernährung erleichtert Leber und Gallenblase die Verdauung und lindert die Schmerzen schon kurzfristig.

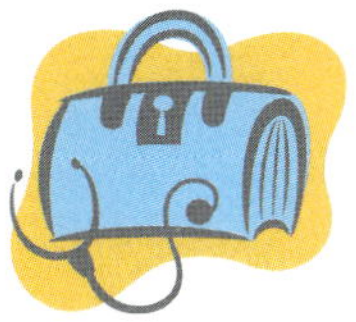

Wann zum Arzt?

Wenn Sie starke, krampfartige Beschwerden im rechten Oberbauch verspüren, dann haben Sie vermutlich eine Gallenkolik und müssen zum Arzt. Ihre Gallensteine müssen entfernt werden. Kommt zu anhaltenden Schmerzen Fieber hinzu, ist der Arztbesuch noch dringlicher: Sie leiden wahrscheinlich an einer Gallenblasenentzündung, die entsteht, wenn Steine den Ausgang der Gallenblase verlegen. Dadurch wird die Gallenflüssigkeit so konzentriert, dass sie die Schleimhaut der Gallenblase schädigt und diese sich entzündet. Das ist gefährlich, denn die Blase kann platzen. Dadurch könnte sich die Entzündung im ganzen Bauchraum ausbreiten.

Wussten Sie das?

Jeder achte Bewohner Deutschlands, Österreichs oder der Schweiz entwickelt im Lauf seines Lebens Gallensteine. Doch die meisten Steinträger erfahren nie etwas davon, denn nur bei 20 % von ihnen führen die Gallensteine zu Beschwerden.

Essen Sie in Ruhe

• Verdauungsbeschwerden aller Art haben immer auch etwas **mit der Art zu tun, wie Sie die Mahlzeiten einnehmen.** Schlingen Sie mittags am Schreibtisch oder im Gehen einen fetten Snack hinunter? Schlagen Sie abends bei Tisch so richtig zu, mit einer Riesenportion, vier Gängen inklusive dicker Nachspeise und reichlich Alkohol? Sind die meisten Nahrungsmittel, die Sie verzehren, fett oder süß oder beides? Dass dann die Leber und die anderen Verdauungsorgane irgendwann streiken, liegt leider nahe. Behandeln Sie den Verdauungstrakt etwas schonender und zuvorkommender. Lassen Sie die fetten Gerichte öfter links liegen. Von fettärmerer Kost werden Sie genauso satt – und Sie fühlen sich anschließend besser. Und ganz wesentlich: Nehmen Sie sich Zeit zum Essen. Genießen Sie das Zusammensein mit Familie oder Freunden, vermeiden Sie Streitthemen bei den Mahlzeiten, und konzentrieren Sie sich auf den puren Genuss. Ihr Bauch dankt es Ihnen.

Gedächtnisstörungen

Wie schwer ist es, sich an den Titel des letzten Buches zu erinnern? Was tun, wenn das Gehirn den Dienst versagt? Vergesslichkeit ist nicht zwangsläufig ein Zeichen für drohende Demenz, aber sie kann ausgesprochen frustrieren. Regelmäßiges Gedächtnistraining und manche einfachen Hausmittel tragen dazu bei, das Gedächtnis rasch wieder zu schärfen und fit zu halten.

Düfte fürs Gehirn

- Kaufen Sie ein Fläschchen **Rosmarin-** oder **Basilikumöl**. Das Einatmen dieser Düfte fördert die Entstehung von Betawellen im Gehirn, die eine erhöhte Aufmerksamkeit anzeigen. Sie müssen nur einen Tropfen Öl auf eine Stelle geben, wo Sie zwischendurch daran schnuppern können. Oder lassen Sie ein wenig Öl in einer Duftlampe im Raum duften.

Setzen Sie auf Kaffee

- Durch **koffeinhaltige Getränke** bekommt Ihre Konzentrationsfähigkeit kurzfristig einen Schub, möglicherweise gibt es auch Langzeiteffekte: Forscher der Universität Lissabon fanden heraus, dass Senioren, die 3–4 Tassen Kaffee pro Tag tranken, seltener Gedächtnisprobleme bekamen als diejenigen, die nur eine Tasse oder noch weniger Kaffee zu sich nahmen.

Mehr Sauerstoff für die grauen Zellen

- Nehmen Sie 120 mg **Ginkgo** täglich zu sich. Dieser Extrakt aus den Blättern des urzeitlichen Baumes verbessert die Gehirndurchblutung, was die Sauerstoffaufnahme der Zellen erhöht und ihre Leistungsfähigkeit steigert. Wenn Sie völlig gesund sind, werden Sie keinen Nutzen verspüren, aber wenn der Blutfluss im Gehirn reduziert ist, kann das Mittel helfen.
- **Bewegung** regt ebenfalls die Gehirndurchblutung an. Möglicherweise erhöht körperliche Aktivität sogar die Anzahl der Nervenzellen im Gehirn. Jede Form von regelmäßigem Training, aber vor allem Ausdauersport wie Walken oder Radfahren, ist wirksam. Bewegung trägt auch zur Vorbeugung von Krankheiten wie Diabetes, Schlaganfall und Bluthochdruck bei, die ihrerseits wieder Gedächtnisschwäche begünstigen.

Ursachen und Symptome

Sie erinnern sich nicht mehr, wo Sie die Schlüssel oder die Brille hingelegt haben, oder Sie vergessen manchmal Namen? Eine solche Vergesslichkeit kann beunruhigen. Der Hauptschuldige dafür ist das Alter. Wenn wir älter werden, ändert sich die Art und Weise, in der unser Gehirn Informationen speichert – was den Abruf von Fakten erschwert. Auch körperliche Erkrankungen wie Störungen der Schilddrüsenfunktion können das Gedächtnis beeinträchtigen, ebenso Medikamente, etwa gegen Bluthochdruck oder Ängste. Demenzen wie die Alzheimer-Krankheit gehen ebenfalls mit Gedächtnisverlust einher, aber deren Symptome sind viel ausgeprägter als die „normalen" weitverbreiteten Gedächtnisaussetzer.

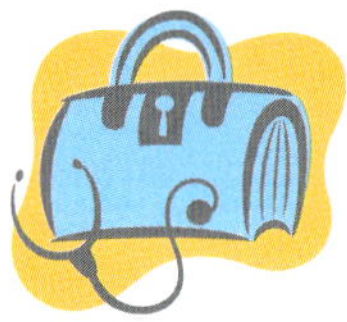

Wann zum Arzt?

Den Schweregrad von Gedächtnisproblemen selbst einzuschätzen, ist fast unmöglich. Vereinbaren Sie daher einen Termin beim Arzt oder in einer speziellen Gedächtnisambulanz, wenn Sie den Eindruck haben, dass Ihr Gedächtnis in den vergangenen sechs Monaten deutlich nachgelassen hat. Baldmöglichst zum Arzt gehen sollten Sie, wenn Sie nicht mehr wissen, wie Sie bestimmte Handlungen ausführen sollen, obwohl Sie sie schon oft erledigt haben, oder wenn Sie vertraute Örtlichkeiten nicht mehr finden. Sagen Sie dem Arzt auch, wenn Sie Schwierigkeiten damit haben, nach bestimmten Vorgaben schrittweise vorzugehen, z. B. beim Kochen nach Rezept.

Halten Sie den Blutzuckerspiegel stabil

- Zwischen **Glukoseintoleranz** – das ist eine erste Diabetesvorstufe – und altersabhängigen Gedächtnisproblemen besteht ein Zusammenhang. Das haben neue Forschungen aufgedeckt. Im Verdauungstrakt wird aus der Nahrung Glukose (der im Blut vorhandene Zucker) gewonnen; sie ist der wichtigste Treibstoff für alle Organe einschließlich des Gehirns, das überhaupt nur Glukose als Energielieferanten nutzen kann. Aber viele Menschen entwickeln, meist in fortgeschrittenem Alter, eine gestörte Glukosetoleranz. Das bedeutet, dass sie Schwierigkeiten haben, den Zucker aus dem Blut in die Körperzellen zu bringen. Dies lässt sich durch **regelmäßige, vernünftig dimensionierte Mahlzeiten** beeinflussen, bei denen ballaststoffreichen Vollkornprodukten und Gemüse der Vorzug gegenüber „weißen" Kohlenhydraten wie Nudeln aus Weizenmehl, Weißbrot, Kartoffeln und geschältem Reis gegeben wird.
- Verlegen Sie sich auf **gesunde Fette** – die finden Sie in Pflanzenölen, Nüssen, Samen, Avocados und Fisch. Sie halten den Blutzuckerspiegel konstant, ohne die Arterien zu verstopfen.
- Schnüren Sie die Laufschuhe. Regelmäßiges **körperliches Training** beugt Blutzuckerproblemen vor.

Mehr Pepp im Speiseplan

- Das Gehirn besteht zu 85 % aus Wasser. Wenn Sie also weniger als **8 große Gläser Wasser pro Tag** trinken, sollten Sie das schleunigst ändern. Dehydration (Austrocknung) macht schlapp und setzt dem Gedächtnis zu.
- Sie sollten genügend B-Vitamine zu sich nehmen. Denn die **Vitamine B_6, B_{12}, Niacin und Thiamin** tragen zum Aufbau und zum Erhalt von Hirngewebe bei; einige helfen auch, aus der Nahrung Energie für das Gehirn zu gewinnen. Bananen, Kichererbsen und Putenfleisch sind besonders reich an Vitamin B_6; Vollkornprodukte sowie Fleisch sind gute Quellen für alle B-Vitamine. Nüsse und Samen, Weizenkeime und angereicherte Frühstückscerealien enthalten ebenfalls reichlich davon.
- Halten Sie sich bei Nahrungsmitteln mit gesättigten Fettsäuren zurück. Diese verstopfen die Arterien, die den Herzmuskel mit Blut versorgen. Außerdem verschließen sie diejenigen Blutgefäße, welche das Gehirn beliefern; das wiederum reduziert das dortige Sauerstoffangebot. Ebenso schädlich sind

die sogenannten **Transfettsäuren**, die sich in weicher Margarine und vielen abgepackten Backwaren wie Keksen, Kuchen und anderen Snacks finden.

- Essen Sie **zwei- bis dreimal pro Woche** fettreichen **Fisch** wie Lachs, Makrele, Hering oder frischen Thunfisch (nicht den aus der Dose!). Sie enthalten Omega-3-Fettsäuren, die das Blut „dünnflüssig" halten, der Arterienverstopfung vorbeugen und damit auch die Hirnleistung unterstützen.

So gut wie eine Zusatzversicherung

- Nehmen Sie täglich ein **Multivitaminpräparat ein**. Wählen Sie aber unbedingt eines aus, das die gesamte für Erwachsene empfohlene Tagesdosis an Folsäure und Vitamin B_{12} enthält, denn diese Vitamine können Sie mit der Nahrung nur schwer in ausreichender Menge aufnehmen. Selbst ein geringer Mangel kann die Hirnleistung beeinträchtigen.

Mit Musik geht vieles besser

- **Hören Sie häufig Musik,** und probieren Sie verschiedene Stilrichtungen aus. Forscher haben herausgefunden, dass Musikhören die Konzentrationsfähigkeit verbessert und dabei hilft, sich an Gelerntes zu erinnern. Manche Musikarten treiben auch die Nervenzellen zu gesteigerter Aktivität an. Je schneller der Rhythmus, desto rascher reagiert das Gehirn.

Fordern Sie Ihr Gehirn

- Wenn Sie wirklich daran interessiert sind, Ihr Gedächtnis zu verbessern, dann **erlernen Sie ein Musikinstrument**. Egal ob Sie Schlagzeug oder Klavier spielen – der Umgang mit dem Instrument wird die feinmotorischen Fähigkeiten ebenso entwickeln wie die Analyse- und Konzentrationsfähigkeit.
- Bleiben Sie **auf jede mögliche Weise geistig rege**. Eine Studie mit Nonnen hat gezeigt, dass diejenigen mit der besten Bildung und den besten sprachlichen Fähigkeiten das geringste Risiko hatten, eine Alzheimer-Demenz zu entwickeln. Aber was wirklich zählt, ist nicht die Menge an Bücherwissen, die Sie in Schule oder Universität angehäuft haben, sondern wie aktiv Sie Ihren Verstand benutzen. Machen Sie **Kreuzworträtsel** oder **Sudoku**, lernen Sie eine **Fremdsprache**, oder **spielen Sie Scrabble** – all das trainiert das Gehirn.

Gehirnjogging

Diese Übungen trainieren das Gedächtnis und verbessern den Abruf von Informationen, sodass Sie sich Dinge besser merken können:

Gedächtnisübung 1

Wenn Sie ein paar neue Schaltkreise im Gehirn wachsen lassen wollen, dann benutzen Sie bei Alltagstätigkeiten gelegentlich die „falsche" Hand. Putzen Sie sich etwa die Zähne mit der linken statt mit der rechten Hand, oder ziehen Sie einen Reißverschluss mit der ungewohnten Hand zu. Das Gehirn „bemerkt" diesen Wechsel, da es von der Hand Informationen bekommt. Die Verwirrung stimuliert neue Verschaltungen. (Beschränken Sie sich dabei aber unbedingt auf ungefährliche Tätigkeiten.)

Gedächtnisübung 2

Wenn Sie sich Fakten merken müssen, probieren Sie es mit einer Eselsbrücke – einem Satz, einer Formel oder einem Reim, der beim Erinnern hilft. Viele Musiker merken sich die Noten auf den Linien (**F**ritz **a**ß **C**itronen-**E**is) und zwischen den Linien (**E**sel **g**eh **h**ol **d**ir **F**utter) auf diese Weise. Mit derselben Technik können Sie auch Listen auswendig lernen. Wenn Sie zur Bücherei, zur Post und zur Drogerie gehen wollen, dann bilden Sie einen Satz wie „**B**leibt **P**eter **d**ünn?". Auf diese Art können Sie auch lange Einkaufslisten in kleine Geschichten verwandeln, und Sie haben sogar noch Spaß dabei.

Gedächtnisübung 3

Eine andere Methode, um sich Ziele zu behalten, ist das Erfinden kleiner Geschichten – je verrückter, desto besser –, in denen diese Ziele auch wirklich namentlich vorkommen. Sie wollen zur Bank, in die Bibliothek, zum Metzger und zu Ihrem Freund Martin? Also: „Martin, der Metzger, raubte die Bank aus und versteckte sich in der Bibliothek." Was fällt Ihnen als Nächstes ein?

Weisen Sie Stress in die Schranken

- **Verringern Sie** Ihren **Stress**. Auf Dauer greifen Stresshormone den Hippocampus an, den Teil des Gehirns, der das Gedächtnis kontrolliert. Tun Sie etwas, das Ihnen Spaß macht.
- **Ginseng** schützt den Körper vor Stressfolgen und erhöht die geistige Leistungsfähigkeit. Nehmen Sie 10–20 Tropfen Ginseng-Tinktur dreimal am Tag nach den Mahlzeiten in Wasser ein oder bis zu 6 Kapseln à 50 mg pro Tag. Machen Sie nach einem Monat eine Pause von 2 Monaten.

Wie wär's mit Elefantenfutter?

- **Gotu kola** (*Centella asiatica*) oder Wassernabel ist eine Kriechpflanze, die von Elefanten sehr geschätzt wird – vielleicht verdanken sie ihr das „Elefantengedächtnis". Sie erhalten Gotukola-Kapseln (oder auch -Pflanzen) übers Internet. Nehmen Sie 2 Kapseln à 300 mg zweimal täglich zu den Mahlzeiten.

Gerstenkorn

Die größte Herausforderung bei einem Gerstenkorn am Augenlid besteht darin, der Versuchung zu widerstehen, das Auge zu reiben. Aber alles Reiben nützt nichts, das Gefühl, einen Fremdkörper im Auge zu haben, verschwindet nicht. Zudem verbreiten sich die Bakterien, die den Follikel entzündet haben, dadurch noch weiter. Am besten ist es, die „Reifung" des Gerstenkorns zu unterstützen und auf Sauberkeit zu achten.

Wärme hilft

- Legen Sie eine warme Kompresse 2 oder 3 Tage lang viermal täglich 10–15 Minuten lang auf das betroffene Auge. Wenn sich das Auge an die Temperatur gewöhnt hat, können Sie die Kompresse noch ein paar Mal mit immer wärmerem Wasser befeuchten. Die Hitze bewirkt, dass das Gerstenkorn „reift" und schneller aufbricht. Nach dem Gebrauch sollten Sie die Kompresse wegwerfen oder sehr heiß waschen, bevor Sie sie wieder verwenden. Sonst könnte das Auge erneut mit den Bakterien infiziert werden.
- Weichen Sie die Kompresse in Tee aus **Calendula-Blüten** ein. So bekommt die Kompresse zusätzlich auch noch eine keimabtötende Wirkung. Geben Sie dazu 2 TL getrocknete Blüten in eine Schüssel, gießen Sie 2 Tassen kochendes Wasser darüber und lassen Sie den Tee 20 Minuten ziehen. Filtern Sie dann die Blüten ab.
- Kochen Sie ein **Ei** hart, nehmen Sie es aus dem heißen Wasser, und wickeln Sie es in ein sauberes Tuch. Halten Sie das Ei an die Außenseite des Augenlids. Das Ei bleibt länger warm als eine Kompresse.
- **Heiße Kartoffeln** erfüllen denselben Zweck. Kochen Sie eine Kartoffel, schneiden Sie diese in der Mitte durch, und legen Sie eine Hälfte, in ein Tuch gewickelt, über das Auge. Die Kartoffel bleibt lange warm, Sie können sich also zurücklehnen und entspannen. Testen Sie die Temperatur zuerst an einer anderen Körperstelle, um Verbrennungen zu vermeiden.

Bekämpfen Sie die Bakterien

- Unterstützen Sie Ihr Immunsystem drei- oder viermal täglich mit 200 mg **Echinacea**, bis das Gerstenkorn verschwindet.

Ursachen und Symptome

Gerstenkörner sind rote, entzündete, schmerzhafte Knötchen am oberen oder unteren Rand des Augenlids, die wie Pickel aussehen. Sie treten auf, wenn ein Wimpern-Follikel mit Schmutz oder Fett verstopft und dann von Bakterien infiziert wird. (Wenn eine Drüse am Augenlid verstopft, bekommen Sie ein Hagelkorn.) Das Auge tränt, und Sie haben das Gefühl, ein Staubkorn im Auge zu haben. Normalerweise füllt sich ein Gerstenkorn im Lauf mehrerer Tage mit Eiter, bricht dann auf und verheilt wieder. Das Gerstenkorn kann ganz verschwinden, wenn die Infektion überstanden ist, manchmal bleibt aber auch eine kleine, mit Flüssigkeit gefüllte Zyste übrig. Diese muss vom Arzt behandelt werden.

Gerstenkorn oder nicht Gerstenkorn

Ein Hagelkorn (Chalazion) ist eine verstopfte Talgdrüse am Augenlid und sieht zunächst aus wie ein Gerstenkorn, wird jedoch größer und bleibt länger bestehen. Den Unterschied können Sie daran erkennen, dass es weiter vom Rand des Augenlids entfernt ist und sich meist in eine harte, runde Beule verwandelt. Die meisten Hagelkörner verschwinden mithilfe von zahlreichen heißen Kompressen, die den Talgklumpen schmelzen und aus den Poren abfließen lassen. Falls ein Chalazion wochenlang nicht verschwindet, erhalten Sie von Ihrem Arzt eine kortikoidhaltige Creme oder Antibiotika.

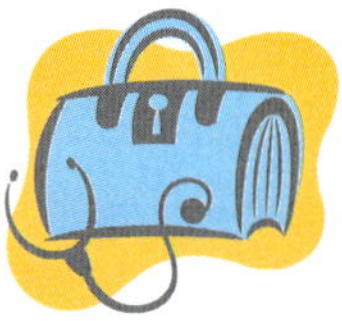

Wann zum **Arzt?**

Gerstenkörner sind zwar schmerzhaft und lästig, aber in der Regel harmlos. Konsultieren Sie einen Arzt, wenn das Gerstenkorn anfängt zu bluten, sehr schnell recht groß wird oder nach 2 Tagen noch nicht anfängt abzuheilen. In diesem Fall könnte es sich um eine ernstere Infektion des Augenlids handeln.

- Essen Sie täglich eine frische **Knoblauchzehe**, auch wenn das nicht Ihre Leibspeise ist. Denn Knoblauch hat im rohen Zustand die besten antibakteriellen Eigenschaften.

Vorbeugen statt Reiben

- Wenn Sie anfällig für Gerstenkörner sind, dann sollten Sie die Augenlider täglich sorgfältig waschen, damit sich die Follikel nicht verstopfen. Sanft und einfach geht das, wenn Sie die geschlossenen Augenlider mit einer Mischung aus **Babyshampoo** und **warmem Wasser** im Verhältnis 1:10 waschen. Verwenden Sie für jedes Auge ein sauberes Wattepad, und werfen Sie ihn nach einmaligem Gebrauch weg.
- Legen Sie alle paar Tage eine **warme Kompresse** auf die Augenlider, damit die Talgdrüsen nicht verstopfen.
- Nehmen Sie täglich 1 EL **Leinöl** oder 2 Leinöl-Kapseln zu sich. Dies beugt dem Verstopfen der Follikel vor. Wenn sich die Wirkung des reinen Leinöls optimal entfalten soll, dann geben Sie es Salaten bei oder träufeln Sie es aufs Brot, aber kochen Sie es nicht. Hitze zerstört die wertvollen Inhaltsstoffe.
- Damit die Infektion nicht auf andere Familienmitglieder überspringt – oder Sie sich nicht selbst erneut anstecken –, **waschen Sie sich oft die Hände** und fassen Sie nicht an die Augen. **Benutzen Sie nicht denselben Waschlappen** oder dasselbe Handtuch wie andere Angehörige. Wechseln Sie häufig das Handtuch und den Kopfkissenbezug.
- Nehmen Sie genügend Vitamin A zu sich; häufige Gerstenkörner deuten auf einen **Vitamin-A-Mangel** hin. Eigelb, Butter, Innereien oder gelbes, orangefarbiges, rotes oder dunkelgrünes Gemüse liefern reichlich Betakarotin, das der Körper in Vitamin A umwandelt. Multivitamin-Tabletten wirken auch.

Gicht

Der Gichtschmerz bricht aus heiterem Himmel über die Patienten herein. Eben hat man noch ein Lächeln auf den Lippen, und eine Minute später krümmt man sich vor Schmerzen. Es nutzt nichts, dem ersten Impuls zu folgen und ASS einzunehmen, denn dies verzögert die Ausscheidung von Harnsäure, was das Ganze nur verschlimmert. Besser ist das entzündungshemmende Ibuprofen. Anschließend empfiehlt es sich, zu den Hausmitteln überzugehen. Viel Wasser zu trinken ist das Beste – nur so lösen sich die Harnsäurekristalle auf und können ausgeschieden werden.

Hochlegen und Kühlen

- Während einer akuten Gichtattacke hilft es, **das betroffene Gelenk hochzulegen** und so wenig wie möglich aufzustehen. Betroffene können bei einem schweren Gichtanfall nicht einmal ein Blatt Papier auf dem erkrankten Gelenk ertragen.
- Wer es aushält, kann eine eingewickelte **Eispackung** für etwa 20 Minuten auflegen. Die Kälte lindert den Schmerz und verringert die Schwellung.

Kirschen kontra Gichtschmerz

- **Kirschen** sind ein altes Mittel der Volksheilkunde gegen Gicht. Sie enthalten entzündungshemmende Stoffe und Substanzen, die zur Neutralisierung der Harnsäure im Blut beitragen. Wenn Sie spüren, dass eine Gichtattacke droht, essen Sie sofort eine oder zwei Handvoll Kirschen. Wenn es gerade keine frischen gibt, verwenden Sie welche aus dem Glas. Studien zufolge erzielen etwa 20 Kirschen die gleiche Schmerzlinderung wie eines der rezeptfrei erhältlichen entzündungshemmenden Schmerzmittel.
- Sie können auch **Erdbeeren oder Himbeeren** essen, die ähnlich wirken, aber Sie brauchen viel mehr davon.

Ergänzende Mittel für die rasche Genesung

- Die tägliche Einnahme von **Fischöl oder Leinsamenöl** kann die Gelenkentzündung lindern. Diese Öle enthalten sehr wirksame entzündungshemmende Substanzen, die als „Eicosapentaenoide (ESA)" bezeichnet werden. Die empfohlene Dosis für Leinsamenöl liegt bei 1–3 g pro Tag, also etwa 1–3 TL.

Ursachen und Symptome

Harnsäure wird in der Leber als Abbauprodukt von Purinen produziert und über die Nieren ausgeschieden. Wenn dieser Stoffwechselvorgang gestört ist, sammelt sich die Harnsäure im Körper an – bevorzugt als nadelspitze Kristalle in der Gelenkflüssigkeit. Dann fühlen sich die Betroffenen, als ob sie Glasscherben im betroffenen Gelenk hätten. Gicht befällt vor allem Männer über 40, die gern Fleisch essen; es dauert Jahre, bis sich die Harnsäurekristalle bilden. Meistens befällt die Gicht die Großzehen, aber sie kann auch am Handgelenk, Knie, Ellbogen oder an jedem anderen Gelenk auftreten. Ein Symptom der Gicht ist außer dem Schmerz eine erhebliche Schwellung.

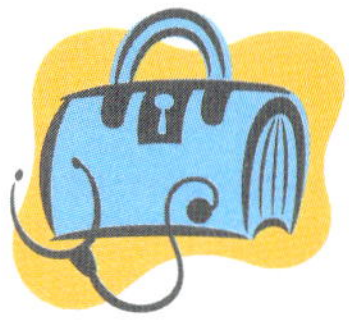

Wann zum **Arzt?**

Wenn zum ersten Mal ein Gelenk schmerzhaft anschwillt, dann sollten Sie zum Arzt gehen. Es könnte sich um Gicht oder eine Gelenkinfektion handeln. Der Arzt wird mit einer feinen Kanüle ein wenig Flüssigkeit aus dem Gelenk absaugen und diese auf das Vorhandensein von Harnsäurekristallen untersuchen.
Gegen Gicht gibt es verschreibungspflichtige Arzneimittel. Bevor Sie irgendeines davon einnehmen, müssen Sie Ihrem Arzt unbedingt mitteilen, welche anderen Medikamente oder Nahrungsergänzungsmittel Sie bereits nehmen, denn einige davon können das Risiko für Gichtanfälle erhöhen.

Kaufen Sie eher Leinsamenöl als Kapseln – denn Sie benötigen mehr als ein Dutzend Kapseln, um die gleiche Menge wie mit 1 EL Öl zu sich zu nehmen. Die empfohlene Dosis für Fischöl liegt bei 6000 mg in Form von Kapseln oder als Öl. Diese Dosierungsangabe gilt für Fischöl, nicht für Fischleber oder Dorschlebertran. Dieselbe Menge Lebertran würde zwar die richtige Menge antientzündlicher Substanzen enthalten, aber andererseits viel zu viel Vitamin A und D.

- Ein Wirkstoff namens **Bromelain** bringt die Entzündung ebenfalls zum Abklingen. Dabei handelt es sich um ein Enzym, das in der Ananas vorkommt. Um eine therapeutische Wirkung zu erzielen, muss das Präparat mindestens 2000 Einheiten pro Gramm enthalten. Bei akuten Gichtattacken sind 500 mg dreimal täglich zwischen den Mahlzeiten üblich.
- **Frischer Sellerie** oder Tabletten mit Selleriesamenextrakt unterstützen offenbar die Ausscheidung von Harnsäure. Die geeignete Dosis liegt bei 2–4 Tabletten pro Tag.
- Naturheilkundler behandeln schon sehr lange Gelenkentzündungen mit **Brennnesselblättern**, diese senken aber auch den Harnsäurespiegel. Meist werden von den Experten 300–600 mg eines gefriergetrockneten Extrakts pro Tag empfohlen. Nehmen Sie den Brennnesselextrakt nicht länger als 3 Monate fortlaufend ein, und meiden Sie Brennnesseltinktur. Tinkturen enthalten Alkohol, und der verschlimmert Gicht. Brennnesseln werden auch äußerlich angewandt. Weichen Sie ein sauberes Tuch in Brennnesseltee ein, und wickeln Sie es um das schmerzende Gelenk. Tragen Sie beim Pflücken der Nesseln Handschuhe, lange Hosen und lange Ärmel, um sich zu schützen. Sie finden Brennnesseln an Waldrändern und auf Kiesflächen. Verwechseln Sie die echten Brennnesseln nicht mit gelb oder weiß blühenden Taubnesseln.

Was Sie meiden sollten

Eiweiß- und purinreiche Nahrungsmittel erhöhen den Harnsäurespiegel im Körper. Streichen Sie diese deshalb in jedem Fall von Ihrem persönlichen Speisezettel. Dazu zählen Braten, Innereien wie Leber, Nieren und Bries, Muscheln und Schalentiere, Sardellen, Sardinen und Hering, Wild, gebratene Gerichte, raffinierte Kohlenhydrate (z. B. Weißmehl), Haferschleim, hefehaltige Lebensmittel wie Bier und Gebäck aus Hefeteig sowie bestimmte Gemüsesorten wie Spargel, Erbsen, Bohnen, Spinat und Blumenkohl.

Wasser statt Bier

- **Trinken Sie viel Wasser** – mindestens 2 l am Tag. Flüssigkeit hilft dabei, überschüssige Harnsäure aus dem Körper zu schwemmen. Außerdem unterstützt eine gute Durchspülung der Nieren die Verhütung von Nierensteinen, die gehäuft bei Gichtpatienten auftreten.
- **Alkohol schadet.** Er steigert die Produktion von Harnsäure und hemmt deren Ausscheidung. Bier ist besonders schädlich, da es außerdem noch mehr Purine als alle anderen alkoholischen Getränke enthält.

Überprüfen Sie Ihre Medikamente

- Wenn Sie **Diuretika** einnehmen – das sind harntreibende Medikamente, die gegen Bluthochdruck verordnet werden –, dann fragen Sie Ihren Arzt nach Alternativen. Diuretika schwemmen überschüssige Flüssigkeit aus dem Körper; als Nebenwirkung verringern sie jedoch die Harnsäuremenge, die mit dem Urin ausgeschieden wird. Je weniger abfließt, umso mehr bleibt im Körper – und verschlimmert die Gicht.
- Gicht kann auch durch **Niacin (Nikotinsäure** bzw. **Vitamin B_3)** ausgelöst werden. Dieses Vitamin ist in Medikamenten enthalten, die gegen erhöhte Cholesterinwerte eingesetzt werden. Wenn Ihr Arzt Ihnen diesen Wirkstoff verordnet hat, sprechen Sie mit ihm über andere Möglichkeiten.

Abnehmen – aber nicht mit Gewalt

- **Gewichtsabnahme** kann helfen, die Gicht unter Kontrolle zu halten, aber Radikaldiäten oder Fasten sind ungeeignet. Denn in beiden Situationen setzen die Zellen mehr Harnsäure frei. Betroffene, die übergewichtig sind, sollten langsam und vorsichtig abnehmen – höchstens ein Kilo pro Woche.

Wussten Sie das?

Weil sich früher nur die Wohlhabenden fettes Fleisch, Garnelen oder Hering leisten konnten, die als Auslöser von Gichtattacken bekannt sind, galt dieses Leiden als die Krankheit reicher Leute.

Gürtelrose

Beim ersten Anzeichen von Gürtelrose muss man zum Arzt, damit er ein Mittel gegen die Viren verschreiben kann. Die Behandlung sollte so rasch wie möglich beginnen. Gleichzeitig gilt es, Schmerz und Brennen zu lindern. Hier hilft Paracetamol oder Ibuprofen, gemeinsam mit den in diesem Kapitel empfohlenen Heilmitteln. Wenn der Schmerz jedoch stärker wird, nutzt es nichts, den Helden zu spielen. Dann braucht man ein stärkeres Schmerzmittel.

Ursachen und Symptome

Gürtelrose entsteht, wenn das „schlafende" Herpes-Zoster-Virus, das bei der Erstinfektion Windpocken hervorruft, in den Nervenzellen erwacht. Etwa 20 % der Menschen, die einmal Windpocken hatten, werden später eine Gürtelrose entwickeln, bevorzugt mit über 50 Jahren. Die Infektion verursacht einen brennenden, juckenden Hautausschlag – oft am Rumpf, im Gesicht und Nacken –, der bandförmig oder wie ein Fleck aus vielen erhabenen Pickeln aussieht. Etwa innerhalb einer Woche entstehen kleine, flüssigkeitsgefüllte Blasen, die austrocknen und verkrusten. Jede Schwäche der Immunabwehr kann die Viren wecken. Meist dauert eine Gürtelrose zwei bis vier Wochen, selten länger.

Gegen die Bläschen und den Juckreiz

- Wenn Sie eine **Aloe-vera-Pflanze** auf dem Fensterbrett stehen haben, schneiden Sie ein Blatt ab und streichen das austretende Gel auf die erkrankte Haut. Die zähe Flüssigkeit lindert den Juckreiz. Sie können auch ein Aloe-vera-Gel kaufen – am besten eines mit 100 % Aloe-vera-Gehalt.
- Eine **Paste aus Backpulver und Wasser** trocknet die Blasen aus und lindert den Juckreiz. Verrühren Sie Backpulver und Wasser zu einer streichfähigen Paste, dann verteilen Sie diese großzügig auf das betroffene Hautareal.
- Ebenfalls austrocknend und entzündungshemmend wirkt eine Paste aus **Bittersalz** und Wasser. Streichen Sie diese direkt auf die entzündete Hautregion, und wiederholen Sie die Behandlung sooft Sie wollen.
- Kochen Sie einen **Melissetee**. Studien konnten die antivirale Wirkung von Melisse belegen. Übergießen Sie 5 TL Melisseblätter mit 150 ml kochendem Wasser, lassen Sie den Tee dann 10 Minuten ziehen und abkühlen. Tränken Sie ein Baumwolltuch damit, und betupfen Sie die betroffenen Stellen. Einige Naturheilkundige empfehlen, den Tee mit **Rosenöl** oder **Pfefferminze** anzureichern.
- Verrühren Sie **Essig und Honig** miteinander, und streichen Sie diese Mischung auf den Ausschlag.

Gegen den Schmerz

- Tauchen Sie einen Waschlappen oder ein Handtuch in **kalte Milch**, und legen Sie diese auf die schmerzende Stelle.
- Wenn Sie nach dem Abheilen der Bläschen immer noch Schmerzen haben, dann füllen Sie einen Plastikbeutel mit Eis-

stückchen und streichen damit sanft und wiederholt über die betroffenen Hautstellen.

- Möglicherweise hilft auch **scharfes Essen** gegen die Schmerzen. Besonders Capsaicin – der Wirkstoff in Chilischoten – soll die Schmerzweiterleitung in den Nervenzellen blockieren. Probieren Sie es aus.

Schadensbegrenzung

- Nehmen Sie während der Akutphase einer Gürtelrose dreimal täglich **1000 mg des Nahrungsergänzungsmittels Lysin**. Diese Aminosäure behindert die Virusvermehrung und kann die Heilung beschleunigen.
- **Echinacea** und andere die körpereigene Abwehr ankurbelnde Extrakte unterstützen die Infektionsbekämpfung. Nehmen Sie zweimal täglich 200 mg Echinacea ein.
- Probieren Sie **Katzenkralle** *(Uncaria tomentosa)*, ein Heilkraut, das die Indianer in Peru seit Jahrhunderten einsetzen. Neuerdings wird es auch gegen Viruserkrankungen empfohlen. Es ist in Österreich als rezeptfreies Arzneimittel in Kapselform erhältlich, in Deutschland und der Schweiz gibt es Nahrungsergänzungsmittel mit Katzenkralle.

Vorbeugung? Gegen Windpocken!

- **Gürtelrose selbst ist nicht ansteckend.** Aber wer in seinem bisherigen Leben noch nicht an **Windpocken** erkrankt war, kann sich damit bei Menschen mit Gürtelrose anstecken. Die Menschen der unmittelbaren Umgebung kann man durch häufiges Händewaschen und durch Information über die Krankheit vor Ansteckung schützen.

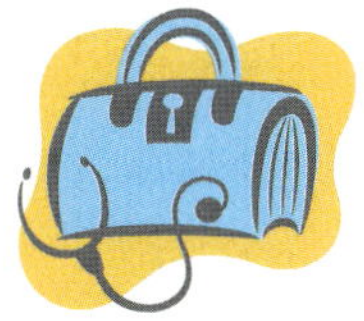

Wann zum Arzt?

Sofort! Innerhalb von 72 Stunden nach Auftreten der Symptome sollten Sie beim Arzt sein. Denn die Einnahme von Medikamenten, die Viren bekämpfen, kann den Schweregrad und die Dauer einer Gürtelrose reduzieren und vermutlich auch vor postzosterischer Neuralgie (dem Nervenschmerz nach der Infektion) schützen. Die Medikamente müssen frühzeitig eingesetzt werden. Sie sollten auch den Arzt aufsuchen, wenn der Ausschlag zwar abgeheilt, der Schmerz aber geblieben ist. Wenn eine Gürtelrose nah an den Augen auftritt, dann rufen Sie sofort den Arzt, denn die Herpesviren schaden den Augen.

Die Bläschen sind weg, und trotzdem tut es weh

Monate und sogar Jahre nach dem Ausbruch der Gürtelrose noch Schmerzen in der betroffenen Region? Das erleben ziemlich viele Zoster-Patienten. Diese Beschwerden werden als „postzosterische Neuralgie“ bezeichnet. Wenn Sie daran leiden, sollten Sie zum Arzt gehen. Er kann Ihnen Tabletten verschreiben, die Gabapentin oder Amantadin enthalten, oder eine Capsaicin-Creme. Vielleicht bietet er Ihnen auch eine Injektion mit einem örtlichen Betäubungsmittel an, um die Weiterleitung des Schmerzempfindens in den Nerven zu blockieren.
Das lokal wirkende Betäubungsmittel Lidocain gibt es außerdem als Gel oder Salbe, auch das ist einen Versuch wert.

Haarprobleme

Haare wie in der Werbung – wer hätte die nicht gern? Aber die Wirklichkeit sieht oft anders aus: trockene, raue, struppige Haare mit gespaltenen Spitzen oder fettige Strähnen, die abends schon wieder wie eingeölt aussehen, obwohl man sie erst morgens gewaschen hat! Doch nicht verzweifeln: Das richtige Shampoo, eine aufs eigene Haar abgestimmte Pflege und einfache Hausmittel können viel erreichen – auch wenn es nicht bei jedem zur üppigen Löwenmähne reicht.

Ursachen und Symptome

Trockenes, brüchiges Haar entsteht, wenn die äußere Zellschicht, die den Haarschaft schützt, beschädigt wird. Das Haar verliert Feuchtigkeit, und die Enden brechen auf. Zu heißes Föhnen, exzessives Färben oder Chlorwasser schaden dem Haar. Wenn es am Kopf klebt und schon nach wenigen Stunden wieder unansehnlich ist, sind die Talgdrüsen in der Kopfhaut schuld. Sie sondern zu viel Talg ab, eine Mischung aus verschiedenen Fettsäuren, die die Kopfhaut schützt. Bei manchen Menschen produzieren diese Drüsen so viel Fett, dass die Haare damit überzogen werden. Auslöser sind Veranlagung, Stress oder Hormone – das männliche Geschlechtshormon Androgen –, ebenso Pillen zur Empfängnisverhütung.

Haarpflege beginnt bei der Wäsche

- **Waschen** Sie trockene Haare **höchstens jeden zweiten Tag**. So lassen Sie dem Haar mehr von seinen natürlichen Fetten.
- Benutzen Sie bei trockenem Haar ein **Babyshampoo**.
- Waschen und spülen Sie trockene Haare **warm statt heiß**. Am besten nur etwas wärmer als die Körpertemperatur.
- **Spülen Sie trockene Haare** nach dem Einschäumen **besonders gründlich aus**. Shampooreste im Haar trocknen nämlich die Spitzen aus.
- Wählen Sie bei fettigen Haaren ein Shampoo aus, das viel **Natriumlaurylsulfat** enthält und wenig Pflegesubstanzen wie Lanolin. Sie brauchen ein pures, reinigendes Shampoo, das Fett aus den Haaren und von der Kopfhaut entfernt.

Doppelt schäumen und spülen gegen Fett

- **Fettige Haare** müssen Sie **mindestens einmal täglich waschen** – bei heißem, feuchtem Wetter vielleicht sogar zweimal. Zusätzlich sollten Sie bei jeder Wäsche die Haare zweimal shampoonieren. Lassen Sie das Shampoo einige Minuten einwirken, spülen Sie es aus, und wiederholen Sie die Prozedur.
- Verwenden Sie **keine Pflegespülung**. Sie bringt nur das Fett zurück, das Sie gerade mühsam herausgewaschen haben.
- Das Haar mit Wasser zu spülen ist in Ordnung, aber noch besser hilft **Rosmarintee**. Dieses aromatisch duftende Gewürz enthält essenzielle Öle, welche die Überproduktion von Fett in der Kopfhaut bremsen. Brühen Sie 2 EL getrocknete Rosmarinnadeln mit 150 ml kochendem Wasser auf. Lassen Sie den Aufguss 20 Minuten ziehen, filtern Sie ihn ab und lassen ihn abkühlen. Füllen Sie den Tee in eine Plastikflasche, und spülen Sie

das Haar bei jeder Wäsche zuletzt damit aus. Sie müssen den Rosmarintee anschließend nicht ausspülen, es sei denn der Geruch ist Ihnen unangenehm.

- Spülen Sie fettige Haare mit **Zitronensaft**. Mischen Sie den Saft von 2 Zitronen mit 2 Tassen destilliertem Wasser, und füllen Sie die Lösung in eine leere Shampooflasche. Nachdem Sie die Haare gewaschen und mit dem Handtuch angetrocknet haben, geben Sie die Mixtur auf die Kopfhaut. Lassen Sie sie 5 Minuten einwirken. Dann spülen Sie die Haare sehr gut mit kaltem Wasser aus.
- Auch die Säure, die in **Essig** enthalten ist, kann Haare entfetten. Mischen Sie eine Tasse Essig mit einer Tasse Wasser, und verwenden Sie die Lösung als letzte Spülung nach dem Haarewaschen. Stören Sie sich nicht daran, dass sie nach Salat riecht, der Duft verfliegt schnell.

Salatzutaten liefern Proteine und Feuchtigkeit

- Die Haarschäfte von trockenem Haar können Sie mithilfe von **Avocado** mit Feuchtigkeit versorgen und mit Proteinen stärken. Mischen Sie dazu eine reife, geschälte Avocado sorgfältig mit 1 TL **Weizenkeimöl** und 1 TL **Jojobaöl**. Tragen Sie diese Paste auf das frisch gewaschene Haar auf, und arbeiten Sie es von der Kopfhaut bis in die Haarspitzen ein. Dann bedecken Sie den Kopf mit einer Duschhaube und lassen die Ölpaste 15–30 Minuten einwirken, ehe Sie sie wieder ausspülen.
- **Mayonnaise** ist eine Alternative zu Avocado. Das darin enthaltene Ei stellt eine gute Proteinquelle für trockenes Haar dar. Reiben Sie die Mayonnaise ins Haar ein, lassen Sie sie bis zu 1 Stunde einwirken, und spülen Sie sie dann wieder aus.
- Das gleiche Ergebnis erhalten Sie, wenn Sie die Haare mit **Eigelb** spülen. Darin befindet sich Lezithin, das für einen besonders schönen Glanz sorgt.

Extrapflege für trockene Haare

- Wenn Sie eine gekaufte Pflegespülung benutzen möchten, dann wählen Sie eine mit den Inhaltsstoffen **Dimethicon oder Phenyl-Trimethicon**. Diese Substanzen schützen das Haar vor Hitzeschäden, was besonders wichtig ist, wenn Sie einen Föhn benutzen. Am besten wäre es jedoch, wenn Sie die Haare nur noch an der Luft trocknen lassen würden.

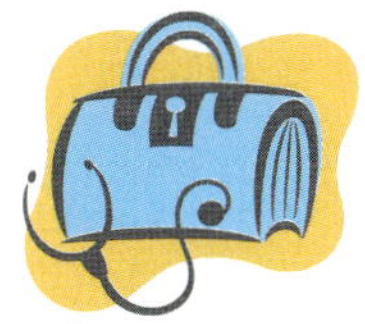

Wann zum Arzt?

Wenn die Haare plötzlich trocken und struppig werden und Sie sich dabei auch noch müde und reizbar fühlen, schnell frösteln und unter Verstopfung leiden, dann sollten Sie einen Arzt aufsuchen. Denn das können die Anzeichen einer Unterfunktion der Schilddrüse sein.
Auch trockene Haare in Kombination mit Verkrustungen und Juckreiz auf der Kopfhaut sind ein Grund für einen Besuch beim Arzt, weil dahinter eine Psoriasis (Schuppenflechte) stecken könnte. Fettige Haare gelten an sich nicht als medizinisches Problem. Wenn Sie sich jedoch sehr daran stören, sprechen Sie mit dem Hautarzt darüber.

- Stellen Sie Ihre eigene Haarkur her: Mischen Sie dafür **60 g Olivenöl mit 60 g Aloe-vera-Gel und jeweils 6 Tropfen Rosmarinöl sowie Sandelholzöl.** Olivenöl ist ein natürlicher Weichmacher, Aloe vera liefert Feuchtigkeit, Rosmarin bringt Volumen und Weichheit ins Haar und Sandelholz sorgt für den Duft. Lassen Sie diese Mixtur 1 Stunde auf dem Kopf, danach spülen Sie sie aus.
- Massieren Sie jedes Pflegemittel zuerst großzügig in die **Haarspitzen ein**, denn dort ist das Haar am trockensten.

Extremmaßnahme gegen fettige Kopfhaut

- Nun folgt die härteste Maßnahme gegen ölige Kopfhaut: Mischen Sie in einer Tasse zu gleichen Teilen **Hamamelislösung** mit einer handelsüblichen **Mundspülung**. Beide Bestandteile wirken adstringierend, ziehen also die Poren der Kopfhaut zusammen. Nehmen Sie mit einem Wattebausch ein wenig Lösung auf, und tupfen Sie diese nach der Haarwäsche auf die Kopfhaut (nicht in die Haare).

Sanftes Trocknen

- Lassen Sie Haare möglichst oft **an der Luft trocknen**. Hitze trocknet die Haare aus, an der Kopfhaut fördert sie jedoch die Fettproduktion.
- Wenn Sie dennoch einen Föhn benutzen wollen, stellen Sie ihn nie auf die Stufe „heiß“ ein.

Gute Borsten fürs Bürsten

- Verwenden Sie ausschließlich eine **Haarbürste mit Naturborsten**. Synthetikborsten laden sich elektrostatisch auf, was das Haar auf Dauer spröde macht.
- Bürsten Sie **zuerst die Knötchen aus den Haarenden**. So ziehen Sie weniger stark als beim Bürsten über die volle Länge.
- Anschließend führen Sie **lange Bürstenstriche** über die gesamte Haarlänge aus, um die natürlichen Öle von der Kopfhaut an die Spitzen zu bringen.

Kräftigung von innen

- B-Vitamine können die Haare (und außerdem die Nägel) stärken. Nehmen Sie 50 mg eines Vitamin-B-Komplexpräparats als Tablette zweimal täglich ein.

Notfall-Trockenpflege gegen Fettsträhnen

Sie sind spät dran, keine Zeit mehr für eine Dusche. Doch die Haare sehen aus wie ein Ölfleck – was tun? Als „Trockenshampoo" im Notfall rettet Sie Talkum- oder Körperpuder. Teilen Sie das Haar in Strähnen auf, und streuen Sie eine kleine Menge Puder dazwischen. Massieren Sie den Puder zuerst vorsichtig in die Kopfhaut, dann durch das Haar. So saugt er einen Teil des Fettes auf. Nehmen Sie aber wirklich nur eine kleine Menge, sonst haben Sie am Ende stumpfe, weißliche Strähnen auf dem Kopf.

- Nachtkerzenöl lässt das Haar glänzen und wird ebenfalls von innen angewandt. Nehmen Sie dreimal täglich 1000 mg Nachtkerzenöl zu den Mahlzeiten ein.

Was Sie sonst noch tun können

- Tragen Sie eine **Badehaube**, wenn Sie in chloriertem Wasser schwimmen, und spülen Sie die Haare nach dem Schwimmen gründlich aus.
- Gehen Sie **alle sechs Wochen zum Friseur**, um trockene, brüchige Spitzen schneiden zu lassen. Bei trockenem Haar eignen sich glatte Frisuren besser, weil die Spitzen dabei weniger Spliss entwickeln. Schnell fettende Haare hingegen wirken durch Locken luftiger und weniger klebrig.

Hämorrhoiden

Sie sind ein verbreitetes Problem, und doch ist es manchen Menschen zu peinlich, sich gegen das schmerzhafte Brennen, Jucken und Bluten bei Hämorrhoiden Hilfe zu holen. In der Apotheke gibt es viele wirksame Produkte – Salben, Zäpfchen sowie Analtampons. Als Faustregel empfehlen Ärzte, rezeptfreie Medikamente mit Inhaltsstoffen zu meiden, die auf „-cain" enden. Diese enthalten ein Lokalanästhetikum, das zwar die Schmerzen lindert, aber bei regelmäßiger Anwendung die Erkrankung verschlimmert. Daneben steht eine ganze Reihe von Hausmitteln zur Auswahl.

Ursachen und Symptome

Bei Hämorrhoiden handelt es sich um geschwollene Venen im oder um den Anus, die Schmerzen, Juckreiz und gelegentlich Blutungen hervorrufen. Innere Hämorrhoiden sind am meisten verbreitet und entwickeln sich innen im Anus. Sie verursachen Blutungen, aber keine Schmerzen. Sehr unangenehm sind dagegen die äußeren Hämorrhoiden, die manchmal auch bluten. Bei beiden Formen kann ein weicher Gewebeknoten aus dem Anus austreten. Langes Sitzen, Schwangerschaft und Altern begünstigen die Entstehung von Hämorrhoiden. Häufige Verstopfung und Stuhlgang nur unter starkem Pressen können ebenfalls dazu beitragen.

Wohltuende Wärme

- Ein Sitzbad mit **warmem Wasser** ist in der Badewanne wie in der Duschwanne möglich. Sie sollten mit angezogenen Knien sitzen, damit möglichst viel Wasser an den Darmausgang gelangt. Das warme Wasser lindert den Schmerz und regt zudem den Blutfluss in diesem Bereich an, was wiederum angeschwollene Venen schrumpfen lässt. Bleiben Sie, solange Sie möchten, in der Wanne sitzen.
- Probieren Sie die Zugabe von einer Handvoll **Magnesiumsulfat** (Bittersalz) in das Badewasser, um ein Zusammenziehen der Hämorrhoiden zu bewirken. Achten Sie darauf, dass sich die Salzkristalle auflösen, und rühren Sie das Badewasser gut um. Weitere Möglichkeiten sind die Beigabe von **Kamille**, die entzündungshemmend wirkt, oder **Eichenrindenextrakt**. Dafür kochen Sie 15 Minuten lang 2 EL zerkleinerte Eichenrinde in 500 ml Wasser, seihen sie ab und gießen den Sud in das Bad.
- Statt jedes Mal eine ganze Badewanne mit heißem Wasser volllaufen zu lassen, können Sie auch eine **Sitzbadewanne** kaufen. Sie erhalten diese in allen medizinischen Fachgeschäften. Sollten Sie über ein Bidet verfügen, können Sie es zum Sitzbad umfunktionieren.
- Legen Sie bei äußeren Hämorrhoiden einen noch warmen, feuchten **Schwarzteebeutel** auf. Dies können Sie tun, während Sie auf der Toilette sitzen oder wenn Sie sich kurz flach auf den Bauch legen. Neben der wohltuenden Wärme kommt auch die Wirkung eines der Inhaltsstoffe im Tee zum Tragen: Gerbsäure trägt dazu bei, dass Schmerz und Schwellung nachlassen. Zudem fördert die Säure auch noch die Blutgerinnung.

Setzen Sie sich auf Eis

- Füllen Sie eine feste Plastiktüte mit **Eis**, wickeln Sie die Tüte in ein ganz dünnes Tuch – ein Kopfkissenbezug ist ideal –, und setzen Sie sich darauf. Oder Sie verwenden eine Tüte Tiefkühlerbsen (ebenfalls in ein Tuch gewickelt), die sich besser der Körperform anpasst. Die Kälte zieht die geschwollenen Gefäße zusammen, was enorme Erleichterung bewirkt. Bleiben Sie bis zu 20 Minuten in dem frostigen Sattel sitzen. Sie können dies so oft wiederholen, wie Sie wollen, aber legen Sie zwischendurch wenigstens eine 10-minütige Pause ein. **Abwechselnd Kälte und Wärme** – in Form eines Sitzbads zwischen den Eissitzungen – kann ebenfalls hilfreich sein.

Tupfen ja, reiben nein

- Befeuchten Sie einen Wattebausch mit undestillierter **Hamamelis** (Zaubernuss), und betupfen Sie damit die Hämorrhoiden. Der reiche Anteil an Tanninen in der Zaubernuss zieht die Blutgefäße zusammen.
- Ein Tupfer **Vaseline**, die auch vielen Hämorrhoiden-Mitteln beigemischt ist, auf der betroffenen Stelle kann guttun.
- Sowohl **Vitamin-E-Tropfen** als auch **Weizenkeimöl** gelten als wirksame Mittel. Geben Sie diese auf einen Wattebausch, und betupfen Sie die schmerzende Stelle mehrmals täglich.
- Probieren Sie eine Salbe mit **Beinwell** und **Calendula** (Ringelblume). Beide Inhaltsstoffe schaffen Linderung und fördern die Heilung.
- Ungewöhnlich, aber ein Breiumschlag aus **geriebener Kartoffel** wirkt blutstillend und schmerzlindernd.

Auf der faulen Haut liegen

- Strecken Sie sich mehrmals am Tag auf einem bequemen Sofa oder einer Liege aus, und **legen Sie die Füße hoch**. Was den Nerven wohltut, ist auch gut für Hämorrhoiden. In Rückenlage entlasten Sie nämlich den überbeanspruchten Analbereich. Zudem verbessern Sie den Blutkreislauf in der Beckenregion. Im Idealfall lassen Sie sich für diese „Maßnahme" mindestens 30 Minuten Zeit. Wenn Sie in Ihrem Beruf viel sitzen oder stehen müssen, dann denken Sie zumindest daran, regelmäßig die Position zu wechseln, und verharren Sie nicht zu lange in einer Stellung.

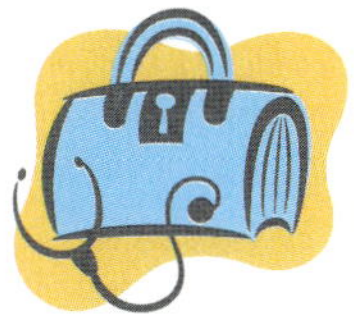

Wann zum **Arzt?**

Hämorrhoiden verlangen nicht nach sofortiger ärztlicher Behandlung, aber bei Gelegenheit sollten Sie Ihrem Hausarzt schon davon berichten. Wenn im Stuhl erstmals hellrotes Blut zu sehen ist, kann man es zunächst für kürzere Zeit mit einem Hausmittel probieren. Aber auch eine entzündliche Darmerkrankung oder eine Darminfektion können ähnliche Symptome verursachen, daher sind der Selbstbehandlung vor der Diagnose durch den Arzt Grenzen gesetzt. Wenn Sie dunkles Blut bemerken oder der Stuhl schwarz aussieht, sollten Sie sofort Ihren Arzt aufsuchen, da dies oft ein Anzeichen für Darmblutungen ist. Auch wenn plötzlich nennenswerte Blutungen aus dem Anus auftreten, Sie den Stuhl nicht mehr halten können oder der Schmerz zunimmt, sollten Sie umgehend einen Arzt konsultieren.

Wussten Sie das?

Der griechische Arzt Hippokrates wusste bereits vor über 2400 Jahren, dass es sich bei Hämorrhoiden um erweiterte Mastdarm-Venen handelt. Aber er empfahl, sie mit einem rotglühenden Eisen wegzubrennen.

Bewährt

Probieren Sie eine Erkältungssalbe mit Menthol, Kampfer und Eukalyptus.

und bewiesen

Es kann nicht schaden, wenn Sie eine solche Salbe ausprobieren, allerdings sollten Sie diese nur außen auf den Anus geben, da Kampfer giftig sein kann. Die Verfechter dieses Heilmittels behaupten, dass es nicht brenne, andere widersprechen dem. Finden Sie es heraus!

Von Körnern profitieren

- Erweitern Sie Ihren Speiseplan um **mehr Ballaststoffe**. Reich an solchen verdauungsfördernden Nahrungsbestandteilen sind Vollkornbrot und Müsli, frisches Obst und Gemüse, brauner Reis und Nüsse.
- Wenn Sie Ihrem Körper mehr Ballaststoffe zuführen, müssen Sie unbedingt viel Flüssigkeit aufnehmen, um Verstopfung zu vermeiden. **Trinken Sie so viel**, dass Ihr Urin eine blassgelbe Farbe aufweist und nicht etwa eine dunkelgelbe.

Sitzen und heben Sie weniger

- Wenn Sie die meiste Zeit an Ihren Schreibtisch gefesselt sind, dann verschaffen Sie sich wenigstens etwa jede Stunde einen **fünfminütigen Spaziergang**. Bei jedem Aufstehen nehmen Sie Druck aus der Region, in der Hämorrhoiden entstehen.
- Bei schwerem Heben entsteht Druck auf den Analbereich. Schützen Sie bei Hebeaufgaben Rückenprobleme vor, und suchen Sie freiwillige Helfer.
- Wenn Sie im Fitnessstudio Gewichte stemmen, dann achten Sie darauf, die **Stützbeugen auszulassen**. Jedes Mal, wenn Sie in die Hocke gehen und sich dann wieder hochdrücken, üben Sie direkten Druck auf den Mastdarm aus.

Nichts verkneifen

- **Suchen Sie die Toilette auf, wann immer Sie ein Bedürfnis verspüren**, denn Aufschieben führt zu Verstopfungen. Das wiederum bedeutet, dass Sie später stärker pressen müssen. Und damit beschwören Sie Hämorrhoiden herauf.
- Nach dem Stuhlgang sollten Sie sich mit **einfachem, weißem, unparfümiertem Toilettenpapier** abwischen, das Sie zuvor unter fließendem Wasser angefeuchtet haben.
- Nach der Reinigung können Sie die empfindliche Zone mit **Gesichtstüchern** pflegen, auf die Sie eine **duftstofffreie Feuchtigkeitscreme aufgetupft** haben.

Halsschmerzen

Ein rezeptfreies Schmerzmittel wie Ibuprofen oder Paracetamol kann die lästigen Halsschmerzen vorübergehend lindern. Aber egal, ob die Beschwerden von zu viel Geschrei im Fußballstadion herrühren, das erste Zeichen einer Erkältung oder Ergebnis von trockener Zentralheizungsluft im Büro sind – am schnellsten hilft immer noch das Gurgeln mit fertig gekaufter Gurgellösung, Tee oder Honig.

Gurgeln Sie los!

- Nichts geht über das althergebrachte Gurgeln mit **Salzwasser**, das Sie schnell von Schmerz befreit. Salz wirkt als mildes Antiseptikum und zieht außerdem Wasser aus den geschwollenen Schleimhäuten im Rachen. Lösen Sie 1/2 TL Salz in einem Glas warmem Wasser auf. Verwenden Sie es so warm, wie Sie es gerade noch aushalten können, gurgeln Sie stündlich damit, und spucken Sie es wieder aus.
- Für eine schärfere Gurgellösung spritzen Sie etwa 10–20 Tropfen **Tabascosoße** in ein Glas Wasser. Tabasco wird aus Chilischoten hergestellt, enthält also Capsaicin und wirkt gegen Viren. Schlucken Sie diese Lösung aber ebenfalls nicht, sonst drohen Magenbeschwerden.
- Alternativ können Sie auch mit gelöstem **Bikarbonat** gurgeln. Geben Sie 1/2 TL Bikarbonat in ein Glas warmes Wasser. Das lindert die Entzündung.

Die Heilkraft von Honig

- **Honig** wird seit langem als Heilmittel gegen Halsschmerzen benutzt. Er wirkt antibakteriell, was die Heilung beschleunigt. Außerdem wirkt er osmotisch, das bedeutet, dass er Wasser aus dem entzündeten Gewebe zieht. Das verringert die Schwellung und die Beschwerden. Geben Sie 2–3 TL Honig in eine Tasse heißes Wasser oder eine Tasse Kräutertee.
- **Heiße Zitrone mit Honig** kann ebenfalls Halsschmerzen lindern. Mischen Sie den Saft einer 1/2 Zitrone mit 1 Glas warmem Wasser, und geben Sie 2 TL Honig hinzu. Für Erwachsene können Sie außerdem 1 oder 2 TL Cognac, Whisky oder Portwein hinzugeben und erhalten damit einen leicht betäubenden heißen Grog, der die Beschwerden lindert.

Ursachen und Symptome

Ein wunder Hals brennt, kratzt und schmerzt, sodass das Schlucken und Sprechen schwerfällt. Die Schleimhaut ist gerötet und mit kleinen weißen oder gelben Pünktchen übersät. Die häufigsten Ursachen sind Viren oder Bakterien. Halsschmerzen durch Virusinfektionen (Erkältungs- oder Grippeviren) entwickeln sich meist allmählich, ohne oder nur mit leichtem Fieber. Eine bakterielle Infektion hingegen, wie der durch *Streptokokken* hervorgerufene Scharlach, beginnt meist plötzlich, begleitet von Fieber und geschwollenen Lymphknoten. Eine Reizung der Schleimhaut in Rachen und Kehle durch Tabakrauch, trockene Warmluft, Nasenschleim (der besonders im Schlaf den Rachen hinunterrinnt) oder eine allergische Reaktion rufen ebenfalls das unangenehme Gefühl des Halswehs hervor.

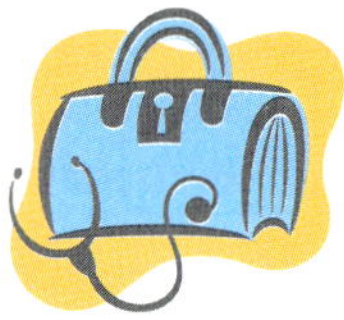

Wann zum **Arzt?**

Halsschmerzen lassen sich gut selbst behandeln; sie sollten sich aber innerhalb eines Tages bessern. Wenn der Schmerz jedoch länger als eine Woche anhält, mit Fieber (38 °C oder höher) länger als drei Tage einhergeht oder wenn Sie gleichzeitig an Ohrenschmerzen leiden, sollten Sie zum Arzt gehen. Das gilt auch, wenn Sie Schwierigkeiten haben, den Speichel zu schlucken oder den Mund zu öffnen, wenn Sie seit drei Wochen oder noch länger heiser sind oder wenn der Schleim Blutspuren aufweist.

- **Schwarze Johannisbeeren**, die viel Vitamin C enthalten, eignen sich für ein weiteres heißes Getränk und eine Gurgellösung. Nehmen Sie einfach Sirup aus schwarzen Johannisbeeren, gießen Sie ihn mit heißem Wasser auf, und schlürfen Sie ihn langsam.

Testen Sie verschiedene Tees

- **Eibisch** enthält Schleimstoffe, die auf wunde Schleimhäute reizmildernd und entzündungshemmend wirken. Überbrühen Sie 2 TL Eibischblätter mit 150 ml heißem Wasser, und lassen Sie den Tee vor dem Genuss 10 Minuten ziehen.
- Statt der Eibischblätter können Sie auch **Eibischwurzel** verwenden. Dazu lassen Sie 10–15 g Wurzel in 150 ml kaltem Wasser unter häufigem Umrühren 90 Minuten lang stehen. Seihen Sie die Flüssigkeit ab, und trinken Sie dann mehrmals täglich eine Tasse leicht erwärmt.
- **Thymian** können Sie als Tee trinken oder zum Gurgeln verwenden. Übergießen Sie 1–2 TL Thymiankraut mit 150 ml Wasser, lassen Sie die Mischung 10–15 Minuten zugedeckt ziehen, und seihen Sie sie dann ab. Trinken Sie mehrmals täglich eine Tasse davon, oder gurgeln Sie mit der Lösung. Thymian wirkt stark antibakteriell und eignet sich auch hervorragend zur Behandlung von Kindern.

Ergänzende Helfer

- Nehmen Sie dreimal täglich 1000 mg **Vitamin C** ein. Wenn die Halsschmerzen durch eine Erkältung, eine Grippe oder eine Streptokokkeninfektion verursacht sind, dann hilft dieses Vitamin dem Immunsystem auf die Beine. Verringern Sie die Dosis, wenn Sie Durchfall bekommen.
- Viermal am Tag **Echinacea** in Kapselform beschleunigt die Heilung, denn Echinacea wirkt gegen Viren und Bakterien.
- Eine andere schlagkräftige Waffe gegen Keime ist **Knoblauch**, am besten als Kapsel in einer Dosierung von 600 mg viermal täglich. Auch er besitzt stark antivirale und antibakterielle Eigenschaften. Wählen Sie Kapseln, die sich erst im Darm auflösen – sie sind besser verträglich –, und nehmen Sie Knoblauchpräparate immer zum Essen ein.
- Lassen Sie alle 3–4 Stunden eine **Zinkpastille** im Mund zergehen – aber niemals länger als 5 Tage in Folge. In einer

Studie wurden diejenigen Versuchspersonen, welche alle 2 Stunden 13 mg Zink lutschten, ihre durch Viren verursachten Halsschmerzen 3–4 Tage früher los als diejenigen ohne Zinkbehandlung. Zu viel Zink kann allerdings das Immunsystem schädigen, daher dürfen Sie diese Substanz nicht zu lange in so hoher Dosierung einnehmen.

Vorbeugen ist noch besser als Gurgeln

- **Waschen Sie die Hände** während der Erkältungs- und Grippesaison sehr häufig, und bemühen Sie sich, möglichst nicht ins Gesicht zu fassen. Auf diese Weise senken Sie das Ansteckungsrisiko.
- Stellen Sie einen **Verdampfer oder Luftbefeuchter** in Ihrem Schlafzimmer auf. Eine höhere Luftfeuchtigkeit schützt die Schleimhäute vor dem Austrocknen.
- Wenn Sie keinen Luftbefeuchter anschaffen wollen, stellen Sie nachts eine **Schüssel Wasser** in die Nähe der Heizung.
- **Falls Sie noch rauchen: Hören Sie damit auf!** Zigarettenrauch reizt die Rachenschleimhaut extrem stark.
- **Atmen** Sie mehr **durch die Nase** als durch den Mund. Auf diese Weise wird die Atemluft natürlich befeuchtet.
- Wenn die Halsschmerzen häufig wiederkommen, kaufen Sie sich eine **neue Zahnbürste**. Auf den Borsten sammeln sich nämlich die Bakterien, und wenn Sie beim Putzen das Zahnfleisch verletzen, dringen die Keime immer wieder ein und infizieren Sie neu.
- **Unterstützen Sie Ihr Immunsystem** während der kalten Jahreszeit mit Vitaminen, Kräutern und besonders gesunder Ernährung. Wichtige Helfer sind vor allem die **Vitamine C und E,** die Mineralstoffe **Zink und Magnesium** sowie die abwehrstimulierenden Kräuter **Echinacea und Umckaloabo**. Außerdem sollten Sie in der Küche Knoblauch, Ingwer und Shiitake-Pilze verstärkt einsetzen oder ergänzend zu sich nehmen. Essen Sie asiatisch, das hilft und schmeckt.

Bewährt

Ein Hausrezept empfiehlt 3 EL Honig und je 1 EL Zitronensaft und Essig dreimal täglich, 3 Tage lang

und bewiesen

Zwar gibt es keinen speziellen Grund für die vielen „Dreier“ in diesem Rezept, aber die Bestandteile können auf jeden Fall Halsschmerzen lindern und bei der Bekämpfung der Infektion helfen.

Harnwegsinfektion

Für Frauen bedeutet das charakteristische Brennen beim Wasserlassen meist eines: eine Harnwegsinfektion – und oft nicht die erste. Jede fünfte Frau erlebt pro Jahr mindestens eine solche Infektion, die der Arzt als „Zystitis" bezeichnet; Männer sind seltener betroffen. Wenn die Mediziner Antibiotika verschreiben, sollte man unbedingt die gesamte Packung einnehmen. Sehr zu empfehlen ist der folgende Ratschlag: Das Trinken von Cranberrysaft verkürzt die Infektion.

Ursachen und Symptome

Frauen bekommen Harnwegsinfektionen viel häufiger als Männer, weil sie eine kürzere Harnröhre haben und deren Ausgang dichter am After liegt als beim Mann. Aus After und Scheide können leicht Keime in die Harnröhre und damit in die Blase gelangen. Symptome der Harnwegsinfektion sind Brennen beim Wasserlassen, das ständige Gefühl einer vollen Blase, häufiger Harndrang und manchmal Fieber sowie Blut im Urin. Wenn Männer eine Harnwegsinfektion bekommen, behindert meist eine vergrößerte Prostata den Harnfluss. Ähnliche Beschwerden können auch nach mechanischer oder chemischer Reizung entstehen, z. B. nach Geschlechtsverkehr oder aufgrund schlechter Hygiene.

Die Beschwerden wegspülen

- Mixen Sie sich beim ersten Anzeichen einer Blasen- oder Harnwegsentzündung einen kalten, schäumenden Drink mit **Bikarbonat**. Lösen Sie 1/2 TL Bikarbonat in 125 ml Wasser. Trinken Sie erst 2 Gläser Wasser, dann die Bikarbonatmischung. Der Urin wird dadurch weniger sauer, was das Brennen beim Wasserlassen abschwächt.
- Trinken Sie den ganzen Tag über **jede Stunde 1 Glas Wasser**. Je mehr Sie den Harntrakt fluten, desto eher schwemmen Sie die Bakterien heraus. Außerdem reizt der verdünnte Urin die Blasenschleimhaut weniger.
- Wissenschaftliche Studien haben bewiesen, dass **Cranberrysaft** Frauen tatsächlich hilft, ihre Harnwegsinfekte schneller loszuwerden. Und auch vorbeugend nützt er. Der Saft enthält allerdings keine Substanz, welche die Vermehrung der Bakterien unterbindet, sondern einen Wirkstoff, der sie daran hindert, sich an der Schleimhaut der Harnwege festzusetzen. Und wenn diese Keime nicht anhaften, werden sie mit dem Urin leichter weggespült. Trinken Sie 300 ml Cranberrysaft pro Tag, sowohl zur Behandlung als auch zur Vorbeugung.
- **Verzichten Sie auf Getränke mit Zitrusfrüchten, Tomatensaft, Kaffee und Alkohol**. Sie machen das Wasserlassen noch schmerzhafter.

Diese Tees wirken gegen die Infektion

- Machen Sie sich einen **Knoblauchtee**. Das klingt schrecklich, aber wenn Sie an einer schmerzhaften Blasenentzündung leiden, werden Sie alles versuchen. Knoblauch enthält starke antibakteriell wirkende Substanzen. Schälen Sie ein paar frische

Knoblauchzehen, zerdrücken Sie sie gut, dann geben Sie sie in heißes Wasser. Lassen Sie das Gebräu 5 Minuten ziehen, bevor Sie es trinken.

- Um das Immunsystem im Kampf gegen Bakterien zu unterstützen und gleichzeitig Ihre Flüssigkeitsaufnahme zu erhöhen, trinken Sie **Echinaceatee**. Dazu können Sie Teebeutel verwenden oder 2 TL rohe Echinaceawurzel aus der Apotheke in heißem Wasser einweichen. Trinken Sie täglich 3 Tassen davon.
- Trinken Sie **Liebstöckeltee**. Gießen Sie 150 ml kochendes Wasser über 2 TL zerkleinerte, getrocknete Liebstöckelwurzel. 10 Minuten ziehen lassen, abseihen und trinken. Dieses Küchengewürz enthält entzündungshemmende und keimvernichtende Stoffe. Außerdem wirkt es harntreibend, was bei der Spülung der Harnwege hilft.
- Versuchen Sie es mit **Brennnesseltee**. Die Brennnessel ist ebenfalls ein Diuretikum, also harntreibend. Nehmen Sie 1 TL getrocknete Brennnesselblätter für 1 Tasse heißes Wasser. Trinken Sie 1 Tasse davon pro Tag.

Pflanzliche Antiseptika

- Bei alkalischem Urin, wie er bei strengen Vegetariern vorkommt, wird das Heilkraut **Bärentraube** besonders empfohlen. Auch wenn Sie kein Vegetarier sind, können Sie das Kraut verwenden, sollten aber in dieser Zeit nur wenige Nahrungsmittel zu sich nehmen, die den Harn sauer machen. Dazu gehören hauptsächlich tierische Produkte wie Fleisch und Milch sowie Vitamin C. Bärentraubenblätter werden seit Jahrhunderten wegen ihrer ausgezeichneten antibakteriellen Wirkung gegen Harnwegsinfektionen eingesetzt. Nehmen Sie als Fertigpräparat 1 oder 2 Kapseln zu 100 oder 200 mg dreimal täglich ein. Benutzen Sie Bärentraube ohne Rücksprache mit dem Arzt jedoch nicht länger als eine Woche und nicht häufiger als fünfmal im Jahr. Achten Sie darauf, dass Bärentraubenblätter auch in manchen fertig gekauften Teepräparaten gegen Blasenentzündungen enthalten sind.
- **Goldrute** wird ebenfalls seit Jahrhunderten bei Nieren- und Blasenleiden eingesetzt. Sie durchspült die Harnwege, löst Krämpfe und hemmt Entzündungen. Nehmen Sie 1600 mg Trockenextrakt pro Tag oder die entsprechende Menge Flüssigextrakt bzw. Tinktur.

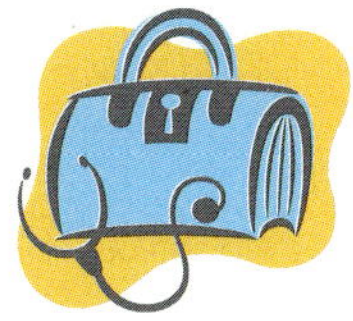

Wann zum **Arzt?**

Gehen Sie zum Arzt, wenn die Symptome einer Zystitis – Sie müssen alle 10 Minuten zur Toilette rennen, und beim Wasserlassen brennt es schrecklich – trotz Behandlung nach 24–36 Stunden immer noch anhalten. Auch ein Fall für den Arzt wird es, wenn die Zystitis von Ausfluss aus Scheide oder Penis begleitet ist, wenn gleichzeitig Rückenschmerzen, Schüttelfrost oder Fieber auftreten oder wenn der Urin blutig aussieht. Ein Termin beim Doktor ist außerdem notwendig, wenn Sie trotz vorbeugender Maßnahmen immer wieder einen Harnwegsinfekt bekommen oder wenn Sie schwanger sind.

Wussten Sie das?

Obwohl statistisch gesehen nur wenige Männer eine Harnwegsinfektion bekommen, tragen doch diejenigen mit vergrößerter Prostata ein deutlich erhöhtes Risiko. Glücklicherweise gibt es jedoch einige Hilfen, mit denen das Problem in den Griff zu bekommen ist (siehe Prostataprobleme, S. 227).

Jede Menge Vorbeugung möglich

- Das Wichtigste: **Gehen Sie regelmäßig zur Toilette** – mindestens alle 4 Stunden – und entleeren Sie dabei die Blase vollständig. Wenn Sie denken, sie sei leer, dann warten Sie einen Moment (Frauen sollten dabei aufstehen) und versuchen es anschließend noch einmal.
- **Vitamin C** und **Bioflavonoide** schützen die Blase vor anhaftenden Bakterien. Nehmen Sie bis zu 1000 mg Vitamin C und bis zu 600 mg Flavonoide am Tag – aber nicht während einer Zystitis, weil Vitamin C den Urin ansäuert!
- Wenn Sie zur Verhütung spermienabtötenden Schaum, Gel oder ein Diaphragma benutzen, sollten Sie zu einem **anderen Verhütungsmittel** wechseln. Die genannten begünstigen Harnwegsinfekte, weil sie die bakterielle Flora der Scheide verändern. Diaphragmen irritieren zudem mechanisch.
- Benutzen Sie milde, **unparfümierte Seifen**, und meiden Sie parfümierte Badeöle oder Schaumbäder.
- **Bestimmte Nahrungsmittel** wie Spargel, Spinat, rote Bete, rohe Karotten, Tomaten, Zitrusfrüchte, Erdbeeren, rotes Fleisch und Milch können eine Blasenentzündung verschlimmern.
- Halten Sie die **Genital-** und **Analregion sauber**. Waschen Sie sich immer vor dem Geschlechtsverkehr, und gehen Sie danach zur Toilette. Der Urin wird die Bakterien wegspülen, die beim Geschlechtsverkehr in die Harnröhre gelangt sind.
- Wischen Sie nach dem Stuhlgang **immer von vorn nach hinten**, um die Verschleppung von Bakterien in den Harntrakt zu vermeiden.
- Wenn Unterwäsche warm und feucht ist, bietet sie den idealen Nährboden für Bakterien. Tragen Sie statt Synthetikwäsche locker sitzende **Baumwollunterwäsche**, die „atmen" kann, und verzichten Sie auf enge Hosen.
- Aus demselben Grund sollten Sie **nasse, enge Badekleidung sofort nach dem Schwimmen wechseln**.
- Finnische Wissenschaftler haben herausgefunden, dass Frauen weniger Harnwegsinfektionen bekommen, wenn sie **viel Käse und Joghurt** essen. Das liegt wohl an den „guten" Bakterien, die üble Keime in Schach halten. Essen Sie also pro Tag 2 oder 3 Becher **Biojoghurt mit *Lactobacillus acidophilus***. Dieser Tipp gilt besonders, wenn Sie Antibiotika einnehmen, denn sie töten auch die erwünschten Bakterien im Darm ab.

Hautprobleme

Die Haut spiegelt das Wohlbefinden – und ist für eine gepflegte Erscheinung sehr wichtig. Doch leider zeigt die Haut oft allzu deutlich, dass sie unter der Umwelt oder dem Lebensstil leidet: Sie wird in trockener Heizungsluft pergamentartig, glänzt ölig bei Stress und bei Hormonschwankungen. Der individuelle Hauttyp ist zwar ererbt, aber dennoch lässt sich mit guter Pflege viel für eine schöne Haut tun.

Pflege beginnt mit Reinigung

- Trockene Haut erholt sich durch **Milch.** Die Milchsäure entfernt sanft abgestorbene Hautzellen und verbessert die Fähigkeit der Haut, Feuchtigkeit zu binden. Tauchen Sie einen Waschlappen in kalte Milch. Legen Sie ihn dann auf das Hautareal, das besonders trocken oder gereizt ist, und belassen Sie ihn für 5 Minuten dort. Spülen Sie anschließend die Milch so vorsichtig ab, dass noch ein Rest Milchsäure auf der Haut bleibt.
- Tragen Sie **Aloe-vera-Gel** auf. Es enthält ebenfalls Säuren, die abgestorbene Hornschüppchen ablösen, und fördert die Heilung gereizter Haut.
- Fettige Haut wird mit **warmem Wasser** gewaschen. Es löst das Fett besser als kaltes.
- Wählen Sie den **richtigen Hautreiniger.** Egal ob Sie Seifenstücke oder Flüssigseife bevorzugen – verwenden Sie auf jeden Fall kein Cremeprodukt. Neutralseifen eignen sich besonders gut, da sie den gleichen Säuregrad wie die Haut haben.

Mehr Feuchtigkeit für trockene Haut

- Pürieren Sie eine **reife Avocado,** und tragen Sie den Brei als Maske auf das Gesicht auf. Das enthaltene Öl bindet Feuchtigkeit und ist reich an dem „Hautvitamin“ E.
- Preiswerter als teure Kosmetika sind folgende Produkte, die die hauteigene Feuchtigkeit binden: **Lanolin** (ein Fett, das aus Wolle gewonnen wird), **Vaseline, Erdnussöl** oder sogar **Kochmargarine.** Setzen Sie diese Produkte sehr sparsam ein, damit sich die Haut nicht fettig anfühlt.
- **Verzichten Sie auf desodorierende Seife.** Sie trocknet die Haut aus, und die darin enthaltenen Duftstoffe können die Haut überdies irritieren.

Ursachen und Symptome

Bei gesunder Haut produzieren die Talgdrüsen ein Fett, das einen natürlichen Schutzfilm auf der Haut bildet. Vor allem im Winter kann trockene Luft die Haut jedoch fleckig und rau machen. Hände und Gesicht leiden am meisten, weil sie Licht und Luft am stärksten ausgesetzt sind. Und ausgerechnet die Hände produzieren auch am wenigsten Talg. Bei fettiger Haut arbeiten die Talgdrüsen stets auf Hochtouren. Durch die Überproduktion glänzt die Haut, und es kommt leichter zu Akne. Fettige Haut ist häufig vererbt: Dunkelhaarige sind öfter betroffen als blonde, hellhäutige Menschen, aber auch Stress oder hormonelle Umstellungen einer Schwangerschaft tragen zu fettiger Haut bei.

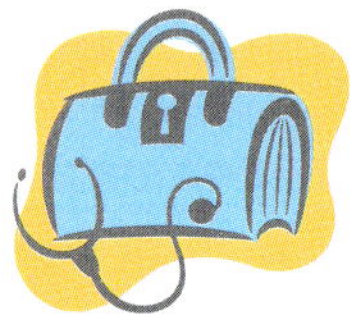

Wann zum **Arzt?**

Ist die Haut so trocken, dass Sie auch nach zwei Wochen Selbstbehandlung noch darunter leiden, dann sollten Sie zum Arzt gehen. Ebenso, wenn Sie einen heftigen, juckenden Hautausschlag entwickeln oder die Haut Zeichen einer Infektion zeigt, wie z. B. Rötung. In seltenen Fällen kann trockene Haut auch ein Symptom einer inneren Erkrankung wie einer Schilddrüsenunterfunktion oder eines Diabetes sein. Bei fettiger Haut kann der Arzt nicht helfen – außer wenn sie bei Frauen von einem Pillenpräparat herrührt. Dann können Sie auf ein anderes Verhütungsmittel wechseln. Wenn die fettige Haut mit Akne zusammen auftritt, gibt es verschiedene Behandlungsmöglichkeiten (siehe Akne, S. 2).

- Vorteilhaft sind **Cremeseifen**, weil ihnen während des Herstellungsprozesses Fett zugesetzt wird.
- **Flüssigseife** ist meist ebenfalls sanfter zur Haut. Kaufen Sie ein Produkt mit der Aufschrift „feuchtigkeitsspendend", und stellen Sie jeweils eine Flasche griffbereit an die Küchenspüle und neben das Waschbecken.

Kurze Duschen, kurze Bäder und gute Luft

- Trockene Haut verträgt **keine ausgedehnten Bäder**: Bleiben Sie nie länger als 15 Minuten in der Badewanne, bevorzugen Sie eine kurze Dusche, sonst waschen Sie die natürlichen schützenden Fette der Haut komplett heraus. Und duschen Sie warm, nicht heiß. Heißes Wasser löst Fett noch stärker.
- Verwenden Sie bei trockener Haut **so wenig Seife wie möglich** – nur unter den Achseln, im Genital- und Analbereich sowie an den Füßen. Für den Rest genügt reines Wasser.
- Baden oder duschen Sie besser **abends**. Dadurch kann die Haut über Nacht wieder den wichtigen Schutzfilm aus hauteigenen Fetten bilden.
- Sorgen Sie im Winter für **ausreichende Luftfeuchtigkeit**. Stellen Sie eine Schüssel mit Wasser neben den Ofen, hängen Sie Luftbefeuchter an die Heizkörper, lassen Sie die Badezimmertür nach dem Duschen offen, und stellen Sie einen Verdunster ins Schlafzimmer.
- **Trinken Sie mindestens 2 l Wasser, Fruchtsaft oder Kräutertees pro Tag**, wenn Sie trockene Haut haben.

Rubbeln gegen fettige Haut

- **Feinkörniger Puder** kann helfen, Fett aufzusaugen und abgestorbene Hautschüppchen zu entfernen, die die Poren verstopfen. Mahlen Sie 2 EL Haferkörner aus dem Bioladen ganz fein, sieben Sie das Gemahlene durch, befeuchten Sie das **Hafermehl** mit etwas **Hamamelislösung**, bis Sie eine Paste erhalten. Massieren Sie diese mit den Fingerspitzen in die Haut ein, und spülen Sie sie anschließend mit etwas warmem Wasser ab.

Schnelle Hilfe für Glanznasen

- Pudern Sie das Gesicht tagsüber mit **losem Puder**, der überschüssiges Fett aufsaugt. Nehmen Sie keinen gepressten Puder – er enthält Fett und fördert die Entstehung von Aknepusteln.

Hausgemachter Hautbefeuchter

Sie möchten Ihre Feuchtigkeitscreme selbst herstellen? Mischen Sie 1 TL weißes Bienenwachs und 2 TL Lanolin in einem Siedetopf, indem Sie die Mischung erhitzen. Verrühren Sie damit 3 EL Olivenöl, 1 EL frisches Aloe-vera-Gel und 2 EL Rosenwasser (aus der Apotheke). Lassen Sie dann die Mischung abkühlen – fertig!

Mineralien und Vitamine für schöne Haut

- Bestimmte Vitamine, vor allem die **B-Vitamine** und **Vitamin C**, sorgen gemeinsam mit einigen Mineralstoffen für schöne, gesunde Haut. Nehmen Sie täglich entweder **Bierhefe** oder ein **Präparat mit Vitamin-B-Komplex** ein, das insbesondere **Thiamin, Riboflavin und Pantothensäure** enthalten sollte.
- Wählen Sie ein Multivitamin- und Mineralstoffpräparat, das die folgenden hautverbessernden Nährstoffe in einer Tablette vereint: zusätzlich zu den oben genannten Vitaminen vor allem **Folsäure, Zink und Selen**.

Gesundheit aus dem Meer

Ein fauler Tag am Meer ist Balsam für die gestresste Seele: Blauer Himmel, warmer Sand und das sanfte Plätschern der Wellen lassen jede Anspannung einfach zerfließen. Doch die Ozeane unseres Planeten bieten dem Körper ebenso viel Wohltuendes wie der Seele. Pflanzen und Tiere aus dem Meer liefern schon jetzt Ausgangsstoffe für unzählige Arzneimittel, weitere Pharmaka befinden sich noch in der Entwicklungsphase. So wird ein wirksamer Sonnenschutz aus Quallen gewonnen und aus Korallen ein Osteoporosemittel.

Fischöl für die Gesundheit

Reichlich Fisch wie Sardinen, Makrele und Thunfisch in der Ernährung kann dazu beitragen, vor Herzinfarkt verursachenden Blutgerinnseln zu schützen. Klinische Tests haben dies mehrfach bewiesen. Inzwischen vermutet man, dass die verantwortlichen Omega-3-Fettsäuren auch bei anderen Gesundheitsproblemen wirken, darunter Depressionen und Entzündungskrankheiten wie rheumatoide Arthritis und Morbus Crohn sowie Schuppenflechte, Systematischer Lupus erythematodes (SLE) und Ekzeme. Möglicherweise lindern die Fischöle auch Menstruationskrämpfe. Wenn Sie den Fischgeschmack nicht mögen, können Sie stattdessen Fischölkapseln einnehmen.

Algen sind Alleskönner

Meeresalgen eignen sich nicht nur zum Einwickeln von Sushi oder von Besuchern in Thalasso-Zentren. Über 2500 Algenarten sind gute Lieferanten für Proteine und Ballaststoffe. Sie enthalten darüber hinaus bis zu 20-mal so viele Vitamine und Mineralstoffe wie an Land angebautes Gemüse sowie das für den Menschen wichtige Vitamin B_{12}. Weil viele Menschen den Verzehr von Fleisch und Milchprodukten einschränken – den üblichen Lieferanten für B_{12} –, entwickeln sie einen Vitamin-B_{12}-Mangel. Dieser kann sich in Form von ausgeprägter Müdigkeit, Depression, Taubheit oder Kribbeln in den Gliedern bemerkbar machen.

Algen sind auch eine reiche Quelle für Alginat, das dem Körper dabei hilft, giftige Schwermetalle wie Blei auszuscheiden. Außerdem enthalten sie Wirkstoffe, die möglicherweise Krebs vorbeugen. Die Nori-Alge enthält das Antioxidans Betakarotin, das freie Radikale neutralisieren kann. Die Radikale können Zellschäden verursachen, die möglicherweise zu bösartigen Tumoren führen. Algen sind in der asiatischen Küche so beliebt wie Kartoffeln in Mitteleuropa; vielleicht erklärt das die dort wesentlich niedrigeren Krebsraten.

Hilfe bei Schilddrüsenunterfunktion

Nicht nur Krebserkrankungen, auch Übergewicht trifft man in Japan weit seltener an als in den meisten westlichen Ländern. Eine

Theorie dazu besagt, dass die jodreichen Algen in der traditionellen japanischen Küche den Stoffwechsel ankurbeln. Stoffwechselprozesse werden auch durch Schilddrüsenhormone gesteuert. Eine Unterfunktion dieser wichtigen Drüse kann auf Jodmangel beruhen. Zu den Anzeichen einer Schilddrüsenunterfunktion können unter anderem Müdigkeit, Antriebsmangel, Verstopfung und trockene Haut gehören. Ob eine Funktionsstörung vorliegt, kann nur der Arzt klären. In den Industrieländern werden wir über jodiertes Salz meist ausreichend mit Jod versorgt. Wenn Ihnen aber der Arzt zu einer verstärkten Jodzufuhr rät, dann könnten Sie mehr Algenprodukte in Ihren Speiseplan aufnehmen.

Meersalz für gesunde Haut

Bereits seit Tausenden von Jahren nehmen die Menschen zur Heilung von Beschwerden ein Bad im extrem salzhaltigen Wasser des Toten Meeres. Wenn dieses Wasser natürlich auch keine Wunder bewirken kann, so ist doch das Baden in Salzwasser zweifellos ein ganz wunderbares Mittel, um trockener, geschädigter Haut Feuchtigkeit zuzuführen.

Sogar schwere Schübe von Schuppenflechte können sich manchmal nach wiederholtem Baden in mit Salz angereichertem Wasser bessern. Ob das Salz selbst oder andere Mineralstoffe im Meerwasser dafür verantwortlich sind, ist nicht klar, obwohl Salz erwiesenermaßen ein sehr effektives natürliches Peelingmittel darstellt.

Falls Sie einfach nur Ihre trockene Haut stört, können Sie ihr mit einem Salzpeeling zu Leibe rücken. Mischen Sie sich eine Paste aus etwa einer Tasse Meersalz und nur so viel Glyzerin (in Apotheken erhältlich), dass das Salz zusammenklebt. Reiben Sie damit den Körper nach dem Duschen, wenn die Haut noch feucht ist, mit den Händen oder mithilfe eines Luffaschwamms ein. Wenn Sie das Salz anschließend abwaschen und sich abtrocknen, werden Sie sich wundern, wie weich sich Ihre Haut anfühlt.

Meeresalgen nach Wahl

Algen finden sich auf den Speisekarten vieler Spitzen-Restaurants in Großbritannien. In Deutschland, Österreich und der Schweiz haben sie sich in der Gastronomie bisher nicht durchgesetzt. Aber viele frische oder getrocknete Sorten gibt es in Asia-Läden.

Arame Diese Braunalge gilt als Stärkungsmittel für Haut, Haare und Nägel. Sie sollte aufgrund ihres hohen Jodgehalts jedoch nur sparsam eingesetzt werden.

Dulse Diese Rotalgen werden in Irland mit Kartoffeln und Butter zu Mus verarbeitet und dann gebraten.

Meeressalat Diese Grünalge findet man im Flachwasserbereich von Küsten. Sie wird zum Marinieren von Fisch sowie als Zutat in Salat, Suppe oder Gebäck verwendet.

Nori Blattartig gepresst wird diese japanische Rotalge zum Einwickeln von Sushi oder als dekorative Suppenwürze genutzt.

Wakame Eine weitere japanische Braunalgenart, Wakame (oder Alaria) genannt, wird nun auch in Großbritannien und der Bretagne angebaut. Man verwendet sie hauptsächlich als Würzmittel für Suppen, Schmortöpfe, Wokgerichte und Salate.

Wenn Sie den Kochsalzverbrauch einschränken müssen – etwa wegen Bluthochdruck –, dann weichen Sie die salzhaltigen Algen vor dem Gebrauch in Süßwasser ein.

Hautverletzungen

Bei einer Verletzung gilt es, die Blutung zu stoppen und die Wunde zu reinigen, um einer Infektion vorzubeugen; den Rest erledigt der Körper selbst. Was man dazu braucht, sind Watte und Wasser für die Reinigung der Wunde, ferner Alkohol, ein antiseptisches Spray oder eine antiseptische Lösung, Bandagen, gut haftendes Pflaster und eventuell eine antiseptische Salbe. Aber auch wenn all das gerade nicht greifbar ist: Es gibt noch andere Mittel, die in diesem Fall sehr gute Dienste leisten – von Honig über Knoblauch bis hin zum eigenen Speichel.

Ursachen und Symptome

Sie haben sich mit einem scharfen Gegenstand geschnitten – einem Küchenmesser, einer Rasierklinge, einem zerbrochenen Glas oder auch an einem Stück Papier. Oder Sie hatten eine unvorhergesehene Begegnung mit einem geteerten Stück Weg und haben ein bisschen Haut an Ellbogen oder Knie verloren. Sie sehen, dass es blutet. Was Sie aber nicht sehen, ist das Eindringen von Bakterien in die Wunde und das Entstehen einer Infektion.

Reinigen, desinfizieren und abdecken

- Stoppen Sie die Blutung, indem Sie mit einem sauberen Tuch oder einem Stück Verbandmull **Druck auf die Wunde** ausüben. Notfalls nehmen Sie die Hand.
- Wenn die Blutung aufgehört hat, reinigen Sie das Areal um die Wunde vorsichtig mit Wasser und Seife. Dann legen Sie einen Verband an.
- Einen Schnitt können Sie auch mit **Calendula-Tinktur** reinigen. Die Ringelblume ist bekannt für ihre Wundheilungskräfte. Sobald die Wunde verschlossen ist, tragen Sie für eine schnellere Heilung Calendula-Salbe auf.
- Reinigen Sie eine Schnittwunde zweimal täglich mit **Myrrhentinktur**. Myrrhe regt die Produktion von weißen Blutkörperchen an, das sind die keimbekämpfenden Zellen, die im Blut kreisen und sich in Wunden ansammeln. Mischen Sie 1 TL Myrrhentinktur mit 100 ml Wasser. Geben Sie ein wenig davon auf den Schnitt oder die Schürfwunde, und lassen Sie es an der Luft auf der Wunde trocknen.
- Probieren Sie **Teebaumöl** aus. Es enthält einen stark antiseptisch wirkenden Inhaltsstoff und wird überall auf der Welt zur Wundbehandlung eingesetzt. Verrühren Sie 1 1/2 TL Teebaumöl in 1 Tasse mit warmem Wasser, und befeuchten Sie Schnitt- und Schürfwunden zweimal täglich damit.

Heilmittel aus der Küche

- Wenn Sie keine antiseptische Creme griffbereit haben, tupfen Sie etwas **Honig** auf die Wunde und decken sie mit einem sauberen Tuch oder Verband ab. Honig wirkt antibakteriell und kann die Wundheilung beschleunigen – das haben Studien bewiesen. Wenn Sie kein Klebepflaster oder keine Bandagen zur Hand haben, dient Honig nach dem Eintrocknen auch als natürliche Abdeckung.

- **Knoblauch** ist ebenfalls ein natürliches Antibiotikum. Legen Sie versuchsweise eine zerdrückte Zehe auf den Schnitt – wenn der Knoblauch Ihre Haut zu stark reizt, nehmen Sie ihn gleich wieder ab.

Schorfpflege bei aufgeschlagenem Knie

- Kinder scheinen sich manchmal ihre Knie fast täglich aufzuschlagen. Ein Hilfsmittel hierfür ist **Vaseline**. Diese salbenartige Substanz schützt abgeschürfte Haut und hält den Schorf weich, sodass er nicht aufbricht und die Kinder weniger versucht sind, daran herumzuzupfen.

Lernen Sie von Ihrem Hund

- Wenn Sie eine Wunde nicht auswaschen können – z. B., weil Sie irgendwo in der Wildnis herumwandern – dann **lecken Sie sie ab**. Ein Bericht in der medizinischen Fachzeitschrift Lancet beschreibt, dass dies eine sinnvolle Maßnahme ist, denn der Speichel enthält desinfizierende Wirkstoffe. Es muss aber eigener Speichel sein, fremder birgt ein hohes Infektionsrisiko.

Kleben Sie die Wunde zusammen

- Der Warnhinweis auf den Wundkleber-Präparaten lautet, dass der Kleber die Haut sofort fest verbindet – und genau das wollen Sie, wenn Sie z. B. einen kleinen Schnitt von einer scharfen Papierkante in der Fingerkuppe haben. **Wundkleber** wird auch bei Operationen statt Nähen zum Verschließen von Gewebe eingesetzt. Die Anwendung setzt jedoch voraus, dass Sie die Schnittkanten des verletzten Gewebes dicht und genau aneinanderfügen können und dass Sie nichts von dem Kleber an Ihre Finger bringen, sonst haftet zum Schluss der Zeigefinger am Daumen. Sie machen es sich daher leichter und befinden sich auf der sicheren Seite, wenn Sie statt des flüssigen Klebers **Klammerpflaster** verwenden. Dabei handelt es sich um extrem gut klebende kleine Pflasterstreifen. Damit können Sie leicht klaffende Wundränder zusammenfügen und für mehrere Tage fixieren.

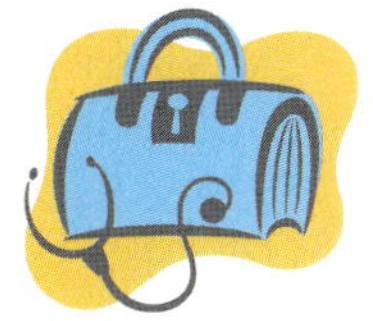

Wann zum Arzt?

Gehen Sie zum Arzt, wenn die Wunde nicht aufhört zu bluten oder sich nicht schließt, wenn Sie Anzeichen für eine Infektion bemerken wie Eiter, ungewöhnliche Sekrete, Fieber, rote Streifen außerhalb der Wunde auf der Haut. Suchen Sie ärztliche Hilfe, wenn sich unter der Hautwunde womöglich ein größerer Schaden verbirgt, falls Sie z. B. nach einem Schnitt in den Finger diesen nicht mehr aktiv beugen können. Bei einer tiefen Wunde werden Sie gegebenenfalls gegen Tetanus geimpft, vor allem, wenn die Wunde mit Erde verschmutzt ist.

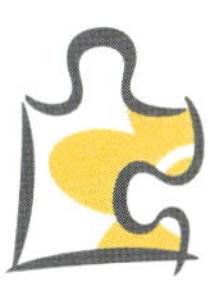

Bewährt

Manche glauben, dass schwarzer Pfeffer auf der Wunde die Blutung sofort stoppt.

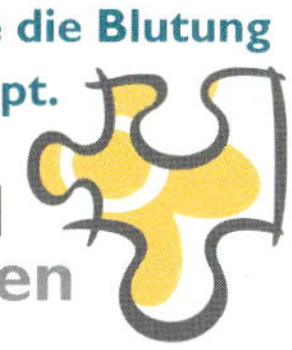

und bewiesen

Ob das der Fall ist, sei dahingestellt, aber er wirkt schmerzlindernd, antiseptisch und antibiotisch.

Herzklopfen

Ungefähr 36 Millionen Mal pro Jahr schlägt das Herz genau so, wie es soll – und deswegen ist es so irritierend, wenn es gelegentlich aus dem Takt kommt. Zum Glück gibt es Mittel, Herzklopfen so schnell wieder abzustellen, wie es entstanden ist. Sie können es von vornherein verhindern, indem Sie Atemtechniken anwenden, die den Stress reduzieren, Ihren Arzt Ihre Medikamente überprüfen lassen und Ihrem Speiseplan bestimmte Nahrungsmittel hinzufügen, die bekanntermaßen gut fürs Herz sind.

Ursachen und Symptome

Gleichmäßige elektrische Impulse sorgen dafür, dass das Herz so regelmäßig schlägt, dass Sie es normalerweise nicht bemerken. Aber wenn dieses System ins Stocken gerät, können Sie plötzlich intensives Herzklopfen spüren – ein flatteriges oder heftig pochendes Gefühl in der Brust. Entweder schlägt das Herz zu schnell, oder es setzt zwischendurch für einen Schlag aus. Herzklopfen kann gelegentlich auf eine ernste Herzerkrankung hindeuten, in den meisten Fällen sind die Ursachen jedoch eher Müdigkeit, Sorgen, eine Krankheit oder Stress. Auch wenn Ihnen Herzklopfen Angst macht, eine medizinische Behandlung ist meist nicht erforderlich.

Beruhigen Sie Ihr flatterndes Herz

- Setzen Sie sich hin, sobald Sie unregelmäßigen Herzschlag bemerken, und legen Sie die Füße hoch. Atmen Sie langsam und tief ein und aus, sodass sich der Bauch bei jedem Atemzug hebt und senkt. Wenn Sie sich auf eine **ruhige, gleichmäßige Atmung** konzentrieren, wird der Herzschlag wahrscheinlich sofort wieder zu seinem normalen Rhythmus zurückfinden.
- Sollte das Herzrasen anhalten, wenden Sie das **Valsalva-Manöver** an. Halten Sie sich die Nase zu, schließen Sie den Mund, und versuchen Sie auszuatmen. Pressen Sie dagegen an. Dies bewirkt ein kurzes Ansteigen des Blutdrucks, was dem Herz wieder zu seinem normalen Rhythmus verhelfen sollte. Diese Methode aus dem 18. Jahrhundert trägt ihren Namen nach dem italienischen Anatom Antonio Maria Valsalva.
- **Husten Sie kräftig**. Ebenso wie das Valsalva-Manöver erhöht auch Husten den Blutdruck in der Brust. Manchmal reicht dies schon, um das Herz wieder in Takt zu bringen. Oder blasen Sie einen **Luftballon** auf. Dazu raten übrigens auch Berufssänger, denn diese Aktion beruhigt nicht nur das Herz, sondern zudem von Lampenfieber geplagte Nerven.

Kaltes Wasser als „Schrittmacher“

- Trinken Sie ein paar **Schlucke kaltes Wasser**. Eine Theorie besagt, dass das geschluckte Wasser dazu führt, dass die Speiseröhre gegen das Herz drückt und durch diesen „Schubs“ den richtigen Rhythmus wiederherstellt.
- Sie können sich aber auch eiskaltes **Wasser ins Gesicht spritzen**. Dieser Kälteschock könnte schon ausreichen, um den normalen Herzrhythmus wiederherzustellen.

Essen und trinken mit Maß

- Essen Sie häufig Fisch. Sowohl **Lachs und Makrele** als auch **Sardinen** haben einen besonders hohen Anteil an Omega-3-Fettsäuren, die gut sind fürs Herz.
- **Vermeiden Sie es, bei einer Mahlzeit übermäßig viel zu essen.** Wenn der Körper eine zu große Menge auf einmal verdauen muss, wird Blut vom Herzen abgezogen und zum Verdauungstrakt gepumpt. Das kann zu Herzklopfen führen.
- **Schränken Sie Ihren Alkohol-, Kaffee- und Zigarettenkonsum ein.** Alkoholexzesse und zu viele Zigaretten (oder eine Nikotinersatztherapie) sind bekannte Ursachen für starkes Herzklopfen; auch Schokolade kann der Missetäter sein.

Weniger Stress und genügend Schlaf

- Wenn Sie Herzklopfen haben, dann ist sehr wahrscheinlich Stress daran schuld. Herzjagen könnte eine Warnung des Körpers sein, der Ihnen mitteilen möchte, dass Ihr Stressniveau den sicheren Bereich überschritten hat. **Meditieren** hilft, es wieder auf ein Normalmaß zu senken. Versuchen Sie, sich täglich 30 Minuten Zeit zu nehmen, um zu entspannen und die Gedanken treiben zu lassen.
- Beruhigen Sie die Nerven mit einer Aromatherapie. Träufeln Sie ein paar Tropfen **Lavendelöl** auf ein Taschentuch, und inhalieren Sie den Duft. Sie können aber auch 2 Tropfen **Bitterorangenöl** (auch Pomeranzenblüte genannt) auf der Brust verreiben oder ins Badewasser geben.
- Gönnen Sie sich jede Nacht mindestens **7 Stunden Schlaf**. Müdigkeit kann ein weiterer Auslöser dafür sein, dass das Herz außer Takt gerät.

Wärmen Sie sich auf, und legen Sie los

- Verschaffen Sie sich drei- oder viermal pro Woche mindestens 30 Minuten **Bewegung**. Walking, Jogging oder Tennis sind eine ausgezeichnete Wahl. Konzentrieren Sie sich aber nicht darauf, die Leistung vom Vortag zu steigern oder einen Gegner zu schlagen, denn das würde den Stress nur erhöhen. Wählen Sie ein Tempo, bei dem Sie sich bequem unterhalten könnten.
- **Wärmen Sie sich** vor dem Training 10 Minuten lang **auf**, und denken Sie daran, das Sportprogramm mit 10 Minuten Dehnungsübungen abzuschließen.

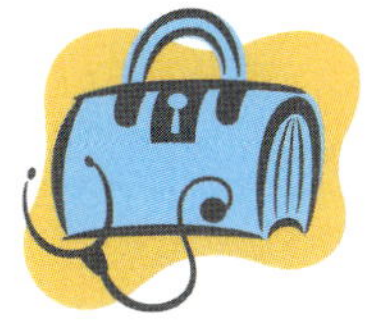

Wann zum **Arzt?**

Sofern Sie nicht schon länger Probleme mit dem Herzen haben, gibt es meist keinen Grund, bei Herzklopfen einen Arzt aufzusuchen – es sei denn, das Herzrasen tritt öfter als einmal wöchentlich oder immer häufiger auf oder wird von Benommenheit oder Schwindel begleitet. Sprechen Sie mit Ihrem Arzt, wenn Sie oft Herzklopfen haben und weitere Anzeichen für eine Schilddrüsenüberfunktion vorliegen, z. B. Gewichtsverlust, Schweißausbrüche oder Schlaflosigkeit. Wenn Sie Beklemmungsgefühle in der Brust verspüren, begleitet von Übelkeit und Schweißausbrüchen, oder das Gefühl haben, gleich ohnmächtig zu werden, dann rufen Sie sofort den Notarzt. Sie könnten einen Herzanfall haben.

Bewährt

Kann man Herzklopfen vorbeugen, indem man weniger Süßigkeiten isst?

und bewiesen

Alle Nahrungsmittel, die den Blutzuckerspiegel plötzlich ansteigen lassen, können zum Auftreten von Herzklopfen beitragen. Wenn Sie Schokolade lieben und an Herzklopfen leiden, dann versuchen Sie, den Zuckerkonsum einzuschränken. Es ist durchaus möglich, dass das Herzklopfen daraufhin nachlässt oder ganz verschwindet.

Regulieren Sie den Rhythmus

- Viele Menschen mit einem unregelmäßigen Herzrhythmus haben niedrige **Magnesiumwerte**. Versuchen Sie deshalb, sehr magnesiumreiche Kost zu sich zu nehmen, in Form von Vollkornprodukten, Bohnen und Hülsenfrüchten, dunkelgrünem Blattgemüse und Schalentieren. Wenn Sie es mit Magnesiumpräparaten probieren möchten, dann sollten Sie täglich 300 mg einnehmen. Achtung: Verzichten Sie auf solche Präparate, wenn Sie nierenkrank sind!
- Nehmen Sie **Coenzym Q10**. Diese natürliche Substanz ist rezeptfrei in Tablettenform erhältlich und trägt zu einem gleichmäßigen Herzrhythmus bei. Schlucken Sie 50 mg zweimal täglich zu den Mahlzeiten. Es kann allerdings ein paar Monate dauern, bis Sie eine echte Wirkung spüren.
- Wenn Sie selten Fisch essen, dann führen Sie Ihrem Körper wenigstens täglich 2–3 g **Fischöl** zu, da es reich an wertvollen Omega-3-Fettsäuren ist.

Die Medikamente im Fokus

- Viele Medikamente und frei verkäufliche Arzneimittel können Herzklopfen verursachen. **Lesen Sie** deshalb immer **den Beipackzettel**. Eine Formulierung wie: „Verwenden Sie dieses Produkt nicht, wenn Sie an einer Herzerkrankung oder Bluthochdruck leiden" oder eine ausdrückliche Warnung vor einer Wirkung aufs Herz sollte Sie sehr vorsichtig machen. Ein häufiger Zusatzstoff bei frei verkäuflichen Erkältungs- und Allergiemitteln, die abschwellende Wirkstoffe enthalten, ist Pseudoephedrin, das ebensolche gefährlichen Auswirkungen haben kann wie Ephedrin.
- Manche **Inhaliersprays** gegen Asthma erhöhen das Risiko von Herzklopfen. Ebenso verhält es sich mit vielen **Antihistaminika**. Wenn Sie solch ein Medikament nehmen sollten, dann bitten Sie Ihren Arzt, Ihnen lieber ein anderes zu verschreiben.
- **Meiden Sie** jegliche Ernährungspräparate oder Nahrungsmittelergänzungen mit **Ephedrin** (auch **Ma-huang** genannt). Produkte mit diesem Inhaltsstoff werden zur Reduzierung des Körpergewichts oder als „pflanzlicher Energiesteigerer" eingesetzt und erhöhen den Energieumsatz. Ephedrin kann jedoch das Risiko von Herzrhythmusstörungen oder Herzklopfen massiv erhöhen – manchmal mit gefährlichen Folgen.

Hitzepickel

Wenn die Hitze die Haut zu Pickeln reizt, ist Kühlung das Allerwichtigste. Verbringen Sie in den nächsten Tagen so viel Zeit wie möglich im Haus – im Idealfall in klimatisierten Räumen. Nehmen Sie reichlich kalte Bäder oder Duschen. Bitten Sie Ihren Partner, eine Freundin oder Ihre Kinder, Ihnen frische Luft zuzufächeln, oder setzen Sie sich vor einen Ventilator. Und während Sie darauf warten, dass die Haut sich abkühlt, können Sie folgende Heilmittel ausprobieren.

Gegen Hitze hilft Kälte

- Alles, was die Temperatur Ihrer Haut senkt, trägt dazu bei, den Juckreiz und die Schwellung zu reduzieren. Wenn Sie also keine Zeit für ein lauwarmes bis kühles Bad haben, dann legen Sie alle paar Stunden etwa 10 Minuten lang einen **Eisbeutel** oder eine **kalte Kompresse** auf den Ausschlag.

Es gibt ein Zauberpulver

- Man könnte glauben, **Bikarbonat** wäre gegen jegliches Übel einsetzbar – auf jeden Fall verfehlt es bei Hitzepickeln nicht seine Wirkung. Geben Sie einige Esslöffel davon in das Badewasser, und nehmen Sie darin ein ausgedehntes Bad. Es lindert den Juckreiz und bewirkt, dass Sie sich wohler fühlen werden, während der Ausschlag verheilt. Sie können auch fein gemahlenes **Hafermehl** hinzugeben.
- Pudern Sie Bikarbonat oder **Maismehl** direkt auf die betroffenen Hautstellen, um den Schweiß und die Flüssigkeit zu absorbieren. Das ist eine uralte Methode, die schon von unseren Großmüttern angewandt wurde. Manche halten Maismehl für die weitaus bessere Variante, da es sich auf der Haut weicher anfühlt. Wiederholen Sie diese Anwendung alle paar Stunden, nachdem Sie die Haut zuvor sorgfältig gewaschen und abgetrocknet haben.

Besänftigen Sie die Haut mit einer guten Lotion

- Das kühlende Gel des **Aloe-vera**-Blattes wird von alters her verwendet, um Juckreiz zu lindern und die Heilung zu fördern. Tragen Sie das Gel zwei- oder dreimal täglich auf die betroffenen Hautpartien auf. Waschen Sie die Haut vor jeder

Ursachen und Symptome

Die juckenden, roten Pickel auf Nacken, Brust, in den Achselhöhlen und in der Leistengegend entstehen durch Schweiß. Normalerweise verdunstet Schweiß und kühlt so die Haut. Aber in Kleidungsstoff gefangener Schweiß kann nicht abfließen. Die Haut quillt auf, verstopft die Schweißdrüsen und Schweiß sickert in die Haut, was als Hitzepickel sichtbar wird. Wenn die Pickel aufplatzen und den Schweiß freigeben, kann sich das durch ein brennendes Gefühl bemerkbar machen. Hitzepickel entstehen in heißer, feuchter Umgebung, durch Schweiß und enge Kleidung sowie an Hautstellen, die aneinanderreiben, was besonders bei Übergewichtigen oft der Fall ist.

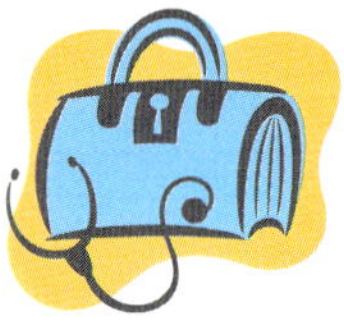

Wann zum **Arzt?**

Einfache Hitzepickel sind lästig, aber nichts Ernstes; Juckreiz und Entzündung sollten sich nach 1–2 Tagen legen. Gehen Sie jedoch zum Arzt, wenn die Pickel nicht innerhalb weniger Tage verschwinden oder sich infizieren. In diesem Fall können Medikamente erforderlich werden. Wenden Sie sich sofort an die Notaufnahme, wenn Übelkeit, Austrocknung, Durst, Kopfschmerzen und Blässe hinzukommen. In schlimmen Fällen kann ein Hitzeausschlag die Temperaturregulation des Körpers stören und Fieber und Hitzeerschöpfung verursachen.

Anwendung. Sie können das Gel eines frisch geschnittenen Blattes benutzen oder ein Produkt mit dem Wirkstoff von Aloe vera kaufen (viele After-Sun-Produkte enthalten ihn).

Immer schön luftig

- Wenn sich zu dem Ausschlag Bläschen gesellen, dann **bedecken Sie diese nicht mit Kleidung**. Frische Luft beschleunigt nämlich den Heilungsprozess.

Nichts geht über Vorbeugung

- Schränken Sie körperliche Aktivitäten bei extrem heißem und feuchtem Wetter ein. Mit dem Hinweis, dass Sie Hitzepickel bekommen, haben Sie eine perfekte Entschuldigung für das Schwänzen des Fitnessprogramms. Und zur Vorbeugung **duschen** und **baden** Sie so oft in **lauwarmem Wasser**, wie Sie möchten, um abzukühlen. Lauwarmes Wasser ist dabei besser als kaltes. Kaltes Wasser bewirkt, dass sich die Blutgefäße der Haut schließen, um die Körperwärme zu bewahren, sodass Ihnen nur noch wärmer wird.
- Tragen Sie **locker sitzende** Kleidung aus **Baumwolle** oder **Leinen**. Diese Gewebe halten die Haut trockener und verringern so die Wahrscheinlichkeit, dass sie Hitzepickel entwickelt. Meiden Sie besonders an warmen Sommertagen synthetische Gewebe sowie enge Kleidung.
- **Verwenden Sie keine Sonnencremes, die auf Öl basieren**, oder Produkte mit **Kakaobutter**. Entscheiden Sie sich für einen weniger öligen Sonnenschutz, der außerdem hypoallergen sein und sowohl UVA- wie UVB-Strahlen filtern sollte.
- Setzen Sie sich am Strand unter einen **Sonnenschirm**. An Ihrem Schattenplätzchen wird eine bedeutend angenehmere Temperatur herrschen als in der prallen Sonne.
- Vielleicht schaffen Sie es ja, **ein paar Kilo abzunehmen**? Übergewichtige Menschen schwitzen stärker, was das Entstehen von Hitzepickeln wahrscheinlicher macht.
- Nehmen Sie mehr **essenzielle Fettsäuren** zu sich, indem Sie öfter Leinöl sowie Lachs, Thunfisch, Makrele oder andere fettreiche Fischarten essen. Diese gesunden Fette helfen, eine Entzündung im Körper zu verhindern, und machen Sie auf diese Weise weniger anfällig für Hitzepickel. Das Leinöl können Sie einfach über den Salat geben.

Husten

Husten plagt nicht nur den Betroffenen selbst, sondern stört auch die Mitmenschen – egal ob die Liebsten, ein ergriffenes Publikum im Kino oder ein andächtig lauschendes Auditorium im klassischen Konzert. Dennoch sollten Sie Husten mit Auswurf keinesfalls unterdrücken, denn damit versucht der Körper, Schleim aus den Bronchien zu schaffen. Besser ist es, ihn zu verstärken, um den Schleim und den Husten rasch loszuwerden. Wenn Sie hingegen einen trockenen Husten haben, sollten Sie den Rachen befeuchten und den Hustenreiz bändigen.

Linderndes Lutschen

- Lutschen Sie **Hustenbonbons**. Das steigert die Speichelproduktion und lässt Sie häufiger schlucken, was dazu führt, dass Hustenstöße unterdrückt werden.
- Bei „produktivem" Husten verwenden Sie **Eukalyptusbonbons**. Das Eukalyptusöl tötet Bakterien ab und fördert außerdem die Durchblutung.
- Bei trockenem Husten hilft **Sonnentaukraut**, das pur als Tinktur oder als alkoholfreier Hustensaft angeboten wird.

Selbstgemachte Hustensäfte

- Vermischen Sie 2 EL **Zitronensaft** mit 1 EL **Honig**, und fügen Sie ein Quäntchen **Cayennepfeffer** hinzu. Der Honig kleidet den Rachen aus und beruhigt gereiztes Gewebe, während der Zitronensaft die Entzündung verringert und eine Dosis von infektionsbekämpfendem Vitamin C freisetzt. Der Cayennepfeffer kurbelt die Durchblutung im Hals an, was den Heilungsprozess beschleunigt. Anstelle von Cayennepfeffer können Sie auch ein wenig frischgehackte Zwiebel nehmen. Zwiebeln enthalten Reizstoffe, die den Hustenreflex auslösen und so dabei helfen, den Schleim nach oben zu bringen.
- Kochen Sie einen Zwiebelhonigsirup aus 6 mittelgroßen geschälten, zerkleinerten **Zwiebeln** und 4 EL Honig. Köcheln Sie das Ganze im Wasserbad zugedeckt 2 Stunden lang. Seihen Sie die Mixtur dann ab, und nehmen Sie alle 2–3 Stunden 1 EL.
- Bevor Sie zu Bett gehen, mixen Sie sich einen kleinen Schlaftrunk aus **Johannisbeerlikör (Cassis)** und einem Schlückchen **Portwein** – der Alkohol hilft beim Einschlafen.

Ursachen und Symptome

Wahrscheinlich ist eine Erkältung oder eine Grippe die Ursache des Hustens. Eine Infektion des oberen Atemtrakts lässt die Atemwege anschwellen, reizt und führt zur Bildung von Schleim, den der Körper durch Husten loswerden will.

Es gibt zwei Arten von Husten: Der feuchte oder produktive Husten bringt Schleim hervor. Er wird normalerweise von Allergien, Erkältungen oder anderen Atemwegsinfektionen verursacht.

Ein trockener oder unproduktiver Husten reizt die Schleimhäute und tritt ebenfalls bei einer Erkältung auf, häufiger jedoch wird er ausgelöst durch Zigarettenqualm, Staub, Rauch oder andere Stoffe in der Atemluft.

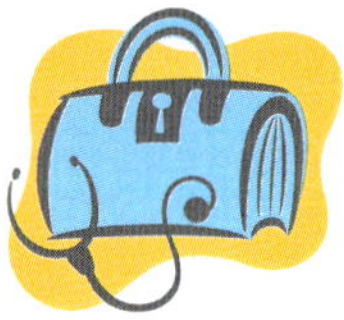

Wann zum **Arzt?**

Meistens bessert sich der Husten innerhalb von 7–10 Tagen von selbst. Wenn er jedoch länger als 4 Wochen anhält oder Sie grünlichen oder blutigen Auswurf haben, dann sollten Sie zum Arzt gehen. Diese Symptome können auf eine chronisch-obstruktive Bronchitis, Asthma oder auch Lungenkrebs hindeuten. Wenn pfeifende Atmung, Kurzatmigkeit und Schwellungen an den Knöcheln hinzukommen, kann Husten auch ein drohendes Herzversagen anzeigen. Bei heftigem Brustschmerz, Schüttelfrost oder Fieber über 38 °C über mehr als 3 Tage könnte eine Lungenentzündung vorliegen und Sie müssen dringend zum Arzt. Hustende Babys oder alte Menschen brauchen früher ärztliche Hilfe.

- Einen wohltuenden Sirup für den Hals bekommen Sie, wenn Sie 5 oder 6 **Gewürznelken** mit einer Tasse **Honig** vermischen und das Ganze über Nacht in den Kühlschrank stellen. Morgens entfernen Sie die Gewürznelken und nehmen bei Bedarf 1 TL des Sirups ein. Gewürznelken lindern den Schmerz, und der Honig dämpft die Entzündung.
- **Himbeeressig** kann löffelweise eingenommen werden, pur oder mit Fruchtsaft, wenn Sie den Geschmack nicht mögen. Der Essig ist auch eine nützliche Gurgellösung, wenn der Husten von Halsschmerzen begleitet ist.
- Ein altmodisches Heilmittel ist **Hagebuttensirup** oder -konfitüre. Das Hagebuttenmark beschichtet die Schleimhäute sanft und enthält sehr viel Vitamin C.
- **Kamille** ist ein beruhigend wirkendes Heilkraut: Es hilft beim Einschlafen, wenn Sie es als Tee trinken, und bei Husten mit Schnupfen, wenn Sie es inhalieren. Oder stellen Sie im Schlafzimmer über Nacht einfach ein paar Tropfen Kamillentinktur in einer Schüssel auf die Heizung.

Tees gegen Husten

- **Thymian** ist ein Expectorans, löst also den Schleim und enthält außerdem Wirkstoffe, die die Atemwege entspannen. Für einen Thymiantee geben Sie 2 EL frischen Thymian (oder 1 EL getrockneten) in eine Tasse mit heißem Wasser. Lassen Sie den Tee 5 Minuten ziehen, dann seihen Sie das Kraut ab, fügen eventuell Honig hinzu und trinken ihn.
- Der aromatische **Ysop** wird seit biblischer Zeit zu Likören und zu Arznei verarbeitet, vor allem zum Dämpfen der Schweißproduktion. Einen Tee aus getrockneten Ysopblüten können Sie dreimal täglich gegen Husten, Asthma und Bronchitis trinken.

Mit Dampf gegen den Krupphusten

Ein Kind, das an Krupphusten leidet, hat einen bellenden Husten, der sich meist nachts zu Anfällen steigert. Er wird durch virale oder bakterielle Infektionen verursacht und ist nicht unbedingt gefährlich, wirkt aber beängstigend. Sie helfen dem Kind während des Anfalls, indem Sie es ins Badezimmer bringen und dort heißes Wasser laufen lassen, bis sich die Luft mit Dampf sättigt. Alternativ helfen oft auch feuchte Kälte, kalte Nachtluft oder eine geöffnete Kühlschranktür, vor die Sie das Kind setzen. Fahren Sie im Notfall zum Arzt.

Kann Sodbrennen Husten auslösen?

Wenn der Husten hauptsächlich nach den Mahlzeiten auftritt, während der Nacht oder beim Liegen, dann liegt das Problem möglicherweise nicht in den Atemwegen, sondern im Verdauungstrakt. Sodbrennen setzt ein, wenn saurer Magensaft in die Speiseröhre und vielleicht bis hinauf in die Kehle zurückfließt und dort die empfindliche Schleimhaut verätzt. Wenn Sie das Sodbrennen unter Kontrolle bekommen (siehe Sodbrennen, S. 287), dann werden Sie damit vermutlich auch den Husten kurieren.

- Zählen Sie 45 Tropfen **Lakritztinktur** in eine Tasse mit heißem Wasser, und schlürfen Sie das Gebräu dreimal täglich. Lakritze löst den Schleim und entspannt die verkrampfte Bronchialmuskulatur. (Achtung: Nehmen Sie Lakritze auf keinen Fall über einen längeren Zeitraum ein, maximal ein paar Wochen hintereinander, sie erhöht den Blutdruck.)
- Ayurveda-Heilkundige, die traditionellen Heiler Indiens, empfehlen einen **Gewürztee**, den Sie mehrmals am Tag trinken können. Vermischen Sie dazu $^1/_2$ TL **Ingwerpulver** und jeweils 1 Messerspitze gemahlene **Gewürznelken** und **Zimt** mit einer Tasse kochendem Wasser, rühren Sie um, und genießen Sie das wohltuend duftende Getränk.

Einreibungen bringen Erleichterung

- Kaufen Sie in der Apotheke eine **Brustsalbe** oder ein ätherisches Öl, das Kampfer und Menthol enthält, und tragen Sie das Mittel auf Hals und Brust auf. Das erleichtert das Atmen, weil es die Verschleimung löst. Falls Sie kein Fertigprodukt anwenden möchten, bereiten Sie einen Tee aus **Eukalyptusblättern**, geben Eukalyptusöl hinzu und inhalieren den Dampf durch Mund und Nase, sooft Sie mögen. Das Öl können Sie außerdem auch zweimal täglich zum Einreiben von Brust und Hals verwenden.
- Wenn Sie nichts im Haus haben, womit Sie die Brust einreiben können, machen Sie einen **Brustwickel mit Senf**, um die Verschleimung zu lösen. Vermischen Sie in einer Schüssel 1 Teil Senfpulver und 2 Teile Mehl. Geben Sie so viel Wasser hinzu, dass daraus eine Paste entsteht. Verteilen Sie diese Paste auf einem sauberen Geschirrtuch, und falten Sie es auf die Hälfte. Schützen Sie die Haut mit einer Vaselineschicht, bevor Sie den Senfwickel auf die Brust legen, denn auf der Haut kann

der Senf stark brennen. Kontrollieren Sie die Haut immer wieder, und nehmen Sie den Wickel ab, wenn sie Ihnen zu rot oder gereizt erscheint. Manche Leute empfehlen aus diesem Grund, den Wickel mit Eiweiß statt mit Wasser herzustellen; das soll weniger stark brennen.

Husten, aber mit System

- Wenn der Hals vom Dauerhusten strapaziert und gereizt ist, probieren Sie die folgende **Technik, um Hustenanfälle zu vermeiden**: Wenn Sie das nächste Mal spüren, wie ein Hustenanfall aufsteigt, dann zwingen Sie sich zu einer Serie kleiner, sanfter Hustenstöße und enden mit einem starken Hustenstoß. Die zarten Huster helfen, den Schleim durch die Bronchien nach oben zu befördern, sodass Sie mit dem letzten starken Hustenstoß mehr davon abhusten können.

Ein Heilmittel mit Rhythmus

- Wenn Sie zu Hause sind und Ihnen jemand helfen kann, lohnt ein Versuch, durch eine spezielle Abklopftechnik den Schleim zu lösen. Legen Sie sich bäuchlings auf ein festes Bett oder eine Matte. Bitten Sie den Partner, mit den Handflächen rhythmisch Ihren Rücken abzuklopfen, und zwar von unten bis nach oben hin zum Nacken. Wiederholen Sie diese Behandlung mehrmals, bis sich die Verschleimung bessert.

Licht aus, Dampf an

- Gegen nächtliche Hustenattacken hilft vor allem im Winter ein **Luftbefeuchter im Schlafzimmer**, der die Luftfeuchtigkeit erhöht und für eine ruhige Nacht sorgt.

Die Qual der Wahl beim Hustensaft

Sie stehen in der Apotheke und wollen einen Hustensaft kaufen – aber welchen bloß? Die Auswahl ist riesig. Der Apotheker kennt sich jedoch aus, also lassen Sie sich beraten. Wenn Sie Schleim abhusten wollen, sollten Sie einen Saft mit der Aufschrift „Expectorans“ kaufen, das bedeutet, dass der Schleim verflüssigt und dadurch das Abhusten erleichtert wird. Das ist die richtige Wahl für tagsüber. Expektorantien sind oft pflanzliche Mittel oder enthalten die Substanz ACC (Acetylcystein). Einen Hustenblocker sollten Sie nur bei trockenem Reizhusten nehmen oder wenn heftiger Husten Sie nachts überhaupt nicht mehr schlafen lässt. Hustenblocker enthalten häufig Kodein.

Impotenz

Männer wissen, dass sowohl seelische als auch körperliche Faktoren die Erektionsfähigkeit beeinflussen. Wenn der Arzt bei Problemen schon schwerwiegende körperliche Erkrankungen als Ursache ausgeschlossen hat, können mentale Faktoren in Betracht gezogen werden. Dazu gehören auch Langeweile oder Angstgefühle im Bett. Regelmäßige körperliche Aktivität und bewährte Heilkräuter können den Spaß am Sex und ein befriedigendes Liebesleben wieder zurückbringen.

Woher kommt das Problem?

- Bei einem gesunden Mann finden während des Nachtschlafs normalerweise mehrere Erektionen statt. Ärzte können das mit speziellen Apparaturen überprüfen, doch kann man es auch einfach selbst mit einem eng um den Penis gelegten **Papiertaschentuchstreifen** testen. Wenn das Taschentuch morgens zerrissen ist, erfolgte nachts mindestens eine Erektion. Das bedeutet, dass die Erektionsprobleme nicht auf körperliche Ursachen zurückgehen, sondern auf psychischer Ebene liegen.

Schüren Sie das Feuer mit Kräutern

- Nehmen Sie **Ginkgo biloba**. Es verbessert die Durchblutung im gesamten Körper, auch im Penis. In einer Studie verhalf Ginkgo sogar Männern zu Erektionen, bei denen selbst die Injektion von erektionsfördernden Medikamenten in den Penis keinen Erfolg gebracht hatte. Präparate mit Ginkgo-biloba-Extrakt, der konzentriertesten Form des Heilkrauts, versprechen den größten Erfolg. Nehmen Sie bis zu 240 mg Extrakt pro Tag, verteilt auf 2–3 Dosen. Nach 4–6 Wochen sollten Sie eine Besserung bemerken.
- Probieren Sie **Ginseng** aus, der ebenfalls die Durchblutung im Penis verbessert und Müdigkeit dämpft. Nehmen Sie 100–250 mg Ginsengextrakt zweimal täglich. Beginnen Sie mit der niedrigen Dosis, und steigern Sie diese schrittweise. Achtung: Setzen Sie ohne ärztliche Überwachung kein Ginseng ein, wenn Sie an Bluthochdruck oder Herzrhythmusstörungen leiden oder Medikamente aus der Gruppe der MAO-Hemmer gegen Depressionen oder die Parkinson-Krankheit verschrieben bekommen haben.

Ursachen und Symptome

Eine Erektion ist das Ergebnis einer komplizierten Kette von physiologischen Abläufen. Aus dem Gehirn, das erotische Reize verarbeitet, kommen Impulse zu den Genitalien, die Blutgefäße im Becken erweitern sich, der Penis füllt sich mit Blut und schwillt an. Damit das Blut nicht abströmt, verschließen sich die Venen in der Region. Früher sprach man von Impotenz, heute von erektiler Dysfunktion oder Erektionsschwäche. Häufig sind dafür verstopfte Arterien, Diabetes und Nervenkrankheiten ursächlich. Depressionen und Angstzustände oder Alkoholismus können ebenfalls zur Erektionsschwäche führen. Als Faustregel gilt, dass bei jüngeren Männern eher psychische Ursachen, bei älteren meist eher körperliche Gründe vorliegen.

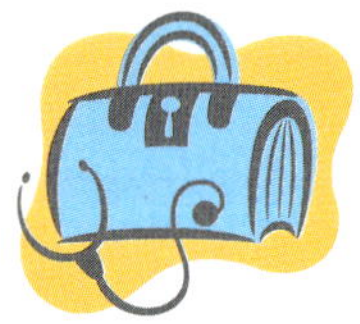

Wann zum **Arzt?**

Wenn die Erektionsschwäche seit mehr als zwei Monaten besteht oder häufig wiederkehrt, dann sollten Sie mit Ihrem Arzt reden. Vielleicht hilft Ihnen Sildenafil oder ein ähnlicher Wirkstoff, der die Durchblutung in der Penisregion verbessert. Der Arzt bespricht mit Ihnen Vorteile und Risiken dieser Behandlung. Außerdem überprüft er Medikamente, die Sie regelmäßig einnehmen, auf potenzmindernde Nebenwirkungen. Und schließlich ist eine gründliche körperliche Untersuchung notwendig, um Diabetes oder koronare Herzkrankheiten als Ursachen auszuschließen – sie schaden ebenfalls der Erektionsfähigkeit.

Unterstützung für den Körper

- 15–30 mg eines **Zinkpräparats** pro Tag unterstützen die Erektionsfähigkeit. Dieses Mineral fördert die Produktion verschiedener Hormone einschließlich des männlichen Geschlechtshormons Testosteron. Zink wird 1 Stunde vor oder 2 Stunden nach einer Mahlzeit eingenommen.
- Auch **Vitamin C** trägt dazu bei, die Blutgefäße elastisch zu halten, sodass sie sich weiten können, wenn mehr Blut benötigt wird. Man nimmt zweimal täglich 500 mg Vitamin C ein und verringert die Dosis, falls Durchfall auftritt.
- Omega-3-Fettsäuren aus **Fischöl** oder **Leinöl** verbessern ebenfalls den Blutfluss. Langfristig können sie den Cholesterinspiegel senken und die Blutgefäße vor Verengung bewahren. Empfohlen sind 2 TL Fischöl oder 1 EL Leinöl pro Tag.
- Ein Präparat, das 1000 mg **Nachtkerzenöl** enthält, dreimal täglich zu den Mahlzeiten eingenommen, verbessert die Resorption. Das Öl enthält essenzielle Fettsäuren, die die Gesundheit der Blutgefäße fördern.
- Die Aminosäure **Arginin** kann die Durchblutung des Penis anregen, weil sie die Produktion von Stickstoffoxiden in den Wänden der Blutgefäße ankurbelt. Das macht die Arterien flexibler. Die günstigste Form von Arginin ist L-Arginin. Man nimmt zweimal täglich 2 Kapseln à 750 mg zwischen den Mahlzeiten.

Körperliche Aktivität steigert das Wohlgefühl

- Körperliche Aktivität verringert das Körpergewicht, verbessert die Durchblutung im gesamten Körper, verleiht Energie und senkt das Stressniveau. Am besten ist es, regelmäßig mehrmals pro Woche 30 Minuten Ausdauersport zu treiben – etwa Walken, Joggen, Schwimmen oder Tennis spielen.

Die Tücken eines Fahrradsattels

- Vorsicht ist für leidenschaftliche **Fahrradfahrer** geboten. Zu viel Radfahren oder ein falscher Sattel kann die feinen Blutgefäße und Nerven in der Penisregion schädigen. Um das zu vermeiden, gibt es Fahrradsättel, die eine Längsfurche in der Mitte haben. Außerdem sollte die Sattelhöhe so eingestellt sein, dass die Knie leicht gebeugt sind, wenn die Füße die Pedale ganz nach unten treten – das verlagert mehr Gewicht auf die

Beine als auf die Zone zwischen ihnen. Mindestens alle 10 Minuten sollte das Gesäß aus dem Sattel gehoben werden, um der Genitalregion einen Durchblutungsschub zu gönnen. Auch bei Unebenheiten auf der Straße stellt man sich besser in die Pedale, um Hoden und Penis weniger zu stauchen.

No Smoking, please

- **Nikotin** in jeder Art und Form, ob als Pfeife oder Zigarette, verengt die Blutgefäße und behindert dadurch die Blutversorgung aller Organe. Das bedeutet, es fließt auch weniger Blut durch den Penis.
- **Rauschgifte** wie Marihuana, Kokain oder Amphetamine haben trotz ihrer anfangs anregenden Wirkung ebenfalls einen verheerenden Effekt auf die Leistungsfähigkeit im Bett.

Zärtlichkeit und Abwechslung

- Wenn eine Erektionsschwäche auf Stress und psychische Faktoren und nicht auf eine körperliche Erkrankung zurückzuführen ist, dann bestehen andere Möglichkeiten für ein erfülltes Sexualleben. Man kann **intime Zweisamkeit** auch sehr genießen, **ohne Geschlechtsverkehr** zu haben. Das verringert den Erfolgsdruck. Schmusen und raffinierte Zärtlichkeiten kurbeln die erotische Phantasie an.
- Langeweile und Routine können die Erektionsfähigkeit verringern. **Abwechslung**, ungewohnte Situationen, aufregende Orte und neue Stellungen fördern sie dagegen.
- Morgens ist der Testosteronspiegel höher als am Abend, und es kommt nicht noch die Erschöpfung eines langen Tages hinzu. Diese Tatsache kann man sich leicht für ein **Schäferstündchen am Morgen** zunutze machen.

Reden Sie miteinander

- Schweigen verschlimmert das Problem. Im **offenen Gespräch** können beide Partner über die möglichen Gründe für die Erektionsstörung und über Lösungen nachdenken.
- Aber zu viel Grübelei über das Thema und eine Fixierung darauf macht es nur schlimmer. Gibt es vielleicht noch andere Bereiche Ihres Lebens, in denen Schwierigkeiten Sie belasten, in der Arbeit oder mit den Kindern? Wenn diese behoben sind, wird meist auch das Liebesleben wieder erfüllter.

Wussten Sie das?

Erektionsschwäche kann der erste Hinweis auf Durchblutungsstörungen im ganzen Körper sein, also auch in den Herzkranzgefäßen. Erfahrene Ärzte überprüfen daher bei Männern häufig zuerst die Herzleistung, ehe sie die Potenzstörung behandeln.

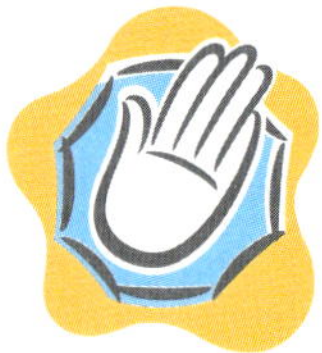

Besser **nicht!**

Alkohol entspannt und steigert das Verlangen, aber er senkt die Chance auf eine ausreichende Erektion. Beschränken Sie Ihren Alkoholkonsum daher auf höchstens zwei Gläser pro Tag.

Sind Medikamente schuld?

- Einige Blutdrucksenker können zu erektiler Dysfunktion führen, insbesondere Medikamente aus den Gruppen der **Kalziumantagonisten** (z. B. Nifedipin) oder der **Betablocker** (z. B. Propanolol oder Metoprolol). Angesprochen auf die Erektionsstörung, verschreibt der Arzt ein anderes Präparat.
- Auch Medikamente zur Verbesserung der Herzkraft wie z. B. **Digoxin** rufen manchmal Erektionsprobleme hervor. Diese Mittel sollten Sie jedoch niemals eigenmächtig absetzen, sondern immer nur in Absprache mit Ihrem Arzt!
- Bestimmte **Antidepressiva** lösen bei Männern ebenfalls häufig Erektionsprobleme aus – die Depression selbst allerdings auch. Weil die Nebenwirkungen sich für den Einzelnen nie voraussagen lassen, kann in direkter Absprache mit dem Arzt ein anderes Antidepressivum ausprobiert werden.
- Wenn ein Arzneimittel zur Blockierung der Magensäure **Cimetidin** enthält und Erektionsstörungen auftreten, dann kann der Arzt eine der inzwischen guten Alternativen verschreiben.

Gönnen Sie sich mehr Ruhe und Entspannung

- Wer weniger als **6–8 Stunden pro Nacht schläft**, schadet der Erektionsfähigkeit.
- Ein hohes **Stressniveau**, Angst und Aggression, verhindern guten Sex. Angst veranlasst den Körper sogar, Adrenalin auszuschütten, das eine Erektion behindert.
- Manchmal reichen schon ein paar Minuten einer Entspannungstechnik wie autogenes Training, Meditation, Yoga oder Muskelrelaxation, um sich vom Alltagsstress zu lösen. Oder Sie konzentrieren sich einfach nur aufs Ein- und Ausatmen.

Sitzt das Problem im Kopf – oder weiter unten?

Herauszufinden, ob eine seelische oder eine körperliche Ursache hinter einer Erektionsstörung steckt, ist die Grundlage für jede Lösung des Problems. Psychische Gründe sind wahrscheinlicher, wenn noch Erektionen auftreten, beim Aufwachen oder bei der Selbstbefriedigung. Hingegen ist eine körperliche Ursache zu vermuten, wenn sich die Erektionsschwäche allmählich entwickelt hat und noch andere Beschwerden im Genitalbereich bestehen, etwa mit der Prostata. Außerdem können alle Erkrankungen, welche die Durchblutung beeinträchtigen, auch die Erektionsfähigkeit verringern – allen voran Diabetes, koronare Herzkrankheit und arterielle Gefäßverschlüsse in den Beinen.

Inkontinenz

Alle Behandlungsprogramme zur Besserung von Blasenschwäche beinhalten Beckenboden- oder Kegel-Übungen. Diese Übungen sind nach dem Arzt Arnold Kegel benannt. Sie kräftigen auf einfache Weise diejenigen Muskeln, welche den Urin zurückhalten. Natürlich sind sie kein Allheilmittel, können aber sowohl Männern als auch Frauen helfen, leichte Inkontinenz zu überwinden. Außerdem lohnt es sich zu erforschen, ob bestimmte Medikamente die Auslöser sein könnten.

Imitieren Sie eine Grille

- Wenn Sie plötzlicher Harndrang überkommt, dann setzen Sie sich sofort hin und **reiben** Ihren rechten **Knöchel** mit gleichmäßigem Druck von oben nach unten an Ihrem linken **Schienbein** (oder umgekehrt). Dadurch werden Kontraktionen der Blase verhindert, da die Reibung Druck auf einen sensorischen Hautnerv ausübt. Dieser steht in Verbindung mit unwillkürlichen Nerven, die den Harndrang beeinflussen.

Lernen Sie die wichtigste Übung

- Machen Sie regelmäßig **Kegel-Übungen** zur Stärkung der Beckenbodenmuskulatur. Um ein Gefühl dafür zu bekommen, um welche Muskeln es sich handelt, unterbrechen Sie den Harnfluss während des Wasserlassens. Die Muskeln, die Sie dazu anspannen, sind genau die, die Sie stärken wollen. Tun Sie das aber nur, um die Muskeln kennenzulernen. Wiederholtes Unterbrechen des Harnflusses ist schlecht für die Blase.
- Spannen Sie diese Muskeln 1–2 Sekunden an, und entspannen Sie sie dann wieder. Wiederholen Sie diesen Vorgang zehnmal, und das drei- bis fünfmal täglich. Da sich dieser **Sport im Inneren Ihres Körpers** abspielt und von außen für niemanden erkennbar ist, können Sie die Kegel-Übungen durchführen, während Sie in der Schlange an der Kasse stehen, im Verkehr feststecken, duschen oder fernsehen.
- Sobald die Beckenbodenmuskeln stärker werden, fangen Sie an, die Kontraktion 5 Sekunden lang zu halten. Arbeiten Sie sich langsam bis zu **15 Sekunden** vor.
- Wenn Sie spüren, dass Sie kurz davor sind zu lachen, zu husten, niesen oder etwas anderes zu tun, das Druck auf die Blase

Ursachen und Symptome

Es gibt zwei Formen von Harninkontinenz oder Blasenschwäche. Bei der Stressinkontinenz tritt aufgrund des erhöhten Bauchinnendrucks beim Lachen, Schnäuzen, Husten oder Hochheben von Lasten Urin aus. Bei Dranginkontinenz verspüren Sie plötzlich das dringende Bedürfnis, Wasser zu lassen. Inkontinenz ist unter Müttern verbreiteter, da bei Entbindungen oft die Muskeln beschädigt werden, die den Urin zurückhalten, oder die Nerven, die den Schließmuskel am Blasenausgang steuern. Bei Männern ist Inkontinenz häufig auf eine vergrößerte Prostata, muskelentspannende Medikamente, Infektionen der Harnwege, Parkinson oder multiple Sklerose zurückzuführen.

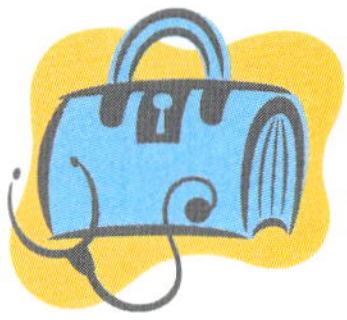

Wann zum Arzt?

Wenn der Urin blutig ist, eine trübe Farbe hat oder das Wasserlassen Schmerzen oder Brennen verursacht, dann gehen Sie sofort zum Arzt. Dies könnten Anzeichen für eine bakterielle Infektion sein, für Nierensteine oder einen Blasentumor. Sie sollten außerdem mit dem Arzt reden, wenn Ihre Inkontinenz es Ihnen schwermacht, ein normales Leben zu führen, oder wenn Sie vermuten, dass eines Ihrer Medikamente an den Beschwerden schuld sein könnte. Grundsätzlich kann man heute mit Medikamenten, die den Schließmuskel beeinflussen, oder mit operativen Verfahren eine Harninkontinenz positiv beeinflussen. Nehmen Sie diese daher nicht als unabänderliches Schicksal hin.

ausübt, machen Sie ganz schnell eine Kegel-Übung. Diese hilft Ihnen, ein Malheur zu verhindern.

Lernen Sie, richtig zu trinken

- Bei Problemen mit Dranginkontinenz sollten Sie den **Konsum an koffeinhaltigen Getränken einschränken** oder verzichten Sie ganz darauf. Koffein ist harntreibend, die Nieren erzeugen also mehr Urin. Außerdem kann es ein Zusammenziehen der Blasenmuskeln bewirken und so Missgeschicke verursachen. Nehmen Sie nicht mehr als 200 mg Koffein pro Tag zu sich, das sind knapp 2 Tassen Kaffee.
- **Meiden Sie Alkohol.** Auch er sorgt dafür, dass mehr Urin entsteht. Trinken Sie nicht mehr als ein Glas Bier, Wein oder einen Longdrink pro Tag.
- Verzichten Sie nicht auf die Zufuhr von Flüssigkeit, um weniger Urin zu erzeugen. Der Organismus leidet unter Flüssigkeitsmangel, und Sie werden anfälliger für Blaseninfektionen und Nierensteine. Ärzte raten, **2 l Wasser täglich** zu trinken.

Vermeiden Sie Reizstoffe für die Blase

- Streichen Sie **Erdbeeren, Rhabarber und Spinat** von Ihrem Speiseplan. Diese Nahrungsmittel sind reich an blasenreizenden Stoffen, sogenannten Oxalaten.
- Meiden Sie **künstliche Süßstoffe** und **Farbstoffe**.

Entwickeln Sie eine feste Routine

- Wenn Sie mit Dranginkontinenz zu kämpfen haben, dann gehen Sie **alle 3 Stunden zur Toilette**, ob Sie müssen oder nicht. Manche Menschen warten zu lange, weil sie gar nicht bemerken, dass ihre Blase voll ist.
- Halten Sie 3 Stunden nicht durch, dann gehen Sie **jede Stunde** und **steigern den Zeitraum** langsam, bis es Ihnen gelingt, 3 volle Stunden ohne Toilettenpause zu überstehen.

Bleiben Sie ein Weilchen länger sitzen

- Wenn Sie erst einmal auf der Toilette sind, dann hetzen Sie nicht beim Wasserlassen. Als Frau bleiben Sie ruhig sitzen, bis Sie das Gefühl haben, dass sich Ihre Blase völlig geleert hat. Bleiben Sie dann noch ein wenig sitzen, oder stehen Sie auf und setzen sich wieder. Dadurch wird sich die Blase spontan zusammenziehen und so den restlichen Urin freigeben. Männer sollten auch ein Weilchen stehenbleiben, sich entspannen und warten. Ein wenig mehr Zeit in der Toilette zu verbringen und damit sicherzustellen, dass sich die Blase völlig geleert hat, beugt späterem ungewolltem Urinverlust vor.

Nur für Frauen

- Sollten Sie eine leichte Stressinkontinenz haben, dann führen Sie einen **stark absorbierenden Tampon** in die Scheide ein. Er presst gegen die Harnröhre und trägt so dazu bei, dass sie verschlossen bleibt. Um das Einführen zu erleichtern, feuchten Sie ihn mit etwas Wasser an. Entfernen Sie ihn vor dem Zubettgehen wieder. Tragen Sie den Tampon nicht ständig, sondern beim Sport, um Missgeschicke zu vermeiden.
- Probieren Sie **Gewichtstraining für die Scheidenmuskeln** aus. Dazu führen Sie ein kegelförmiges Gewicht in die Scheide ein und halten es dort fest. Die Scheidenmuskeln müssen sich zusammenziehen, damit der Kegel in seiner Position bleibt. Scheiden- und Blasenschließmuskulatur sowie die Schließmuskeln am Anus hängen eng zusammen und werden gemeinsam als „Beckenbodenmuskulatur" bezeichnet. Steigern Sie die Belastung durch immer schwerere Gewichte, sobald Sie merken, dass die Beckenbodenmuskeln an Kraft gewinnen. Sogenannte „Beckenboden-Trainingshilfen" finden Sie in größeren Drogerien, häufig in der Baby-Abteilung, weil diese Gewichte jungen Müttern nach der Entbindung zum Beckenbodentraining empfohlen werden, oder im Internet.
- Sie können auch einen sogenannten **Pelvic Floor Toner** verwenden. Von diesem „Vaginaltrainer für progressive Widerstandskraft" wird behauptet, dass er bessere Wirkung zeige als Gewichte oder Beckenbodengymnastik. Sie können ihn online unter der Bezeichnung „Vaginaltrainer" beziehen.

Treiben Sie etwas Sport

- Übergewicht setzt die Blase unter Druck. **Kontrolliertes Essen** und regelmäßige **Bewegung** helfen dabei, unerwünschte Pfunde loszuwerden. Wählen Sie jedoch eine Sportart, bei der Sie sich durch Ihre Inkontinenz nicht behindert fühlen. Ungünstig sind Tennis und andere Aktivitäten, bei denen Sie springen müssen.

Wussten Sie das?

Frauen, bei denen die Harninkontinenz Folge einer Blasensenkung ist, kann häufig durch einen kleinen Eingriff geholfen werden. Dabei wird eine Kunststoffschlinge um den Blasenausgang gelegt, sodass sich der Beginn der Harnröhre etwas aufrichtet. Das verbessert den Verschluss.

Insektenstiche und Zeckenbisse

Wer in der Nähe des Nord- oder Südpols lebt, wird nie mit Mücken, Bienen, Zecken oder Quallen zu kämpfen haben. Für alle anderen sind Konfrontationen mit diesen lästigen Blutsaugern und Stechtieren genauso unvermeidlich wie verregnete Feiertage. Aber Insektenschutzmittel sind eine wirksame Abschreckung für viele Plagegeister aus der Luft. Manche scheinen jedoch gegen alles gewappnet zu sein. Für diese Fälle gibt es zahlreiche Heilmittel zur Behandlung und zum Schutz der Haut.

Ursachen und Symptome

Einige Insekten stechen oder beißen, weil sie hungrig sind und den Menschen als Nahrung betrachten. Mücken, Zecken und Flöhe fallen in diese Kategorie. Andere stechen, weil sie sich bedroht fühlen. Zu dieser Sorte gehören Wespen und Bienen. Mücken injizieren ihrem Opfer ein wenig von ihrem Speichel, der eine juckende kleine Beule auf der Haut hinterlässt, während Bienen und Wespen ein Gift durch die Haut einspritzen.
Zecken beißen, weil sie Blut saugen wollen, um sich zu ernähren. Der Biss tut nicht weh, aber mit ihrem Speichel kann die Zecke gefährliche Krankheiten übertragen.

Wespen- und Bienenstiche

Zücken Sie die Kreditkarte

- Wenn Sie von einer Biene gestochen wurden, dann **schaben Sie den Stachel so schnell wie möglich weg**, und zwar mithilfe einer Messerschneide, einer Kreditkarte oder des Fingernagels. Solange der Stachel in der Haut sitzt, pumpt das an ihm hängende Säckchen mit Gift weiter seinen Inhalt in den Körper. Verwenden Sie keine Pinzette, um den Stachel zu entfernen, und versuchen Sie nicht, ihn mit zwei Fingern zu fassen zu bekommen, denn durch das Zusammenpressen gelangt nur noch mehr Gift in die Haut.

Verwöhnen Sie die gestochene Hautpartie

- Sobald der Stachel draußen ist, tauchen Sie die Einstichstelle einige Minuten entweder in **Essig** oder in eine Lösung aus **Bikarbonat** und Wasser (1 TL Bikarbonat in 1 Glas Wasser), je nachdem, mit welchem Angreifer Sie es zu tun hatten: Bienenstiche sind säurehaltig, darum benötigen Sie einen alkalischen Neutralisierer. Als Eselsbrücke merken Sie sich „Biene – Bikarbonat". Wespengift reagiert dagegen alkalisch. Deswegen können Sie dieses mit der Säure von Essig neutralisieren. Tunken Sie einen Wattebausch in die Flüssigkeit, und legen Sie ihn auf den Einstich.
- Behandeln Sie die Hautpartie sofort mit einem **Zartmacher für Fleisch** aus Ihrem Gewürzregal. Er enthält Enzyme, die das Gift abbauen und sowohl die Schwellung als auch die Entzündung bremsen. Verrühren Sie 1 TL von dem Weichmacherprodukt mit Wasser zu einer Paste, streichen Sie diese auf die Haut, und lassen Sie sie dort 1 Stunde wirken.

- Machen Sie dem Juckreiz mit einer **ASS-Paste** ein Ende. Zerdrücken Sie dazu ein oder auch zwei ASS-Tabletten auf einem Küchenbrett, verrühren Sie die Krümel mit etwas Wasser zueiner Paste, und tupfen Sie diese dann auf den Stich. Der Wirkstoff Acetylsalicylsäure trägt dazu bei, das Gift zu neutralisieren. Wenden Sie diese Methode allerdings nicht bei Kindern unter 16 Jahren an oder wenn Sie wissen, dass Sie auf ASS allergisch reagieren.
- Legen Sie einen **Eisbeutel** auf, um die Stelle zu betäuben und das Anschwellen zu bremsen. Lassen Sie ihn bis zu 20 Minuten liegen.
- **Papaya** enthält Enzyme, die Insektengift neutralisieren. Wenn Sie zufällig dieses Obst in Ihrem Picknickkorb oder in Ihrer Obstschale griffbereit haben, legen Sie ein Stückchen davon 1 Stunde lang auf den Stich.
- Pressen Sie eine aufgeschnittene **Zwiebel** oder eine zerdrückte **Knoblauchzehe** auf die Einstichstelle. In beiden finden sich Enzyme, die Entzündungsstoffe zersetzen.
- **Zucker** hilft ebenfalls. Stippen Sie Ihren Zeigefinger erst in Wasser, dann in Zucker, und berühren Sie damit die Stichstelle.
- Um das Abschwellen zu unterstützen, können Sie es mit **Bromelain** probieren, einem Enzym aus der Ananas, das Eiweiße abbaut. Nehmen Sie an einem Tag dreimal 500 mg. Setzen Sie das Präparat ab, sobald die Schwellung abklingt.
- Auch **Teebaumöl** reduziert Schwellungen. Tragen Sie mehrmals täglich 1 Tropfen auf.
- Um den Juckreiz zu verringern, tupfen Sie 1 oder 2 Tropfen **Lavendelöl** auf. Geben Sie dem Öl etwa 15 Minuten Zeit zu wirken. Wenn die Stichstelle danach wieder anfängt zu jucken, tragen Sie es erneut auf – aber immer nur 1–2 Tropfen auf einmal. Oder reiben Sie die Haut mehrmals täglich mit einer **Calendula-Creme** ein.

Statt zu kratzen …

- Kühlen Sie die Stich- oder Bissstelle sofort mit einem **Eiswürfel**. Damit verringern Sie die Entzündung, welche für den Juckreiz verantwortlich ist, und mildern auch die mögliche Schwellung.
- Die ätherischen Öle von **Eukalyptus, Nelken** oder **Pfefferminze** verringern ebenfalls den Juckreiz. Befeuchten Sie einen

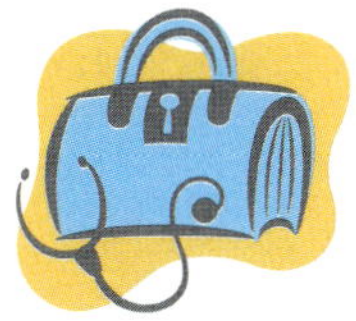

Wann zum Arzt?

Wenn jemand von einer Biene oder Wespe gestochen wurde und Atemnot bekommt, schwach ist, einen geschwollenen Mund oder Hals hat, einen schnellen Puls oder Ausschlag entwickelt, dann rufen Sie den Notarzt oder bringen Sie das Opfer sofort ins nächste Krankenhaus. Dies sind Anzeichen für eine allergische Reaktion, den so genannten anaphylaktischen Schock, der tödlich verlaufen kann. Sehr viele Insektenstiche sind auch für Nicht-Allergiker gefährlich. Bildet sich auf der Haut ein erhabener, kreisförmiger roter Ausschlag oder erscheint der Bereich infiziert, sollten Sie einen Arzt aufsuchen. Nach einem Zeckenbiss kann es zur Borreliose oder Hirnhautentzündung (FSME) kommen. Bei grippeähnlichen Symptomen, die innerhalb von drei Wochen nach einem Zeckenbiss auftreten, sollten Sie sich untersuchen lassen. FSME kann lebensbedrohlich sein und eine Borreliose dauerhafte Schäden hinterlassen.

Wattebausch mit einer dieser Substanzen, und drücken Sie ihn auf den Stich.

- **Pfefferminze** kühlt, erhöht die Blutzirkulation und beschleunigt den Heilungsprozess. Lesen Sie die Liste der Inhaltsstoffe Ihrer Zahnpasta durch. Wenn Pfefferminzöl dabei ist, dann drücken Sie einen kleinen Tupfer auf den Stich.
- Auch in **Deodorants** finden sich hilfreiche Stoffe. Tragen Sie probeweise etwas Deo auf die Einstichstelle auf, und warten Sie ab, ob es wirkt.
- Kaufen Sie ein Anti-Juckspray oder -gel mit **Menthol**. Bewahren Sie es im Kühlschrank auf, damit es immer einsatzbereit ist. Die Kälte lindert den Juckreiz zusätzlich.
- Verwenden Sie eine **Anti-Juckcreme**. Es gibt verschiedene rezeptfrei erhältliche Präparate. Sie enthalten entweder ein lokales Betäubungsmittel oder Antihistaminika; das sind Substanzen, die allergische Hautreaktionen verringern.

Nichts geht über Vorbeugung

- Benutzen Sie ein **Insektenabwehrmittel**, das Sie auf die Haut auftragen oder aufsprühen können. Die meisten dieser Präparate sind auch für Kinder geeignet – aber überprüfen Sie dies beim Kauf. Biologische Produkte enthalten meist Zedernöl oder andere ätherische Öle, die für Insekten unangenehm riechen.
- Sorgen Sie dafür, dass Ihre **Kleidung** Insekten nicht anlockt, und imprägnieren Sie sie mit **Permethrin**. Diese Substanz ist die synthetische Version eines Wirkstoffs der Chrysantheme, der Insekten abwehrt. Sie können es als Spray in bestimmten Outdoor-Geschäften kaufen oder online beziehen. Suchen Sie die Kleidung heraus, die Sie am liebsten dann tragen, wenn die Insektengefahr am höchsten ist, und sprühen Sie die Textilien von beiden Seiten so lange ein, bis sie leicht feucht sind. Hängen Sie sie dann zum Trocknen auf. Der Insektenschutz hält sich über mehrere Waschgänge. Moskitonetze sollten mindestens einmal im Monat mit Permethrin behandelt werden. Aber Achtung: Der Stoff ist nicht unumstritten und sollte nicht zu oft direkt mit der Haut in Berührung kommen.
- **Citronella**, ein nach Zitrone riechendes Öl, findet sich sowohl in insektenabwehrenden Kerzen als auch in Sprays. Befolgen Sie die Gebrauchsanweisung.

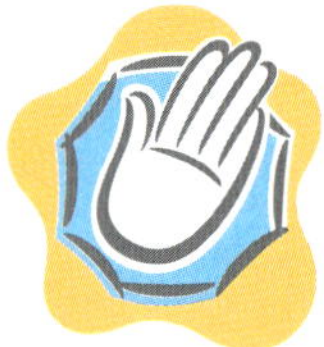

Besser **nicht!**

Vielleicht haben Sie gehört, die beste Art, eine festgebissene Zecke zu entfernen, sei, sie mit einer glühenden Zigarette zu berühren. Tun Sie es nicht! Durch die Hitze wird sich die Zecke wahrscheinlich nur noch tiefer in der Haut vergraben. Auch ein Bad in Vaseline, Öl oder Nagellackentferner wird sie nicht dazu bewegen loszulassen – zumindest nicht, bevor sie noch eine kräftige Portion Verdauungssaft mitsamt den darin enthaltenen Krankheitskeimen abgegeben hat.
Die einzig sinnvolle Methode ist, den Kopf mit einer Pinzette langsam herauszuziehen. Als Alternative – falls keine Pinzette zur Hand ist – können Sie einen Faden zur Schlinge formen, über die Zecke legen und diese damit herausziehen. Achten Sie darauf, dass Sie den Stechrüssel mit entfernen.

Quälgeister im Meer

Nicht nur in tropischen Gewässern, auch in unseren Breiten können nesselnde Quallen zur Gefahr für Menschen werden, ganz besonders, wenn sie in großer Zahl auftreten. Ganz gleich, ob Sie Ferien an der Nord- oder der Ostseeküste verbringen, Sie werden sich möglicherweise von Quallenschwärmen umringt sehen. Die meisten dieser Meerestiere sind völlig harmlos oder fügen nur leicht brennende Verletzungen zu, die Sie vorzugsweise mit Meerwasser statt mit Frischwasser ausspülen und anschließend 30 Minuten in Essig baden sollten. Aber es besteht immer das Risiko einer allergischen Reaktion auf das Nesselgift oder die sehr unwahrscheinliche Gefahr eines Zusammenstoßes mit einer gestrandeten gelben Haarqualle. Diese Schirmquallen können Tentakeln von bis zu 2 m Länge aufweisen. Wenn Sie das Pech haben, mit solch einem Exemplar in Kontakt zu kommen, dann suchen Sie so schnell wie möglich einen Arzt auf.

- Mehrere Tage vor einem Camping- oder Wanderausflug sollten Sie anfangen, täglich 1–2 **Knoblauchzehen** zu essen. Der Geruch des Knoblauchs vertreibt viele Insekten. Er kann allerdings denselben Effekt auf Menschen haben.
- Wenn Sie keine Bienen auf sich aufmerksam machen möchten, dann sollten Sie keine Blume imitieren: Vermeiden Sie blumig parfümierte Körperpflegeprodukte, und verzichten Sie auf Kleidung in leuchtenden Farben.

Zeckenbisse

Aufgepasst in Feld und Wald

Alle Zeckenbisse bergen inzwischen die Gefahr von Infektionen in sich – und dies nicht nur in bestimmten Risikogebieten. Zecken können mit ihrem Speichel zwei Erkrankungen übertragen: einerseits die gefährliche Hirnhautentzündung FSME (Frühsommer-Meningo-Enzephalitis) und zum Zweiten Borreliose. FSME wird von Viren hervorgerufen, gegen die man sich jedoch durch eine Impfung schützen kann; Borreliose ist hingegen eine bakterielle Erkrankung, gegen die es bisher noch keine Impfung gibt. Während FSME nur in manchen Gebieten von Zecken übertragen wird – wobei die Ausbreitung allerdings zunimmt –, kann jede Zecke das Borreliose-Bakterium in sich tragen. Zecken sitzen nicht auf Bäumen, sondern hauptsächlich in Buschwerk und Gras in einer Höhe von maximal anderthalb Metern und lassen sich von dort aus von ihrem neuen Wirt abstreifen.

So verhalten Sie sich richtig

- Nach einem Ausflug ins Grüne sollten Sie sich und Ihre Lieben von oben bis unten **auf Zecken untersuchen**. Helfen Sie sich bei schlecht erreichbaren Körperstellen gegenseitig. Für Kinder ist das wie ein Spiel.
- Wenn Sie eine Zecke entdecken, die sich noch nicht festgebissen hat, dann **nehmen Sie das Tier** mit einem Taschentuch ab und werfen es weg.
- Hat sich die Zecke bereits festgebissen, packen Sie sie mit einer **Pinzette** am Kopf, so nah an der Haut wie möglich. Ziehen Sie langsam, bis sich die Zecke löst. Wenn Sie abdrehen oder zu stark zudrücken, kann vermehrt Speichel aus der Zecke austreten und eine Infektion auslösen, sofern die Zecke FSME-Viren oder Borrelien beherbergt.
- Reinigen Sie den betreffenden Hautbereich, und tragen Sie ein **Antiseptikum** auf. Gehen Sie bei starker, kreisförmiger Rötung der Einstichstelle oder in den folgenden Wochen auftretenden grippeartigen Symptomen zum Hausarzt. Mit Antibiotika lässt sich eine Borreliose im Frühstadium gut heilen; später ist diese Erkrankung schwieriger zu kurieren.
- Wenn Sie in einer Region leben, in der Zecken FSME übertragen, die bereits erwähnte Hirnhautentzündung, dann fragen Sie Ihren Arzt, ob eine **Impfung** für Sie in Betracht kommt.

Und was ist mit Tierbissen?

Das geliebte Haustier ist der Anlass für zahlreiche Besuche in der Krankenhausambulanz. Am häufigsten werden Kinder von Hunden gebissen. Katzenbisse kommen sehr viel seltener vor, aber sie führen mit viermal so hoher Wahrscheinlichkeit zu Infektionen.
So sollten Sie bei einem Biss vorgehen: Reinigen Sie die Bissstelle sorgfältig, ganz gleich, wie klein die Wunde ist; Tiermäuler sind nämlich voller Krankheitserreger, und das Reinigen der Wunde verringert die Infektionsgefahr. Säubern Sie einen kleinen Biss mit sehr viel Leitungswasser (Antiseptika können das Hautgewebe schädigen und die Heilung verzögern). Eine große, tiefe oder verschmutzte Bissstelle sollte von einer Krankenschwester oder einem Arzt gesäubert und verbunden werden. Bisswunden werden – außer im Gesicht – oft nicht genäht oder anderweitig verschlossen, um keine Infektion unbemerkt in die Tiefe dringen zu lassen.
Überprüfen Sie nach einem Biss, wie lange die letzte Tetanusimpfung bereits zurückliegt, und nehmen Sie den Impfpass des Bissopfers mit zum Arzt. Er wird entscheiden, ob der Betreffende sicherheitshalber gegen Tetanus (Wundstarrkrampf) geimpft werden muss. Sorgen Sie als Tierhalter grundsätzlich dafür, dass alle Familienmitglieder stets ausreichend vor dieser Krankheit geschützt sind.

Juckreiz

Die meisten juckenden Ausschläge lassen sich mit einfachen Medikamenten und der richtigen Hygiene leicht behandeln. Juckreiz am Po kann mit Cremes und Salben bekämpft werden, ebenso mit einer speziell getränkten Kompresse und einer Änderung der Reinigungs- und Wischgewohnheiten. Außerdem sollten Sie darauf achten, was Sie essen. Obwohl sie nur „durchrutscht", kann Nahrung die Hautregion am Darmausgang beträchtlich reizen und quälenden Juckreiz bescheren.

Juckreiz in der Leistengegend

Versuchen Sie es mit Pilzmitteln aus der Natur

- In **Thymian** steckt ein sehr effektiver Wirkstoff gegen Pilze. Überbrühen Sie 2 TL Thymianblättchen mit 150 ml Wasser, und lassen Sie den Tee 20 Minuten ziehen. Ein eingetauchter Wattebausch auf der Leiste rückt dem Pilz zu Leibe.
- **Ingwer** enthält sogar 23 pilzbekämpfende Substanzen. Zerkleinern Sie 30 g Ingwerwurzel, geben Sie die Stückchen in kochendes Wasser, und lassen Sie den Sud 20 Minuten ziehen. Verwenden Sie ebenfalls einen getränkten Wattebausch.
- Auch Lakritze (Süßholz) enthält pilzhemmende Wirkstoffe, die sich die traditionelle chinesische Medizin zunutze macht. Verrühren Sie 6 TL **Süßholzwurzelpulver** in einer Tasse mit kochendem Wasser, und lassen Sie es 20 Minuten ziehen.
- **Teebaumöl** ist ein keim- und pilzbekämpfendes Antiseptikum, das aber niemals oral eingenommen werden sollte. Verreiben Sie wenige Tropfen dreimal täglich auf der Haut, und setzen Sie die Behandlung noch 2 Wochen nach Abklingen der Beschwerden fort. Reizt das Öl, verwenden Sie besser folgende Mischung: 10 Tropfen Teebaumöl mit 2 EL **Ringelblumensalbe** (Calendula).

Die richtige Kleidung

- Tragen Sie **lockere, atmungsaktive Kleidung**. Eng anliegende Textilien erhöhen die Temperatur in der Leistenregion und steigern damit die Wahrscheinlichkeit einer Pilzinfektion.
- Männer, die beim Sport ein Suspensorium tragen, sollten darunter **Baumwollunterwäsche** anziehen. Die Baumwolle saugt den Schweiß auf und schützt die empfindliche Haut.

Ursachen und Symptome

Juckreiz kann Schreibtischarbeiter ebenso befallen wie Sportler. Meist sind Hautpilze (Dermatophyten) die Ursache für ein gerötetes, wundes Areal in der Leiste. Aber auch Hefepilze oder Bakterien können diese Symptome hervorrufen. Manchmal ist die Haut jedoch einfach nur gereizt: Die Leiste ist ein warmer, feuchter Ort und viel Reibung ausgesetzt. Juckreiz am Anus entsteht z. B. bei Analekzemen oder Hämorrhoiden. Die Hygiene – entweder zu wenig oder, viel häufiger, zu viel davon und mit den falschen Mitteln, spielt für die Entstehung des Ekzems eine wichtige Rolle.

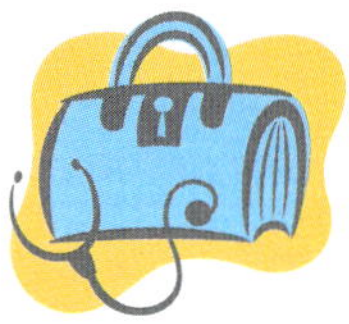

Wann zum **Arzt?**

Wenn sich in der juckenden Leiste Bläschen gebildet haben oder die Pilzinfektion nach einer Woche trotz Selbstbehandlung nicht abklingt, dann gehen Sie zum Arzt. Vielleicht reagieren Sie allergisch auf bestimmte Materialien in Ihrer Kleidung – z. B. auf Latex in Elastikbündchen oder elastischer Wäsche, das ist sehr häufig – oder auf Ihr Waschmittel. In seltenen Fällen ist eine Pilzinfektion der Leiste Zeichen für eine ernste Erkrankung wie Diabetes oder Krebs. Wenn Sie unter Juckreiz am After leiden und Blut im Stuhl bemerken, der Gang zur Toilette Schmerzen verursacht oder Sie einen Gewebeknoten außen am After fühlen, dann müssen Sie ebenfalls zum Arzt – das können Zeichen einer ernsten Erkrankung oder von Hämorrhoiden sein, die behandelt werden müssen.

Sauber und trocken soll es sein

- Nach anstrengenden Aktivitäten sollten Sie Ihre **feuchte Kleidung rasch wechseln**. Duschen Sie, und ziehen Sie frische Unterwäsche und saubere Kleidung an, um den pilzernährenden Schweiß von der Haut fernzuhalten. Auch eine nasse Badehose sollten Sie nach dem Schwimmen ausziehen.
- **Waschen Sie Sportsachen** nach jedem Tragen.
- Haben Sie Fußpilz, dann ziehen Sie Ihre **Socken an, bevor Sie in die Unterwäsche schlüpfen.** Wenn die Unterhose nämlich beim Anziehen die bloßen Füße berührt, wird der Pilz auf die Leistengegend übertragen.
- Benutzen Sie **kein gebrauchtes Handtuch** aus dem Wäschekorb noch einmal, Sie holen sich sonst erneut eine Infektion. Pilze gedeihen im Dunklen und Feuchten besonders gut.
- Trocknen Sie die Leistenregion nach dem Baden mit einem **Föhn** auf der niedrigsten Stufe.
- Tragen Sie eine **antiseptische Mundspüllösung** mit einem Wattebausch auf die betroffene Hautregion auf.

Stäuben Sie Puder auf

- Bestäuben Sie die Leiste mit **Talkum oder Babypuder**. Er saugt Feuchtigkeit auf und hält die Haut trocken.

Nehmen Sie ab

- Wenn Sie übergewichtig sind, sollten Sie unbedingt einige **Pfunde loswerden**. Hautfalten sind häufig warm und feucht und bieten dadurch zusätzlichen Nährboden für Pilze.

Juckreiz am After

Schnelle Linderung

- Wenn Analfissuren (ein Riss in der Haut direkt um den Anus) oder Hämorrhoiden das Problem sind, dann kaufen Sie eine **Salbe oder Zäpfchen** speziell für diesen Zweck. Die Apotheken bieten eine Auswahl von Produkten an, die ein Lokalanästhetikum sowie einen entzündungshemmenden Wirkstoff enthalten. Präparate mit einem Kortikosteroid sind verschreibungspflichtig. Verwenden Sie diese Hämorrhoidenpräparate morgens und abends sowie nach jedem Stuhlgang, um die Schwellung und den Juckreiz zu stoppen. Setzen Sie solche Produkte jedoch nicht länger als 1 Woche ein.

- **Bikarbonat** lindert die Reizung. Lösen Sie 3 oder 4 EL Bikarbonat in warmem Wasser auf. Geben Sie diese Lösung nun in eine Sitzbadewanne, und setzen Sie sich etwa 15 Minuten hinein.
- **Hamamelis** reinigt die Haut und besitzt eine adstringierende Wirkung, die die Analhaut abschwellen lässt. Tränken Sie einen Wattebausch mit Hamamelistinktur, und legen Sie ihn auf den Anus. In den ersten Minuten kann das ein wenig brennen.
- Halten Sie einen **warmen Teebeutel mit Schwarztee** als adstringierende Kompresse einige Minuten auf den Anus. Das fördert das Abschwellen und dämpft den Juckreiz.

Vorbeugen ist besser als kratzen

- Halten Sie die Analregion sauber, und entfernen Sie alle Stuhlreste. Um jegliche Hautreizung zu vermeiden, benutzen Sie am besten weiches, **weißes, unparfümiertes Toilettenpapier.** Verwenden Sie keine parfümierten Feuchttücher.
- Halten Sie Ihre Leiste und Analregion trocken und schweißfrei. Benutzen Sie ganz kurz einen **Haarföhn** auf niedriger Stufe **zum Trocknen**, dann bestäuben Sie die Region großzügig mit **Babypuder** oder **Maismehl.** Bei Babypuder achten Sie darauf, ein unparfümiertes Produkt zu kaufen.
- Tragen Sie locker sitzende **Baumwollunterwäsche** und keine Strumpfhosen.
- Bei Juckreiz am After sollten Sie vorübergehend auf **saure Nahrungsmittel** wie Zitrusfrüchte **verzichten**, ebenso auf scharfe Gewürze wie Chili oder Cayennepfeffer. Beides kann die Haut reizen.
- Auch das Öl in **Kaffeebohnen** wirkt irritierend auf die Enddarmhaut. Trinken Sie höchstens 2 Tassen Kaffee am Tag, oder verzichten Sie ganz darauf, und probieren Sie aus, ob das den Juckreiz lindert.
- Verwenden Sie **Kosmetika**, Seife und Badezusätze **ohne Duftstoffe**, ferner **parfümfreies Waschpulver** und Weichspüler. Letzterer sollte überhaupt nur verwendet werden, wenn er unbedingt nötig ist, denn er enthält noch weitere Chemikalien.

Siehe auch die Artikel in diesem Buch zu Allergien (S. 4), Hautproblemen (S. 111), Ekzeme (S. 58), Pilzinfektionen (S. 223), Nesselsucht (S. 207) und Schuppenflechte (S. 272).

Bewährt

Apfelessig gilt als nützliches Heilmittel bei Juckreiz in der Leiste.

und bewiesen

Essig ist sauer, und Pilze gedeihen in saurem Milieu nicht. Nehmen Sie einen mit Essig getränkten Wattebausch, und tupfen Sie damit die betroffene Region einmal täglich ab. Tun Sie das aber nur auf unversehrter Haut, sonst brennt es schmerzhaft.

Karpaltunnelsyndrom

Wer an einem Karpaltunnelsyndrom leidet, braucht eine Pause. Der Nerv im Karpaltunnel des Handgelenks muss sich von der Entzündung erholen. Mit Nahrungsergänzungsprodukten, Schienen und Übungen kann der Heilungsprozess wirksam unterstützt werden. Wichtig in diesem Fall ist auch eine Krankschreibung, um den Handgelenken eine Schonfrist zu gönnen. Aber wenn die normale Tätigkeit wiederaufgenommen wird, dürfen Vorbeugung und Kräftigung nicht vernachlässigt werden.

Ursachen und Symptome

Im Handgelenk befindet sich der sogenannte Karpaltunnel. Durch ihn verlaufen neun Sehnen, die die Finger beugen, und der Mittelhandnerv. Die Sehnen und umliegenden Strukturen können sich verdicken und auf den Nerv Druck ausüben. Ursächlich für das Karpaltunnelsyndrom sind oft wiederholte Handbewegungen. Es tritt gehäuft auch bei Schwangeren und Personen mit Schilddrüsenunterfunktion, Diabetes und Übergewicht auf. Symptomatisch sind stechende Schmerzen, die vor allem nachts auftreten, ferner Taubheitsgefühl in den Fingern und im Daumen, Schmerzen, die sich über Hand und Unterarm ziehen, Schulter- und Nackenbeschwerden sowie eine Schwäche in der Hand bis hin zum Schwinden der Daumenballenmuskulatur.

Bekommen Sie den Schmerz in den Griff

- Kühlen Sie die Handgelenke mit einer **Eispackung**, eingewickelt in ein dünnes Handtuch. Belassen Sie sie für 10 Minuten auf den Gelenken, und wiederholen Sie dies stündlich.
- **Wärme** erleichtert die Beschwerden ebenfalls, da sie die Muskeln entspannt. Tauchen Sie Hände und Handgelenke für 12–15 Minuten in sehr warmes Wasser, ehe Sie abends zu Bett gehen. Verzichten Sie aber darauf, wenn Sie eine Verschlimmerung spüren, da die Wärme den Druck im Karpaltunnel auch erhöhen kann.
- Reiben Sie die Handgelenke zweimal täglich mit **Arnikasalbe** ein. Massieren Sie einen erbsengroßen Tupfer Salbe auf der Innenseite jedes Gelenks mit dem Daumen der Gegenseite ein. Wiederholen Sie diese Behandlung morgens und abends, bis die Symptome verschwinden.
- Tragen Sie nachts eine **Schiene**. Während des Schlafs beugen Sie vielleicht die Hand unter dem Kissen, wodurch das Handgelenk gedrückt wird. Menschen mit Karpaltunnelsyndrom wachen nachts oft vor Schmerzen auf. Eine Schiene hält die Finger in einer neutralen Position und nimmt Druck vom Mittelhandnerv. Der Apotheker oder Orthopädietechniker passt Ihnen eine Schiene an und erklärt den Umgang damit.
- Vielleicht wollen Sie auch **tagsüber eine Schiene** tragen, vor allem wenn Sie Arbeiten verrichten, bei denen Sie die Hände viel bewegen müssen. Wenn die Beschwerden so stark sind, sollten Sie jedoch eher eine Operation in Erwägung ziehen – und zwar bevor die Daumenmuskulatur ganz schwach geworden ist, denn sie erholt sich nur langsam und oft nicht mehr vollständig. Es bleibt eine Schwäche zurück.

Ergänzende Maßnahmen

- **Bromelain**, ein Enzym aus der Ananas, lindert die Schmerzen und beschleunigt die Heilung. Nehmen Sie 1000 mg Bromelain zweimal täglich, solange Sie Beschwerden haben. Wenn die Symptome zurückgehen, können Sie die Dosis auf zweimal 500 mg verringern. Nehmen Sie das Mittel immer zwischen den Mahlzeiten, damit es besser wirkt.
- **Johanniskraut**, bekannt als Heilkraut gegen Depressionen, hilft gegen Nervenschäden und den Schmerz. Nehmen Sie dreimal täglich 250 mg Johanniskrautextrakt, standardisiert auf 0,3 % Hypericin. Wenn sich nach 2 Wochen keine Wirkung zeigt, erhöhen Sie die Dosis auf 300–400 mg dreimal täglich.
- Probieren Sie es mit 300 mg **Magnesium** zwei- bis dreimal täglich. Dieses Mineral ist für Nerven und Muskelentspannung wichtig. Magnesiumreiche Nahrungsmittel sind Vollkornprodukte, Nüsse, Hülsenfrüchte, dunkelgrünes Blattgemüse oder Schalentiere. Falls Sie wenig davon essen, hilft ein Nahrungsergänzungsmittel, etwa Magnesiumzitrat, das gut vom Darm aufgenommen wird. Falls bei Ihnen dadurch Blähungen auftreten, wechseln Sie zu Magnesiumglukonat.

Ergonomie an der Tastatur

- Wenn Sie viel Zeit am Computer verbringen, stellen Sie Ihren **Stuhl** und die **Tastatur** richtig ein. Die Arme sollten beim Tippen in einem 90°-Winkel gebeugt sein, sodass die Hand-

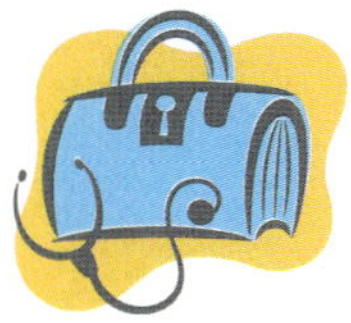

Wann zum Arzt?

Gehen Sie zum Arzt, wenn die Beschwerden Sie bei Ihrer täglichen Arbeit behindern. Ein unbehandeltes Karpaltunnelsyndrom kann zu einer geschwächten Greifkraft der Hand und erheblichen Schmerzen in Unterarm und Schulter führen. Hartnäckige Beschwerden beseitigt erst die operative Spaltung des Karpaltunnels. Da das Karpaltunnelsyndrom oft mit Gelenkleiden, Diabetes oder einer Schilddrüsenunterfunktion einhergeht, sollte der Arzt diese Erkrankungen ausschließen.

B wie Besserung?

Vitamin B_6 ist als Nahrungsergänzungsmittel zur Behandlung des Karpaltunnelsyndroms bekannt. Es wird jedoch kontrovers diskutiert. Viele Experten sind von der Wirksamkeit überzeugt, ebenso viele streiten sie ab. Zudem können sehr hohe Dosen dieses Vitamins (über 50 mg pro Tag) über einen längeren Zeitraum sogar wiederum Nervenschäden verursachen. Die Einnahme kann aber nützlich sein, weil das Vitamin eine wichtige Rolle für die Funktion der Nerven spielt und möglicherweise die Reizleitungsgeschwindigkeit der Handnerven beschleunigt. Manche führen das Karpaltunnelsyndrom sogar auf einen Vitamin-B_6-Mangel zurück. Sicher ist der Bedarf sehr verschieden, und Stress erhöht ihn zudem. Wenn Sie vorsichtig sein wollen, essen Sie Nahrungsmittel, die besonders reich an Vitamin B_6 sind. Dazu zählen Hähnchenbrust, Vollkorn-Cerealien, Naturreis, Lachs, grünes Gemüse und Eigelb. Als Nahrungsergänzungsprodukt nehmen Sie höchstens 50 mg pro Tag zu sich, verteilt auf mehrere Dosen, bis sich die Beschwerden bessern. Danach senken Sie die Dosis auf 10 mg täglich.

gelenke parallel zum Fußboden ausgerichtet sind. Die Knie sollten ebenfalls rechtwinklig gebeugt sein. Sitzen Sie gerade, lassen Sie die Schultern nicht nach vorn hängen.

- Wenn Sie die Tastatur absenken können, dann stellen Sie diese so ein, dass sich die **Tasten etwas tiefer als Ihre Handgelenke** befinden, sodass die Fingerspitzen nach unten fallen und leicht auf den Tasten liegen können.
- Drücken Sie möglichst sanft auf die Tasten Ihres Computers, statt darauf zu hämmern. Je weniger Kraft Sie dabei anwenden, desto besser.
- Benutzen Sie möglichst handfreundliche Produkte, die ergonomisch geformt sind. Besonders nützlich ist eine **Stütze für die Handballen**, die Sie im Bürofachhandel erhalten.
- Beschaffen Sie sich eine **ergonomisch geformte Tastatur** oder eine **geteilte Tastatur**. Beide sind so gestaltet, dass die Hände in einer natürlichen Haltung bleiben können, während die Finger leicht über die Tasten huschen. Der erforderliche Tastendruck ist bei diesen Spezialanfertigungen auch viel geringer als bei einer herkömmlichen Tastatur.

Wussten Sie das?

Obwohl das Karpaltunnelsyndrom nicht immer von Überbeanspruchung herrührt, wurde es in der Öffentlichkeit erst durch den breiten Einsatz von Computern bekannt. Zu den anderen Aktivitäten, die von häufig wiederholten Handbewegungen begleitet sind, zählen Klavierspielen, Nägel einschlagen oder Melken. Deshalb sind Pianisten, Schreiner und Bauern ebenfalls anfällig für diese Krankheit.

Selbsthilfe

Karpaltunnelsyndrom

Wer viel am Computer arbeitet oder ständig die gleiche Handbewegung wiederholt, sollte alle paar Stunden eine Viertelstunde Pause einlegen. Stehen Sie auf, entspannen Sie die Schultern, und schütteln Sie die Arme, um die Handgelenke zu entspannen und die Durchblutung anzukurbeln. Machen Sie mit beiden Händen eine Faust, halten Sie sie ein paar Sekunden, dann öffnen Sie sie und spreizen die Finger so weit wie möglich; viermal wiederholen. Führen Sie auch die folgenden Übungen aus:

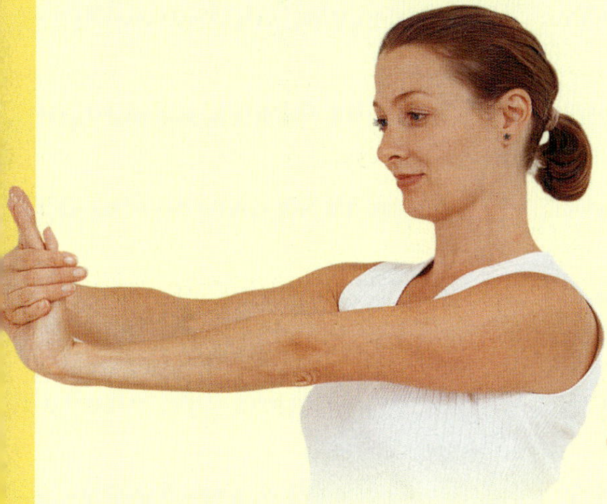

Strecken Sie den linken Arm nach vorn, und beugen Sie das Handgelenk nach oben. Drücken Sie mit der Handfläche der rechten Hand gegen die Finger der linken, und zählen Sie bis 10. Loslassen, wechseln.

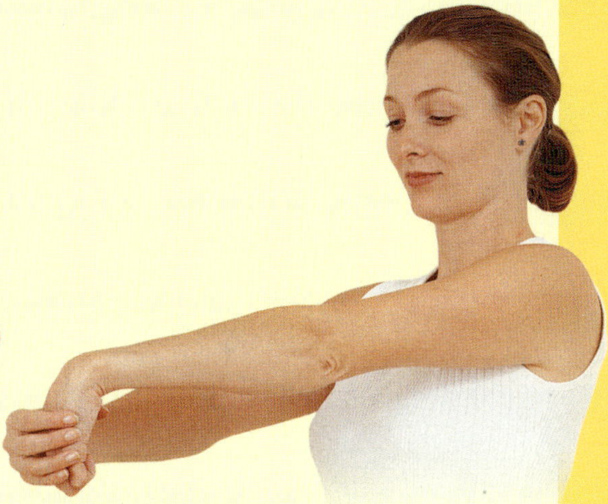

Strecken Sie den linken Arm, und machen Sie eine Faust. Legen Sie die rechte Hand über die Faust, und ziehen Sie sanft. Bis 10 zählen, dann wieder loslassen und die Übung mit dem rechten Arm wiederholen.

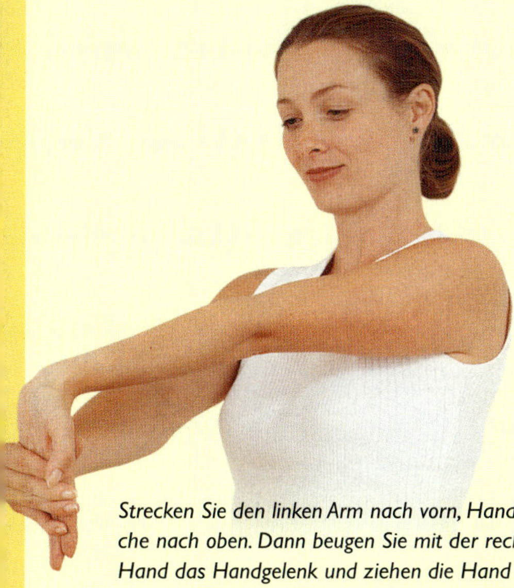

Strecken Sie den linken Arm nach vorn, Handfläche nach oben. Dann beugen Sie mit der rechten Hand das Handgelenk und ziehen die Hand sanft zu sich heran. Bis 10 zählen, Hände wechseln.

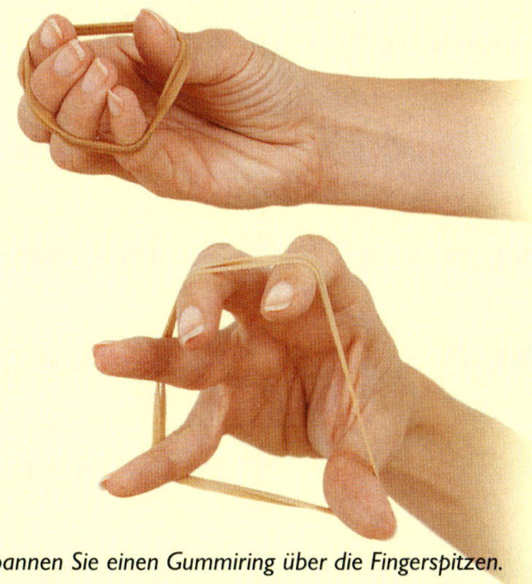

Spannen Sie einen Gummiring über die Fingerspitzen. Spreizen Sie langsam die Finger, und schließen Sie sie wieder. Halten Sie dabei das Gummiband ständig in Spannung. Zehnmal üben, dann die Hand wechseln.

Kater

Jeder, der einmal nach durchzechter Nacht mit hämmernden Kopfschmerzen und Übelkeit aufwachte, schwört ewige Abstinenz. Doch was tun, wenn's trotzdem wieder mal zu viel war? Dem ersten Impuls nachgeben: Durch Erbrechen entledigt sich der Körper der Giftstoffe. Als Schmerzmittel sind ASS oder Ibuprofen besser geeignet als Paracetamol, das nach dem Alkoholkonsum der Leber zusätzlich schaden könnte. Die folgenden Tipps helfen, die verheerenden Auswirkungen eines Katers auf den ganzen Organismus in Grenzen zu halten und die körperlichen Symptome etwas zu lindern.

Ursachen und Symptome

Sie haben zu viel getrunken und sind nun mit einem starken Kater aufgewacht? Typisch dafür: hämmernde Kopfschmerzen, Schweißausbrüche und Übelkeit. Vielleicht fühlen Sie sich auch etwas wackelig auf den Beinen. Was ist mit Ihrem Körper passiert? Der Alkohol führt zum Verlust von Flüssigkeit und Mineralien. Er erweitert die Blutgefäße im Kopf und verursacht dadurch Kopfschmerzen. Und zudem wird das Blut durch den Alkohol übersäuert, was zu Übelkeit und Schweißausbrüchen führt. Diese Art der Übersäuerung nennt man „Azidose".

Erste Maßnahmen für schnelle Besserung

- Trinken Sie gleich nach dem Aufwachen 2 große Gläser **Wasser** gegen die Dehydratation.
- Genießen Sie 1 großes Glas **Grapefruit-** oder **Orangensaft**. Die enthaltene Fruktose beschleunigt den Abbau des Alkohols.
- Nehmen Sie so bald wie möglich 1 oder 2 Tassen **Kaffee** zu sich. Koffein verengt die geschwollenen Blutgefäße im Kopf. Aber wie Alkohol wirkt auch Koffein harntreibend. Wer zu viel davon trinkt, erleidet einen Flüssigkeitsmangel.
- **Kudzu** ist ein traditionelles chinesisches Heilmittel bei Alkoholvergiftung. In der Regel wird es als „Morgen-danach"-Tee getrunken. Ganz wenige Reformhäuser führen Kudzu-Tinktur, über das Internet kann man sie ebenfalls beziehen. Befolgen Sie die angegebene Dosierungsanleitung.

Heilsame Häppchen

- Essen Sie eine Tasse heiße **Hühnersuppe**. Sie füllt den infolge des Alkoholkonsums gesunkenen Salz- und Kaliumspiegel des Körpers wieder auf.
- Ein **Bananen-Milchshake** ist besonders geeignet, Kalium und andere Nährstoffe zu ersetzen, die Ihnen im Rausch abhandengekommen sind. Pürieren Sie 1/2 Tasse Milch mit 1 Banane und 2 TL Honig. Banane liefert Kalium, das mit dem Harn ausgeschieden wurde. Und Honig ist reich an Fruktose.
- Wenn Sie sich gut genug fühlen, dann nehmen Sie eine leichte Mahlzeit zu sich – frisches **Obst**, Toast und **Honig**. Obst ist ebenfalls ein guter Fruktose-Lieferant. Sparen Sie sich das Eier- und Speck-Frühstück für einen anderen Tag auf.

Homöopathische Hilfsmittel

- Das homöopathische Arzneimittel **Nux vomica** gilt als wirksames Gegengift bei Katzenjammer. Nehmen Sie alle 4 Stunden 3–5 Globuli in der C30-Potenz auf die Zunge, bis sie sich auflösen.

Setzen Sie sich in Bewegung

- Auch wenn Sie lieber im Bett bleiben würden, ein Spaziergang in flottem Tempo oder eine Joggingrunde wird Ihnen guttun. Denn die Bewegung kurbelt die **Produktion von Endorphinen** an, den körpereigenen Schmerzhemmern. Übermäßiger Alkoholkonsum kann den Endorphin-Gehalt im Körper herabsetzen.

Nichts geht über Vorbeugung

- Wenn Sie irgendwo eingeladen sind, wo Alkohol gereicht wird, dann **essen Sie etwas** – im Idealfall eine leicht fette Speise –, bevor Sie gehen. Manche schwören sogar auf einen Löffel Olivenöl. Die fetthaltigen Substanzen legen sich über die Darmwände und bewirken so, dass der Alkohol langsamer absorbiert wird. Dies wiederum bedeutet ein geringeres Maß an Trunkenheit – und damit deutlich weniger Katerstimmung am nächsten Tag.
- Wenn Sie **hochprozentige Getränke** zu sich nehmen, dann sollten Sie dem reinen Wodka oder Gin gegenüber Mixgetränken den Vorzug geben. Beim Wein wählen Sie lieber Weißwein statt Rotwein. Farblose Spirituosen enthalten keine zusätzlichen Substanzen, die zur Übelkeit und zu Kopfschmerzen beitragen. Auch in Weißwein finden sich weniger dieser Stoffe als in Rotwein.
- **Trinken Sie langsam.** Unser Körper verarbeitet etwa 30 ml Alkohol pro Stunde. Geben Sie der Leber ausreichend Zeit für die Verbrennung des Alkohols. Dann wird auch weniger in Ihrem Gehirn ankommen.
- Trinken Sie an langen Abenden immer abwechselnd ein alkoholisches Getränk und ein Glas kohlensäurehaltiges Mineralwasser, Fruchtsaft oder ein anderes **alkoholfreies Getränk**.
- Meiden Sie **sprudelnde** alkoholische **Getränke** wie Sekt, Gin Tonic oder Rum-Cola. Die Kohlensäure leitet den Alkohol schneller in den Blutkreislauf, die Wirkung ist heftiger.

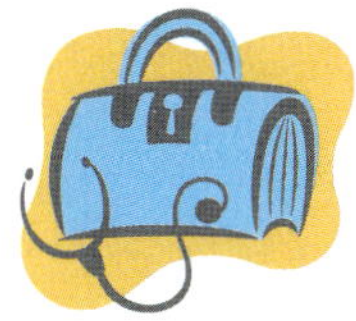

Wann zum Arzt?

Auch ohne Behandlung sollte sich ein Kater nach 24 Stunden verzogen haben. Geht es Ihnen dann immer noch schlecht, rufen Sie einen Arzt. Wenn Sie sich nicht mehr an die Ereignisse der durchzechten Nacht erinnern können oder regelmäßig einen Kater haben, dann haben Sie eventuell ein ernstes Alkoholproblem. Lassen Sie sich unbedingt von Ihrem Arzt über eine geeignete Therapiemöglichkeit beraten.

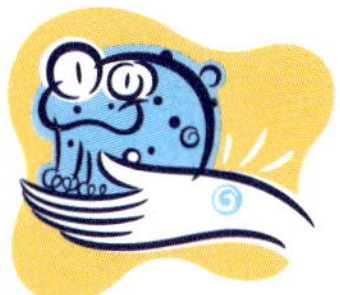

Nur ein Märchen

Ein englischer Dramatiker des 16. Jahrhunderts, John Heywood, vertrat die Ansicht, einen Kater kuriere man am besten mit einem Drink. Leider hilft dieser Rat wenig. Die Folgen übermäßigen Alkoholgenusses mit Alkohol bekämpfen zu wollen, bewirkt nur die Verlängerung des Leidens.

Kehlkopfentzündung

Wer an einer Kehlkopfentzündung leidet, sollte in ein Trappistenkloster gehen! Mit anderen Worten – Schweigen ist die beste Medizin. Denn auch Flüstern beansprucht die Stimmbänder ebenso sehr wie ein Schrei. Ruhe für die Stimmbänder verhindert eine Verschlimmerung der Entzündung, die zu Blutungen oder zur Bildung von Knötchen, Polypen und Zysten führen könnte. Und während die Stimme eine Auszeit bekommt, kann eines der folgenden Heilmittel unterstützend wirken.

Ursachen und Symptome

Ihr Hals ist wund, und Sie bringen keinen Ton heraus? Sie haben eine Entzündung des Kehlkopfs, des Luftröhrenabschnitts, der die Stimmbänder beherbergt. Normalerweise öffnet und schließt sich die Stimmritze zwischen den Bändern beim Sprechen. Wenn jene jedoch anschwellen, vibrieren sie anders, was zu Heiserkeit führt. Mögliche Ursachen für die Entzündung sind neben einer Überbeanspruchung des Stimmapparats auch Erkältungen und Virusinfekte, Rauchen, Allergien, eine Mandelentzündung, das Einatmen von Reizstoffen wie Staub oder Rauch sowie Bronchitis und Sodbrennen.

Räuspern Sie sich nicht

- **Widerstehen Sie der Versuchung, zu husten** oder sich zu **räuspern**. Beides kann die Stimmbänder schädigen. Versuchen Sie den Drang durch einfaches Schlucken zu unterdrücken, oder trinken Sie kleine Schlückchen lauwarmes Wasser.

Ein Belag für eine belegte Stimme

- Trinken Sie täglich mindestens 6–8 Gläser lauwarmes (nicht heißes) **Wasser**, um den Rachen feuchtzuhalten.
- Auch andere warme Flüssigkeiten, wie **Hühnerbrühe**, können zur Linderung der Beschwerden beitragen.
- Naturheilkundige empfehlen bei Kehlkopfentzündung Tees aus weißem **Andorn** und **Königskerze**. Andorn, ein Mitglied der Familie der Minzegewächse mit haarigen Blättern, ist schon seit langem Bestandteil mancher Hustenbonbonsorten. Königskerze enthält einen gallertartigen Schleim, der eine beruhigende Wirkung auf entzündete Körpergewebe ausübt. Für beide Tees geben Sie 1–2 TL des getrockneten Krautes in 1 Tasse heißes Wasser und lassen den Tee 10 Minuten ziehen, bevor Sie ihn durch ein Sieb gießen. Trinken Sie 1–3 Tassen täglich. Beide Tees erhalten Sie in Reformhäusern.
- Ein altes Hausrezept bei Kehlkopfentzündung sind 2 TL **Zwiebelsaft**, gefolgt von 1 TL **Honig** zur Vertreibung des üblen Geschmacks. Wiederholen Sie dies alle 3 Stunden. Den Zwiebelsaft gewinnen Sie, indem Sie 1/2 Zwiebel zwischen zwei Tellern zusammenpressen und den Saft auffangen.
- Verrühren Sie 1 EL **Honig, 1 TL Zitronensaft** und eine Prise **Cayennepfeffer**. Trinken Sie die Mischung schlückchenweise und sooft Sie mögen.

Machen Sie dem Kehlkopf Dampf

- **Inhalieren** Sie zwei- bis viermal täglich 5 Minuten lang den Dampf aus einer Schüssel mit heißem Wasser. Der Wasserdampf befeuchtet Ihren Rachen und beschleunigt die Heilung.
- Um die heilende Wirkung des Inhalierens zu verstärken, können Sie 4–6 Tropfen antiseptischer und entzündungshemmender ätherischer Öle wie **Lavendel-, Sandelholz-** oder **Kamillenöl** in das heiße Wasser geben.
- Machen Sie sich eine **heiße Kompresse** aus dem Tee von Königskerze, Salbei, Thymian oder Ysop. Legen Sie sich die Kompresse um den Hals, und wickeln Sie ein trockenes Handtuch darum, damit die Hitze länger anhält.

Nichts geht über Vorbeugung

- **Atmen Sie durch die Nase.** Die Luft wird auf ihrem Weg durch die Nase auf natürliche Weise befeuchtet. Das Atmen durch den Mund dagegen setzt den Kehlkopf trockener Luft aus.
- Verwenden Sie in Ihrem Schlafzimmer einen **Luftbefeuchter,** oder stellen Sie eine Schüssel mit Wasser auf die Heizung. Die Stimmbänder sind mit Schleim umhüllt, der feuchtgehalten werden muss, um Reizstoffe abwehren zu können.
- Wenn Sie mit dem Flugzeug reisen, dann kauen Sie **Kaugummi** oder lutschen **Pastillen**. Die Luft in einem Flugzeug ist extrem trocken, was die Stimmbänder reizt. Indem Sie den Mund geschlossen halten und die Speichelproduktion erhöhen, helfen Sie, Austrocknung zu vermeiden.
- Ein anderer Trick beim Fliegen ist, sich hin und wieder ein nasses Tuch oder einen **feuchten Waschlappen** über Nase und Mund zu halten, um die durch die Atemwege eindringende Luft zu befeuchten.
- Überprüfen Sie zusammen mit dem Arzt, ob eventuell eines Ihrer Medikamente die Schuld an Ihrer Heiserkeit trägt. Manche **Arzneimittel**, darunter Blutdruck- und Schilddrüsenarzneien sowie Antihistaminika gegen Allergien können den Hals stark austrocknen.
- Wenn Sie rauchen, dann hören Sie jetzt sofort damit auf. **Rauchen** ist eine der Hauptursachen für einen trockenen Hals und begünstigt Kehlkopfentzündungen. Meiden Sie auch verrauchte Bars und Restaurants.

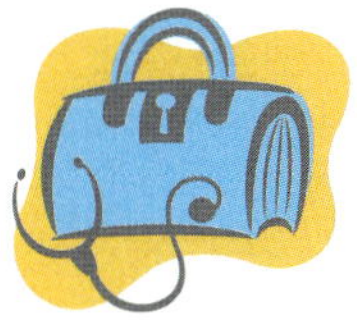

Wann zum **Arzt?**

Im Allgemeinen ist eine Kehlkopfentzündung nichts Ernstes. Wenn Sie aber nach 4–5 Tagen noch immer heiser sind, sollten Sie Ihren Arzt informieren. Hartnäckige Heiserkeit ohne erklärbare Ursache muss genauer untersucht werden, insbesondere wenn Sie Raucher sind. Sie kann ein Zeichen für Kehlkopfkrebs sein. Gehen Sie außerdem sofort zum Arzt, wenn Sie Blut husten, merkwürdig keuchen oder die Heiserkeit von so starken Halsschmerzen begleitet wird, dass Ihnen selbst das Schlucken des Speichels schwerfällt. Der obere Teil des Kehlkopfs könnte so stark anschwellen, dass er die Luftwege lebensbedrohlich blockiert.

Kinderkrankheiten

Die meisten Kinderkrankheiten sind in der Regel nach ein oder zwei Wochen überstanden, doch auch dieser Zeitraum kann für Eltern und Kinder beschwerlich sein. Aber Symptome wie Fieber, Juckreiz und Schmerzen lassen sich mit bewährten Hausmitteln gut lindern. Und auch gegen die unvermeidbar auftretende Langeweile gibt es eine Reihe erprobter Beschäftigungstipps!

Ursachen und Symptome

Als „Kinderkrankheiten" bezeichnet man Infektionskrankheiten, die bevorzugt Kinder befallen. Jedoch können auch Jugendliche und Erwachsene daran erkranken, weshalb z. B. Keuchhusten wegen der nachlassenden Impfdisziplin wieder stark zugenommen hat. Meist fühlen sich die Kinder krank und schlapp, haben Fieber und Hautausschläge. Das gilt für Masern, Windpocken und Röteln. Bei Scharlach treten Halsschmerzen auf, bei Mumps geschwollene Ohrspeicheldrüsen. Gegen solche Infektionen gibt es Impfungen. Treten sie bei nicht geimpften Kindern auf, werden meist nur die Symptome behandelt. Eine Ausnahme ist Scharlach, vor dem keine Impfung schützt. Die auslösende *Streptokokkeninfektion* wird meist mit einem Antibiotikum bekämpft.

Für Kühlung sorgen

- Wärme lässt das Fieber steigen und erhöht die Hautdurchblutung, was bei Ausschlägen den Juckreiz verstärkt. Drehen Sie im Winter die **Heizung herunter**, und stellen Sie im Sommer einen **Ventilator** auf.
- Bei starkem Juckreiz, etwa bei Windpocken, gönnen Sie dem Kind alle paar Stunden für 15–20 Minuten ein lauwarmes Bad. Geben Sie 1 Tasse **Bikarbonat** oder die gleiche Menge **kolloidales Hafermehl** in das Badewasser. Kolloidales Hafermehl ist so fein gemahlen, dass es sich im Wasser löst. Oder schütten Sie Haferflocken in einen Nylonstrumpf, knoten ihn zu und lassen ihn im Wasser treiben.
- Kratzen kann dazu führen, dass sich die Pusteln entzünden und unter Narbenbildung verzögert abheilen. Geben Sie Ihrem Kind einen **kühlen, feuchten Waschlappen**, den es auf die juckende Stelle pressen kann. Schneiden Sie seine Fingernägel kurz, und ziehen Sie ihm nachts Baumwollhandschuhe an.

Dämpfen Sie das Fieber

- **Wadenwickel** wirken bei kleinen Patienten besonders gut. Wickeln Sie dem fiebernden Kind feuchte, lauwarme (nicht eiskalte!) Baumwolltücher um die Unterschenkel, und schlagen Sie jeweils ein trockenes Handtuch darüber. Die Wickel werden mehrmals täglich für 1 Stunde verabreicht.
- Wenn das Kind hoch fiebert, helfen **Paracetamol-Zäpfchen** oder **Ibuprofen-Saft**. Beide wirken auch gegen Kopf- und Gliederschmerzen. Geben Sie aber Kindern niemals ASS (Acetylsalicylsäure)! Achten Sie bei der Dosierung auf die richtige Menge, die sich je nach Alter und Gewicht des Kindes ändert. Falls Sie sich unsicher fühlen, fragen Sie Ihren Arzt.

Hilfe bei Juckreiz

- Die meisten Kinderkrankheiten, die mit Ausschlag einhergehen, jucken auch. Wenn kühle Bäder nicht ausreichend helfen, tragen Sie eine **Antihistaminikum-Creme** auf oder verabreichen dem Kind bei besonders schwerem Juckreiz oder zur Nacht ein Antihistaminikum als Tablette. Die Müdigkeit, die als Nebenwirkung auftritt, fördert den Schlaf.
- Ziehen Sie Kindern mit Hautausschlag einen frischen Baumwollschlafanzug an. **Baumwolle** irritiert die Haut weniger als andere Materialien.

Kühles für den schmerzenden Hals

- Stellen Sie **Eislutscher** her: säurearmen Fruchtsaft in Eisförmchen mit einem Stäbchen in der Mitte einfrieren. Damit lassen sich Kinder mit Halsschmerzen gut besänftigen.
- Wenn ein älteres Kind Ausschlag im Mund hat (kommt bei Windpocken vor), dann lassen Sie es mit **Salzwasser gurgeln**. Außerdem sollten Sie ihm Pudding, Suppe, Kompott oder Milchreis anbieten – alles andere schmerzt zu sehr.

Die beste Vorbeugung: Impfen

- Dass ein Kind heute noch an Masern, Mumps, Röteln oder Keuchhusten erkrankt, ist überflüssig – gegen diese Krankheiten gibt es seit Jahrzehnten dringend empfohlene **Impfungen**. Wer sein Kind impfen lässt, schützt es nicht nur vor den gefürchteten Spätfolgen, sondern trägt auch zum Ausrotten der Infektionen bei; wer aufs Impfen verzichtet, schadet umgekehrt nicht nur seinem Kind, sondern auch der Allgemeinheit.
- Seit kurzem empfehlen die nationalen Gesundheitsbehörden in Deutschland, Österreich und der Schweiz die **Impfung gegen Windpocken**. So können Säuglinge und Kleinkinder gegen diese Infektion ebenfalls geschützt werden.

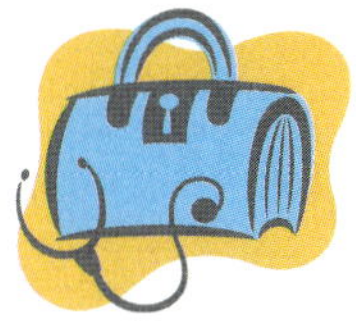

Wann zum Arzt?

Viele Kinderkrankheiten lassen sich mit Hausmitteln lindern und werden von einem robusten Kind leicht überwunden. Einen Kinderarzt sollten Sie jedoch konsultieren, wenn das Kind hoch fiebert sowie bei dem kleinsten Hinweis auf eine schwere Komplikation wie Lungenentzündung, Hirnhautentzündung (das Kind wirkt nicht richtig wach, klagt über Kopfschmerzen und entwickelt eventuell einen steifen Nacken) oder wenn die Erkrankung länger als 10 Tage anhält. Wenn das Kind in den Kindergarten oder die Schule geht, benötigen Sie ohnehin ein ärztliches Attest als Bescheinigung, dass es die Einrichtung gefahrlos wieder besuchen kann.

Sonne und Infektionen

Wenn Kinderkrankheiten und Hautausschläge in den Ferien auftreten: Lassen Sie Ihr Kind damit nicht in die Sonne. Bei Fieber ist direktes Sonnenlicht sowieso tabu und wird von den Kindern automatisch gemieden, aber auch ein abheilender Windpockenausschlag ist nichts für Strandvergnügen. Kinderhaut kann bis zu einem Jahr nach einem Ausschlag noch besonders empfindlich sein – denken Sie vor allem im Urlaub daran!

Körpergeruch

Der Kampf der von Körpergeruch Betroffenen beginnt schon morgens und setzt sich den ganzen Tag über fort. Um unangenehme Düfte in den Griff zu bekommen, gibt es viele Möglichkeiten. So werden im Handel vielfältige Antitranspirants angeboten, die die Schweißdrüsen blockieren, sowie Deodorants, die körperliche Gerüche neutralisieren oder verbergen. Eine Vielzahl natürlicher Mittel erfüllt jedoch den gleichen Zweck, auf sanftere Art und Weise.

Ursachen und Symptome

Die Natur hat den Menschen mit intensiven Körpergerüchen ausgestattet, um das andere Geschlecht anzulocken. Doch heute wird ein starker Geruch eher als unangenehm empfunden. Es gibt zwei Typen von Schweißdrüsen, die zum einen geruchlosen Schweiß absondern, der beim Verdunsten die Haut abkühlt. Der zweite Typ in den Achselhöhlen und im Genitalbereich sondert eine Substanz ab, von der sich Bakterien ernähren, was den Geruch erzeugt. Eisprung, sexuelle Erregung, Stress und Wut oder einige Krankheiten und Arzneimittel weisen eine übermäßige Schweißproduktion als Begleiterscheinung auf.

Wählen Sie eine wirksame Seife

- Verwenden Sie **desodorierende Seifen** wie etwa Kohle-Teer-Seife, Teebaumöl-Seife oder antibakterielle Handseifen. Diese töten auch nach dem Waschen noch Bakterien ab. Wenn das Produkt die Haut nicht austrocknet oder irritiert, dann sollte es täglich für den ganzen Körper benutzt werden. Andernfalls setzen Sie es nur dort ein, wo es am dringendsten gebraucht wird: in den Achselhöhlen und im Schambereich.
- Falls desodorierende Seife nicht hilft, verwenden Sie medizinische **antiseptische Hautreiniger** aus der Apotheke. Diese werden sonst zum Waschen der Patienten vor Operationen eingesetzt, sind also stark antibakteriell wirksam. Da diese Mittel jedoch die Haut austrocknen, sollten sie nur beim Duschen für die besonders geruchsintensiven Körperregionen verwendet und schnell wieder abgespült werden.

Erfrischende Essenzen und Puder

- Wischen Sie tagsüber ab und zu mit einem in **Essig getränkten Wattebausch** die Achselhöhlen ab, um die geruchsbildenden Bakterien zu entfernen. Allerdings sollten Sie diese Maßnahme nicht nach dem Rasieren durchführen, sonst brennt die Haut entsetzlich. Dasselbe gilt für Zaubernuss (siehe unten).
- Tupfen Sie, sooft Sie möchten, Essenzen auf, die **Hamamelis** (Zaubernuss) enthalten. Die erfrischende, angenehm riechende Flüssigkeit besitzt sowohl eine trocknende als auch eine desodorierende Wirkung.
- Pudern Sie **Bikarbonat** oder **Maismehl** auf die Problemzonen des Körpers, um die Feuchtigkeit aufzunehmen. Bikarbonat tötet auch geruchsbildende Bakterien ab.

- **Rasieren** Sie sich **regelmäßig** unter den Armen, denn im Achselhaar bleiben Schweiß und Bakterien haften.
- **Wechseln** Sie die **Kleidung** täglich – bei Hitze zweimal.

Hilfe aus dem Garten

Die folgenden Substanzen können in den Achselhöhlen verwendet werden, nicht aber im Genitalbereich. Testen Sie vorher an einer kleinen Stelle, ob die Haut gereizt reagiert.

- **Teebaumöl,** das aus einem australischen Baum gewonnen wird, tötet Bakterien und verströmt einen wohltuenden Duft.
- Ätherische Öle, wie **Lavendel-, Pinien-** und **Pfefferminzöl**, bekämpfen ebenfalls Bakterien und riechen angenehm.
- Auch **Salbei** hemmt die Schweißproduktion. Salbeitinktur und destilliertes Salbeiöl sind in Reformhäusern erhältlich. Oder Sie brühen aus frischen oder getrockneten Blättern einen Tee, den Sie über mehrere Tage anwenden können, wenn er in einer Flasche im Kühlschrank aufbewahrt wird.
- **Zitrusfrüchte** verändern den pH-Wert der Haut hin zum sauren Bereich. Bakterien, auch die geruchsbildenden, überleben in einer säurehaltigen Umgebung nur schwer. Verteilen Sie etwas Zitronensaft auf der Haut und tupfen Sie sie trocken.

Grünes essen, gut riechen

- Essen Sie reichlich **Spinat, Mangold** und **Grünkohl**. Grünes Blattgemüse enthält viel Chlorophyll, das eine kraftvoll desodorierende Wirkung ausübt.
- Den gleichen Zweck erfüllen **Chlorophylltabletten** oder **-dragees**. Die in Apotheken erhältlichen Produkte werden aus Seetang, Gerstengras oder Algen hergestellt. Befolgen Sie die Dosierungsanweisungen auf der Verpackung.
- Kauen Sie ein paar Zweige **Petersilie**; sie verfügt über geruchshemmende Eigenschaften. Oder bereiten Sie einen Tee zu, indem Sie 1 TL kleingehackte, frische Petersilie in einer Tasse kochendem Wasser 5 Minuten ziehen lassen. Der Tee sollte ein wenig abkühlen, bevor Sie ihn trinken.
- **Lindenblütentee** stimuliert die Ausscheidung von Abfallstoffen aus dem Körper und beeinflusst auf diese Weise indirekt den Geruch des Schweißes. Der Tee wird aus den Blüten der Sommerlinde hergestellt und riecht lieblich, etwa vergleichbar mit dem Duft von Jasmintee.

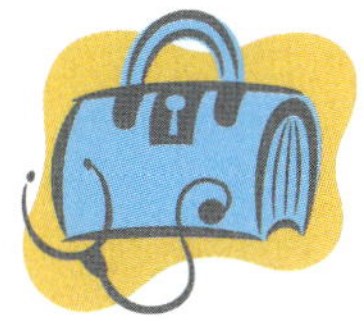

Wann zum **Arzt?**

Starkes und häufiges Schwitzen kann auf eine Überfunktion der Schilddrüse oder Unterzuckerung hinweisen. Auch eine Erkrankung des Teils des Zentralnervensystems, der das Schwitzen steuert, mag verantwortlich sein, ebenso kommen die Wechseljahre als Auslöser infrage. Um Krankheit als Ursache für die starke Schweißproduktion auszuschließen, sollten Sie sich sicherheitshalber vom Arzt untersuchen lassen. Wenn Ihnen ein Medikament verschrieben wurde, das bei Ihnen heftigen Körpergeruch hervorruft, dann fragen Sie den Arzt nach einer Alternative.

Kopfläuse

Wenn die Läuse erst einmal im Haar sitzen, hilft ein Kurzhaarschnitt nicht weiter, denn sie befinden sich auch nahe am Haaransatz. Die Läuseeier, „Nissen" genannt, die ziemlich fest an den Haaren kleben, müssen ebenfalls entfernt werden. Das geht entweder mit chemischen Mitteln oder mit recht wirksamen, wenn auch etwas mühsamer anzuwendenden Hausmitteln. Doch es reicht nicht, den befallenen Kopf zu behandeln; alle Familienmitglieder müssen sorgfältig auf Läuse untersucht werden.

Ursachen und Symptome

Ein juckender Kopf macht jeden wahnsinnig. Leider ist Juckreiz kein Frühsymptom; die Läuse können sich schon monatelang munter vermehrt haben, ehe sie Juckreiz verursachen. Die 1–2 mm kleinen flügellosen Insekten leben dicht an der Kopfhaut, legen an den Haaren ihre Eier ab und ernähren sich von Blut. Wenn Kopfläuse Kinder befallen, machen sie schnell die Runde, wenn die Kleinen beim Spielen ihre Köpfe zusammenstecken. Seltener verbreiten sich die Läuse über Kämme, Mützen oder Haarbänder, weil sie meist den Körper nicht verlassen, außer für einen anderen lebenden Gastgeber. Denn ohne Körperwärme und die Ernährung durch einen Wirt sterben sie rasch ab.

Kämmen Sie die Nissen heraus

- Das **Auskämmen der nassen Haare** ist ein wirksamer Weg, um Kopfläuse loszuwerden und schont die kindliche Kopfhaut besser als alle Chemikalien. Um das Kämmen zu erleichtern, können Sie eine Pflegespülung ins feuchte Haar geben.
- Das Auskämmen muss 30 Minuten lang, über mindestens 2 Wochen, jeden 4. Tag erfolgen. Dies ist unbedingt notwendig für den Erfolg. Halten Sie durch, bis Sie **mindestens dreimal hintereinander keine einzige lebende Laus und Nisse mehr** gefunden haben. Spezielle Nissenkämme erhalten Sie in Apotheken und manchen Drogerien. Damit Ihr Kind bei der Prozedur still sitzen bleibt, hilft es vielleicht, wenn es dabei fernsehen darf. Die Nissen sind gelblich-weiß und oval geformt. Sie sehen ein wenig wie Schuppen aus, haften aber fest am Haar. Erwachsene Läuse haben die Größe eines Sesamkorns. Frisch geschlüpft sind sie durchsichtig, nach 1 Woche rötlich-braun. Die Läuse werden ebenfalls mit dem Kamm entfernt.
- Geben Sie zuerst ein **Pflegeprodukt** ins Haar, kämmen Sie es glatt, und machen Sie sich dann mit dem **Nissenkamm** an die Arbeit. Anschließend reinigen Sie ihn in einer Schüssel mit heißem Wasser, um die erbeuteten Läuse zu entfernen und sie daran zu hindern, in die Haare zurückzukehren.

Der natürliche Weg

- Wenn Sie synthetische Pestizide meiden möchten, können Sie die Läuse über Nacht ersticken. Reiben Sie Haare und Kopfhaut mit **Mayonnaise** ein, dann setzen Sie dem Befallenen eine Duschhaube auf. Am nächsten Morgen dürften die Läuse tot sein. Dieses Verfahren hilft jedoch nicht gegen Nissen!

- **Vaseline** kann ebenfalls wandernde Läuse ersticken. Tragen Sie eine dicke Schicht auf die Kopfhaut auf, dann bedecken Sie den Kopf über Nacht mit einer Duschhaube. Am nächsten Morgen entfernen Sie die Vaseline mit **Babyöl** – und die Läuse gleich mit. Wiederholen Sie diese Prozedur mehrere Nächte nacheinander. (Warnung: Anschließend benötigen Sie jeweils eine Menge Shampoo).
- Ätherische Öle können ebenfalls Läuse vernichten und lindern den Juckreiz. Hier gibt es viele verschiedene Rezepte. Eine wirksame Kombination besteht aus 20 Tropfen **Teebaumöl**, 10 Tropfen **Rosmarinöl** sowie je 15 Tropfen **Zitronen-** oder **Thymianöl** und **Lavendelöl**, vermischt mit 4 EL **Pflanzenöl**. Reiben Sie die Mixtur in die trockenen Haare, bedecken Sie den Kopf mit einer Plastikduschhaube, und wickeln Sie ein Handtuch um das Ganze. Schon nach 1 Stunde können Sie die Haare gründlich shampoonieren und spülen.

Die chemische Keule

- Wenn Sie sich für eine chemische „Kur" entscheiden, dann sollten es die wirksamen **Lotionen** sein. Sie müssen jedoch für 12 Stunden im Haar belassen werden – auch wenn der Beipackzettel einen kürzeren Zeitraum angibt. (Achtung: Viele dieser Lotionen sind brennbar – und das kann zu schlimmen Unfällen führen, wenn sich ein behandeltes Kind einer offenen Flamme nähert, wie Gas, Kaminfeuer und sogar Zigaretten).
- Die chemische Läusebehandlung sollten Sie nur dann anwenden, wenn Sie beim Kämmen **lebende Läuse** gefunden haben – also nicht nur Nissen –, damit erstens niemand den schädlichen Chemikalien unnötig ausgesetzt wird und damit zweitens möglichst wenig Resistenz gegen diese Substanzen bei den Läusen entsteht. Wenn Sie eine chemische Behandlung durchführen, muss diese nach 7 Tagen wiederholt werden.
- Etwa 2 oder 3 Tage nach der Behandlung sollten Sie mit dem Nissenkamm **erneut nach Läusen suchen**, denn sie können auch dann noch ausschlüpfen.
- Leider ist die Mehrzahl der Läuse inzwischen gegen viele Insektenvernichtungsmittel **resistent**. Wenn also das erste Präparat nicht wirkt, dann versuchen Sie es **mit einem anderen Wirkstoff**. Fragen Sie den örtlichen Apotheker, ob er von Resistenzen der Läuse in Ihrer Gegend weiß.

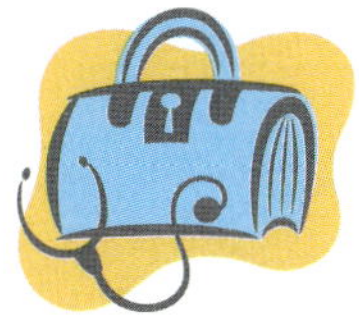

Wann zum **Arzt?**

Mit den hier angeführten Heilmitteln werden Sie einen üblichen Läusebefall bekämpfen können. Holen Sie jedoch ärztliche Hilfe, wenn die Selbstbehandlung fehlschlägt oder sich die Kopfhaut entzündet.

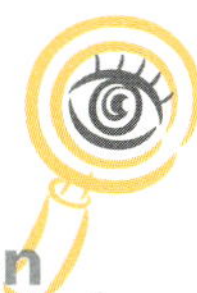

Wussten Sie das?

Bevor es wirksame Läuselotionen gab, galt es als bestes Läusevernichtungsmittel, den Kopf mit Farbverdünner oder Paraffin einzureiben. Diese Methode war zwar vielleicht wirksam, doch sollten Sie derart riskante Behandlungen auf keinen Fall ausprobieren. Farbverdünner ist extrem leicht entflammbar, und man kann sich damit schwerste Verbrennungen zuziehen. Zudem besteht die Gefahr von Lungenschäden, wenn diese leicht flüchtigen, giftigen Chemikalien eingeatmet werden.

Kopfschmerzen

Verkehrsstaus, enge Termine und immer in Höchstgeschwindigkeit – kein Wunder, dass wir in unserer stressigen Welt gelegentlich Schmerzmittel benötigen. Gegen starke Kopfschmerzen wirken 2 Tabletten Paracetamol à 500 mg oder 2 Tabletten Ibuprofen zu je 200 mg. ASS ist ebenso wirksam, aber ungeeignet für Jugendliche unter 16 Jahren und für alle, die eine ASS-Allergie haben. Schmerzmittel sind aber nur ein Teil der Problemlösung, es gibt noch mehr Hilfe gegen den hämmernden Schmerz.

Ursachen und Symptome

Experten unterscheiden folgende Typen von Kopfschmerzen: Spannungskopfschmerz wird durch Muskelverspannungen im Kopf- und Nackenbereich hervorgerufen und macht sich als gleichförmiger, dumpfer Schmerz bemerkbar. Migräne hängt offenbar mit der Verengung und Ausdehnung von Blutgefäßen im Kopf zusammen. Sie verursachen einen pochenden Schmerz, der häufig von Übelkeit und Licht- oder Geräuschempfindlichkeit begleitet wird. Der quälende Clusterkopfschmerz wird manchmal durch Alkohol oder Rauchen ausgelöst. Er kommt in bestimmten Zeitabschnitten gehäuft vor, in sogenannten Clustern, die mit völlig beschwerdefreien Phasen abwechseln.

Versuchen Sie es mit Akupressur

- **Massieren** Sie die Haut zwischen Daumenbasis und Mittelhand mit kräftigen, kreisenden Bewegungen. Nach einigen Minuten wechseln Sie die Hand. Fahren Sie damit fort, bis der Schmerz nachlässt. Akupressur-Experten bezeichnen diese Region der Hand als „Triggerpunkt LIG4", der mit den Gehirnregionen verbunden ist, in denen die Kopfschmerzen entstehen.

Wärme oder Kälte – was besser hilft

- Wenn Sie die Füße in **heißes Wasser** tauchen, geht es Ihrem Kopf besser. Das Fußbad lässt Blut in die Füße strömen und senkt den Druck in den Blutgefäßen im Kopf. Bei starken Kopfschmerzen können Sie den Effekt durch ein bisschen Senfpulver im Wasser noch verstärken.
- Gegen Spannungskopfschmerz hilft eine **heiße Kompresse**, die Sie sich auf die Stirn oder in den Nacken legen. Die Wärme fördert die Entspannung der Muskeln in diesem Bereich.
- Es mag widersprüchlich klingen, aber Sie können tatsächlich im Anschluss an die Wärmebehandlung (oder statt deren) eine **kalte Kompresse** auf die Stirn legen. Wickeln Sie einige Eiswürfel in einen Waschlappen, oder verwenden Sie einen Beutel tiefgekühlte Erbsen. Die Kälte zieht die Blutgefäße zusammen, dadurch drücken sie weniger auf die sensiblen Nerven, die sie umspannen. Weil manchmal die Nerven an der Rückseite des Nackens verantwortlich für den Schmerz sind, platzieren Sie die Kompresse auch auf die Muskeln am unteren Schädelrand.
- Und hier ist die Alternative zur kalten Kompresse: Tauchen Sie die **Hände** so lange **in Eiswasser**, wie Sie es aushalten können. Öffnen und schließen Sie die Fäuste mehrfach, solange die

Hände im Wasser sind. Diese Behandlung wirkt nach dem gleichen Prinzip wie die Eispackung auf dem Kopf – die Kälte verengt die erweiterten Blutgefäße.

Die Koffeinkur

- Trinken Sie eine Tasse **starken Kaffee**. Koffein führt zur Verengung der Blutgefäße, und dies kann zur Linderung von Kopfschmerzen beitragen. Aus diesem Grund ist Koffein auch Bestandteil vieler Kopfschmerztabletten. Doch nützt dieser Tipp nichts, wenn Sie ohnehin schon ein starker Kaffeetrinker sind. Koffeinentzug kann ebenfalls Kopfschmerzen hervorrufen, wodurch ein Teufelskreis entsteht.

Den Blutfluss bremsen

- Binden Sie ein **Stirnband** oder **Tuch** um den Kopf, und ziehen Sie es so stramm, dass Sie den Druck rings um den Kopf herum spüren. Damit verringert sich der Blutfluss in den Kopf hinein, und das dämpft den Schmerz, der von erweiterten Blutgefäßen ausgeht. Sie können das Stirnband zusätzlich in **Essig** tauchen, ein traditionelles Heilmittel gegen Kopfschmerzen.

Den Schmerz mit Lavendel und Pfefferminze lindern

- Bestimmte ätherische Öle – vor allem **Lavendelöl** – entspannen und lindern Kopfschmerzen. Massieren Sie sanft ein wenig Lavendelöl in Stirn und Schläfen ein, dann lehnen Sie sich zurück und genießen den entspannenden Duft. Am besten wirkt es, wenn Sie sich in einen kühlen, dunklen und ruhigen Raum zurückziehen. Je länger Sie dort ruhig liegen und das Aroma einatmen können, desto besser.
- Zusammen mit Lavendelöl – oder stattdessen – können Sie auch **Pfefferminzöl** verwenden. Das darin enthaltene Menthol unterstützt die Wirkung gegen Kopfschmerzen. Dessen Aroma regt die Nerven, die den Schmerz verursachen, zuerst an und beruhigt sie dann wieder.
- Wenn Sie einen Zerstäuber haben, geben Sie 7 Tropfen **Lavendelöl** und 3 Tropfen **Pfefferminzöl** hinein und atmen dann diese wohltuende Mischung ein. Alternativ können Sie versuchen, einige Tropfen Pfefferminzöl auf ein Taschentuch zu sprengen. Atmen Sie mehrmals tief ein.

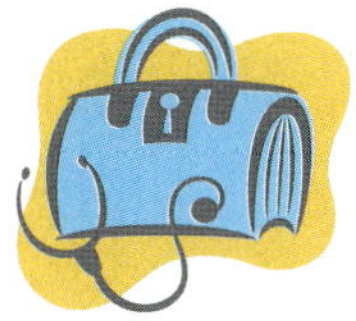

Wann zum Arzt?

Über gelegentliche Kopfschmerzen muss man sich meist keine Sorgen machen. Aber plötzliche Schmerzattacken deuten auf etwas Ernstes hin. Suchen Sie medizinische Hilfe, wenn unerträglicher Kopfschmerz mit Sehstörungen auftritt oder Sie sich plötzlich nicht mehr bewegen können. Oder wenn Sie Fieber und einen steifen Nacken bekommen, wenn Sie undeutlich sprechen und sich verwirrt fühlen, insbesondere nach einem Schlag auf den Kopf. Sie sollten auch mit Ihrem Arzt reden, wenn Sie häufiger als dreimal pro Woche Kopfschmerzen haben oder (fast) täglich Schmerzmittel nehmen.

Wussten Sie das?

Häufiger Gebrauch von ASS oder Ibuprofen kann seinerseits Kopfschmerzen auslösen, die genau dann beginnen, wenn die Wirkung des Medikaments nachlässt. Deshalb ist es ratsam, sich nicht nur auf diese Schmerzmittel zu verlassen, sondern die hier geschilderten weiteren Methoden zur Schmerzlinderung zu nutzen.

- Drücken Sie zwei nasse **Pfefferminzteebeutel** aus, und legen Sie sie 5 Minuten lang auf die Augen oder die Stirn.

Trinken Sie etwas Wohltuendes

- **Ingwer** besitzt entzündungshemmende Eigenschaften und wird schon lange als wirksames Heilmittel bei Kopfschmerzen benutzt. Für eine entsprechende Lösung zerkleinern Sie $^1/_2$ TL Ingwer, rühren ihn in 1 Glas Wasser ein und trinken das Ganze. Oder Sie gießen stattdessen 1 Tasse heißes Wasser über 1 TL frisch geriebenen Ingwer, lassen den Tee etwas abkühlen und trinken ihn dann. Ingwer hilft besonders gut gegen Migräne, allerdings ist der Wirkmechanismus noch nicht vollständig geklärt. Die Ärzte wissen, dass Ingwer die Prostaglandine beeinflusst; das sind hormonähnliche Substanzen, die bei Entzündungsvorgängen eine Rolle spielen. Ingwer bekämpft auch die Übelkeit bei Migräne.
- Trinken Sie eine Tasse heißen **Rosmarintee**, und zwar sofort, wenn sich Kopfschmerzen ankündigen. Er kann verhindern, dass diese noch stärker werden. Übergießen Sie etwas mehr als 1 TL getrockneten Rosmarin mit 1 Tasse kochendem Wasser. Lassen Sie den Tee 10 Minuten lang ziehen, danach seihen Sie ihn ab und genießen ihn.
- Ein altes Hausmittel der Großmütter war 1 Tasse **starker schwarzer Tee**, dem einige zerdrückte Gewürznelken hinzugefügt wurden. Tee enthält Koffein, und Gewürznelken wirken entzündungshemmend, daher kann dieses Gebräu gegen Kopfschmerzen tatsächlich helfen.
- Trinken Sie ein großes Glas **Wasser**, und warten Sie ab, ob es hilft. Flüssigkeitsmangel ist nämlich auch ein häufiger Grund für Kopfschmerzen.

Vorbeugung: der ganze Körper in Balance

- Wenn Sie merken, dass Sie mit den Zähnen knirschen oder mit den Kiefergelenken mahlen – egal ob Sie dies tagsüber oder während des Nachtschlafs tun –, sollten Sie unbedingt so schnell wie möglich etwas dagegen unternehmen. Vielleicht müssen Sie nachts eine **Aufbiss-Schiene** tragen (siehe auch Zähneknirschen, S. 341 ff.), denn das Knirschen und Mahlen kann schließlich zu Muskelverspannungen und dadurch zu Kopfschmerzen führen.

- **Essen Sie in regelmäßigen Abständen.** Denn ein starker Abfall des Blutzuckergehalts kann Kopfschmerzen verursachen; das weiß man von Diabetikern. Der Blutzuckerspiegel ist dann zu niedrig, wenn die letzte Mahlzeit zu lange zurückliegt oder aus überwiegend leichtverdaulichen Kohlenhydraten bestand.
- Bewegen Sie sich mindestens dreimal pro Woche 30 Minuten lang. Regelmäßiges **Ausdauertraining** wie Walken, Radfahren oder Schwimmen bringt den Kreislauf in Schwung und baut Stress ab. Beides schützt vor Kopfschmerzen.

Migräne

Kennzeichen von Migräne ist ein anfallsartig auftretender, pochender, quälender Kopfschmerz, der häufig mit Übelkeit, Erbrechen, Lichtscheu und Geräuschempfindlichkeit einhergeht. Die Forschung kennt die Ursachen von Migräne noch nicht genau, aber man vermutet eine Verbindung mit krankhaften Verengungen und Erweiterungen der Arterien, die Blut ins Gehirn führen. Migräne scheint familiär gehäuft aufzutreten. Für die Attacken gibt es viele mögliche Auslöser, darunter eine Sensibilität gegenüber bestimmten Nahrungsmitteln oder Lebensmittelzusätzen, Stress, hormonelle Schwankungen während des Zyklus, die Einnahme der „Pille", Koffeinentzug, Wetterwechsel, sehr helles Licht oder bestimmte Gerüche. Migräne kommt bei Frauen häufiger vor als bei Männern.

Es gelingt leichter, einem Migräneanfall vorzubeugen, als ihn zu behandeln. Versuchen Sie es mit folgenden Methoden:

- Meiden Sie Nahrungsmittel mit viel Tyramin. Das ist ein Aminosäurenabkömmling, der in verarbeitetem Fleisch, Würsten, lange gereiften Käsesorten und Nüssen vorkommt. Auch Schokolade und Rotwein –berüchtigte Migräneauslöser – sind reich an Tyramin.
- Leinsamenöl enthält essenzielle Fettsäuren, die die Produktion von körpereigenen Prostaglandinen hemmen. Diese hormonähnlichen Substanzen können die Blutgefäße verengen. Nehmen Sie täglich 1–2 EL ein. Kaufen Sie das kaltgepresste Öl, und bewahren Sie es vor Licht und Wärme geschützt auf. Mischen Sie das Öl am besten unter ein Salatdressing.
- Obwohl die Experten die Wirkungsweise nicht erklären können, kann Vitamin B_2 (Riboflavin) Migräneattacken vorbeugen. Die am besten wirksame Dosis liegt in Studien bei etwa 400 mg; allerdings gibt die Deutsche Gesellschaft für Ernährung einen Tagesbedarf von nur 1,5–1,7 mg an. Der „Vitaminguru" und Nobelpreisträger Linus Pauling hingegen hält 50–100 mg Riboflavin täglich für angemessen; Nebenwirkungen durch Überdosierung sind bisher nicht bekannt.
- Auch die ergänzende Einnahme von Magnesium kann hilfreich sein. In einigen Studien berichteten Patienten, dass sich ihre Symptome bei Einnahme von 200 mg Magnesium täglich sehr gebessert hätten. Wenn Sie jedoch Magnesium schlucken, sollten Sie unbedingt auch 500 mg Kalzium täglich zu sich nehmen – ein Ungleichgewicht beider Mineralstoffe kann ihre Wirksamkeit verringern. Die beiden Supplemente sollten aber nie gleichzeitig eingenommen werden, sondern im Abstand von mindestens 3 Stunden.
- Dänen haben festgestellt, dass Ingwer durch eine Prostaglandinhemmung Migräneanfällen vorbeugen kann. Nehmen Sie beim ersten Anzeichen einer Migräneattacke 1–2 g frisch gemahlenen Ingwer oder ein 1 cm langes Stück frische Ingwerwurzel zu sich.

Krampfadern

Unregelmäßige Knoten in bläulich geschwollenen Beinen sehen nicht nur sehr unschön aus – sie können auch heftig jucken und schmerzen. Es gibt verschiedene chirurgische Verfahren, um mit diesen Krampfadern fertigzuwerden, die alle als sicher und wirksam gelten. Doch auch weniger drastische Methoden mildern das Aussehen und verhindern Schlimmeres. Dazu gehören ganz einfache Maßnahmen, z. B. mehr Ballaststoffe zu verzehren und die Beine so oft wie möglich ausgestreckt hochzulegen.

Ursachen und Symptome

Als „Varikose" bezeichnet man erweiterte, knotige und geschlängelte Venen. Das sind diejenigen Blutgefäße, die das sauerstoffarme, „verbrauchte" Blut aus den Organen und Körperteilen zurück zum Herzen transportieren. Sie haben innen Klappen, die das Zurückströmen des Blutes verhindern. Diese Klappen werden zuerst in den Beinen schwach, weil dort das Blut entgegen der Schwerkraft strömen muss. Die Venen „leiern aus"; sie werden dick und knotig. Solche Varizen kommen bei Frauen doppelt so häufig vor wie bei Männern und treten oft erstmals während einer Schwangerschaft auf. Ein erhöhtes Risiko haben alle, die viel auf den Beinen sind und dabei lange stehen müssen.

Hoch die Beine

- Varikose entsteht, wenn sich Blut in den Unterschenkelvenen staut. Sobald man die Beine hochlegt, kann dieses Blut bergab in Richtung Herz fließen. Legen Sie sich auf ein Sofa, und lagern Sie dabei die **Füße höher als den Kopf**. Genehmigen Sie sich bei der Hausarbeit von Zeit zu Zeit eine solche Couchpause. Aber auch am Arbeitsplatz wäre es gut, ab und zu wenigstens den Stuhl zurückzuschieben und die Beine für ein Weilchen hochzulegen.
- Wenn Sie aktiv etwas tun wollen, können Sie eine einfache **Yoga-Übung** ausprobieren: Legen Sie sich vor einer Wand auf den Rücken, und zwar so, dass Sie die Füße gegen die Wand drücken. Die Beine sollten dabei einen Winkel von etwa 45° bilden. Halten Sie diese Position 3 Minuten, und atmen Sie dabei tief und gleichmäßig ein und aus.

Unterstützung für die Venen

- Nehmen Sie 3 Monate lang zweimal täglich je 250 mg **Rosskastanienextrakt**. Das ist ein traditionelles Heilmittel für Venenleiden, das heute auch von Fachleuten empfohlen wird. Der in Rosskastanien enthaltene Wirkstoff Aescin verbessert die Elastizität der Blutgefäße und stärkt offenbar auch die Venenklappen. Nach dem dritten Monat reduzieren Sie die Dosis auf einmal täglich 250 mg.
- Geben Sie etwas **Zitronenschale** in einen Tee oder in kühle Getränke. Die Schale enthält eine Substanz namens Rutin. Das ist ein Flavonoid, also ein Pflanzenfarbstoff, der die kleinen Blutgefäße undurchlässiger macht und so den Austritt von Flüssigkeit aus den Gefäßen ins Gewebe verhindert.

- Nehmen Sie täglich **Vitamin C** und **Flavonoide**. Vitamin C trägt zur Stärkung des Bindegewebes bei, das die Venen stützt, sie elastisch und stark erhält. Flavonoide verbessern die Aufnahme von Vitamin C. Nehmen Sie zweimal täglich 500 mg Vitamin C und 250 mg Flavonoide. Falls Sie davon Durchfall bekommen, reduzieren Sie die Vitamin-C-Dosierung.
- Essen Sie Nahrungsmittel, die **oligomere Proanthocyanidin-Komplexe** (OPC) enthalten. Das sind Flavonoide, die in den meisten Früchten und Gemüsesorten vorkommen. Besonders reichlich sind sie enthalten in **Heidelbeeren** und **Cranberrys**, auch in Traubenkernextrakt, Kiefernrinde, schwarzer Johannisbeere und grünem Tee. Außerdem sind sie als Nahrungsergänzungsmittel erhältlich, z. B. im Internet. Nehmen Sie 150–300 mg davon ein. OPC scheinen die Blutgefäße zu kräftigen und undurchlässiger zu machen.

Wechselduschen als Venentraining

- Gießen Sie **abwechselnd heißes und kaltes Wasser** über die Beine. Bei wechselnden Temperaturen dehnen sich die Blutgefäße aus und ziehen sich wieder zusammen, was den Blutkreislauf verbessert. Wenn Sie das nächste Mal unter der Dusche stehen, richten Sie den Wasserstrahl direkt auf die Beine und brausen sie 1–3 Minuten warm ab. Dann wechseln Sie für die gleiche Zeit auf „kalt". Wiederholen Sie das dreimal, enden Sie dabei aber unbedingt mit „kalt".

Stützende Strümpfe

- Frauen mit kleinen Krampfadern und sogenannten Besenreisern (das sind die kleinen, rötlich verzweigten Gefäße) fühlen sich meistens besser, wenn sie **Stützstrumpfhosen** tragen. Diese Feinstrumpfhosen bringen von außen Druck auf die Beine, was die Venen am Anschwellen hindert. Stützstrumpfhosen finden Sie in Apotheken, Sanitätshäusern und Kaufhäusern.
- Wenn die Krampfadern schon sehr groß sind, benötigen Sie wahrscheinlich **elastische Strümpfe**. Sie sitzen stramm am Sprunggelenk, etwas weiter oben am Bein werden sie nachgiebiger. Dieser abgestufte Druck hilft, das Blut die Beine hinauf in Richtung Herz zu transportieren. Diese spezielleren Strümpfe sollten maßgefertigt oder individuell angepasst werden.

Fortsetzung auf Seite 164

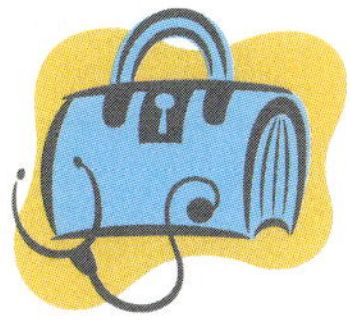

Wann zum Arzt?

Krampfadern sind häufig eher ein kosmetisches als ein medizinisches Problem. Doch sie können auch Beschwerden verursachen. Wenn das der Fall ist oder wenn sich die Haut über den Varizen zu schälen beginnt, sollten Sie zum Arzt gehen. Sofortige ärztliche Hilfe benötigen Sie, wenn eine Vene einreißt und blutet oder wenn Sie Schmerzen beim Gehen bekommen. Das Gleiche gilt, wenn Schwellung, Schmerz und Rötung an einem Bein auf ein Blutgerinnsel (Thrombose) hindeuten oder wenn beide Beine gleichzeitig anschwellen.

Hygiene zu Hause

Wer in einem gut gedämmten Neubau wohnt, in dem sich schnell erhöhte Schadstoffkonzentrationen aufbauen, sollte sich genau überlegen, welche Hygienemaßnahmen er ergreift. Bevor das Leitungswasser auf Schwermetalle getestet, ein Wasserfilter gekauft oder nur noch antibakterielle Seife benutzt wird, sollte man die wichtigsten Schritte zuerst erledigen.

Putzen Sie mit der Natur

Anstatt beim Putzen mit scharfen Chemikalien nur die Fenster zu öffnen, ersetzen Sie sie doch einmal durch unschädlichere Hilfsmittel:

- Allzweckreiniger: Lösen Sie 4 EL Bikarbonat in 1 l warmem Wasser.
- Abflussreiniger: Gießen Sie 1/2 Tasse Bikarbonat in den Abfluss, und schütten Sie 1/2 Tasse Essig hinterher. Warten Sie 5 Minuten, dann spülen Sie mit heißem Wasser gründlich nach.
- Toilettenreiniger: Stellen Sie eine Paste aus Zitronensaft und Borax (aus der Apotheke oder Drogerie) her, und lassen Sie sie etwa 2 Stunden in der Toilettenschüssel einwirken, dann schrubben und spülen Sie nach.
- Eine schwache Essig-in-Wasser-Lösung ist mit dem Pflanzensprüher aufgetragen ein wirksamer Glasreiniger.
- Luftverbesserer: Meiden Sie chemische Duftsprays oder Toilettensteine.

Rotten Sie den Schimmel aus

Viele asthmatische Beschwerden gehen auf Schimmelpilzsporen zurück. Deshalb sollten Sie die Feuchtigkeit im Haushalt unter Kontrolle halten. Dazu gehört, undichte Dächer oder tropfende Wasserhähne zu reparieren, aber auch alle Heizkörper, Holzöfen, Gasflammen, offene Feuerstellen usw. regelmäßig zu warten und die Räume, in denen sie sich befinden, gut zu lüften. Diese Wärmequellen geben nicht nur giftiges Kohlenmonoxid und andere Verbrennungsprodukte ab, sondern reichern die Luft auch mit Wasserdampf an. Schaffen Sie für diese Räume einen Lufttrockner an. Grundsätzlich ist regelmäßiges Lüften die wichtigste Maßnahme, um die Luftfeuchtigkeit vor allem in gut isolierten Neubauten und die Belastung der Raumluft mit Schimmelpilzsporen, Staubmilben, Tierhaaren und anderen Allergenen in Grenzen zu halten. Praktizieren Sie im Winter Stoßlüften: Öffnen Sie alle 1–2 Stunden ein Fenster für 5 Minuten, um einen weitgehenden Luftaustausch zu ermöglichen, und schließen Sie es wieder.

Vernichten Sie Keime

Egal, wie gründlich Sie putzen – Sie werden es nie schaffen, alle Keime aus der Wohnung zu verbannen, und das wäre auch nicht sinnvoll. Denn der menschliche Organismus ist nicht auf ein Leben in keimfreier Umgebung eingerichtet. Ohne unsere Milliarden Keime umfassende Darmflora könnten wir viele Nährstoffe gar nicht aufnehmen und zahlreiche Nahrungsmittel nicht verdauen. Doch können Sie einiges tun, um unerwünschte Krankheitserreger fernzuhalten: Bestehen Sie darauf, dass sich jedes Haushaltsmitglied vor jeder Mahlzeit und der Toilette die Hände wäscht. Berühren Sie Mund und Augen möglichst selten mit den Händen, wenn ein Familienmitglied an einer Erkältung oder Bindehautentzündung leidet.

- Prüfen Sie Ihre Zahnbürste: Feuchte Borsten sind ein idealer Nährboden, auf dem etwa Grippeviren bis zu 24 Stunden überleben können. Wechseln Sie die Zahnbürsten häufig, reinigen Sie diese oft in Mundspüllösung, teilen Sie sie nicht mit anderen, und wenn Sie ganz vorsichtig sein wollen, schaffen Sie für jedes Familienmitglied zwei oder drei an, die abwechselnd benutzt werden. So steht immer eine trockene Bürste zur Verfügung.
- Neben Zahnbürsten sind Handtücher und Schwämme in der Küche eine gute Heimstatt für Bakterien und andere Keime. Wechseln Sie daher die Geschirr- und Küchenhandtücher häufig, ebenso die Wischlappen in der Küche. Sorgen Sie dafür, dass alles gut trocknen kann: Verbannen Sie also den Spülschwamm und den Wischlappen nicht in den Schrank unter der Spüle, sondern lassen Sie sie an der Luft trocknen.

Gegen Hausstaubmilben

Diese mikroskopisch kleinen Kreaturen ernähren sich von abgestorbenen Hautschüppchen, und ihr Kot ist ein starkes Allergen. Saugen Sie Teppiche und Polster mindestens einmal pro Woche, und waschen Sie Bettwäsche und Handtücher bei mindestens 60 °C. Was Sie nicht ständig waschen wollen, wie Daunendecken, können Sie einmal pro Woche in den Trockner tun, um die Milben zu vernichten. Wenn Sie allergiegefährdete Kinder haben, sollten Sie ihre Plüschtiere ab und zu waschen oder für ein paar Tage in die Gefriertruhe stecken. Grundsätzlich sind für Allergiker Fußböden, die gewischt werden können, besser als textile Beläge.

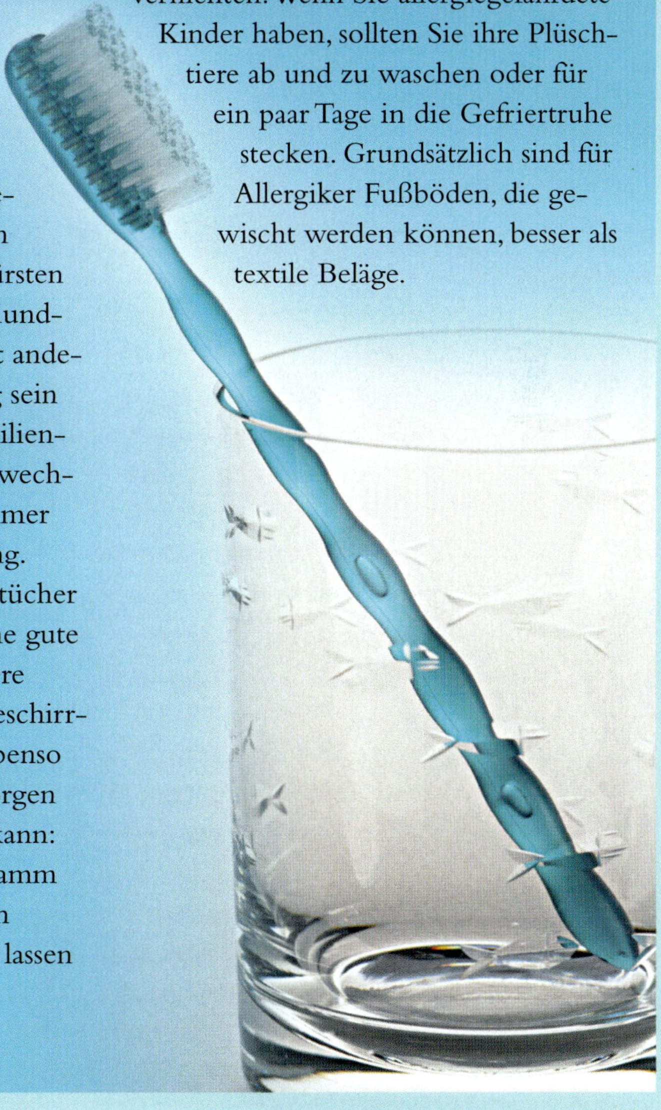

Besser **nicht!**

Wenn die Beine nach einem langen Tag wegen der Krampfadern schmerzen, wächst der Wunsch nach einem heißen Bad. Doch: Tun Sie es nicht! Während Wechselgüsse mit heißem und kaltem Wasser nützlich sind gegen Krampfadern, schwellen die Beine bei längerem Aufenthalt in warmem Wasser nur weiter an.

Fortsetzung von Seite 161
Sie erhalten sie am besten im Sanitätshaus, können sie aber auch aus dem Katalog oder im Internet bestellen, wenn Sie die Beinmaße genau ermittelt haben und angeben können.

- Ziehen Sie die elastischen Strümpfe **morgens im Bett** an, bevor Sie aufstehen. Legen Sie sich auf den Rücken, heben Sie die Beine in die Luft und rolle die Strümpfe ab, wobei sie weder Falten bilden noch in Kniekehle oder Leiste zu eng sitzen sollten.

Das Blut in Bewegung halten

- **Vermeiden Sie langes Sitzen oder Stehen.** Wenn Sie die Position nicht wechseln, versackt das Blut in den Unterschenkeln.
- Gehen Sie in jeder Pause ein wenig auf und ab. Sobald Sie die Beine bewegen, unterstützen Sie die Wadenmuskulatur.
- Egal, ob Sie sitzen oder stehen: Machen Sie einmal pro Stunde eine kurze Pause und **bewegen Sie die Füße**. Heben und senken Sie die Füße auf den Ballen etwa 10 Minuten lang, damit die Wadenmuskeln arbeiten. Denn sie umschließen die Venen und pressen bei jeder Anspannung das Blut gegen die Schwerkraft hinauf.
- **Schlagen Sie** beim Sitzen **nie die Beine übereinander**; das drückt auf die Venen und blockiert den Blutrückstrom.
- Machen Sie mindestens dreimal pro Woche 20 Minuten Ausdauertraining, um in Form zu bleiben und Gewicht zu verlieren. Bei Übergewicht steigt der Druck auf die Venen. Walken ist für die Venen besonders gut, denn bei jeder Kontraktion der Wadenmuskeln verbessert sich der Blutfluss zum Herzen.
- **Massieren** Sie die Beine sanft, um die Blutzirkulation zu verbessern. Drücken Sie dabei beide Daumen in die Muskulatur (aber nicht direkt auf die Venen), und streichen Sie langsam von unten in Richtung Herz.
- Behandeln Sie die Beine (oder andere Krampfader-Zonen) mit Kompressen, die Sie in einem starken Sud aus **Eichenrinde** eingeweicht haben. Das soll den Kreislauf anregen. Kompressen mit **Zaubernuss** (Hamamelis) sind ebenfalls hilfreich.

Die Verdauung anregen

- Das Pressen beim Stuhlgang behindert den Blutrückfluss und erhöht den Druck auf die Beinvenen. Essen Sie also **ballaststoffreiche Nahrungsmittel** wie Frühstückscerealien mit Kleie oder Äpfel und Birnen mit der Schale, Bohnen und Vollkornprodukte

Lebensmittelvergiftung

Übelkeit, Erbrechen, Durchfall und Bauchschmerzen sind die Symptome einer Lebensmittelvergiftung. Zu dieser Form von Gastroenteritis kommt es durch Speisen oder Getränke, die mit Keimen oder von diesen erzeugten giftigen Substanzen verunreinigt sind. Wärme und mangelnde Hygiene fördern die rasche Vermehrung von Bakterien, die vor allem dann auftreten, wenn Lebensmittel längere Zeit ungekühlt unter freiem Himmel stehen. Hier erhalten Sie Tipps und Anregungen, wie solche Beschwerden zu lindern und in Zukunft zu vermeiden sind.

Den Flüssigkeitsverlust ausgleichen

- Eine der Gefahren bei Durchfall oder Erbrechen ist die Dehydratation, das Austrocknen. Besonders gefährdet sind kleine Kinder und ältere, gebrechliche Menschen mit einem geschwächten Immunsystem. Man sollte deshalb **viel** Wasser oder Tee lauwarm **trinken**. Bei Erbrechen nehmen Sie die Flüssigkeit am besten in kleinen Schlückchen zu sich.
- Die wegen des Durchfalls verlorengegangenen **Salze** und **Zucker** müssen ersetzt werden, auch und besonders wenn der Erkrankte keine Nahrung bei sich behalten kann. Geeignet ist dieses ausgewogene Getränk: Pressen Sie 2 Orangen aus, geben Sie 1/2 TL Salz und 2 TL Honig hinzu, und füllen Sie mit Wasser auf 500 ml Flüssigkeit auf.
- In der Apotheke sind **Elektrolytlösungen** meist als Beutel rezeptfrei erhältlich. Viele Sportlergetränke ergänzen ebenfalls den Bedarf an Mineralstoffen.
- Trinken Sie **Tees aus wohltuenden Kräutern** wie Kamille, Thymian, Ingwer, Pfefferminze oder Fenchel. Diese haben leicht antiseptische Wirkung und lindern die Magenkrämpfe.

Linderung von außen

- Nehmen Sie ein **warmes Bad,** versetzt mit 3 Tropfen Ingweröl sowie 2 Tropfen Pfefferminzöl. Legen Sie sich etwa 20 Minuten in die Wanne, und halten Sie das Wasser warm.
- **Massieren Sie den Bauch** mit einer beruhigenden Mischung ätherischer Öle. Dazu werden 3 Tropfen Teebaumöl und je 2 Tropfen Pfefferminz- sowie Sandelholzöl auf 5 TL eines Trägeröls wie etwa Mandelöl in ein Glas gegeben und im Wasser-

Ursachen und Symptome

Auslöser für eine Lebensmittelvergiftung kann ein Nahrungsmittel sein, das vor ein paar Tagen oder erst vor 1/2 Stunde gegessen wurde. Ein Stückchen nicht ganz durchgegartes Hühnchen vom Grill, ein lauwarmer Hamburger vom Imbissstand oder ein Brötchen mit Ei und Mayonnaise vom Bäcker sind bekannte Übeltäter. Die Keime stammen direkt aus der Nahrung oder von der Person, die das Essen zubereitet hat, falls diese sich nicht sorgfältig genug die Hände gewaschen hatte. Symptome sind Frösteln, Muskelschmerzen, Übelkeit, Erbrechen, Durchfall und Schwindelgefühle.

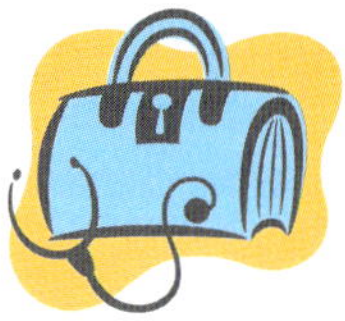

Wann zum **Arzt?**

Die genannten Symptome einer Lebensmittelvergiftung sollten bereits nach 1–2 Tagen abklingen. Bei Babys und älteren Menschen muss allerdings schon bei den ersten Anzeichen ein Arzt gerufen werden. Auch ein ansonsten gesunder Erwachsener benötigt ärztliche Behandlung, wenn er über mehr als 12 Stunden lang jede aufgenommene Flüssigkeit sofort erbricht, falls Durchfall länger als ein paar Tage anhält oder blutig ist oder wenn Schwierigkeiten beim Schlucken und Atmen hinzukommen.

bad auf Körpertemperatur erwärmt. Massieren Sie den Unterbauch mit dem Öl in sanften, aber festen, im Uhrzeigersinn kreisenden Bewegungen.

Selbsthilfe mit Akupressur

- Am Unterschenkel befindet sich ein **Akupressurpunkt**, der zur Linderung von Durchfall beiträgt. Er sitzt acht Fingerbreit unterhalb der Kniescheibe, von der Vorderseite des Schienbeins aus einen Fingerbreit nach außen versetzt. Drücken Sie mit dem Daumen 2 Minuten auf diesen Punkt; anschließend wiederholen Sie das am anderen Bein.
- Der Akupressurpunkt für **Übelkeit und Erbrechen** liegt am Unterarm. Drücken Sie zwei Daumen breit oberhalb des Handgelenks innen auf die Stelle zwischen den Sehnen. Diesen Bereich sollen auch die Akupressur-Bänder stimulieren, die gegen Reisekrankheit verkauft werden.

Ingwer – das Wunderheilmittel

- Ingwer bekämpft Übelkeit und Erbrechen. Man kann ein Stückchen frische Ingwerwurzel (scharf!) oder kandierten Ingwer kauen, Ingwerpräparate aus der Drogerie einnehmen oder Ingwertee trinken. Dieser ist in Form von Teebeuteln in Reformhäusern erhältlich oder leicht aus frisch geriebenem Ingwer herzustellen.

Den Speisebrei andicken

- Ein Getränk, das den Speisebrei im Magen bindet, können Sie selbst herstellen: Vermischen Sie 1 TL **Heilerde** mit etwas Wasser zu einer weichen Paste, fügen Sie dann unter ständigem Rühren 500 ml kochendes Wasser hinzu, und schmecken Sie mit Honig oder Zitronensaft ab. In regelmäßigen Abständen über den ganzen Tag in kleinen Portionen getrunken, trägt dieses Mittel dazu bei, den Speisebrei zu verfestigen.

Auf dem Weg der Besserung

- Wenn es Ihnen langsam wieder bessergeht, benötigen Sie leichtverdauliche Nahrung, wie gekochten weißen **Reis**.
- Danach können Sie andere Schonkost einführen: klare **Hühnerbrühe** aus Hühnerknochen, Karotten und Salz, fettarmen Joghurt, Toast ohne Butter und geriebenen Apfel.

- Auch fertig gekauftes **Apfelmus** – am besten ein Babynahrungsprodukt – ist erlaubt.
- **Joghurt** mit lebenden Bakterienkulturen trägt nach überstandenem Infekt dazu bei, die natürliche Besiedelung des Darmtrakts mit Mikroorganismen wiederherzustellen.
- Nehmen Sie täglich zusätzlich ein **Vitamin- und Mineralstoff-Präparat**, um das Nährstoffgleichgewicht des Körpers wieder ins Lot zu bringen.

Sauberkeit ist die beste Vorbeugung

Persönliche Hygiene sowie absolute Sauberkeit und Sorgfalt beim Auswählen, Lagern und Verarbeiten der Nahrungsmittel vermeiden Lebensmittelvergiftungen.

- **Waschen Sie** sich immer **die Hände** mit Seife und warmem Wasser, bevor Sie kochen oder essen. Besondere Vorsicht ist beim Umgang mit rohem Geflügel geboten: Waschen Sie die Hände, bevor Sie danach andere Lebensmittel anfassen.
- **Halten Sie** die **Arbeitsflächen** in der Küche, den Kühlschrank, die Tiefkühltruhe und **Schneidebretter sauber**.
- Reservieren Sie ein Schneidebrett nur für **rohes Fleisch**.
- Halten Sie **Haustiere** von Nahrungsmitteln und Küche fern.
- **Desinfizieren** Sie Schwämme, Lappen und Abwaschbürsten mindestens zweimal pro Woche oder tauschen Sie sie aus, und verwenden Sie jeden Tag frische Geschirrtücher.
- Tauen Sie **Gefrorenes im Kühlschrank auf**, und frieren Sie es nicht wieder ein. Oder tauen Sie zum Beispiel Fleisch in der Mikrowelle auf, und verarbeiten Sie es sofort weiter.
- **Kochen** Sie rohes Fleisch gut durch.
- Verstauen Sie rohe **Lebensmittel eingepackt** im Kühlschrank, und bewahren Sie gekochtes und ungekochtes Fleisch in separaten Behältern auf.
- Lagern Sie verderbliche Lebensmittel bei 5 °C oder kälter.
- Waschen Sie Obst und Gemüse vor dem Verzehr gründlich.
- Werfen Sie Lebensmittel weg, bei denen das **Verfallsdatum** überschritten ist, die merkwürdig riechen oder Schimmelpilze aufweisen. Seien Sie besonders vorsichtig bei Geflügel, rohen Eiern und Schalentieren. Vernichten Sie beschädigte Dosen sowie Dosen oder Plastikbecher mit gewölbtem Deckel.

(Lesen Sie dazu auch die Kapitel „Durchfall“, S. 50 ff., und „Übelkeit“, S. 302 f.)

Wussten Sie das?

Eier mit haarfeinen Rissen in der Schale können Salmonellen beherbergen. Verwenden Sie sie deshalb auch nicht zum Kochen oder Backen, sondern werfen Sie solche Eier sofort weg.

Lippenherpes

Opfer des Virus wünschen sich, dass die schmerzenden und unansehnlichen Bläschen möglichst selten auftauchen. Wenn sich das Virus jedoch erst einmal als ungebetener Dauergast im Körper angesiedelt hat, dann ist ein richtiger Feldzug erforderlich, um die Ausbrüche zu verhindern. Wer lernt, das verdächtige Kribbeln oder Brennen als Vorboten eines neuen, sich entwickelnden Fieberbläschens zu deuten, der hat gute Chancen, die Stelle mit bewährten Hausmitteln erfolgreich zu behandeln.

Ursachen und Symptome

Lippenherpes geht in der Regel auf das *Herpes-simplex*-Virus Typ I zurück. Die schmerzhaften Bläschen sitzen auf den Lippen, rund um den Mund, am Naseneingang oder am Kinn oder tauchen als schmerzhafter Ausschlag in Mund und Rachen auf. Das Virus nistet sich dauerhaft in der Nähe eines Gesichtsnervs ein und wechselt zwischen Ruhephasen und sichtbaren Ausbrüchen. Ein kribbelndes Gefühl um den Mund kündigt das Erscheinen der Bläschen etwa 2 Tage vorher an. Sie schwellen dann innerhalb von 7–10 Tagen an, platzen auf, nässen, verkrusten und trocknen aus. Auslöser des Ausbruchs sind Sonnenlicht, Stress, Menstruation und Übermüdung.

Erste Hilfe bei Lippenherpes

- Legen Sie **Eis** direkt auf die betroffene Stelle. Es verringert die Schwellung und lindert vorübergehend den Schmerz. Schon bei den ersten Anzeichen von Kribbeln eingesetzt, fällt der Ausbruch dadurch weniger heftig aus.
- Zur Schmerzlinderung ist auch **ASS** (Acetylsalicylsäure) geeignet. Die Ergebnisse einer in der renommierten amerikanischen Zeitschrift *Annals of Internal Medicine* veröffentlichten Studie legen nahe, dass die Einnahme von 150 mg ASS pro Tag die Zeitspanne, über die die Herpesinfektion aktiv ist, um etwa die Hälfte verkürzen kann.

Bekämpfen Sie das Virus

- Andere Studien haben ergeben, dass die Aminosäure **Lysin** bei Lippenherpes helfen kann, da sie die Vermehrung des Virus bremst. Nehmen Sie täglich 3000 mg Lysin aus der Apotheke, bis die Bläschen verschwinden.
- Naturheilkundler empfehlen gegen Lippenherpes gern **Zitronenmelisse** (*Melissa officinalis*). Ihre ätherischen Öle hemmen das Virus nachweislich. Deutschen Studien zufolge kam es bei Menschen mit Lippenherpes, die regelmäßig Zitronenmelissen-Balsam verwendeten, weniger häufig zu neuen Ausbrüchen, manchmal tauchten gar keine Bläschen mehr auf. Das Mittel finden Sie in Reformhäusern oder gut sortierten Bioläden mit großer Drogerieabteilung, Sie können es aber auch online beziehen.
- Betupfen Sie die Bläschen bis zu zehnmal pro Tag mit einem Wattebausch mit **Myrrhetinktur**, die Herpesviren direkt angreift. Sie ist in Reformhäusern erhältlich.

- Auch Teebaumöl ist ein wirkungsvolles Antiseptikum. Mischen Sie **Teebaumöl** und **Olivenöl** zu gleichen Teilen, und tragen Sie die Mixtur zwei- oder dreimal täglich auf.
- Essen Sie **Joghurt**, der lebende *Acidophilus*-Bakterien enthält. Diese hemmen das Wachstum des Herpesvirus.
- Halten Sie immer ein frei erhältliches Virenmittel mit dem Wirkstoff **Aciclovir** vorrätig, und verwenden Sie die Salbe, **sobald Sie** das verräterische **Kribbeln** der bevorstehenden Bläschen **spüren.** Tragen Sie die Creme dann 5 Tage lang fünfmal täglich auf. Sie stoppt den beginnenden Anfall, verkürzt die Dauer der „Bläschenblüte" und lindert die Schmerzen.

Stärken Sie das Immunsystem

- Nehmen Sie während eines Herpesausbruchs viermal täglich 1 Kapsel mit 300 mg **Echinacea** ein. Dieses Heilkraut stärkt die körpereigenen Abwehrkräfte.
- Das Flavonoid **Quercetin**, 1000 mg auf mehrere Dosen täglich verteilt, regt das Immunsystem an. In der amerikanischen Fachzeitschrift *Journal of Medical Virology* veröffentlichte Studien haben nachgewiesen, dass dieser Nahrungszusatz aus Pflanzenstoffen die Heilung von Herpesbläschen beschleunigt. Quercetin ist in Apotheken und Reformhäusern erhältlich.

Schutz für wunde Stellen

- Sobald sich anstelle der Bläschen eine Kruste gebildet hat, sollte diese mit **Vaseline** vor dem Aufbrechen geschützt werden. Um das Virus nicht auf die Salbentube zu übertragen, tupfen Sie die Vaseline nicht mit dem Finger, sondern mit jedesmal frischen Wattebäuschchen oder Ohrenstäbchen auf.

Dem Ausbruch vorbeugen

- Falls die Herpesbläschen mehr als dreimal im Jahr auftreten, wird die Einnahme einer täglichen Dosis von 500 mg **Lysin** zur Vorbeugung empfohlen.
- Die essenzielle Aminosäure **Arginin** sollte **gemieden werden**, weil sie vom Herpesvirus zum Gedeihen benötigt wird. Wer sich vor einem Herpesausbruch optimal schützen möchte, sollte deshalb auf die argininreichen Lebensmittel **Schokolade, Bier, Erbsen, Nüsse** (Erdnüsse, Cashew-Kerne, Mandeln und Walnüsse), **Gelatine** und **Vollkorngetreide verzichten**.

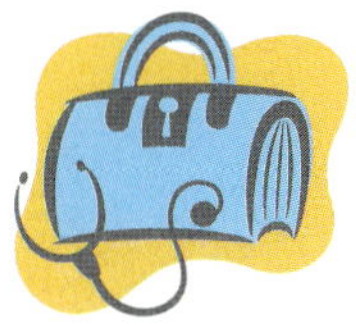

Wann zum Arzt?

Gehen Sie zum Arzt, wenn Sie zum ersten Mal Herpes haben, wenn die Beschwerden länger als 2 Wochen anhalten oder wenn sie öfter als viermal pro Jahr auftreten. Dann benötigen Sie wahrscheinlich die verschreibungspflichtige Variante des Virenmittels Aciclovir. Ihr Arzt sollte Sie auch untersuchen, wenn der Herpes von Fieber begleitet wird, bei geschwollenen Drüsen oder grippeähnlichen Symptomen oder wenn Sie vor Schmerzen nicht mehr essen oder Zähneputzen möchten.

Wenn Augenschmerzen und Lichtempfindlichkeit dazukommen, kann das Auge ebenfalls infiziert sein. Suchen Sie in diesem Fall rasch einen Arzt auf, damit das Sehvermögen keinen dauerhaften Schaden nimmt.

Erneute Ansteckung vermeiden

Da das Herpesvirus in den Speichel gelangt, ist eine sorgfältige Zahnhygiene unerlässlich:

- Bewahren Sie Ihre Zahnbürste an einem trockenen, luftigen Ort – idealerweise mit Sonnenlicht – auf; wenn nötig, außerhalb des Badezimmers. Eine feuchte Zahnbürste in einem dampfenden Badezimmer ist eine ideale Brutstätte für Viren.
- Verwenden Sie eine Extra-Tube Zahnpasta nur während der Herpesattacke, und werfen Sie sie danach weg.
- Erneuern Sie die Zahnbürste ebenfalls.

- Nehmen Sie täglich 15 mg **Zink** zu sich. Sie erhalten entsprechende Präparate in der Apotheke oder im Drogeriefachhandel. In Laborversuchen konnte nachgewiesen werden, dass dieser Nährstoff die Vermehrung der Viren blockiert und das Immunsystem stärkt. Zusätzlich kräftigt er die Haut auf den Lippen sowie die Mundschleimhaut und erschwert es dadurch dem Virus, sich wieder festzusetzen.
- Versuchen Sie alle **eventuellen Auslöser** der Ausbrüche zu **vermeiden.** Entwickeln sich die Bläschen, nachdem Sie einige Zeit in der Sonne verbracht haben, oder in besonders stressigen Phasen? Sobald die potenziellen Schuldigen identifiziert sind, sollten Sie Situationen, die eine Herpesattacke heraufbeschwören könnten, nach Möglichkeit aus dem Weg gehen.
- Verwenden Sie einen **Lippenbalsam**, der mindestens mit dem Lichtschutzfaktor (LSF) 15 ausgestattet ist. Einer Studie zufolge macht ein längerer, ungeschützter Aufenthalt in der Sonne Menschen sehr viel anfälliger für Herpesbläschen.
- **Herpes ist ansteckend.** Küssen Sie Ihren Partner oder ein Kind nicht, wenn bei diesen oder bei Ihnen die Infektion gerade ausgebrochen ist. Zwar ist der direkte Kontakt mit dem Speichel einer infizierten Person erforderlich, um das Virus weiterzureichen, dennoch sollten Sie außerdem weder dieselben Waschlappen, Handtücher, Trinkgläser noch Zahnbürsten benutzen, wenn bei einer Person im Haushalt die Lippenbläschen aufgetreten sind.
- Solange die Bläschen spürbar sind, sollten Sie sich möglichst **nicht an die Augen fassen.** Wird das Virus auf diese übertragen, kann nämlich das Sehvermögen geschädigt werden. Waschen Sie sich nach jedem Essen und jedesmal, wenn Sie Ihren Mund berührt haben, gründlich die Hände.

Bewährt

Früher wehrte man den Bläschenausschlag auch mit einem Tupfer Essig ab.

und bewiesen

Essig ist säurehaltig und Viren gedeihen in einer sauren Umgebung schlecht. Tragen Sie bereits beim ersten Anzeichen des verräterischen Kribbelns mehrmals täglich Essig mithilfe eines Wattebauschs auf die betroffene Stelle auf. Benutzen Sie bei jeder Anwendung immer einen frischen Wattebausch!

Magengeschwür

Wenn es um Magengeschwüre geht, ist Dankbarkeit für die vielen modernen Antibiotika durchaus angezeigt. Denn mit ihrer Hilfe lassen sich die Bakterien namens *Helicobacter pylori* bekämpfen, die für Magen- und Zwölffingerdarmgeschwüre meist verantwortlich sind. Bis der Patient jedoch komplett wiederhergestellt ist, kann es mehrere Wochen dauern. In der Zwischenzeit kann er aber Verschiedenes tun, um die Beschwerden zu lindern und einem Rückfall vorzubeugen. Nur manche Heilkräuter sollten besser erst eingesetzt werden, wenn die Antibiotika-Kur erfolgreich beendet ist.

Die Säure neutralisieren

- Ein säurebedingter Schmerz verschwindet schnell, wenn Sie frei verkäufliche **Antazida** einnehmen. Diese neutralisieren Magensäure, und innerhalb weniger Minuten verspüren Sie bereits Erleichterung. Nehmen Sie 2 EL nach jeder Mahlzeit, vor dem Zubettgehen und immer bei Säurebeschwerden. Antazida beeinflussen die Geschwüre allerdings nicht und sollten daher nicht dauerhaft eingesetzt werden.
- Der Arzt verschreibt Ihnen wahrscheinlich einen **H_2-Blocker** oder einen **Protonenpumpenhemmer**. H_2-Blocker, die schwächere Wirkstoffgruppe, erhalten Sie in niedriger Dosierung inzwischen auch rezeptfrei in der Apotheke. Protonenpumpenhemmer, z. B. Omeprazol oder Pantoprazol, sind die wirksamsten Säureblocker und werden mitverordnet, wenn Antibiotika zur Bekämpfung von *Helicobacter* eingesetzt werden. Denn nur ohne Säure kann die Wunde in der Schleimhaut abheilen. Wenn Sie H_2-Blocker oder Protonenpumpenhemmer vom Arzt erhalten, sollten Sie keine weiteren Medikamente für den Magen eigenmächtig einnehmen.
- **Essen** hilft manchmal vorübergehend gegen Säurebeschwerden im Magen, denn durch den Speisebrei wird die Säure neutralisiert. Beim Zwölffingerdarmgeschwür allerdings können die Beschwerden verstärkt werden. Nur ballaststoffreiche Kost verlangsamt hier den Verdauungsprozess und lindert die Schmerzen, da dadurch die Magensäure schon neutralisiert ist.
- **Ingwer** verringert die Freisetzung von aggressiven Verdauungssäften im Magen-Darm-Trakt und dämpft Entzündungen. Sie können Ingwerkapseln schlucken oder den Inhalt

Ursachen und Symptome

Magen- und Zwölffingerdarmgeschwüre sind kraterähnliche Einziehungen in der Schleimhaut von Magen oder Zwölffingerdarm (Duodenum), dem ersten Abschnitt des Dünndarms, der direkt an den Magen anschließt. Diese Geschwüre entstehen, wenn das Magenenzym Pepsin beginnt, die Schleimhaut zu verdauen. Normalerweise schützt sich der Verdauungstrakt mit einer dicken Schleimschicht und natürlichen Säureblockern gegen die aggressiven sauren Verdauungssäfte. Aber das Bakterium *Helicobacter pylori* zerstört diese Schleimschicht. Ursächlich für Magengeschwüre können jedoch auch Schmerzmittel wie ASS oder Ibuprofen sein.

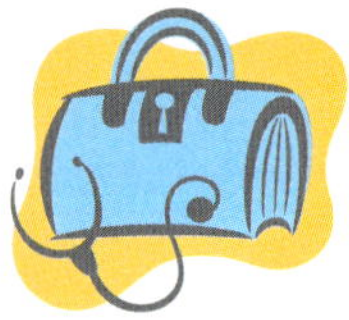

Wann zum **Arzt?**

Gehen Sie unbedingt zum Arzt, wenn Sie eines der folgenden Symptome bemerken:
• Brennen im Oberbauch;
• Aufstoßen, Blähungen oder Schmerzen;
• Blut im Stuhl, gleich ob rot oder dunkel;
• unerklärliche Übelkeit;
• Bluterbrechen (das kann wie brauner oder schwarzer Kaffeesatz aussehen oder rot sein).
Wenn Sie sehr starke Schmerzen haben, rufen Sie den Notarzt – denn dann könnte das Geschwür durchgebrochen sein und der Mageninhalt gerät unter Umständen in die Bauchhöhle.

in einem Getränk auflösen. Nehmen Sie nicht mehr als 1 TL Pulver pro Tag, da sich sonst der Effekt ins Gegenteil verkehrt und die Schleimhaut gereizt wird, oder essen Sie kandierte Ingwerwurzel. Ingwerlimonade enthält nicht genug Ingwer.

Eine Schutzschicht für die Magenschleimhaut

- **Süßholzwurzel** (*Glycyrrhiza glabra*) ist ein bewährtes Mittel gegen Säurebeschwerden im Magen-Darm-Trakt. Sie enthält Schleimstoffe, die eine Schutzschicht gegen Säure bilden. Süßholz können Sie als Tee trinken: Übergießen Sie 1–2 Teelöffel geriebene Wurzel mit 150 ml kochendem Wasser; nach 10–15 Minuten abseihen. Trinken Sie eine Tasse nach jeder Mahlzeit.
- Die innere Rinde der amerikanischen **Rotulme** (*Ulmus rubra*) produziert eine durchsichtige, zähe, gelatinöse Substanz, die ebenfalls die Magenschleimhaut schützt und auch gegen Halsschmerzen eingesetzt wird. Nehmen Sie sie als Tee ein, indem Sie 1 TL Rinde pro Tasse Wasser aufsetzen. Trinken Sie 3 Tassen am Tag. Andere wirksame **Kräutertees** sind Calendula (Ringelblume), Kamille, Eibisch und Mädesüß.
- Schlucken Sie 1 TL **Leinsamen**, nachdem Sie ihn gründlich gekaut haben. Leinsamen bilden ebenfalls eine Schleimschicht im Magen und dienen gleichzeitig als Quelle für Omega-3-Fettsäuren, die den Cholesterinspiegel im Blut senken helfen.
- Probieren Sie **Aloe-vera-Saft**, er unterdrückt entzündliche Vorgänge im Magen-Darm-Trakt und verringert die Magensäuresekretion. Trinken Sie dreimal am Tag $^{1}/_{3}$ Tasse.

Magenfreundliche Ernährung

- Trinken Sie **rohen Kohlsaft**, auch wenn Sie das nicht als Genuss empfinden. Heiler benutzten ihn schon, bevor eine amerikanische Studie in den 50er-Jahren bewies, dass Kohlsaft Geschwüre schneller abheilen lässt. Im Kohl wirkt Glutamin, eine Aminosäure, die der Ernährung der Zellen im Magen-Darm-Trakt dient. Sie bekommen Kohlsaft in Naturkostläden und trinken am besten 3 Wochen lang täglich 1 l.
- Wer Kohl verabscheut, nutzt **Ananas** als Glutaminquelle.
- Essen Sie reichlich **Zwiebeln**. Sie enthalten Schwefelbestandteile, die zur Vernichtung der Bakterien beitragen.
- Studien zeigen, dass **Honig** einen hemmenden Einfluss auf das Wachstum von *Helicobacter pylori* hat. Streichen Sie Honig auf

das Morgenbrötchen, verwenden Sie ihn anstelle von Zucker zum Müsli, oder süßen Sie Kräutertees damit.

Schützende Heilpflanzen

- **Astragalus** ist ein in der traditionellen chinesischen Medizin häufig eingesetztes Mittel zur Stärkung des Immunsystems, das auch antientzündlich und als natürliches Antibiotikum wirken soll. Sie können 200 mg davon zweimal täglich einnehmen, solange Sie nicht gleichzeitig Antibiotika schlucken. Getrockneten Astragalus erhalten Sie in chinesischen Spezialgeschäften, Astragalustinkturen und -kapseln in Naturkostläden.
- Auch **Gelbwurz** (Kurkuma), scheint ebenfalls die Schleimhaut in Magen und Darm zu schützen und dabei Blähungen zu verhüten. Geben Sie bis zu 1 TL gemahlene Gelbwurz täglich in Reisgerichte oder Suppen. Aus Gelbwurz lässt sich kein Tee herstellen, weil sie sich nicht in Wasser löst. Als Nahrungsergänzungsmittel sollten Sie einen standardisierten Wurzelextrakt wählen, der 95 % Curcuminoide enthält, und davon bis zu 300 mg dreimal täglich einnehmen – aber nicht mehr, denn zu viel Gelbwurz kann die Geschwüre verschlimmern.

Hilfe aus der Teekanne

- **Kamillentee** dämpft Entzündungen. Gießen Sie 1 Tasse sehr heißes, aber nicht mehr kochendes Wasser über 2 TL getrocknete Kamillenblüten. Lassen Sie den Tee 5 Minuten ziehen, und seihen Sie ihn ab. Trinken Sie bis zu 3 Tassen am Tag.
- **Pfefferminze** hemmt ebenfalls die Entzündung, unterstützt die Heilung und lindert die Schmerzen. Gießen Sie 1 Tasse kochendes Wasser über 1 oder 2 TL getrocknete Blätter, lassen Sie den Tee 5 Minuten ziehen und seihen ihn ab. Verwenden Sie keine Pfefferminze, wenn Sie an einer Hiatushernie (Zwerchfellbruch) leiden; diese Pflanze entspannt die Muskeln von Speiseröhre und Magen und verschlimmert die Symptome.

Bauen Sie Stress ab

- Üben Sie **Atemtechniken**, **meditieren** Sie, hören Sie **Entspannungsmusik**, praktizieren Sie **Yoga**, oder inhalieren Sie **beruhigende Düfte**, um den Stress zu verringern. Bevor man wusste, dass *Helicobacter pylori* Magen- und Zwölffingerdarmgeschwüre verursacht, hielt man diese für das Ergebnis

Besser nicht!

Obwohl viele Leute sagen, Milch wirke, und sie kurzfristig auch Linderung zu bringen scheint, ist sie dennoch kein geeignetes Mittel bei Magengeschwüren. Während man früher annahm, dass Milch den Ulkusschmerz lindere, weiß man heute, dass sie die Säureproduktion sogar ankurbelt – sodass Sie sich auf lange Sicht schlechter statt besser fühlen.

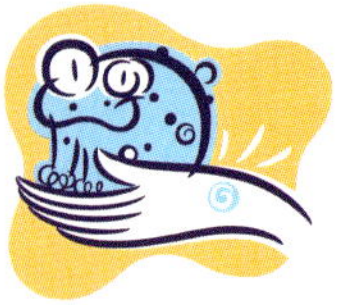

Nur ein Märchen

Früher dachten die Ärzte, scharfe Speisen seien bei Magengeschwüren schädlich. Die Forschung hat inzwischen jedoch gezeigt, dass das nicht unbedingt stimmt. Im Gegenteil, es gibt Hinweise darauf, dass die in Chili enthaltene Substanz Capsaicin durch eine Verstärkung der Schleimhautdurchblutung sogar die Heilung der Geschwüre fördert.

von übermäßigem Stress. Inzwischen ist bekannt, dass Stress Magenschmerzen hervorrufen kann, indem er die Säureproduktion im Magen ankurbelt. Und wenn Sie bereits mit *Helicobacter pylori* infiziert sind, werden sich die Bakterien schneller vermehren, wenn infolge von Stress die Abwehrkraft der Magenschleimhaut schon herabgesetzt ist.

- In besonders anstrengenden Lebensphasen gönnen Sie sich jede Woche eine **Massage** oder etwas anderes Wohltuendes zur Entspannung.

So verhüten Sie Rückfälle

- **Vitamin C** bremst das Wachstum von *Helicobacter pylori*, wenn das Bakterium den Magen bisher nur besiedelt hat. Nehmen Sie 500 mg zweimal täglich; auch Zitrusfrüchte und Tomaten sind gute Quellen. Falls das Magengeschwür schon aufgetreten ist, sollten Sie auf diese Nahrungsmittel jedoch verzichten.
- **Vitamin A** ist besonders wichtig. Menschen, die viel Vitamin A aufnehmen, besitzen ein geringeres Risiko, ein Magengeschwür zu entwickeln. Der gesündeste Weg, ausreichend Vitamin A zu essen, ist eine breite Auswahl an Früchten und Gemüse auf dem Speisezettel. Sie können jedoch auch 7 mg natürliches **Betakarotin** pro Tag einnehmen – im Körper wird es zu Vitamin A umgebaut.
- Essen Sie reichlich **Joghurt** mit lebenden Bakterienkulturen. Vor allem *Lactobacillus acidophilus* hemmt das Wachstum von *Helicobacter pylori* im Magen. Besonders günstig ist der Joghurtverzehr, wenn Sie Antibiotika einnehmen müssen, denn diese töten unterschiedslos alle Bakterien ab, auch die nützlichen, die die Übeltäter im Darm in Schach halten.
- Trinken Sie möglichst **wenig Alkohol**, weil er die Magenschleimhaut reizen kann – höchstens zwei kleine Gläser Wein für Männer, ein Glas für Frauen pro Tag.
- Nehmen Sie möglichst **selten** ASS, Ibuprofen oder andere **nichtsteroidale Schmerzmittel** ein. Sie können zur Entstehung von Geschwüren beitragen.
- **Meiden Sie Kaffee und Tabak.** Beide steigern die Freisetzung von Magensäure, und Tabak behindert zusätzlich die Antibiotika in ihrer Wirksamkeit.

Menstruationsbeschwerden

Die Tage um die Menstruation sind für viele Frauen die unangenehmste Zeit des Monats. Brustspannen, Völlegefühl, Reizbarkeit, Depression und Wassereinlagerung vor der Periode, Bauchkrämpfe und Kopfschmerzen zu Beginn oder beim Ausklingen kennt fast jede Frau. Manchmal beeinträchtigen die Beschwerden den Alltag sogar erheblich. Wer sich bei Bauchkrämpfen und Kopfschmerzen nicht nur auf die rasche und zuverlässige Hilfe von Ibuprofen und ASS verlassen will, kann darüber hinaus noch eine Menge tun, um das sogenannte Prämenstruelle Syndrom (PMS) zu lindern.

Hilfe bei Krämpfen

- Sobald die Krämpfe drohen, gehen Sie flott spazieren, joggen Sie, gehen Sie schwimmen oder Fahrrad fahren. Jede Art von **körperlicher Aktivität** hemmt die Prostaglandin-Produktion und steigert die Ausschüttung von schmerzlindernden Endorphinen. Außerdem kann Sport die Blutung abschwächen.
- Nehmen Sie ein **heißes Bad**. Wärme entspannt die verkrampfte Muskulatur der Gebärmutter. Oder legen Sie sich ein Heizkissen oder eine Wärmflasche auf den Unterbauch.
- Gegen schwere Krämpfe im Unterleib empfehlen Homöopathen **Magnesiumpräparate**. Nehmen Sie fünfmal hintereinander im Abstand von jeweils 1 Stunde 5 Globuli Magnesiumphosphat C6 oder C12. Wenn das nicht hilft, nehmen Sie die gleiche Menge **Pulsatilla** oder **Nux vomica**.

Tees gegen Bauchschmerzen

- Trinken Sie über den Tag verteilt drei Tassen **roten Himbeerblättertee**. Sie erhalten ihn in Drogerien und Reformhäusern. Die Blätter enthalten eine Substanz, die die Muskelspannung der Gebärmutter normalisiert und Krämpfe lindert. Außerdem kann sie übermäßige Blutungen bremsen.
- Der bewährte **Kamillentee** besitzt ebenfalls krampflösende Eigenschaften. Nehmen Sie 2–4 TL getrocknete Kamille pro Tasse, oder verwenden Sie Teebeutel. Falls Sie Kamille nicht mögen: Auch Pfefferminze wirkt entkrampfend.
- **Ingwer** ist ein weiteres bewährtes Heilmittel gegen Krämpfe wie gegen andere Beschwerden. Er soll auch die Freisetzung von Prostaglandin hemmen. Für Ingwertee verwenden Sie 1 TL

Ursachen und Symptome

Brustspannen, Krämpfe, Rückenschmerzen, Übelkeit, Kopfschmerzen und Reizbarkeit oder depressive Stimmung – diese Symptome sind die Folge der hormonellen Schwankungen im weiblichen Organismus. Denn die Hormone Östrogen und Progesteron beeinflussen nicht nur direkt die Geschlechtsorgane, sondern auch andere hormonelle Regelkreise im Körper, die z. B. den Wasser- und Salzhaushalt regulieren oder die Stimmung verändern. Warum manche Frauen diese Hormonschwankungen stärker spüren als andere und vermehrt unter diesen Beschwerden leiden, ist bisher ungeklärt.

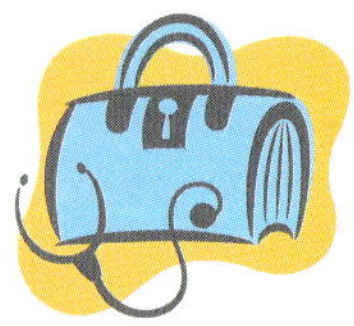

Wann zum Arzt?

Wenn prämenstruelle Beschwerden den Tagesablauf erheblich beeinträchtigen, sollten Sie mit Ihrem Frauenarzt sprechen. Eventuell kann eine Hormonbehandlung helfen. Auch bei sehr unregelmäßigem, kurzem (unter 21 Tage) oder sehr langem (über 35 Tage) Zyklus ist ein Gespräch mit dem Arzt anzuraten, ebenso bei Zwischenblutungen oder sehr langer oder heftiger Menstruation mit hohem Blutverlust. Auch bei starken Krämpfen, gegen die die Hausmittel nicht helfen, kommen rezeptpflichtige Arzneimittel infrage. Schmerzen oder ein Spannungsgefühl in der Brust sollten Sie dem Arzt mitteilen, wenn die Beschwerden mit einem Medikament, das er verordnet hat, in Zusammenhang stehen könnten. Auch andere Veränderungen in der Brust, vor allem jeder Knoten, den Sie tasten, sind Gründe für einen sofortigen Arztbesuch.

frisch geriebene Ingwerwurzel, übergießen sie mit kochendem Wasser und lassen den Tee anschließend 10 Minuten ziehen, dann seihen Sie ihn ab.

Wasser tut der Brust gut

- Für eine gespannte, schmerzempfindliche Brust ist eine **kühle Dusche** eine Wohltat. Seifen Sie die Brüste ein, und **massieren** Sie sie sanft von der Mitte in Richtung Achselhöhlen. Das verbessert die Durchblutung und den Lymphabfluss; Lymphe ist die klare Gewebsflüssigkeit, die den ganzen Körper durchströmt und insbesondere keimbekämpfende Substanzen mit sich führt.
- Wickeln Sie ein Handtuch um einen Beutel mit **Eiswürfeln** oder eine Tüte gefrorene Erbsen, und legen Sie sich das Paket 10 Minuten lang auf jede Brust. Das reduziert Schwellungen und das schmerzhafte Spannungsgefühl.

Stützen Sie den Busen

- Probieren Sie aus, ob Ihnen ein **Stütz-BH** oder ein gepolsterter Bügel-BH hilft, wenn die Brust empfindlich ist. Sie können auch nachts einen leichten Stütz-BH tragen, wenn die Brüste beim Liegen aneinander reiben. Stellen Sie bei der Anprobe sicher, dass der BH die Brüste nicht einengt und gut sitzt, ohne zu zwicken. Kaufen Sie sich neue BHs, und werfen Sie die ausgeleierten, alten weg – denn sie unterstützen die Brüste nicht mehr ausreichend.

Durchforsten Sie den Speiseplan

- Salzen Sie vor und während der Periode die Speisen weniger, und nehmen Sie Vitamin B_6 ein – das kann die Blutung reduzieren. In der Woche vor der Periode sollten Sie so wenig Salz verwenden wie irgend möglich und natriumreiche Gerichte wie verarbeitetes Fleisch, Wurst, Dosensuppen und salzige Snacks ganz vom Speiseplan streichen. Wenn Sie unter Brustspannen leiden, kann eine grundsätzlich **salzarme Ernährung** hilfreich sein, denn Salz fördert die Wassereinlagerung im Körper, was auch in der Brust Schwellungen begünstigt.
- Nehmen Sie zur Unterstützung der Wasserausschwemmung täglich 50 mg **Vitamin B_6** ein, das einen milden entwässernden Effekt hat. Reduzieren Sie die Dosis, wenn Sie ein Kribbeln in den Fingern oder Zehen verspüren.

- Achten Sie auf einen **hohen Ballaststoffgehalt** bei Ihrer Ernährung. Egal, ob Obst, Gemüse, Hülsenfrüchte oder Vollkornprodukte – ballaststoffreiche Kost kann offenbar die Östrogenproduktion steigern. Eine amerikanische Studie hat ergeben, dass Frauen, die viele Ballaststoffe verzehrten, im Durchschnitt höhere Östrogenspiegel aufwiesen als Gleichaltrige, die eine ballaststoffarme Kost bevorzugten.
- **Reduzieren Sie den Fettanteil** in der Nahrung auf unter 30 %. In Kulturen mit fettarmer Ernährungsweise leiden Frauen seltener unter Brustschmerzen als in Mitteleuropa.
- **Verkneifen Sie sich** die Lust auf **Süßigkeiten**, auch wenn der Heißhunger gerade an den Tagen vor der Periode groß ist: Süßigkeiten und Kekse lassen den Blutzuckerspiegel Achterbahn fahren. Erst treiben sie ihn in die Höhe, dann fällt er rasch ab – und das Ergebnis ist neuer Heißhunger oder Müdigkeit und Reizbarkeit. Greifen Sie deshalb lieber zu Obst, wenn Sie eine Süßhungerattacke überfällt.
- Probieren Sie aus, ob Ihnen **Sojaprodukte** schmecken. Mehrere Bevölkerungsstudien haben ergeben, dass Frauen in asiatischen Kulturen mit hohem Sojaverzehr wesentlich weniger Gesundheitsprobleme haben, die mit dem Östrogenhaushalt zusammenhängen – wie etwa Brustspannen und Wechseljahresbeschwerden. Soja enthält Phytoöstrogene, das sind hormonähnliche pflanzliche Substanzen, die den Geschlechtshormonhaushalt beeinflussen können. Ersetzen Sie Fleisch also durch Sojaprodukte, oder ergänzen Sie Ihre Mahlzeiten mit etwas Tofu. Auch Sojamilch ist eine gute Quelle für Phytoöstrogene: Verwenden Sie sie zum Frühstück zu den Cerealien oder als Milchshake.
- Bestimmte Lebensmittel wirken als **natürliche Diuretika** und entwässern den Körper: z. B. Spargel, Löwenzahnblätter (als Salat), Sellerie, Knoblauch, Brunnenkresse und Petersilie.
- **Reduzieren Sie den Alkohol- und Koffeinkonsum**, denn beide können prämenstruelle Beschwerden begünstigen.
- Koffein gehört außerdem zur Stoffgruppe der **Methylxanthine**; das sind verschiedene anregende Substanzen wie z. B. auch das in Schokolade enthaltene Theobromin. Methylxanthine finden sich ferner in Colagetränken, Tee, Wein, Bier, Bananen und Käse und können offenbar auf noch ungeklärte Weise zur Entstehung von zyklusabhängigen Brustschmerzen

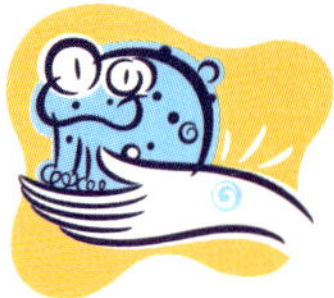

Nur ein **Märchen**

Sie haben an den Tagen vor der Periode einen wahren Heißhunger auf Schokolade? Dann leiden Sie nicht an Magnesiummangel, wie man früher oft vermutete. Denn Weizenkeime und grüne Blattgemüse enthalten sehr viel Magnesium, und niemand sehnt sich danach. In Schokolade hingegen finden sich Substanzen, die die Stimmung positiv beeinflussen und so vermutlich den Heißhunger auslösen. Befriedigen Sie Ihre Schoko-Gier mit dunkler Schokolade; sie enthält weniger Zucker und Fett als alle hellen Milchschokoladesorten.

beitragen. Jedenfalls bessert der Verzicht auf methylxanthinhaltige Speisen und Getränke bei vielen Frauen die Beschwerden vor und während der Periode.

- **Ballaststoffe** beeinflussen nicht nur den Östrogenhaushalt, sondern helfen auch dabei, Östrogene aus dem Körper auszuscheiden. Kochen Sie mit Vollkornprodukten, essen Sie Vollkornbrot, viel Gemüse und Hülsenfrüchte.
- Trinken Sie möglichst **viel Wasser**, mindestens acht große Gläser pro Tag. Auf diese Weise wird mehr überflüssiges Salz mit dem Urin ausgeschwemmt, was die Schwellungen und die Blutung verringert.

Mineralien und Vitamine ergänzen

- Schlucken Sie 500–1000 mg **Kalzium** und 250–500 mg **Magnesium** pro Tag. Kalzium verringert Kopfschmerzen, Muskelkrämpfe und Stimmungsschwankungen. Aber es macht schläfrig, deshalb wird es am besten abends vor dem Zubettgehen eingenommen. Bei vielen Frauen mit Prämenstruellem Syndrom besteht ein Mangel an Magnesium, das gemeinsam mit Kalzium die Muskelaktivität steuert. Die kombinierte Einnahme beider Mineralstoffe kann dazu beitragen, die entsprechenden Symptome zu lindern. Dabei empfiehlt sich das Verhältnis 2:1 von Kalzium zu Magnesium.
- Täglich 1000 mg **Vitamin C** und 1000 mg **Flavonoide** – aufgeteilt auf je 500 mg von beidem morgens und abends – stärken die Blutgefäßwände und tragen so zu einer Verringerung der Blutungen bei. Flavonoide finden sich in der Nahrung vor allem in der Haut von Weintrauben, in Heidelbeeren und Zitrusfrüchten, dort vor allem im Fruchtfleisch und in der weißen Haut zwischen Fruchtfleisch und Schale.
- **Vitamin B_6**, das bereits wegen seines entwässernden Effekts erwähnt wurde, kann noch mehr: Es bessert Reizbarkeit, eine depressive Stimmungslage und beruhigt flatternde Nerven, indem es die Serotoninbereitstellung erhöht. Außerdem hilft Vitamin B_6 gegen Wassereinlagerung im Körper, Brustspannen, Heißhunger auf Süßes und Müdigkeit. Gute Nahrungsquellen dafür sind proteinreiche Lebensmittel wie Fleisch, Geflügel und Fisch sowie angereicherte Frühstückscerealien.
- Manche Frauen schwören auf **Nachtkerzenöl** gegen prämenstruelle Beschwerden, aber da es keine wissenschaftlichen

Nachweise seiner Wirkung gibt, halten immer weniger Ärzte etwas davon. Wenn Sie trotzdem ausprobieren möchten, ob die Einnahme Ihnen hilft: Die übliche Dosis beträgt 1000 mg dreimal täglich.

- Statt Nachtkerzenöl können Sie auch dreimal täglich 1 EL **Leinöl** schlucken, das ebenfalls reich an ungesättigten Fettsäuren ist. Leinöl lässt sich gut in Salatdressings verarbeiten, wenn Sie es nicht löffelweise trinken möchten.

Ausgeglichen durch Johanniskraut

- **Johanniskraut** (*Hypericum perforatum*) enthält eine Vielzahl von arzneilich wirksamen Inhaltsstoffen. Heute wird es am häufigsten gegen leichte bis mittelschwere Depressionen eingesetzt und ist mit Abstand das am besten untersuchte pflanzliche Arzneimittel gegen Stimmungstiefs, wie sie z. B. vor der Periode oder in den Wechseljahren vorkommen. Die meisten Fertigarzneimittel werden auf der Basis eines alkoholischen Extrakts der Heilpflanze hergestellt und sind in großer Vielfalt als Dragees, Kapseln, Filmtabletten oder Saft erhältlich. Gleich welche Form Sie bevorzugen – Sie sollten täglich 450–1050 mg Extrakt oder 3–4,5 ml Tinktur einnehmen. Bei schwächer ausgeprägten Stimmungstiefs können Sie auch Johanniskrauttee trinken: Übergießen Sie 2–3 TL getrocknetes Kraut mit 150 ml kochendem Wasser, und lassen Sie den Tee anschließend 5 bis 10 Minuten lang ziehen. Trinken Sie morgens und abends davon je 1–2 Tassen. Die Wirkung von Johanniskraut setzt langsam ein; eine Besserung der depressiven Stimmungslage können Sie frühestens nach 3–4 Wochen erwarten. Achtung: Die Einnahme von Johanniskraut erhöht die Lichtempfindlichkeit der Haut und kann Wechselwirkungen mit verschiedenen synthetischen Arzneimitteln wie Herz- und Lungenmedikamenten, Mitteln zur Hemmung der Blutgerinnung und Immunsuppressiva eingehen. Fragen Sie Ihren Arzt, bevor Sie Johanniskraut einnehmen.

Sorgen Sie für hormonelle Balance

- Wenn Sie zur Empfängnisverhütung oder zur Behandlung von Wechseljahresbeschwerden ein **Hormonpräparat** einnehmen und unter Brustspannen leiden, bitten Sie den Arzt um einen Wechsel des Präparats. Manchmal kann eine Reduzierung

Wussten Sie das?

Johanniskraut, das heute vorwiegend gegen leichte Depressionen etwa während der Periode oder der Wechseljahre eingesetzt wird, galt in der Antike und im Mittelalter als eine ausgezeichnete Arznei zur Wundheilung. Um diese Pflanze ranken sich viele Legenden. Eine behauptet, das Johanniskraut sei nach der Enthauptung Johannes des Täufers aus dessen Blut entstanden. Die nervenstärkende Wirkung wurde erst im 18. Jahrhundert entdeckt. Heute ist der Inhaltsstoff des Johanniskrauts der mit Abstand am häufigsten eingesetzte pflanzliche Wirkstoff gegen depressive Verstimmungen.

der Dosis schon ausreichen, um die Beschwerden zum Abklingen zu bringen – allerdings kommt das bei empfängnisverhütenden Medikamenten nicht infrage.

- **Mönchspfeffer** (*Vitex agnus castus*) reguliert den Zyklus, indem er zur besseren Balance der Geschlechtshormone beiträgt. Man kann damit Blutungsstörungen und prämenstruelle Beschwerden behandeln. Nehmen Sie 2 Kapseln mit je 250 mg Wirkstoff morgens und abends mit reichlich Wasser ein, oder schlucken Sie 30 Tropfen der Tinktur nüchtern. Manche Naturheilkundige empfehlen, Mönchspfeffer nicht während der Menstruation zu verwenden. In jedem Fall müssen Sie sich in Geduld üben: Es kann bis zu 6 Monate dauern, ehe Sie die volle Wirkung von Mönchspfeffer verspüren.
- **Traubensilberkerze** (*Cimicifuga racemosa*), ein ursprünglich in Nordamerika heimisches Hahnenfußgewächs, wurde schon von den Indianern gegen gynäkologische Leiden eingesetzt. Heute wird die Wurzel wegen ihres östrogenartigen Effekts, der vom Inhaltsstoff Cimifugin hervorgerufen wird, bei Wechseljahresbeschwerden, prämenstruellen Beschwerden sowie bei Schlafproblemen und nervöser Gereiztheit in Form von extrakthaltigen Tropfen oder Tabletten verwendet. Man nimmt dreimal täglich 10–30 Tropfen oder 1/2–1 1/2 Tabletten ein, die Tropfen am besten unverdünnt auf einem Stück Zucker. Die Wirkung setzt jedoch frühestens nach 2–4 Wochen ein.

Bewegung und Entspannung

- Betreiben Sie täglich mindestens 20–30 Minuten **Ausdauertraining.** Walken und Schwimmen eignen sich am besten, aber wenn Sie beides nicht gerne tun, bieten sich beispielsweise auch Skaten, Karate, Aqua-Aerobic oder Tanzen an. Trainieren Sie so lange und intensiv, dass Sie wenigstens kurz ins Schwitzen kommen. Denn dadurch verringern Sie die Menge an frei zirkulierendem Östrogen im Körper und verbessern die Flüssigkeitsausscheidung. Außerdem werden beim Sport Stresshormone abgebaut, die eine Rolle bei der Entstehung von Brustschmerzen spielen.
- Reservieren Sie sich täglich eine festgelegte Zeitspanne nur für sich, in der Sie sich **gezielt entspannen**: durch Meditation, Atemübungen oder andere Entspannungstechniken, die den Stresspegel reduzieren können.

Müdigkeit und Erschöpfung

Wer sich ständig hundemüde fühlt, dem fehlt es an Antrieb. Willenskraft hilft nicht gegen die lähmende Erschöpfung – was also tun? Manchmal ist die Änderung des gesamten Energiehaushalts angeraten. Das betrifft Ernährung, Trinkgewohnheiten und körperliche Aktivitäten. Bestimmte Nahrungsergänzungsmittel helfen ebenfalls – oder einfach wohltuender Schlaf. Außerdem kann ein Arzt durch einen Bluttest Funktionsstörungen der Schilddrüse, Anämien, Vitamin-B_{12}-Mangel und andere Erkrankungen ausschließen.

Schnelle Wachmacher

- Als schnellen Wachmacher geben Sie 2 Tropfen **Pfefferminzöl** auf ein Taschentuch, halten es an die Nase und atmen tief ein. Wenn mehr Zeit ist, nehmen Sie ein Bad, dem Sie 2 Tropfen Pfefferminzöl und 4 Tropfen **Rosmarinöl** zusetzen.
- Legen Sie sich so auf den Rücken, dass die Füße höher liegen als der Kopf. Am besten ist es, wenn Sie sich auf eine verstellbare Übungsliege oder eine andere schräggestellte Fläche legen können. Diese indische Technik verbessert den **Bluteinstrom ins Gehirn**, was die Wachheit fördern soll.

Nahrung für eine höhere Drehzahl

- **Frühstücken Sie ausgiebig**, und nehmen Sie dann tagsüber mehrere kleine Mahlzeiten und gesunde Snacks zu sich. Das ist besser als zwei oder drei große Mahlzeiten. Versuchen Sie, die Energieaufnahme bei einer Mahlzeit auf 300 kcal zu begrenzen – eine Kalorientabelle hilft dabei. Dadurch vermeiden Sie größere Blutzuckerschwankungen und „Energielöcher".
- Gehen Sie **sparsam mit** Nahrungsmitteln um, die einen hohen Anteil an **raffinierten Kohlenhydraten** enthalten – das sind weißer Zucker oder weißes Mehl. Diese Kohlenhydrate sind sehr leicht verdaulich und lassen den Blutzucker blitzschnell ansteigen, aber bald wieder rapide absinken. Weißbrot, Spaghetti und Kuchen sind daher nicht die geeignetste Mahlzeit, weil Sie sich spätestens 2 Stunden danach wieder müde, schwach und auch hungrig fühlen werden.
- Essen Sie stattdessen **vermehrt** Lebensmittel, die reich an **komplexen Kohlenhydraten** sind, wie etwa Vollkornmüsli,

Ursachen und Symptome

So viele Patienten klagen beim Arzt über Müdigkeit und Erschöpfung, dass diese zu einem der häufigsten Gesundheitsprobleme überhaupt geworden sind. Oft werden sie von einem Verlust der Motivation und des sexuellen Begehrens begleitet. Eine lange Liste von medizinischen Ursachen und Faktoren der Lebensweise können zur Müdigkeit beitragen, z. B. Schlafmangel und unausgewogene Ernährung, Grippe, Fettsucht, Allergien, Infektionen, Anämien, Alkoholmissbrauch, Schilddrüsenunterfunktion, Herzkrankheiten, Krebserkrankungen, Diabetes und Aids.

Wann zum **Arzt?**

Wenn Sie sich „immer müde" fühlen, obwohl Sie die vorgeschlagenen Maßnahmen zur Selbsthilfe ergriffen haben, sollten Sie zum Arzt gehen. Müdigkeit kann Zeichen einer Schilddrüsenunterfunktion sein, aber auch von Anämien, Diabetes, Krebs und von Depressionen. Wenn Sie sich ganz plötzlich sehr erschöpft fühlen und gleichzeitig Bauchschmerzen, Kurzatmigkeit oder auch schwere Kopfschmerzen verspüren, rufen Sie unverzüglich einen Arzt.

Vollkornnudeln und Gemüse. Diese Kohlenhydrate werden langsamer verdaut, sodass der Blutzuckergehalt gemächlicher ansteigt und länger auf gleichem Niveau bleibt.

- Um die Funktion der Nebennieren zu verbessern, deren Hormone den Stoffwechsel bei der Nahrungsaufnahme steuern, sollten **gesättigte Fette** einen Anteil von höchstens 10 % an Ihrer Kost haben.
- Schneiden Sie eine gewaschene, **ungeschälte Kartoffel** in Scheiben, legen Sie die Stücke über Nacht in Wasser, und trinken Sie dieses am nächsten Morgen als natürlichen Kaliumspender. Der Körper benötigt Kalium u. a., um Nervenimpulse in Muskelbewegungen umzusetzen. Naturheilkundler machten die Erfahrung, dass Kaliummangel bei Müdigkeitserscheinungen sehr häufig vorkommt.

Füllen Sie die Energiespeicher auf

- **Ginseng** (*Panax ginseng*) ist ein altes Mittel gegen Erschöpfung. Wählen Sie ein Produkt, das standardisierten Ginsenosid-Extrakt enthält, und nehmen Sie davon ein- bis zweimal täglich 100–250 mg. Ginseng regt das Nervensystem an und schützt den Organismus vor Stressfolgen. (Achtung: Nehmen Sie kein Ginseng ein, wenn Sie unter Bluthochdruck leiden.)
- Probieren Sie zweimal täglich 150 mg **Magnesium** (am besten als Magnesiumzitrat). Dieser Mineralstoff spielt bei Hunderten von chemischen Reaktionen im Körper eine Rolle, darunter auch bei der Umwandlung von Proteinen, Fett und Kohlenhydraten in nutzbare Energiequellen.
- **Ginkgo** verbessert die Hirndurchblutung, was das Müdigkeitsgefühl vertreibt und dazu führt, dass Sie sich frischer fühlen. Nehmen Sie morgens 15 Tropfen Ginkgo-Tinktur.
- **Coenzym Q10** ist eine Substanz, die der Körper selbst produziert. Sie ist in den Mitochondrien an der Energiegewinnung beteiligt. Nehmen Sie zum Frühstück und zum Abendessen jeweils 50 mg davon ein. Bis zu 8 Wochen können vergehen, bevor eine Wirkung erkennbar wird. Coenzym Q10 findet sich hauptsächlich in Nüssen und Ölen.

Das Richtige trinken

- Trinken Sie den ganzen Tag über **reichlich Wasser**, mindestens 8 große Gläser am Tag. Warten Sie nicht, bis Sie Durst verspüren, denn das Durstgefühl ist nicht zuverlässig und nimmt vor allem im Alter ab. Selbst ein geringfügiger Flüssigkeitsmangel kann schon müde machen.

- Greifen Sie möglichst **selten** zu **koffeinhaltigen Getränken**. Das Koffein im Kaffee oder in Colagetränken gewährt nur einen kurzfristigen Energieschub.
- **Begrenzen Sie den Alkoholkonsum**. Alkohol dämpft das Zentralnervensystem und lässt den Blutzuckerspiegel absinken.

Bewegung macht munter

- Bemühen Sie sich, an fast jedem Tag mindestens 30 Minuten **Ausdauertraining** zu betreiben. Das hilft nicht nur beim Abbau überflüssiger Pfunde (und Übergewicht macht ebenfalls müde), sondern gibt dem Körper auch einen Energieschub.
- **Yoga** oder **T'ai Chi** bieten körperliche Aktivität und enthalten gleichzeitig Entspannungselemente.
- Testen Sie ein **wenig belastendes 10-Minuten-Programm**. Müde Menschen haben meist zu wenig ADP (Adenosin-Diphosphat) in den Zellen, das für den Energiestoffwechsel unverzichtbar ist – die „Zündung" der Maschine funktioniert nicht ausreichend. Fast jede Art von Aktivität hilft dagegen, auch Singen, tiefes Atmen, Walken oder Dehnungsübungen.

Den Schlaf regulieren

- **Stehen Sie morgens immer zur gleichen Zeit auf**. Der Körper gewöhnt sich an die regelmäßige Schlafroutine.
- **Gehen Sie früher zu Bett**, wenn Sie mehr Schlaf brauchen. Es ist sinnvoller, dem Schlafbedürfnis des Körpers abends nachzukommen, als am nächsten Tag übermäßig lange zu schlafen.
- Halten Sie **tagsüber höchstens kurze Nickerchen**. Wenn Sie nämlich länger als 1/2 Stunde schlafen, will der Körper noch mehr Ruhe und Sie fühlen sich nach dem Aufwachen kraftlos und wie zerschlagen.

Bewährt

Spinat soll die Müdigkeit vertreiben. Zumindest bei Popeye hat es gewirkt. Ist das aber auch die Wahrheit?

und bewiesen

Mit Spinat können Sie nichts falsch machen. Er enthält reichlich Kalium und viele B-Vitamine; beide spielen eine wichtige Rolle im menschlichen Energiestoffwechsel.

Mundgeruch

Schlechter Atem ist für viele Menschen ein unangenehmes und peinliches Problem. Nicht nur Knoblauch, Zwiebeln, Käse oder Alkohol sind an der Entstehung beteiligt. Doch keine Sorge, eine konsequente tägliche Mundhygiene entfernt die lästigen, geruchsbildenden Bakterien auf Zahnfleisch, Zunge und Zähnen. Spezielle Mundspülungen, eine geeignete Zahnpasta, Zähneputzen und der regelmäßige Gebrauch von Zahnseide machen dem Mundgeruch den Garaus.

Ursachen und Symptome

Falls Sie gerade ein mediterranes Gericht mit viel Knoblauch verzehrt und mehrere Glas Bier dazu getrunken haben, liegt die Ursache für schlechten Atem auf der Hand. Aber es gibt noch eine Reihe anderer möglicher Gründe. Sind Sie Raucher? Oder könnte es sein, dass Sie weder Zahnbürste noch Zahnseide häufig genug benutzen? Zahnfleischerkrankungen, ein Abszess am Zahn, eine Nebenhöhlen- oder Halsentzündung sind weitere Auslöser für Mundgeruch. Auch manche verschreibungspflichtigen Medikamente, ein chronisch trockener Mund oder übermäßiger Kaffeekonsum können Mundgeruch hervorrufen.

Sofortmaßnahmen für den Notfall

- Ein trockener Mund ist ein Paradies für geruchsbildende Bakterien. Sobald Sie den Mund mit **Wasser** ausspülen, werden sie gelöst und der Geruch wird gemildert.
- **Petersilie** ist reich an dem Pflanzenfarbstoff Chlorophyll, der sich als keimtötendes Atemdeodorant bewährt hat. Wer zum Abschluss eines Menüs den Petersilienstängel kaut, der als Dekoration auf dem Teller liegt, verbessert seinen Atem.
- **Zitronensäure** aus Zitrusfrüchten regt die Speicheldrüsen an und sorgt so für die vermehrte Produktion atemerfrischenden Speichels. Eine Orange als Dessert hilft also ebenfalls.
- **Essen** überhaupt regt die Speichelproduktion an und trägt dazu bei, geruchsbildende Substanzen wegzuschwemmen.
- Auf der **Zunge** kann sich ein **Belag aus Bakterien** bilden, die Proteine zersetzen und dabei übelriechende Gase produzieren. Indem Sie die Zunge kräftig an den Zähnen entlangbewegen, lösen sich diese Bakterien und können mit einem Schluck Wasser ausgespült werden.
- Ein Metall- oder harter Plastiklöffel kann zum wirksamen **Zungenschaber** umfunktioniert werden. Dabei wird der Löffel immer vom hinteren Teil der Zunge in Richtung Zungenspitze gezogen. Schaben Sie ebenso über die Zungenseiten, von hinten nach vorn. Wiederholen Sie dies vier- bis fünfmal. Setzen Sie aber den Löffel nicht zu weit hinten in der Mundhöhle an, da dies womöglich Brechreiz auslöst.

Hilfe aus dem Gewürzregal

- **Gewürznelken** enthalten ein starkes Bakterizid. Falls Sie den Geschmack mögen, beißen Sie mit den Zähnen leicht darauf herum. Das scharfe aromatische Öl brennt möglicherweise ein wenig, halten Sie deswegen die Nelke im Mund ständig in Bewegung. Kauen Sie sie, bis die Essenz den Mund durchdringt, und spucken Sie sie dann aus. Verwenden Sie weder Nelkenöl noch gemahlene Nelken; beide sind zu intensiv und können Verätzungen hervorrufen.

- Kauen Sie **Fenchel-, Dill-, Kardamom-** oder **Anissamen**. Anis schmeckt wie Lakritze und tötet Bakterien ab, die auf der Zunge vorkommen. Die anderen Gewürze tragen dazu bei, den Mundgeruch zu überdecken.
- Lutschen Sie an einer Zimtstange. Wie die Gewürznelke ist auch **Zimt** ein wirksames Antiseptikum für den Mundraum.

Deodorants für den Mund

- Die meisten bekannten und beworbenen Atemerfrischer besitzen keine langanhaltende Wirkung. **Chlordioxid-Spülungen** können jedoch offenbar Ausdünstungen aus der Mundhöhle dauerhaft beseitigen.
- Verwenden Sie eine Zahncreme mit **Teebaumöl**, einem natürlichen Desinfektionsmittel. Falls Sie diese nicht in der Apotheke erhalten, dann probieren Sie es im Reformhaus.

Nichts geht über Vorbeugung

- Verwenden Sie eine **Mundddusche**. Dieses handliche Gerät spritzt in schnellen Stößen kleine Wassermengen in den Mund, um die Bakterien hinauszuschwemmen. Die Reinigung reicht tiefer in den Mund hinein, als dies mit der Zahnbürste oder Zahnseide möglich ist.
- Tragen Sie immer eine **Zahnbürste** bei sich, und putzen Sie nach jeder Mahlzeit die Zähne. Zähneputzen verhindert die Bildung von Plaque, dem weichen klebrigen Belag auf Zähnen

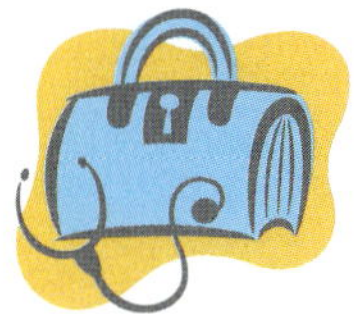

Wann zum Arzt?

Jeder hat hin und wieder Mundgeruch, der sich mit einer sorgfältigen Mundhygiene jedoch auf ein Minimum reduzieren lässt. Ein schlechter Atem kann jedoch auch ein Anzeichen für eine Zahnfleischerkrankung sein, für Verdauungsbeschwerden oder eine ernstere Krankheit.
Wenn Sie sich gründlich die Zähne putzen sowie Zahnseide verwenden und dennoch den Mundgeruch nicht loswerden, dann gehen Sie zum Arzt oder Zahnarzt. Auch wenn Ihr Atem auffallend süß oder fruchtig riecht, sollten Sie einen Arzt aufsuchen, da dies ein erstes Anzeichen für Diabetes sein könnte.

Wie erschnuppert man einen schlechten Atem?

Wie schlecht ist Ihr Atem nun wirklich? Um das herauszufinden, können Sie an der Zahnseide riechen, nachdem Sie diese vorsichtig durch die Zahnzwischenräume gezogen haben – aber achten Sie darauf, eine ungewachste Zahnseide ohne Aroma zu verwenden. Oder reiben Sie mit einem Waschlappen über die Zunge und führen ihn dann zur Nase. Der Zahnarzt kann Ihnen Ratschläge zur Mundhygiene geben und feststellen, ob vielleicht eine Zahnfleischentzündung die Ursache für den Mundgeruch ist.

Besser nicht!

Es ist ein verbreiteter Irrglaube, dass pfefferminzhaltige Mundwässer oder Pfefferminzbonbons einen frischen Atem verleihen. Die meisten Mundwässer enthalten Alkohol, der den Mund austrocknet und damit zu schlimmerem Mundgeruch führt. Und Pfefferminzbonbons überdecken zwar die Gerüche tatsächlich für kurze Zeit, versorgen aber die verantwortlichen Bakterien mit Zucker und regen sie so zur Vermehrung an.

und Zahnfleisch. Es sprechen jedoch einige Gründe dafür, die Zähne nicht sofort nach dem Essen zu reinigen: Wenn Sie zum Beispiel etwas Säurehaltiges wie Cola, Fruchtsäfte oder Zitrusfrüchte zu sich genommen haben, könnte der Zahnschmelz durch das Bürsten verstärkt angegriffen werden. In diesem Fall empfiehlt es sich also, die Zähne erst etwa 1 Stunde nach dem Essen zu putzen.

- Halten Sie immer **Kaugummi** bereit. Das Kauen, besonders nach dem Essen, regt den Speichelfluss an und entfernt auf diese Weise Essensreste, die zu unangenehmen Gerüchen führen können.
- Damit die Zahnbürste bakterienfrei bleibt, sollte sie mit dem Kopf nach unten in einem verschließbaren Becher mit **Wasserstoffperoxid** aufbewahrt werden. Spülen Sie die Bürste jedoch gründlich unter fließendem Wasser ab, bevor Sie sie benutzen.
- **Zahnprothesen** absorbieren häufig die schlechten Gerüche aus dem Mund. Sie sollten deshalb über Nacht immer in eine antiseptische Lösung gelegt werden – außer, der Zahnarzt hat etwas anderes geraten.
- Lassen Sie keine **Mahlzeiten** aus. Wenn Sie über einen längeren Zeitraum nichts essen, trocknet der Mund aus und bietet damit eine perfekte Brutstätte für Bakterien.
- Aber nicht nur Bakterien verursachen Mundgeruch, es gibt auch noch einige andere Übeltäter. Zu ihnen gehören Zigaretten, Alkohol, Zwiebeln, Knoblauch und würzige Käsesorten wie Camembert, Roquefort und anderer Blauschimmelkäse. In Situationen, in denen ein unauffälliger Atem erforderlich ist, lassen Sie solche Genussmittel und Speisen einfach weg.
- Fragen Sie Ihren Arzt, ob ein **Medikament** für den schlechten Atem verantwortlich sein könnte. Jedes Präparat, das den Mund austrocknet und den Speichelfluss hemmt, ist verdächtig. Dazu zählen auch frei verkäufliche Antihistaminika, also Mittel gegen Allergien, Diätpillen sowie Arzneimittel gegen Depressionen, rheumatoide Arthritis und Bluthochdruck.

Muskelkater

Wer seine Muskeln nach angestrengter körperlicher Aktivität spürt, hat immerhin welche. Freilich werden sie offenbar zu selten in Anspruch genommen und befinden sich nicht im besten Trainingszustand. Dass man einige Muskelgruppen seltener einsetzt als andere, ist völlig normal – auch Hochleistungssportler bekommen heftigen Muskelkater, wenn sie die ungewohnten Bewegungsabläufe einer anderen Sportart ausprobieren. Mit nachfolgenden Tipps verschwinden die lästigen Beschwerden rasch.

Entspannung durch Wärme

- Die Wärme eines Bades oder einer heißen Dusche steigert die **Durchblutung des Muskels**, sodass die Abfallprodukte des Stoffwechsels besser abtransportiert werden können.
- Das gilt auch für die Sauna. Sparen Sie deshalb die schmerzenden Muskelgruppen bei den kalten Güssen aus.

Gegen Muskelschmerzen helfen viele Kräuter

- **Cayennepfeffer** fördert die Durchblutung der Haut und der darunterliegenden Muskulatur; zudem wirkt er betäubend und schmerzstillend. Achten Sie beim Kauf auf den Capsaicingehalt der Präparate: Salben und Cremes sollten 0,02–0,05 % Capsaicin enthalten, Tinktur höchstens 0,01 % und Pflaster 10 bis 40 µg pro cm^2.
- Reiben Sie sich mit **Kampfersalbe** ein. Das ätherische Öl des Kampferbaums fördert die Durchblutung. Achtung: Kampfer darf Kindern erst ab dem 5. Lebensjahr verabreicht werden, denn schon 2 g reichen für Vergiftungserscheinungen aus.
- Das **Öl des Johanniskrauts** wird seit alters her auch zur Wundbehandlung und gegen Muskelschmerzen eingesetzt. Es steigert die Lichtempfindlichkeit der Haut, weshalb Sie nach der Anwendung möglichst kein Sonnenbad nehmen sollten.
- Ebenso gilt **Arnika** als altes Hausmittel gegen Muskelschmerzen und -risse und kann bei Muskelkater eingesetzt werden.

Die beste Therapie: Bewegung

- Auch wenn es schmerzt und die ersten Bewegungen wenig elegant aussehen: Maßvolle **körperliche Aktivität** ist die beste Medizin gegen Muskelkater. Wärmen Sie sich vorher gut auf!

Ursachen und Symptome

Bei ungewohnter Beanspruchung eines Muskels können die kleinen Fasern, aus denen das Gewebe zusammengefügt ist, über ihre Dehnungsgrenze hinaus belastet werden und reißen. Wenn viele dieser Faserchen reißen, strömt Flüssigkeit in den Muskel und bildet ein Ödem, also eine flüssigkeitsbedingte Schwellung im Gewebe. Sie bereitet bei Bewegung des Muskels die Beschwerden, die man als „Muskelkater" bezeichnet. Er entsteht vor allem durch Bewegungen, bei denen ein stark gespannter Muskel gedehnt wird, beispielsweise beim Bergabgehen.
Nach 2–3 Tagen sind die Mini-Verletzungen meist verheilt, und der Muskelkater ist verflogen.

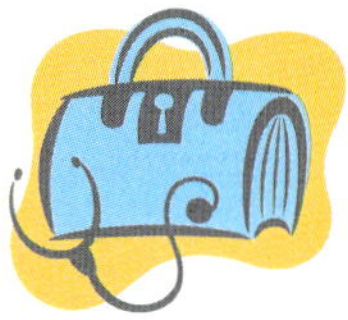

Wann zum **Arzt?**

Muskelkater ist meist harmlos – zum Arzt gehen müssen Sie deshalb nicht. Wenn Sie die Beschwerden aber hartnäckig an einer genau definierbaren Stelle noch nach einer Woche spüren, steckt eventuell eine Muskelverletzung, ein Muskelfaserriss oder eine Zerrung dahinter. Letztere muss durch eine Sportpause gründlich auskuriert werden, weil sie sonst an derselben Stelle immer wieder auftritt. Schließen Sie diese Gefahr durch einen Arztbesuch aus.

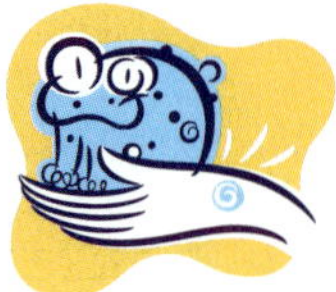

Nur ein **Märchen**

Muskelkater ist keine Ansammlung von Milchsäure im überanstrengten Muskel. Milchsäure entsteht bei kurzzeitiger maximaler Muskelbelastung, z. B. bei einem 400-m-Sprint. Der verursacht jedoch auch bei Untrainierten keinen Muskelkater, wohl aber stundenlanges Bergabgehen in gemächlichem Tempo – eine Tätigkeit, bei der kaum Milchsäure gebildet wird.

- Ersatzweise hilft **Schwimmen** in mindestens 26 °C warmem Wasser. Am besten eignen sich Kraulen oder Rückenschwimmen, weil man dabei entspannter im Wasser liegt als beim Brustschwimmen.
- Falls Sie Joggen oder Walken gewöhnt sind, hilft **lockeres Laufen** ebenfalls gegen Muskelkater in den Beinen.

Ergänzungsmittel für bessere Muskelarbeit

- **Magnesium** beeinflusst die Erregungsübertragung von Nerven auf Muskeln und die Muskelkontraktion. Bei Magnesiummangel treten z. B. Wadenkrämpfe auf. Nehmen Sie morgens und abends je 1 Kapsel mit 150 mg Magnesium in Form von 250 mg Magnesiumoxid.
- Bei erhöhter Anstrengung, bei Wettkämpfen aber auch zur Vorbeugung gegen Muskelkater setzen Sportler **L-Carnitin** ein. Das ist ein vitaminähnlicher Stoff, der beim Transport langkettiger Fettsäuren für die Energiegewinnung in der Muskelzelle benötigt wird. Er kann im Organismus unter Mithilfe von mehreren Vitaminen und Eisen selbst hergestellt werden. Ist zu wenig von einem dieser Stoffe vorhanden, ist die Produktion gestört. L-Carnitin kann als Nahrungsergänzungsprodukt in Kapselform zugeführt werden. Nehmen Sie morgens und abends jeweils 500 mg Carnitin ein.

Sport und Dehnübungen als Vorbeugung

- Die beste Vorbeugung gegen Muskelkater ist **regelmäßiges Training** vieler Muskeln. Dabei ist es wichtig, immer auch die Gegenspieler einer Muskelgruppe zu trainieren: also nicht nur die Beuger, sondern auch die Strecker.
- Versuchen Sie, **ungewohnte Betätigungen langsam zu beginnen**. Legen Sie bei einer neuen Sportart kurze, dafür häufige Trainingseinheiten ein, statt auf einmal 2 Stunden zu üben. Und teilen Sie schwere Gartenarbeit oder Holzhacken in kleinere Portionen auf, die Sie in kurzem Abstand abarbeiten.
- **Vorgedehnte Muskeln** sind nicht nur weniger verletzungsanfällig, sie neigen auch weniger zu Muskelkater. Denn in einem langsam aufgewärmten Muskel läuft der Stoffwechsel besser als in kaltem Muskelgewebe, dem plötzlich Höchstleistung abverlangt wird. Wärmen Sie daher die Muskeln durch Gymnastikübungen immer zuerst auf, ehe Sie sich anstrengen.

Muskelkrämpfe

Unangenehme Muskelkrämpfe verschwinden durch eine Massage oder mit einer Wärmebehandlung schnell. Doch wenn der Schmerz überstanden ist, beginnt die Anti-Krampf-Kampagne. Dazu gehören neben Sport und viel Trinken die Aufnahme von Kalium, Magnesium und Kalzium – das Mineralstofftrio, das an der Regulierung der Nerven- und Muskelaktivität beteiligt ist. Obst und Gemüse enthalten reichlich Kalium, eiweißreiche Diäten können dagegen einen entsprechenden Mangel verursachen.

Wärme gegen die Krämpfe

- Ein elektrisches **Heizkissen** oder ein **heißer Waschlappen** auf dem verhärteten Muskel löst den Krampf und verbessert die Durchblutung. Stellen Sie das Heizkissen auf niedrige Stufe, lassen Sie es etwa 20 Minuten liegen, und entfernen Sie es dann für mindestens 20 Minuten, bevor Sie es erneut auflegen.
- Eine warme Dusche oder ein heißes Bad erfüllen den gleichen Zweck. Zusätzlich fördert 1/2 Tasse **Magnesiumsulfat** im Badewasser die Muskelentspannung.

Druck lindert den Schmerz

- Suchen Sie den Punkt im Muskel, von dem der Krampf ausgeht. Drücken Sie entweder mit dem Daumen, dem Handballen oder der Faust für etwa 10 Sekunden auf diese Stelle. Lösen Sie dann für 10 Sekunden und drücken Sie erneut. Diese Prozedur ist zwar unangenehm, nach mehreren Wiederholungen sollte der Krampf jedoch nachlassen.

Einreiben hilft

- Mischen Sie **Wintergrünöl** (*Gaultheria procumbensis*, erhältlich in Drogerien oder über das Internet) und ein **Pflanzenöl** im Verhältnis 1:4 und massieren Sie mit dieser Mischung mehrmals täglich die verkrampfte Stelle. Das Öl der Scheinbeere, eines Erikagewächses, enthält Salicylsäure (eine Verwandte des Wirkstoffs in ASS), die Schmerzen lindert und den Blutkreislauf anregt. Um Hautverbrennungen zu vermeiden, sollte dabei jedoch nicht zusätzlich ein Heizkissen verwendet werden. Und achten Sie darauf, dass das Präparat nicht in die Hände von Kindern gelangt: Wintergrün ist hochgiftig!

Ursachen und Symptome

Ein Krampf kann beim Sport entstehen oder wenn ein Körperteil über mehrere Stunden hinweg starr in einer Position gehalten wird. In beiden Fällen liegt die Ursache für den Krampf in einer Überbeanspruchung des Muskels, in Dehydratation, Stress oder Müdigkeit. Sollten sich jedoch die Waden vor dem Einschlafen schmerzhaft verkrampfen oder blockiert ein Muskel häufig ohne erkennbaren Grund, dann liegt die Wurzel des Problems in einem falschen chemischen Signal aus dem Nervensystem, das dem Muskel den „Befehl" zum Zusammenziehen gibt. Diese Fehlschaltung hängt oft mit einem unausgeglichenen Kalium- und Natriumgehalt im Körper zusammen.

Selbsthilfe
Dehnen bei Muskelkrämpfen

Mit diesen Übungen dehnen Sie den verkrampften Muskel. Halten Sie die Dehnung 10–20 Sekunden lang, und wiederholen Sie sie dreimal.

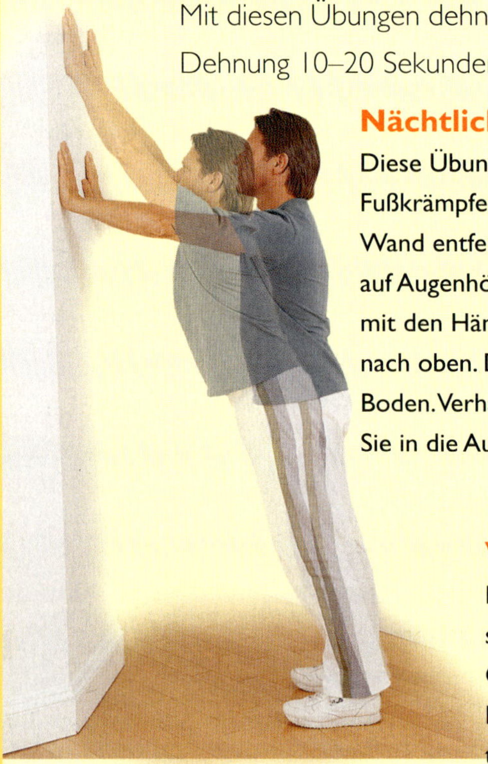

Nächtliche Krämpfe

Diese Übung hilft gegen nächtliche Waden- oder Fußkrämpfe: Stellen Sie sich etwa 75 cm von einer Wand entfernt auf. Legen Sie die Handflächen flach auf Augenhöhe an die Wand, und tasten Sie sich mit den Händen so weit wie möglich nach oben. Die Fußsohlen bleiben am Boden. Verharren Sie kurz, und kehren Sie in die Ausgangsposition zurück.

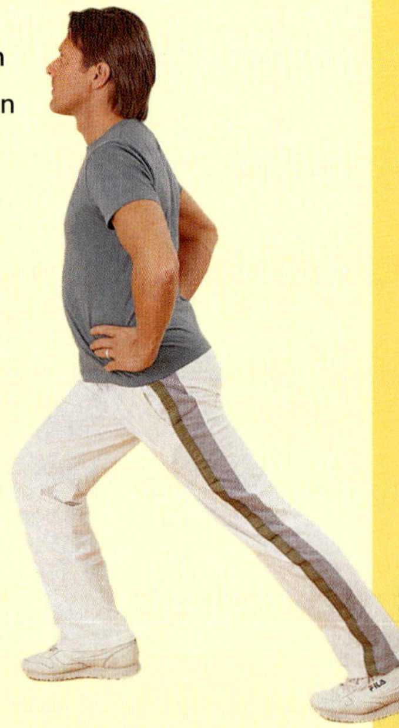

Wadenkrampf

Machen Sie einen Ausfallschritt. Verlagern Sie das Gewicht auf das vordere Bein, halten Sie das hintere Bein mit flachem Fuß gestreckt.

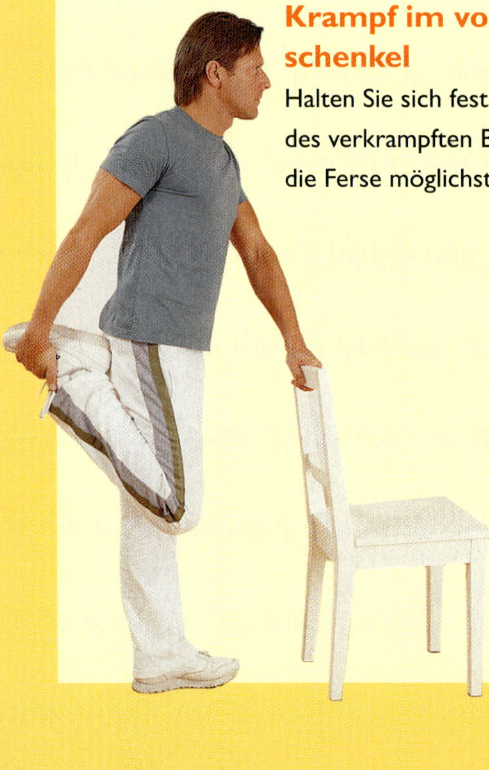

Krampf im vorderen Oberschenkel

Halten Sie sich fest, beugen Sie das Knie des verkrampften Beines, und ziehen Sie die Ferse möglichst weit an das Gesäß.

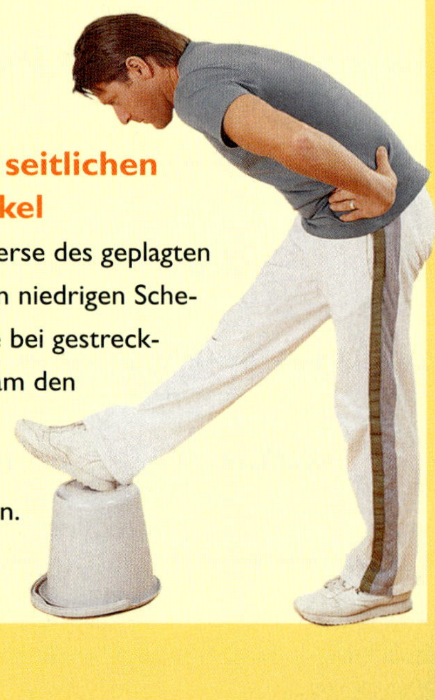

Krampf im seitlichen Oberschenkel

Legen Sie die Ferse des geplagten Beines auf einen niedrigen Schemel. Beugen Sie bei gestrecktem Bein langsam den Oberkörper vor, bis Sie die Dehnung spüren.

Nächtlichen Beinkrämpfen vorbeugen

- Ein Glas **Tonic-Wasser** enthält Chinin, das erwiesenermaßen gegen Beinkrämpfe hilft. Chinintabletten sollten Sie allerdings meiden, sie können Nebenwirkungen wie Ohrensausen und Sehstörungen verursachen.
- Um nächtlichen Wadenkrämpfen vorzubeugen, sollten Sie **nicht mit nach oben zeigenden oder nach unten gebogenen Zehen schlafen**.
- Nehmen Sie 250 mg **Vitamin E** pro Tag ein. Studien legen nahe, dass dadurch die Durchblutung der Arterien verbessert und nächtlichen Beinkrämpfen vorgebeugt wird.

Den Mineralstoffmangel beheben

- Ein niedriger Gehalt an Elektrolyten – wie Kalium, Natrium, Kalzium und vor allem Magnesium – kann zu Krämpfen führen. Wahrscheinlich sind Sie über salzhaltige Speisen ausreichend mit Natrium versorgt, aber zu wenig mit anderen Mineralien. Gute **Magnesium-Lieferanten** sind Vollkornbrot und Müsli, Nüsse und Bohnen. **Kalium** bezieht der Körper aus Obst und Gemüse, besonders aus Bananen, Orangen und Cantaloupe-Melonen. Milchprodukte enthalten **Kalzium**.
- Falls trotz einer Ernährungsumstellung immer noch Krämpfe auftreten, nehmen Sie 500 mg **Kalzium** und 500 mg **Magnesium** täglich zusätzlich ein. Wichtig ist die gemeinsame Einnahme: Die beiden Mineralstoffe arbeiten im Zusammenspiel.
- Wenn Sie **Diuretika** (harntreibende Medikamente) gegen Bluthochdruck nehmen, kann die erhöhte Harnausscheidung zu starkem Kaliumverlust führen. Das Resultat ist Salzmangel (Hypokaliämie), der Müdigkeit, Muskelschwäche und Muskelkrämpfe zur Folge hat. Bitten Sie Ihren Arzt in diesem Fall um ein anderes Medikament gegen Bluthochdruck.

Trinken Sie genug?

- Oft ist Dehydratation (Austrocknung) die Ursache für Muskelkrämpfe. **Trinken Sie mehr Wasser**.
- Wenn Sie beim Sport Muskelkrämpfe bekommen, dann trinken Sie mindestens 2 Gläser Wasser etwa 2 Stunden vor dem Sportprogramm. Nehmen Sie auch während des Trainings alle 10–20 Minuten 100–250 ml zu sich. Oder greifen Sie zu **Sportgetränken**, die Natrium und Elektrolyte ersetzen.

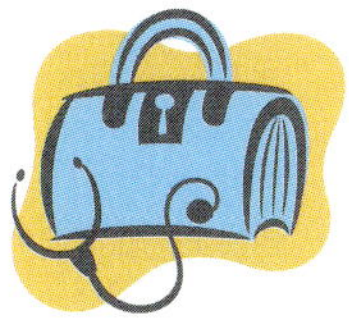

Wann zum **Arzt?**

Muskelkrämpfe sind in der Regel von kurzer Dauer und verursachen keinen bleibenden Schaden. Vor allem Schwangere neigen häufig zu Wadenkrämpfen. Suchen Sie jedoch den Arzt auf, wenn der Krampf länger als einen Tag anhält oder die genannten Hausmittel keine Wirkung zeigen. Und rufen Sie sofort einen Arzt, wenn der Schmerz im unteren Rückenbereich oder am Hals auftritt und in Bein oder Arm ausstrahlt. Wenn Sie Unterleibskrämpfe im unteren rechten Teil des Bauches haben, könnte das auf eine Blinddarmentzündung hindeuten.

Nacken- und Schulterschmerzen

Häufige Ursache von schmerzhaften Verspannungen im Nacken oder einer steifen Schulter ist stundenlanges Verharren in einer Position. Das längere Nickerchen im Autositz oder die nächtliche Computersession, auch das Dauertelefongespräch mit der Freundin mit zwischen Ohr und Schulter eingeklemmtem Hörer – für solche Aktionen bezahlt man schon mal mit Beschwerden in der Schulter-Nacken-Region. Dagegen helfen Schmerzmittel, aber auch die folgenden Methoden, welche die Muskeln entspannen.

Ursachen und Symptome

Meist entstehen Nackenschmerzen, wenn man zu lange in derselben Haltung blieb. Schulterbeschwerden hingegen werden häufig von einer Sehnenscheidenentzündung hervorgerufen. Eine andere mögliche Ursache dafür ist eine Entzündung der Schleimbeutel des Schultergelenks (siehe auch dort S. 281 ff.). Nicht selten strahlen solche Beschwerden aus anderen Körperregionen aus, z. B. aus dem Magen oder der Galle. Wenn das Zwerchfell gereizt wird, werden die Schmerzen über den Phrenicus-Nerv in die Schulter geleitet. Lungenerkrankungen, Verletzungen, Rheuma oder Borreliose können ebenfalls Schulter- und Nackenbeschwerden hervorrufen.

Wohltuende Wärme

- Wärme lindert den Schmerz, entspannt die Muskeln, verringert Gelenksteife und beschleunigt die Heilung. Verwenden Sie ein **Heizkissen** auf niedriger Stufe, eine **Wärmflasche**, eine **Infrarotlampe** oder eine **Wärmepackung**. Oder nehmen Sie einfach ein heißes Bad oder eine Dusche.
- Feuchte Wärme hilft gegen einen steifen, schmerzenden Nacken, der durch verspannte Muskeln entstanden ist. Machen Sie eine **Nackenkompresse**, indem Sie ein Handtuch in heißes (nicht kochendes!) Wasser tauchen und es gut auswringen. Dann breiten Sie es für 10 Minuten über Nacken und Schultern aus und bedecken es mit einem trockenen Handtuch.

Massage entspannt die Muskeln

- Probieren Sie diesen einfachen Trick aus: **Drücken Sie** mit dem Daumen oder den Fingerspitzen gleichmäßig und fest 3 Minuten lang **auf den Schmerzpunkt** im Nacken.
- Eine **Massage** kann bei Nacken- und Schulterbeschwerden Wunder wirken. Legen Sie die Finger der linken Hand auf die rechte Nackenseite, knapp unterhalb des rechten Ohrs. Streichen Sie die Muskeln in einer Abwärtsbewegung aus in Richtung Schlüsselbein. Wiederholen Sie das dreimal, dann wechseln Sie die Seite. Verwenden Sie dabei ein Massageöl oder eine Körperlotion, der Sie etwas **Lavendelöl** beigefügt haben.

Setzen Sie einen Reiz dagegen

- Tragen Sie eine hautreizende Creme oder Salbe oder ein entsprechendes Fertigpflaster auf. Diese Produkte enthalten meist Cayenne-Pfeffer, der die Durchblutung fördert und lokal betäubend wirkt. Der darin enthaltene Wirkstoff Capsaicin erregt kurzfristig die Schmerzrezeptoren, wodurch das Schmerzempfinden anschließend abnimmt. Verwenden Sie hautreizende Präparate aber nicht auf geschädigter Haut!

Eine Menge Tipps zur Vorbeugung

- Wenn Sie normalerweise in Bauchlage schlafen, können Sie dem Nacken durch einen **Wechsel der Schlafposition** einen Gefallen tun: Schlafen Sie auf dem Rücken, und verwenden Sie dabei eine Nackenrolle oder ein spezielles, **den Nacken unterstützendes Kissen** aus dem Sanitätshaus. Erwägen Sie die Anschaffung einer neuen Matratze.
- Achten Sie bei der Wahl von Stühlen oder Sesseln auf eine **Unterstützung von Kopf und Rücken**. Kaufen Sie eine Lumbalunterstützung, oder stecken Sie ein aufgerolltes Handtuch oder ein kleines Kissen hinter die Lendenwirbelsäule. Lassen Sie beim Sitzen die Schultern nicht nach vorn hängen.
- Schonen Sie den Nacken und **halten Sie den Hörer beim Telefonieren mit der Hand**, oder kaufen Sie ein Headset, wenn Sie viel telefonieren.
- Wenn Sie als Frau große, schwere Brüste haben, sollten Sie einen **Sport-BH** tragen. Dieser unterstützt das Gewebe wirksamer, und seine breiten Träger verteilen die Last besser auf die Schultern. Beides lindert Nacken- und Schulterbeschwerden.
- Tragen Sie keine schweren Schultertaschen. Sie belasten nicht nur die Schultern, sondern bringen den ganzen Körper in eine schiefe Position. Alternativen sind **Rucksäcke** – aber nur, wenn Sie beide Schultergurte benutzen und möglichst ein Modell mit Brustriemen wählen – oder Gürteltaschen.
- Achten Sie auf die **ergonomische Stellung des Computerbildschirms**. Er sollte erhöht und in einem solchen Winkel zur Horizontalen stehen, dass Sie weder den Nacken beugen noch den Kopf verdrehen müssen, um gut zu sehen.
- Tragen Sie möglichst **selten Schuhe mit hohen Absätzen**. Sie verursachen indirekt Nackenbeschwerden, indem sie die Haltung der Wirbelsäule verändern.
- Tragen Sie einen **Schal**, wenn es draußen kalt und feucht ist. Kälte kann Nackensteife und Schmerzen verschlimmern.
- Sitzen oder schlafen Sie **nicht bei Zugluft**. Tragen Sie im Bett einen Schal, wenn Sie in einem kalten Raum übernachten.

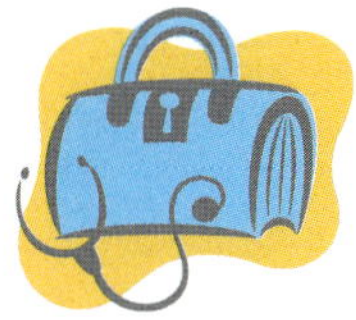

Wann zum Arzt?

Wenn die Hausmittel nicht helfen und der Schmerz länger als 3 Tage anhält, sollten Sie zum Arzt gehen. Aufmerksamkeit erfordern auch Beschwerden, durch die Sie den Arm nicht über Kopfhöhe heben oder die Schulter nicht mehr bewegen können. Setzen die Nacken- oder Schulterschmerzen unmittelbar nach einem Unfall ein, sollten Sie ebenfalls Kontakt zu einem Arzt aufnehmen. Und sofortige ärztliche Hilfe benötigen Sie, wenn der Nacken nicht nur schmerzt, sondern steif wird und gleichzeitig Kopfschmerzen, Fieber, Lichtscheu und Hautausschlag auftreten, denn das sind Anzeichen, die auf eine Meningitis (Hirnhautentzündung) hindeuten.

Selbsthilfe

Bei Schulterschmerzen

Schulterdehnung

Halten Sie die Schultermuskulatur kräftig und beweglich: Das ist der beste Weg, um Schulterschmerzen gar nicht erst aufkommen zu lassen. Die folgenden Übungen helfen dabei.

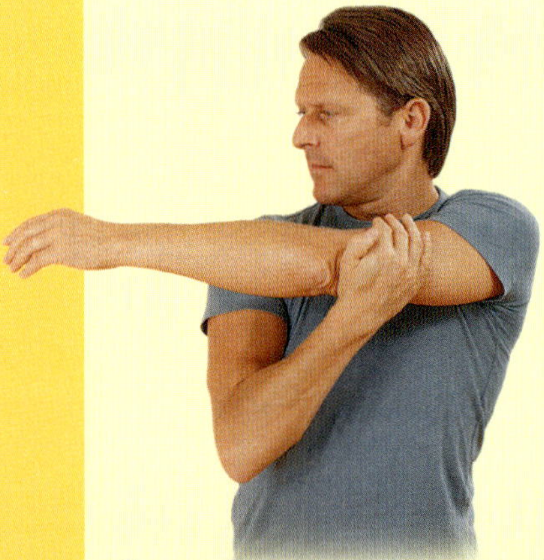

Kreuzen Sie den linken Arm vor dem Körper. Legen Sie die rechte Hand auf die Außenseite des linken Oberarms, und drücken Sie ihn 15 Sekunden in Richtung Schlüsselbein. Dann 15 Sekunden entspannen und erneut drücken. Fünfmal wiederholen, dann die Seite wechseln.

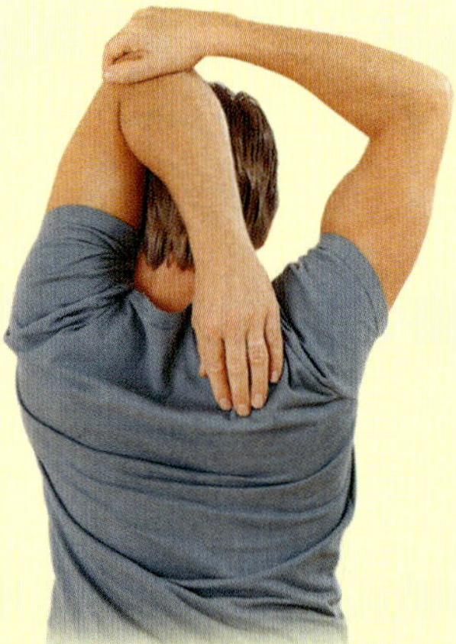

Heben Sie den linken Arm, und führen Sie ihn gebeugt hinter den Kopf, bis die linke Hand das Schulterblatt berührt. Dann legen Sie die rechte Hand auf den linken Ellbogen und ziehen ihn nach rechts. 15 Sekunden halten, danach 15 Sekunden entspannen. Fünfmal wiederholen, dann die Seite wechseln.

Nehmen Sie ein kleines Gewicht in die Hand. Beugen Sie sich nach vorn, lassen Sie die Arme locker hängen, und beschreiben Sie dann mit der Hand eine Acht. Die Schultern sollen dabei locker bleiben. Wenn die Hände sich taub anfühlen, schmerzen oder kribbeln, hören Sie auf.

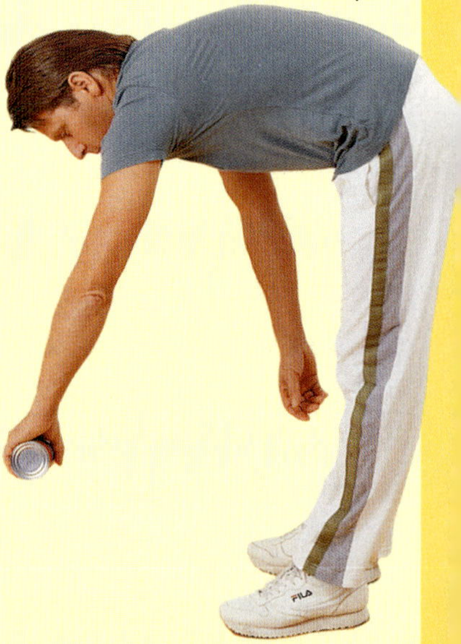

Einfache Nackenlockerung

Die folgenden Übungen gegen Nackenschmerzen werden sanft und langsam ausgeführt, damit die Bewegungen nicht an Muskeln oder Bändern zerren.

Entspannen Sie die Nackenmuskeln, und lassen Sie den Kopf so weit nach links sinken, wie es ohne Ziehen im Nacken oder Anheben der Schulter geht. Halten Sie die Position 10 Sekunden, dann heben Sie den Kopf zurück in die Senkrechte. Anschließend senken Sie den Kopf in gleicher Weise nach rechts. Viermal wiederholen.

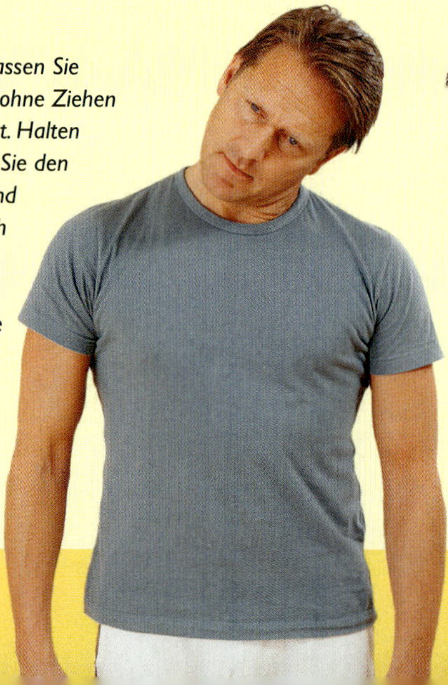

Zur Entspannung der Schultern senken Sie den Kopf langsam nach vorn. Halten Sie ihn dort für 10 Sekunden, danach wieder anheben. Viermal wiederholen.

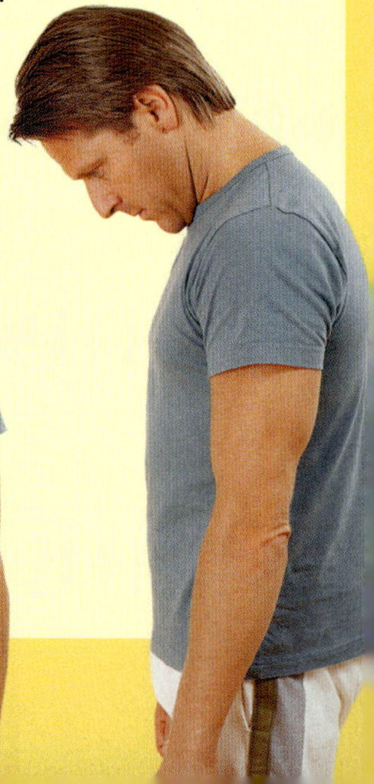

Nagelprobleme

Manche Menschen achten sehr auf gepflegte Nägel, während andere sich kaum darum kümmern. Aber wenn Finger- oder Zehennägel abbrechen, sich verfärben, durch Rillen oder Pilzinfektionen sehr unansehnlich oder gar hässlich werden, wird wohl jeder Hilfe suchen. Hier finden sich einige Tipps, um die Nägel durch bessere Ernährung, gezielte Nahrungsergänzung und durch Pilzbekämpfung schnell wieder in Form zu bringen, damit sie zu einer gepflegten Erscheinung beitragen.

Weg mit dem Pilz

- Bekämpfen Sie hartnäckigen Nagelpilz mit **Teebaumöl** als Antiseptikum. In einer Studie erwies es sich als ebenso wirksam wie ein verschreibungspflichtiges Medikament. Geben Sie ein- bis zweimal täglich 1 oder 2 Tropfen Teebaumöl auf den verfärbten Nagel. Es wirkt am besten, wenn der Nagel nach einem Bad oder einer Dusche aufgeweicht ist.
- Sie können auch **pilzhemmenden Puder** für die Füße verwenden. Er saugt Feuchtigkeit auf und beugt Pilzinfektionen vor. Wenn Sie ihn in die Socken streuen, bekämpft er Fußpilz.
- Wenn die Füße nach einem Tag in geschlossenen Schuhen verschwitzt sind, wechseln Sie zu Hause sofort die Socken. Nehmen Sie an heißen Sommertagen ein Paar **frische Socken** zum Wechseln mit an den Arbeitsplatz.
- **Schneiden Sie die Nagelhaut nicht zurück**, damit sie als natürliche Schutzbarriere gegen Keime erhalten bleibt. Pilze und Bakterien setzen sich im Nagelbett leichter fest, wenn das Nagelhäutchen fehlt.

Neue Stärke für schwache Nägel

- Nehmen Sie dreimal täglich 300 Mikrogramm **Biotin** mit den Mahlzeiten ein. Seit langem wissen Tierärzte, dass Biotin Pferdehufe stärkt – und die Hufe bestehen größtenteils aus Keratin, dem Hauptbestandteil auch menschlicher Nägel. Wenn diese schwach und brüchig sind, fehlt es ihnen eventuell nur an Biotin. Allerdings müssen Sie die Einnahme mindestens über 6 Monate durchhalten, ehe Sie eine Wirkung bemerken. Gute Biotinquellen in alltäglichen Lebensmitteln sind Gerste, Nüsse, Reis und Soja.

Ursachen und Symptome

Wie eingewachsene Fußnägel sind auch Pilzinfektionen sehr unangenehm. Sie beginnen meist am Großzehennagel, der sich verdickt, verfärbt und brüchig wird. Ebenfalls störend sind spröde Nägel, die im Alter oder bei zu wenig oder zu viel Feuchtigkeit oder bei Nährstoffmangel entstehen. Außerdem können manche Hautkrankheiten auch die Nägel befallen: Psoriasis (Schuppenflechte) verdickt die Nägel und bildet Löcher. Der kreisförmige Haarausfall (Alopecia areata) führt auch zu Löchern, Rillen und Rauheit der Nägel. Herz- und Lungenkrankheiten, die mit einer verminderten Sauerstoffversorgung des Körpers einhergehen, bewirken übermäßig gewölbte und verfärbte Nägel.

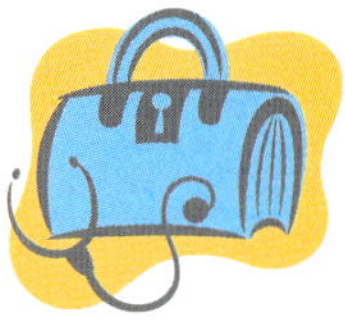

Wann zum **Arzt?**

Sofern Sie nicht vermuten, dass ein Nährstoffmangel hinter den brüchigen Fingernägeln steckt, sind diese eher ein kosmetisches als ein gesundheitliches Problem. Nagelpilzinfektionen hingegen sind hartnäckig und können sich Monate oder sogar Jahre halten, ehe sie ausheilen. Deshalb sollten Sie Ihren Arzt um ein entsprechendes Medikament dagegen bitten.

- Trinken Sie 1 Tasse **Schachtelhalm- oder Brennnesseltee** täglich. Darin sind Kieselsäure und Mineralstoffe enthalten, die die Nägel zum Wachstum benötigen.

Richtiges Essen für schöne Nägel

- Wenn die Nägel brüchig sind oder splittern, sollten Sie **mehr essenzielle Fettsäuren zu sich nehmen**. Diese finden sich in **fettreichem Fisch** (Makrele, Sardine, Lachs), in **Leinsamen** oder **Leinöl**. Wenn Sie nicht gern Fisch essen, nehmen Sie 1 EL Leinöl pro Tag ein, indem Sie es anstelle von anderem Öl im Salatdressing verwenden, oder Sie verteilen Leinsamen über dem Müsli oder anderen Gerichten. Natürlich können Sie auch Fischölkapseln schlucken.
- Nehmen Sie dreimal täglich 1000 mg **Nachtkerzenöl** als gute Quelle für essenzielle Fettsäuren zu den Mahlzeiten ein.
- Weiße Flecken auf den Nägeln weisen auf **Zinkmangel** hin. Essen Sie dann viel Rind- und Schweinefleisch, Leber, die dunklen Anteile von Geflügel, Eier und Meeresfrüchte. Außerdem enthalten Käse, Bohnen, Nüsse und Weizenkeime Zink.

Feuchthalten und schützen

- Wenn die Nägel trocken und brüchig sind, cremen Sie sie mit **Vaseline** ein, um das Nagelbett und die umgebende Haut feuchtzuhalten. Besonders wirkungsvoll ist das abends, wenn Sie anschließend mit Baumwollhandschuhen zu Bett gehen.
- Tragen Sie immer **Gummihandschuhe** zum Abspülen oder bei anderen „nassen" Hausarbeiten.
- Verwenden Sie **keine Nagellackentferner**, die Aceton oder Formaldehyd enthalten. Sie trocknen die Nägel sehr stark aus. Wählen Sie stattdessen Produkte auf Acetat-Basis.

Künstliche Nägel füttern den Pilz

Frauen, die Probleme mit weichen oder brüchigen Nägeln haben, würden wahrscheinlich gern auf künstliche Fingernägel ausweichen. Wenn Sie jedoch Nagelpilze vermeiden wollen, sollten Sie auf Kunstnägel verzichten – egal, wie sehr Sie sich elegante Fingernägel wünschen. Denn die Kunstnägel werden auf die natürlichen Nägel geklebt. Der Raum dazwischen ist nicht nur ein idealer Nährboden für Pilze, in ihm können sich auch schmerzhafte bakterielle Infektionen ansiedeln. Künstliche Fingernägel sind bereits heute bei Frauen die häufigste Ursache für Nagelpilzinfektionen an den Händen.

Nasenbluten

Nasenbluten kann ebenso peinlich wie beunruhigend sein. Denn bereits ein kleines bisschen Blut, das aus der Nase tropft, erweckt schnell den Eindruck einer großen Menge, weil es ein Taschentuch nach dem anderen rot tränkt. Nasenbluten ist aber in den meisten Fällen kein Grund zur Panik, denn normalerweise lässt es sich innerhalb weniger Minuten stillen. Hier stellen wir ein paar wirksame Verfahren dafür zusammen, wie die Blutung rasch gestoppt werden kann.

Zukneifen und abdichten

- Legen Sie einen Eisbeutel oder eine kalte, in Zaubernuss (Hamamelis) getränkte **Kompresse** außen an das blutende Nasenloch. Die Kälte zieht die Blutgefäße zusammen, und der Blutstrom verlangsamt sich.
- Das einfachste Mittel gegen Nasenbluten ist das **Zudrücken der Nase**. Setzen Sie sich aufrecht hin, den Kopf leicht nach vorn geneigt, damit das Blut nicht in den Rachen läuft. Schnauben Sie zunächst vorsichtig alles hinaus, was das Abdichten eines Blutgefäßes behindern könnte. Halten Sie sich dann die Nase mindestens 10 Minuten lang zu. Hört die Blutung nicht auf, drücken Sie für weitere 10 Minuten zu.
- Wirkt das nicht, verstopfen Sie die Nase mit etwas Gaze und halten sie noch einmal für weitere 15–20 Minuten zugedrückt. Wenn die Blutung aufgehört hat, lassen Sie die Gaze für die nächsten 2 Stunden in der Nase. Falls es immer noch bluten sollte, gehen Sie zum Arzt – das undichte Blutgefäß sollte auf professionelle Weise abgedichtet werden.
- Etwas **Zitronensaft** oder **Lavendelöl**, auf die blutende Stelle getupft, kann ebenfalls helfen.

Helfen Knöpfe oder Packpapier?

- Ein altes Hausmittel empfiehlt, ein Stückchen braunes **Packpapier** abzureißen, mit Salz zu bestreuen und unterhalb der Nase zwischen Zahnfleisch und Oberlippe zu stecken. Ein anderer Tipp lautet, eine **Münze** oder einen kleinen, flachen **Knopf** unter die Oberlippe zu legen, ebenfalls in der Nähe des betroffenen Nasenlochs. Die Wirksamkeit dieser Ratschläge ist jedoch nicht erwiesen.

Ursachen und Symptome

Nasenbluten kann durch eine Prellung verursacht werden oder durch Nasenbohren. Bei kleinen Kindern ist oft ein in die Nase gesteckter Fremdkörper – eine Murmel oder Erbse – der Auslöser. Manchmal gibt es keinen erkennbaren Grund. In diesem Fall wird bei Menschen mit Neigung zum Nasenbluten die empfindliche Nasenschleimhaut durch trockene Wärme oder eine Klimaanlage gereizt. Personen mit Arterienverhärtung sind anfällig für Nasenbluten, wie auch diejenigen, die entzündungshemmende Arzneimittel wie ASS, Ibuprofen oder Blutverdünner wie Warfarin nehmen müssen. Andere Medikamente können ebenfalls diese Nebenwirkung aufweisen.

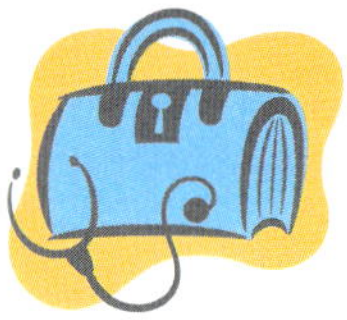

Wann zum **Arzt?**

Suchen Sie einen Arzt auf, wenn die Nase zu häufig ohne ersichtlichen Grund blutet. Menschen mit Bluthochdruck oder Arteriosklerose sollten zum Arzt gehen, wenn das Nasenbluten länger als 10 Minuten anhält. Dringende ärztliche Behandlung ist erforderlich, wenn Nasenbluten das Ergebnis eines Schlages auf den Kopf ist und wenn das Blut dünn und wässrig erscheint (dies deutet auf Gehirnflüssigkeit hin). Begeben Sie sich außerdem sofort in die Notaufnahme, wenn das Nasenbluten nicht innerhalb von 30 Minuten aufhört und Sie sich gleichzeitig schwach fühlen oder gar ohnmächtig werden oder wenn Sie ein Medikament nehmen, das die Blutgerinnung hemmt.

Vorbeugen durch Befeuchten

- Nasenbluten lässt sich am besten vermeiden, wenn Sie die Nasenschleimhäute feuchthalten und täglich etwa 8 große Gläser **Flüssigkeit** trinken. Es ist erst dann genug, wenn der Urin eine blassgelbe Farbe aufweist.
- Im Winter sollten Sie der trockenen Heizungsluft mit verschiedenen Maßnahmen entgegenwirken: Stellen Sie einen elektrischen **Luftbefeuchter** auf, hängen Sie Verdunster an die Heizung, oder trocknen Sie Wäsche im Zimmer.
- Reiben Sie **Vaseline** in die Nase oder befeuchten Sie sie großzügig mit einem **salzhaltigen Nasenspray**. Eine solche Salzlösung ist auch leicht selbst herzustellen: Lösen Sie 1 TL Salz in etwa 500 ml abgekochtem Wasser auf. Diese Methoden, die Nasenschleimhäute feuchtzuhalten, sind auch sehr hilfreich, wenn Sie fliegen müssen und gerade eine Erkältung oder Nebenhöhlenentzündung überstanden haben oder wenn Sie in einem sehr trockenen Klima leben.
- Kontrollieren Sie Ihren **ASS-Konsum**. ASS (Acetylsalicylsäure) hemmt die Blutgerinnung und verlängert so die lästige Blutung. Setzen Sie Ihre tägliche ASS-Dosis nicht ab, wenn Sie Ihnen vom Arzt verschrieben wurde, aber sprechen Sie ihn auf diese unerwünschte Nebenwirkung an.
- Tun Sie etwas gegen **Allergien**, welche die Nasenschleimhaut in Mitleidenschaft ziehen. Die ständige Reizung durch Allergene und häufiges Naseputzen machen die Nasenschleimhäute nämlich sehr empfindlich.
- **Vitamin C** trägt zur Stärkung der Blutgefäßwände bei und ist ein wichtiger Bestandteil von Kollagen, der Substanz, die für eine feuchte, schützende Nasenschleimhaut sorgt. Essen Sie vor allem Orangen, Grapefruit, Kiwi und viel Gemüse, oder nehmen Sie ein Nahrungsergänzungsmittel mit bis zu 1000 mg Vitamin C täglich zu sich. Zusätzlich sollten Sie täglich 500 mg eines **Flavonoid-Präparats** einnehmen. Diese Pflanzenstoffe sind für ihre gefäßabdichtende Wirkung bekannt. Entsprechende Mittel erhalten Sie in der Apotheke.

Nebenhöhlenentzündung

Im ganzen Kopf fühlt man einen dumpfen Druck, die Nase ist verstopft, und das Gesicht schmerzt. Gegen solche, meist bakteriell verursachten Nebenhöhlenentzündungen helfen Antibiotika. Schleimhautabschwellende Mittel bewirken eine vorübergehende Linderung der Beschwerden, sollten jedoch nicht länger als drei Tage in Folge verwendet werden. Neben den Arzneimitteln aus der Apotheke gibt es jedoch noch eine Reihe anderer Maßnahmen, um die verstopften Nasengänge wieder durchlässig zu machen und sich wohlerzufühlen.

Eine Dampfreinigung gefällig?

- Heißer **Wasserdampf** lindert den schmerzenden Druck in den Nebenhöhlen. Nehmen Sie eine ausgedehnte Dusche, inhalieren Sie den Dampf, und lassen Sie das heiße Wasser über das Gesicht fließen, bis die Nebenhöhlen frei sind.
- Gönnen Sie verstopften Nebenhöhlen eine angereicherte Dampfbehandlung. Gießen Sie kochendes Wasser in eine Schüssel, und geben Sie ein paar Tropfen **Eukalyptusöl** hinzu. Stellen Sie das Gefäß auf eine kippsichere Unterlage (nicht auf die Knie oder das Bett), legen Sie sich dann ein Handtuch über Kopf und Schultern, und beugen Sie sich nach vorn, sodass das Handtuch wie ein Zelt Kopf und Schüssel umhüllt. Neigen Sie das Gesicht in einem Abstand von etwa 45 cm über das Wasser, und atmen Sie tief durch die Nase. Der aufsteigende Dampf trägt feine Öltröpfchen in die Nebenhöhlen und löst den Schleim. Inhalieren Sie, solange es für Sie angenehm ist.
- Wenn Sie kein Eukalyptusöl zur Hand haben, können Sie 1 TL **Erkältungsbalsam** ins Wasser geben.

Mit Salzlösung spülen

- Eine andere Methode zum Schleimlösen und Abschwellen der Nasenschleimhäute ist das Spülen der Nebenhöhlen mit **Salzlösung**. Sie können diese entweder fertig in der Apotheke kaufen oder selbst herstellen, indem Sie 1/3 TL Kochsalz und eine Prise Bikarbonat in 1 Tasse mit warmem Wasser auflösen. Ziehen Sie dann die Lösung mit einer Spritze ohne Nadel auf. Drücken Sie das eine Nasenloch mit dem Daumen zu, legen Sie den Kopf in den Nacken, spritzen Sie die Lösung in das andere

Ursachen und Symptome

Die luftgefüllten knöchernen Hohlräume zu beiden Seiten der Nase werden „Nebenhöhlen" genannt. Wenn sich die zarte Schleimhautschicht, die sie auskleidet, entzündet und von Keimen infiziert wird, schwillt sie an und verstopft die Kanäle, über die Schleim in die Nase abfließt. Der Druck verursacht Kopfschmerzen, aus der Nase fließt gelb-grünes Sekret, und die Wangenknochen schmerzen. Eine akute Sinusitis dauert etwa 3 Wochen. Die Bakterien gelangen durch eine Erkältung, einen grippalen Infekt oder Schwimmen in verschmutztem Wasser in die Nebenhöhlen.
Eine chronische Sinusitis geht meist auf eine Nasenwandverkrümmung, Reizung durch Staub, Zigarettenqualm oder eine Pilzinfektion zurück.

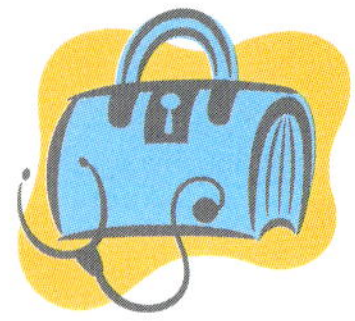

Wann zum **Arzt?**

Normalerweise spricht eine Nebenhöhlenentzündung gut auf Hausmittel an. Dennoch sollten Sie medizinischen Rat einholen, wenn sie über einige Wochen anhält oder wiederholt auftaucht. In seltenen Fällen kann die Erkrankung ernster Natur sein. Rufen Sie sofort einen Arzt, wenn Schmerzen oder Lähmungserscheinungen in den Augen auftreten, wenn die Augen hervortreten oder sich röten. Sprechen Sie auch mit Ihrem Arzt, wenn Sie unter Übelkeit und Brechreiz leiden. Sehr selten dehnt sich eine Nebenhöhlenentzündung auf die Augen oder das Gehirn aus und sorgt so für ernste Komplikationen.

Nasenloch, und ziehen Sie sie hoch. Putzen Sie sich dann vorsichtig die Nase, und wiederholen Sie den Vorgang mit dem anderen Nasenloch.

- Sie können auch eine sogenannte **Netikanne** benutzen, erhältlich online und in manchen Reformhäusern. Die Netikanne wird in der ayurvedischen Medizin verwendet und sieht aus wie eine kleine Gießkanne mit einer engen Tülle. Gießen Sie mit ihr die Hälfte der lauwarmen Salzlösung in ein Nasenloch. Die Flüssigkeit wird durch das andere Nasenloch wieder hinausfließen. Wenn alles ausgeflossen ist, schnäuzen Sie vorsichtig in ein Taschentuch. Wiederholen Sie die Behandlung mit dem anderen Nasenloch.

Schärfe macht die Nase frei

- Riechen Sie an frisch geriebenem **Meerrettich**. Er enthält scharfe ätherische Öle, die den Schleim verdünnen helfen. Tragen Sie Gummihandschuhe beim Reiben, und fassen Sie sich nicht an die Augen.
- Alternativ mischen Sie **Meerrettich** und **Zitronensaft** zu gleichen Teilen und nehmen 1 Stunde vor dem Frühstück 1 TL davon ein. Nehmen Sie noch einmal 1 TL vor dem Abendessen. Achtung: Das wird Ihnen das Wasser in die Augen treiben!
- Würzen Sie die Mahlzeiten mit etwas **Chilischote**. Der Inhaltsstoff **Capsaicin** fördert das Abfließen des Schleims. Wenn Sie keine frischen Chilischoten im Kühlschrank haben, würzen Sie die Speisen stattdessen mit Cayennepfeffer; er enthält ebenfalls wirksames Capsaicin.
- Viele Studien belegen, dass das in **Knoblauch** enthaltene **Allicin** antibakterielle Eigenschaften besitzt. Zerdrücken Sie eine Knoblauchzehe, und verrühren Sie sie mit 4 TL Wasser. Ziehen Sie dann ein wenig von diesem Knoblauchwasser mit einer Spritze oder einer Pipette auf, und träufeln Sie zweimal täglich 10 Tropfen in jedes Nasenloch. Nach 3 Tagen sollten die Beschwerden allmählich abklingen.

Entspannung fördert die Heilung

- Eine Tasse heißer **Tee** trägt dazu bei, den Schleim in der Nase zu verdünnen. **Kamillentee** ist zum Beispiel ein erprobtes Hausmittel gegen Nebenhöhlenentzündungen. Zwei weitere sehr empfehlenswerte Kräutertees sind **Hagebutten**- und

Ingwertee. Trinken Sie mehrere Tassen am Tag, und atmen Sie zusätzlich den aufsteigenden Dampf ein.

- **Gönnen Sie sich Ruhe.** Wenn Sie sich hinlegen, sollten Sie jedoch den Kopf etwas erhöht auf ein Kopfkissen betten, damit der Schleim abfließen kann. Flach auf dem Rücken zu liegen, verschlimmert die Verstopfung der Nebenhöhlen.
- Legen Sie einen **warmen Waschlappen** über die Augen und Wangenknochen. Lassen Sie ihn liegen, bis er abkühlt. Wärmen Sie ihn wieder auf, und legen Sie ihn erneut auf. Wiederholen Sie dies, bis die Beschwerden etwas nachlassen.

Massieren Sie das Gesicht

- Eine kleine **Massage der Nebenhöhlen** erhöht die Blutzirkulation und lindert die Schmerzen. Drücken Sie die Zeigefinger ganz außen an die Nasenmuscheln. Massieren Sie nun auf dem Nasensteg nach oben, zwischen den Augenbrauen, dann nach außen.
- Eine andere Methode mildert ebenfalls den Druck. Legen Sie die **Daumen** zu beiden Seiten der Nase an, etwa auf mittlerer Nasenhöhe, und drücken Sie 30 Sekunden lang fest zu. Wiederholen Sie dies ebenfalls, sooft Sie wollen.
- Weitere Druckpunkte liegen **unterhalb der Augenbrauen**, 2 cm von der Nasenwurzel nach außen entfernt, und auf der Unterseite der **Wangenknochen,** etwa auf der Mitte der Wange. Der letzte Punkt ist bei einer akuten Nebenhöhlenentzündung druckempfindlich. Halten Sie den Druck für etwa 10 Sekunden, lösen Sie, und wiederholen Sie das Ganze dreimal.

Nebenhöhlenbeschwerden in großer Höhe

Mancher spürt Höhenveränderungen beim Fliegen in den Nebenhöhlen. Die Luft im Mittelohr dehnt sich aus, wenn beim Aufsteigen der Druck im Inneren des Flugzeugs sinkt. Beim Landen möchte die Luft im Mittelohr schnell entweichen – was sie nicht kann, wenn die Eustachische Röhre, die das Ohr mit der Nase verbindet, verstopft ist. In der Regel schmerzt es vor allem beim Landen. Alles, was die Eustachische Röhre öffnet, kann helfen. Lutschen Sie ein Bonbon, oder kauen Sie Kaugummi. Gähnen Sie ausgiebig, oder machen Sie es wie die Piloten: Kneifen Sie die Nase zu, schließen Sie den Mund, und schnauben Sie gegen diese Blockade. Das sogenannte Valsalva-Manöver pumpt Luft in die Eustachische Röhre. Wenn es funktioniert, hören Sie ein „Plopp!“ und Druck sowie Schmerz verschwinden sofort. Falls das nicht hilft, benutzen Sie ein abschwellendes Nasenspray oder lassen sich von Ihrem Arzt einen Inhalator verschreiben.

Wussten Sie das?

Wenn Sie beim Naseputzen durch beide Nasenlöcher gleichzeitig schnauben, treibt der Druck die Bakterien tiefer in die Nasengänge hinein. Schnäuzen Sie deshalb besser erst durch ein Nasenloch und dann durch das andere. Auch das verpönte Hochschniefen ist im Hinblick auf die Nebenhöhlen nicht verkehrt, weil dabei die Sekrete den Rachen hinunterfließen.

- Wenn Sie während dieser Gesichtsmassagen etwas **Rosmarinöl** einatmen, wirken sie noch besser. Füllen Sie eine Schüssel mit heißem Wasser, und geben Sie ein paar Tropfen vom ätherischen Öl des Rosmarinstrauchs hinzu.

Wirksame Helfer aus dem Kräutergarten

- **Echinacea** und **Astragalus** sind zwei bekannte Kräuter, die das Immunsystem stärken und Bakterien sowie Viren hemmen. Nehmen Sie viermal täglich 200 mg Echinacea und zweimal täglich 200 mg Astragalus zwischen den Mahlzeiten. Wenn die Nebenhöhlenentzündung nach einer Erkältung oder einem grippalen Infekt aufgetreten ist, dann greifen Sie ein paar Wochen lang oder mindestens bis zum Abklingen der Entzündung zu beiden Kräutern. Bei einer chronischen Nebenhöhlenentzündung nehmen Sie abwechselnd in der einen Woche ein Echinacea- und in der anderen ein Astragalus-Präparat.
- Oder Sie probieren die Einnahme von 125 mg kanadischer **Gelbwurzel** viermal täglich, bis zu 5 Tage lang. Entsprechende Präparate erhalten Sie in der Apotheke. Man vermutet, dass dieses Kraut Infektionen bekämpft, und kombiniert es zuweilen mit Echinacea. Gelbwurzeltee kann getrunken oder für eine Nasenspülung verwendet werden. Kochen Sie dafür etwa 1 g kanadische Gelbwurzel in 1 Tasse Wasser.

Vorbeugung: feuchte Luft und kein Alkohol

- Lassen Sie nachts im Schlafzimmer einen elektrischen **Luftbefeuchter** laufen. Reinigen Sie das Gerät aber mindestens einmal wöchentlich, um Milben- und Pilzbefall zu verhindern. Oder hängen Sie feuchte Handtücher und im Handel angebotene Verdunster an die Heizkörper, damit die Nasengänge und Nebenhöhlen nicht austrocknen.
- Trinken Sie **weniger Alkohol**; er bewirkt das Anschwellen der Nasen- und Nebenhöhlenschleimhäute.
- **Meiden Sie Schwimmen in chlorhaltigem Wasser**, und tauchen Sie dort nie unter. Chlor reizt die Nasen- und Nebenhöhlenschleimhäute, und Tauchen drängt Wasser aus den Nasengängen in die Nebenhöhlen.
- **Halten Sie sich von Rauchern fern**. Zigaretten- oder Zigarrenrauch trocknet die Nasengänge aus und erleichtert es Bakterien, sich in den Nebenhöhlen anzusiedeln.

Nervosität und Unruhe

Innere Unruhe und Nervosität ohne fassbaren Grund sind ein häufiges Phänomen, das die Betroffenen quält und ihre Angehörigen zur Verzweiflung bringt. Wer darunter leidet, läuft wie ein Raubtier ruhelos durch die Wohnung, kann sich nicht konzentrieren und auch nicht ausruhen. Es gibt die verschiedensten Ursachen. Manchmal steckt eine körperliche oder seelische Erkrankung dahinter, die behandelt werden muss. Falls nicht, helfen die folgenden Maßnahmen, den Tag mit etwas mehr Gelassenheit zu meistern.

Forschen Sie nach dem Grund

- Seit wann fühlen Sie sich nervös und unruhig? In welcher Situation ist das Gefühl zuerst aufgetreten, gab es einen nachvollziehbaren Grund? Versuchen Sie, die **Ursachen zu ergründen**. Vielleicht haben sich die Probleme inzwischen gelöst – was hindert Sie dann noch, sich zu beruhigen?
- Suchen Sie nach **aktuellen Auslösern** für Ihre Nervosität und Unruhe: In welchen Situationen werden sie besonders schlimm – wenn abends Ruhe einkehrt oder frühmorgens beim Aufwachen, wenn die Aufgaben des Tages sich auftürmen? Oder wenn eine bestimmte Person im Spiel ist? Wer die Auslöser und Ursachen für seine negativen Gefühle kennt, kann gezielt dagegen angehen.
- Wenn Sie sich **stark unter Druck** gesetzt und deswegen unruhig fühlen, hilft oft folgende Frage: Welches meiner gerade drängenden Probleme wird mich noch in einem Jahr oder in einem Monat belasten? Sie werden überrascht sein: Ein Großteil der Schwierigkeiten wird in naher oder mittlerer Zukunft völlig bedeutungslos geworden sein und ist trotz des gegenwärtigen Drucks gar kein Grund für schwere Unruhezustände.
- Manche, vor allem ältere, Personen werden nervös und überängstlich, weil sie unterfordert sind und kaum noch Kontakt zu jüngeren, aktiven und risikobereiteren Menschen haben. Dann ist es höchste Zeit, den **Alltag abwechslungsreicher zu gestalten**, etwas Neues auszuprobieren oder eine Aufgabe zu übernehmen. Sie trauen sich nicht zu, die wilden Enkel für ein paar Tage aufzunehmen? Probieren Sie es aus! Mit jeder bewältigten Herausforderung wird auch Ihr Selbstbewusstsein wieder stabiler, und die Nervosität lässt nach.

Ursachen und Symptome

Unruhe, Nervosität, Reizbarkeit, Überempfindlichkeit, Angst vor dem Umfang der Aufgaben und vor einem möglichen Versagen, die seltsame Kombination von schneller Ermüdbarkeit und einer übermäßigen Aktivität, dazu vielleicht körperliche Symptome wie Schwitzen, Herzrasen oder Herzklopfen, wechselhafte Magen-Darm-Beschwerden oder Kreislaufstörungen – dieses Beschwerdebild hat viele Gesichter und fast ebenso viele Ursachen. Darunter finden sich medizinisch unbedingt behandlungsbedürftige wie Depressionen, Angstzustände oder Schilddrüsenüberfunktionen ebenso wie Ursachen, die eher mit den Lebensumständen und mit Überforderung oder auch mit Unterforderung und Einsamkeit zu tun haben.

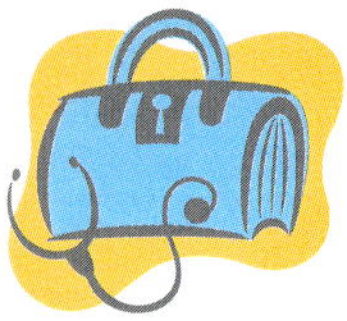

Wann zum **Arzt?**

Wenn Unruhe und Nervosität plötzlich und ohne erkennbare äußere Ursache auftauchen, sollten Sie zum Arzt gehen und ihm das Problem schildern. Das Gleiche gilt auch, wenn Sie sich zwar schon länger nervös fühlen, aber den Eindruck haben, dass sich Ihr Zustand verschlechtert und dass Sie nicht mehr allein aus der Unruhe herausfinden, oder wenn die Unruhe zu schweren Schlafstörungen führt. Tritt Nervosität gemeinsam mit körperlichen Beschwerden oder anderen psychischen Symptomen wie Angst- oder Panikzuständen auf, ist ebenfalls ein Arztbesuch angeraten.

- Suchen Sie **Verbündete gegen die Nervosität**. Halten Sie sich an besonders ruhige, ausgeglichene Angehörige und Freunde, und reden Sie mit ihnen über Ihr Problem. Üben Sie, auch mal fünf gerade sein zu lassen.

Kleine Pausen zur Erholung

- Legen Sie öfter einmal eine kleine Pause ein – und wenn es nur 10 Minuten sind, die Sie für eine gute Tasse Tee nutzen. **Schalten Sie** in dieser Zeit **bewusst ab**, und befassen Sie sich auf keinen Fall mit den Dingen, die Sie beunruhigen.
- Hören Sie ein Musikstück, mit dem Sie **angenehme Gefühle oder schöne Erinnerungen** verbinden. Wenn die Unruhe in Ihnen aufsteigt, setzen Sie sich hin und lauschen ganz bewusst der Musik. Ein paar Minuten reichen schon aus, um den Teufelskreis aus beginnender Unruhe, ängstlichen Grübeleien und noch mehr Nervosität zu durchbrechen.
- Wenn Sie etwas mehr Zeit haben, gönnen Sie sich ein **Baldrianbad** – am besten abends vor dem Schlafengehen. Für den Badezusatz übergießen Sie 100 g Baldrianwurzel mit 2 l Wasser, kochen es auf, seihen den Sud nach 10 Minuten wieder ab und geben ihn ins Badewasser.
- Die **Bachblüten-Therapie** ist zwar umstritten, weil sie sich auf naturwissenschaftlich nicht überprüfbare Wirkmechanismen beruft. Wenn Sie aber unter Nervosität und Unruhe leiden, für die organische Ursachen ausgeschlossen sind, und nicht die Gefahr besteht, dass behandlungsbedürftige Krankheiten verschleppt werden, dann versuchen Sie es mit diesen Blütenessenzen. Sie sollen die „geistige Ebene" harmonisieren und dadurch einen günstigen Einfluss auf den Organismus ausüben.

Vielfältige Hilfe aus der Natur

- **Johanniskraut** hilft nicht nur gegen Depressionen, sondern auch gegen Ängste und innere Unruhe, gegen Grübelei und Schlafstörungen. Johanniskraut sorgt für das sprichwörtliche dicke Fell, es macht gelassen, aber nicht gleichgültig. Wenn Sie diese Heilpflanze anwenden möchten, sollten Sie ein Fertigarzneimittel wie Dragees, Kapseln, Filmtabletten oder Saft wählen. Mit verdünnter Tinktur oder Tee kommen Sie nicht auf die notwendige Dosis von 450–1050 mg Johanniskrautextrakt pro Tag.

- **Baldrian und Hopfen** sind die klassischen Inhaltsstoffe für Beruhigungstees. Baldrian verkürzt die Einschlafzeit und lässt Sie abends besser zur Ruhe kommen. Hopfen entfaltet seine beruhigende Wirkung am besten in Kombination mit Baldrian. Sie erhalten Hopfen und Baldrian sowohl einzeln als auch kombiniert als Fertigarzneimittel. Wenn Sie Tee aus losen Kräutern selbst zubereiten möchten, dann verwenden Sie 3–4 TL lose Hopfenblüten und übergießen Sie mit 150 ml kochendem Wasser. Nach 10–15 Minuten Ziehen und Abseihen ist der Tee fertig. Für Baldriantee verwenden Sie 1 TL Baldrianwurzel.
- **Melissentee** wirkt in Kombination mit Baldrian ebenfalls besonders gut. Sie können ihn aber auch pur trinken: Verwenden Sie dazu entweder Teebeutel, oder stellen Sie den Tee aus 5 TL Melissenblättern her. Am besten genießen Sie ihn vor dem Schlafengehen.
- Die **ätherischen Öle**, die **in getrockneten Lavendelblüten** enthalten sind, können auch als Tee ihre entspannende Wirkung entfalten: 1–2 TL Blüten mit 150 ml kochendem Wasser übergießen, zugedeckt 10 Minuten ziehen lassen und nach dem Abseihen trinken. Außerdem können Sie Lavendel ebenso wie Baldrian als Badezusatz verwenden. Entweder geben Sie einige Tropfen Lavendelöl dem Vollbad zu, oder Sie überbrühen 100 g Lavendelblüten mit 2 l Wasser. Bevor Sie den Sud abseihen und ins Badewasser gießen, sollte er 5 Minuten ziehen.
- Die Blüte der in Südamerika heimischen **Passionsblume** verbanden europäische Missionare mit der Passion Christi. Medizinisch verwendet werden die frischen oder getrockneten Blätter und Stiele. Außer Fertigpräparaten mit dem Extrakt der Pflanze erhalten Sie diese auch getrocknet und lose. Aus 1 TL Kraut lässt sich mit 150 ml kochendem Wasser ein beruhigender Tee herstellen. Sie können zwei- bis dreimal täglich und 1 Stunde vor dem Schlafengehen jeweils 1 Tasse Tee trinken. Die Wirksamkeit der Passionsblume ist allerdings nicht so gut belegt wie die der anderen erwähnten Heilkräuter.

Entspannung kann man erlernen

- **Autogenes Training** oder **progressive Muskelrelaxation** sind Entspannungstechniken, die keine Beschäftigung mit fernöstlicher Philosophie erfordern. Mit einfachen Formeln wird eine körperliche Entspannung herbeigeführt. Beide Methoden

Wussten Sie das?

Auch positiver Stress kostet Kraft und Nerven: Wer nach dem Grundsatz lebt, „was Spaß macht, kann nicht schaden", betreibt Raubbau an der Gesundheit. Denn der Organismus benötigt regelmäßige Entspannungsphasen, um sich zu regenerieren. Gibt es diese nicht, dann baut sich die Anspannung nicht mehr ab und das Ausgangs-Erregungsniveau erhöht sich schrittweise – etwa so, als ob die Drehzahl des Automotors im Leerlauf immer weiter ansteigen würde. Die Folge: Es bleibt immer weniger Spielraum für weitere Anstrengungen.

sollten Sie zunächst in Kursen erlernen. Wer die Grundlagen beherrscht, kann die Übungen allein durchführen. Autogenes Training eignet sich sogar für zwischendurch am Schreibtisch. Einige Übungen werden im Kutschersitz durchgeführt: Man sitzt mit hängendem Kopf locker vorgebeugt und stützt die Unterarme auf die Oberschenkel.

- **Fernöstliche Entspannungstechniken** wie Yoga, T'ai-Chi oder Qigong versuchen über körperliche Übungen und bewusst eingesetzte Atemtechnik zur seelischen Entspannung zu führen. Wenn Sie nervös sind oder viel grübeln, sind solche Techniken mit komplizierten Bewegungsabläufen, auf die man sich sehr konzentrieren muss, besonders geeignet. Nehmen Sie an einem Kurs teil, denn die Anweisungen und die Stimme des Trainers lenken Sie zusätzlich ab. Für **Yoga** lernen Sie einzelne Übungen (Asanas), die zu einer individuellen Übungsfolge zusammengestellt werden und Körpergefühl sowie Körperbeherrschung verbessern. Das alte chinesische Schattenboxen, **T'ai-Chi**, vereint fließende, tänzerische Bewegungen zu harmonischen Abläufen. Die stets gegenläufigen Bewegungen schulen den Gleichgewichtssinn sowie die Standfestigkeit – auch im übertragenen Sinn. **Qigong** stammt aus der traditionellen chinesischen Medizin und bedeutet „Arbeit mit der Lebensenergie"; es wird in China zur Heilung und zur Vorbeugung einer Reihe von Krankheiten eingesetzt. Grundlage ist das Atmen in Ruhe und Bewegung.

Unterstützung für Körper und Seele

- **Körperliche Bewegung**, vor allem Ausdauertraining, ist nicht nur für das Herz-Kreislauf-System gut, sondern auch für die Psyche. Dabei werden körpereigene hormonähnliche Substanzen, Endorphine, ausgeschüttet, die die Stimmung heben und Schmerzen dämpfen. Trainieren Sie mindestens dreimal pro Woche mindestens 1/2 Stunde lang, und planen Sie diese Aktivität fest in Ihren Wochenablauf ein.
- Haben Sie schon über die **Anschaffung eines Haustiers** nachgedacht? Die Gegenwart eines Hundes, einer Katze oder eines Wellensittichs kann sehr beruhigend sein, weil das Tier Sie auch dann mag, wenn Sie unruhig, gereizt oder ängstlich sind. Es ist ein guter, ehrlicher Gefährte, wenn man viel allein ist, und seine Versorgung lenkt von Grübeleien ab.

Nesselsucht

Nesselsucht, auch bekannt als „Urtikaria", wird durch eine allergische Reaktion hervorgerufen und kann mit einem Antihistaminikum bekämpft werden. Fragen Sie in der Apotheke nach einem Präparat, das nicht müde macht. Zur zusätzlichen Linderung und zur Unterstützung der Wirkung des Medikaments dienen die unten aufgeführten Hausmittel. Wichtig ist es für die Betroffenen aber auch, herauszufinden, was die Nesselsucht auslöst, um zukünftige Ausbrüche zu vermeiden.

Wasser lindert den Ausschlag

- Wenn die Urtikaria nicht gerade durch Kälte hervorgerufen wird (was jedoch selten der Fall ist), dann nehmen Sie ein **kühles Bad** oder legen Sie **kalte Kompressen** auf den Ausschlag. Kälte zieht die Blutgefäße zusammen und verhindert eine weitere Ausschüttung von Histamin. Gegen den Juckreiz geben Sie **kolloidales Hafermehl** in das Badewasser. Baden Sie darin 10–15 Minuten. Achtung: Passen Sie beim Aussteigen aus der Wanne auf, das fein gemahlene Hafermehl macht sie nämlich sehr rutschig!

Erleichterung durch Eincremen

- Cremen Sie die betroffene Hautregion mit **Hamamelissalbe** ein. Dieses Adstringens trägt dazu bei, dass sich die Blutgefäße verengen und die Histaminfreisetzung verringert wird.
- Verrühren Sie in einer kleinen Tasse **Bikarbonat** oder **Weinstein** (aus der Apotheke) mit einigen Tropfen Wasser zu einer Paste, die Sie auf den Ausschlag auftragen; sie stoppt die Hautreizung und lindert den Juckreiz.
- Wenn Sie nur wenige Quaddeln haben und den Juckreiz vorübergehend loswerden möchten, können Sie eine rezeptfrei erhältliche **kortisonhaltige Creme** verwenden. Befolgen Sie bei der Anwendung genau die Vorschriften auf dem Beipackzettel.
- Vermischen Sie 1 TL **Essig** mit 1 EL lauwarmem Wasser, und tupfen Sie die Lösung mit einem Wattebauschs mehrmals täglich auf die Quaddeln, um den Juckreiz effektiv zu lindern.
- Nach einem alten chinesischen Rezept wird empfohlen, 60 g **braunen Zucker** und 30 g frischen, geriebenen **Ingwer** in 200 ml **Essig** einige Minuten lang zu kochen und diese

Ursachen und Symptome

Ob die Quaddeln nun klein sind oder unangenehm groß – Nesselsucht ist immer eine allergische Reaktion, bei der rötliche oder weiße Höcker und Striemen auf der Haut erscheinen. Sie entstehen, wenn in der Haut das Zellhormon Histamin freigesetzt wird. Es sorgt dafür, dass die Blutgefäße Flüssigkeit in tiefe Hautschichten abgeben. Niemand weiß, warum manche Menschen Urtikaria bekommen und andere nicht. Die möglichen Auslöser für Nesselsucht sind sehr zahlreich und individuell verschieden. Urtikaria kann durch Sonnenlicht, Hitze, Druck, Kälte, Stress, Virusinfektionen und Medikamente oder Pollen entstehen, ebenso durch Lebensmittel, Hausstaubmilben oder Tierhaare.

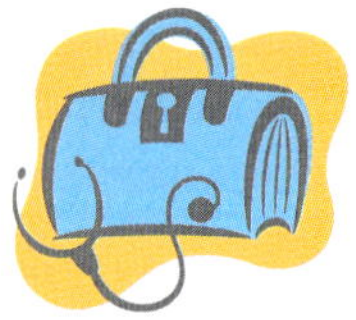

Wann zum Arzt?

Obwohl Nesselsucht sehr unangenehm sein kann, ist sie normalerweise harmlos und verschwindet gewöhnlich innerhalb von Minuten oder Stunden. Doch gelegentlich kann sie auch tagelang anhalten. Wenn der Ausschlag nahe der Augenpartie oder im Mund auftritt, wenn Schwierigkeiten beim Atmen, Luftnot oder Schwindel bestehen und Sie sich benommen fühlen, sollten Sie den Notarzt rufen. Denn bei diesen Symptomen besteht die Gefahr eines so genannten anaphylaktischen Schocks, der schwersten Form einer allergischen Reaktion. Dabei kann eine Kehlkopfschwellung die Atemwege blockieren, was lebensgefährlich ist. Wenn Sie anfällig für Urtikaria sind, besprechen Sie mit dem Arzt, ob Sie ein Notfall-Set mit sich führen sollten, das eine Adrenalinspritze als Erste Hilfe bei einem anaphylaktischen Schock enthält. Leiden Sie hingegen an chronischer Urtikaria, bei der die milden Antihistaminika nicht mehr wirken, kann Ihnen der Arzt ein Kortikoidpräparat verschreiben.

Lösung mit Wasser zu verdünnen. Sobald sie etwas abgekühlt ist, wird die Mischung mehrmals täglich auf die Haut und die Quaddeln aufgetragen.

Versuchen Sie es mit einem „Unkraut"

- Naturheilkundige empfehlen **Brennnessel** als Alternative zu den Antihistaminika aus der Apotheke. Nehmen Sie bis zu 6 Kapseln à 400 mg täglich ein, oder pflücken Sie einige Handvoll frische Brennnesseln, überbrühen sie mit kochendem Wasser und essen sie. Man kann schmackhafte Speisen wie Risotto mit Brennnesseln zubereiten. Tragen Sie bei der Ernte zum Schutz Handschuhe, lange Ärmel und lange Hosen.

Fisch und Vitamin C

- Schlucken Sie dreimal täglich eine Kapsel mit je 1000 mg **Fischöl**. Diese Kapseln enthalten essenzielle Fettsäuren, welche entzündungshemmend wirken. In fettreichen Fischen wie Lachs, frischem Thunfisch und Makrelen kommen diese Fettsäuren vor, auch in Leinöl sind sie zu finden.
- Nehmen Sie täglich bis zu 1000 mg **Vitamin C**, verteilt auf drei Dosierungen. In dieser Menge wirkt Vitamin C auf ähnliche Weise wie ein Antihistaminikum. Erhöhen Sie die Dosis jedoch nicht über 1000 mg pro Tag, sonst droht Durchfall.

Treten Sie auf die Stressbremse

- Stress kann Urtikaria hervorrufen oder zumindest verstärkend wirken. Wenn Sie stark angespannt sind, dann suchen Sie sich ein **Entspannungsverfahren** wie Meditation, Yoga oder autogenes Training, und üben Sie es regelmäßig aus.
- Brühen Sie sich eine Tasse **Kamillen-** oder **Baldriantee** auf. Diese Kräuter wirken beruhigend, können Stress dämpfen und damit auch den Nesselausschlag lindern. Für den Tee übergießen Sie in einer Tasse jeweils 1 TL getrocknete Kräuter mit kochendem Wasser, lassen diese 10 Minuten ziehen und seihen den Tee dann ab. Oder Sie verwenden einfach Teebeutel.

Auslöser meiden

- Um Urtikaria-Ausbrüche zu verhindern, müssen Sie die Auslöser herausfinden. Wenn Sie noch gar keine Anhaltspunkte haben, fangen Sie an, **Tagebuch** zu führen. Tragen Sie alles ein, was Sie essen, trinken oder überhaupt hinunterschlucken – Nahrungsmittel, Getränke, Nahrungsergänzungsprodukte oder Medikamente. Auch wenn Sie nicht sofort die offensichtlichen Schuldigen finden, sollten Sie das Tagebuch dennoch weiterführen und jetzt zusätzliche Faktoren wie Wetter, Belastung, Kleidung oder längere Aufenthalte in der Sonne notieren. Bei sorgfältiger Beobachtung lässt sich auf diese Weise der spezielle und individuelle Faktor herausfinden, der bei Ihnen die unangenehme Nesselsucht auslöst.

- Unter den Nahrungsmitteln sind als häufigste Auslöser für Nesselausschlag **Schalentiere, Nüsse, Schokolade, Fisch, Tomaten, Eier, frische Beeren (besonders Erdbeeren) und Milch** bekannt. Manche Menschen reagieren auch auf Konservierungsstoffe in bestimmten Lebensmitteln oder in Wein, wie etwa Sulfit. Wenn Sie ein Nahrungsmittel als Auslöser für den Ausschlag identifiziert haben, meiden Sie es in Zukunft und beobachten Sie, ob Sie von da an seltener von Urtikaria-Ausbrüchen geplagt werden als zuvor.
- Als **Medikamente**, die am häufigsten Urtikaria hervorrufen, kommen in erster Linie Antibiotika und nichtsteroidale Entzündungshemmer (NSAR), also Schmerzmittel wie ASS (Acetylsalicylsäure) oder Ibuprofen, in Betracht. Aber man weiß auch von vielen anderen Arzneimitteln, dass sie als Auslöser wirken können. Dazu gehören Beruhigungsmittel, Diuretika, das sind harntreibende Medikamente, Nahrungsergänzungsmittel, Antazida, die die Magensäure neutralisieren, Medikamente gegen Gelenkbeschwerden, Vitaminpräparate, Augentropfen, Ohrentropfen sowie Laxanzien, also Abführmittel, und Spülungen.

Wussten Sie das?

Auf ihrer unermüdlichen Suche nach den Ursachen von Urtikaria haben die Mediziner einige seltsame Auslösefaktoren entdeckt: Einige Menschen bekommen Nesselausschlag unmittelbar, nachdem ihre Haut mit Wasser in Berührung gekommen ist. Bei anderen entsteht er durch Vibration – z. B. eines Staubsaugergriffs oder bei elektrischer Fußmassage.

Hautgraffiti

Vermutlich stellen Sie sich die Haut nicht als handlichen Notizblock vor, aber wenn Sie eine spezielle, als „Dermographismus" bezeichnete Urtikaria haben, ist sie so etwas Ähnliches. Bei Menschen, die an Dermographismus leiden, bildet sich jeder Kratzer in der Haut als erhabener Striemen ab. Der Grund dafür ist, dass jede noch so geringe Hautverletzung zur Freisetzung von Histamin und anderen chemischen Substanzen führt, die zur lokalen Schwellung führen. Dermographismus muss nicht mit Allergien einhergehen, und die individuelle Reaktion verschwindet normalerweise ohne jegliche Behandlung wieder – was allerdings bleibt, ist die Neigung der Haut zu dieser Art von Reaktion.

Neurodermitis (atopisches Ekzem)

Diese Erkrankung ist für die überwiegend betroffenen Kinder ebenso eine Qual wie für die Angehörigen. Hoffnung macht, dass bei den meisten Jugendlichen die Krankheit mit Beginn der Pubertät verschwindet, oft schon früher. Wie den Entzündungsschüben in den Jahren vorher begegnet werden kann, wie der Juckreiz gelindert wird und die Haut gepflegt werden sollte, wird im Folgenden beschrieben. Tipps helfen, die Schübe zu verhüten und die individuellen Auslöser zu vermeiden.

Ursachen und Symptome

Unter „Neurodermitis" versteht man eine chronische, in Schüben auftretende Entzündung der Ober- und Lederhaut, die mit heftigem Juckreiz einhergeht. Die Haut ist extrem trocken und zeigt Regulationsstörungen der Blutgefäße und der Schweißdrüsen sowie eine veränderte Keimbesiedlung. Bisher weiß man nur, dass eine ererbte Atopie (siehe Kasten S. 212) Voraussetzung ist; hinzu kommen soziale und psychische Einflüsse. Bei fast 60 % der Betroffenen treten die ersten Hautveränderungen schon im 1. Jahr auf, bei Babys als Milchschorf oder Ekzem an Armen, Beinen und im Gesicht, später eher an den großen Gelenkbeugen, an Händen, Hals und Nacken. Bis zur Pubertät werden die Schübe milder.

Dem quälenden Juckreiz begegnen

- Gute **Hautpflege** lindert den Juckreiz. Eine wirkstofffreie Basiscreme oder – nach Rücksprache mit dem Arzt – eine Salbe, die Harnstoff enthält, eignen sich dazu am besten. Harnstoff verbessert die Speicherfähigkeit für Feuchtigkeit in der Haut, kann bei Säuglingen und Kleinkindern jedoch Reizungen verursachen und sollte bei ihnen nur verdünnt angewandt werden.
- **Vollbäder mit schwarzem Tee oder Eichenrinde** wirken bei entzündeter Haut mild antibakteriell und lindern Entzündung wie Juckreiz. Für ein Tee-Vollbad kochen Sie 2 Kannen starken schwarzen Tee (6–8 TL Tee auf 1 l Wasser) und lassen ihn 10 Minuten ziehen. Gießen Sie den Tee dann durch ein Sieb ins 32–35 °C warme Badewasser. Das Bad sollte höchstens 10–15 Minuten lang dauern. Da die enthaltene Gerbsäure bei längerem Stehen an Luftsauerstoff unwirksam wird, muss der Tee immer frisch zubereitet werden. Einen Badezusatz aus Eichenrinde erhalten Sie, indem Sie 2 EL zerkleinerte Eichenrinde mit 500 ml Wasser 15 Minuten kochen, den Sud abseihen und ins Badewasser geben. Oder Sie kaufen einen Eichenrinden-Badezusatz in der Apotheke.
- Sehr effektiv als Badezusatz ist auch **Kaliumpermanganat**. Die lilafarbenen wasserlöslichen Kristalle wirken entzündungshemmend und stark antiseptisch. Für ein Vollbad reichen schon wenige Kristalle – höhere Konzentrationen können ätzend wirken und hinterlassen Rückstände in der Badewanne.
- Was sind die **Ursachen oder Auslöser?** Neben dem Kontakt mit einem Allergen, unverträglichem Essen oder mechanischen Reizungen der Haut gibt es auch psychische Auslöser, sogar so geringfügige wie Langeweile oder eine leichte Anspannung.

Beginnt das Kind in solchen Situationen zu kratzen, dann erzeugt das den Juckreiz und der Teufelskreis beginnt. Eltern sind gut beraten, die betreffenden Umstände zu vermeiden.

Wasser – ja oder nein?

- **Wasser entfettet** und kann Juckreiz hervorrufen. Wer unter Neurodermitis leidet, sollte nur einmal pro Woche bei höchstens 32–35 °C baden oder duschen.
- Benutzen Sie statt Seife **milde, alkalifreie Waschsyndets** mit möglichst wenig Parfüm- oder anderen Zusatzstoffen.
- Vollbädern sollten Sie 2 EL **Oliven- oder Sonnenblumenöl** hinzufügen.
- Nach dem Baden oder Duschen wird mit einem weichen Handtuch **vorsichtig trockengetupft**. Verteilen Sie jetzt die Creme auf der noch feuchten Haut.
- Bei manchen Patienten lindert **kaltes Wasser** den Juckreiz. Dafür nimmt man allerdings in Kauf, dass selbst kurzes Abspülen unter dem Wasserhahn die Haut etwas austrocknet.
- Obwohl Schwitzen als Auslöser von Juckreiz gefürchtet ist, hilft vielen Neurodermitis-Patienten ein **Sauna-Aufenthalt**. Kinder sollten höchstens 6–8 Minuten und nur auf der untersten Etage schwitzen und anschließend nur kühl duschen.
- Ob **Schwimmen in Chlorwasser** hilfreich ist, muss ausprobiert werden. Einerseits trocknet Wasser die Haut aus und Chlor ist ein stark reizender Kontaktstoff, andererseits aber wirkt es antiseptisch, was bei der Keimbesiedlung der Haut günstig sein kann. Nach einem Schwimmbadbesuch sollte die Haut auf jeden Fall gründlich eingecremt werden.

Textilien verursachen Juckreiz

- Am verträglichsten ist **Kleidung aus reiner Baumwolle**. Sie sollte möglichst frei von Rückständen (aus kontrolliertem Anbau) und sehr heiß waschbar sein. Farben wie Rot, Blau oder Schwarz sind dies meist nicht. Wählen Sie also helle Textilien.
- Für Etiketten und Nähte werden oft **Synthetikfasern** verwendet, die die Haut reizen können. Trennen Sie die Etiketten heraus, und tragen Sie Unterwäsche und Schlafanzüge auf links.
- Waschen Sie die Wäsche mit **wenig Waschmittel** so heiß wie möglich und mit einem Extraspülgang, damit garantiert keine Waschmittelrückstände zurückbleiben.

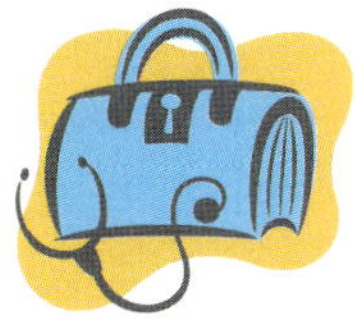

Wann zum **Arzt?**

Neurodermitis ist eine chronische Erkrankung, die von einem Arzt diagnostiziert und bei schweren Schüben auch behandelt werden muss. Vor allem eine Therapie mit Kortikoiden muss ein Arzt einleiten und überwachen. Auch wenn Sie den Eindruck haben, dass Allergien eine Rolle spielen, sollten Sie den Arzt zur Allergiediagnostik aufsuchen. In der Regel werden zunächst die Eltern und später die Neurodermitis-Patienten selbst zu Fachleuten für ihre Krankheit, aber dennoch sollte man nicht nur auf eigene Faust therapieren, sondern die Behandlung immer wieder mit dem Arzt abstimmen.

Im Dschungel der Begriffe

Neurodermitis, atopisches Ekzem, endogenes Ekzem, atopische Dermatitis: Viele verschiedene Begriffe sind ein Hinweis darauf, dass über die Ursachen dieser Krankheit wenig bekannt ist. Doch alle bezeichnen eine nicht ansteckende Entzündung der Ober- und Lederhaut, die mit starkem Juckreiz und chronischen Hautveränderungen einhergeht. Im Deutschen hat sich „Neurodermitis" eingebürgert, obwohl das fälschlich nahelegt, dass die Dermatitis etwas mit den Nerven zu tun hätte. Daher sprechen Dermatologen lieber von „atopischer Dermatitis". „Atopie" beschreibt eine vererbliche Überempfindlichkeit der Haut und der Schleimhäute gegen Umwelteinflüsse. Menschen mit Atopien entwickeln auch allergisches Asthma bronchiale, Heuschnupfen, allergische Bindehautentzündung oder Lebensmittelallergien, die oft mit Hautreaktionen einhergehen. Neurodermitis ist jedoch keine Allergie, auch wenn die Betroffenen häufig gleichzeitig an Allergien leiden. Eine ererbte Überempfindlichkeit der Haut ist allerdings Voraussetzung.

Hilfe aus der Natur

- Das **Öl der Nachtkerze** enthält ungesättigte Fettsäuren wie Linol- und Linolensäure, die sowohl Entzündungen eindämmen als auch das Hautbild verbessern. Nachtkerzenöl wird in Kapseln zum Einnehmen mit viel Flüssigkeit nach den Mahlzeiten angeboten; als Tagesdosis werden für Erwachsene 4–6 g, für Kinder unter 12 Jahren 2–4 g empfohlen, jeweils verteilt auf 2 Portionen. Nur Geduld: Eine sichtbare Wirkung tritt erst nach 4–12 Wochen ein. Zusätzlich kann Nachtkerzenöl als Salbe oder Tropfen äußerlich aufgetragen werden.
- Etwa doppelt so viele ungesättigte Fettsäuren wie Nachtkerzenöl enthält **Borretschöl**. Insbesondere die Gammalinolensäure hemmt Entzündungsvorgänge und die Produktion entzündungsfördernder Substanzen wie Prostaglandine und Leukotriene. Bei Neurodermitis sollten täglich 0,5–3 g Öl eingenommen werden; das entspricht 100–750 mg Gammalinolensäure. Kinder nehmen bis zu 2 g Öl ein.
- Ein Verwandter von Tollkirsche und Tomate, der **Bittersüße Nachtschatten**, eignet sich ebenfalls zur Behandlung von Neurodermitis. Fertigpräparate aus den getrockneten Stängeln verbessern nicht nur das Hautbild, sondern lindern auch den Juckreiz. Erhältlich sind Tabletten, Tropfen oder Salben aus einem alkoholischen Auszug. Bei der äußerlichen Anwendung von Salbe kann es zu Rötungen oder Brennen kommen, sodass die innerliche Anwendung vorzuziehen ist.

Wussten Sie das?

Die Neurodermitis ist die häufigste chronische Hautkrankheit bei Kindern. Wie auch andere atopische Erkrankungen hat sie in den letzten Jahrzehnten stark zugenommen. Einer deutschen Studie aus München zufolge hatten um 1990 über 8 % der Fünf- und Sechsjährigen Symptome einer Neurodermitis, während ihre Mütter nur zu 4 % und die Väter nur zu 2,5 % betroffen waren. Die Häufigkeit hat sich also innerhalb von nur einer Generation mehr als verdoppelt.

Sorgen Sie für eine allergenarme Umgebung

- Auf **Hausstaubmilben** bzw. deren Kot reagieren viele Neurodermitiker allergisch. Die Tierchen leben in Matratzen und Kopfkissen, Deckbetten, Polstermöbeln und Teppichen. Kaufen Sie Schaumstoffmatratzen, kochfeste Kissen und Decken, und waschen Sie das Bettzeug alle 4 Wochen. Kuscheltiere verbannen Sie jeden Monat für 12 Stunden in die Tiefkühltruhe. Am besten sind Fußbodenbeläge, die sich feucht wischen lassen. Wählen Sie spezielle Staubsauger und Filtertüten für Allergiker, oder wechseln Sie die Filtertüten wöchentlich.
- Der **Speichel** an den Haaren von Kaninchen und Katzen sowie **Vogelfedern** sind starke Allergene. Diese Tiere sollten sich daher nicht in der Nähe von Neurodermitikern aufhalten.
- Ebenfalls als Allergene wirken **Schimmelpilzsporen**. Schimmelpilz gedeiht in feuchtwarmem Klima am besten und ist sehr langlebig. Lüften Sie deshalb mehrmals täglich kurz und kräftig, um die feuchte Warmluft hinauszulassen; rücken Sie große Möbel einige Zentimeter von der Wand, um Luftzirkulation zu ermöglichen, und reinigen Sie Luftbefeuchter regelmäßig. Auch Pflanzenerde ist ein Nährboden für Schimmel. Bedecken Sie die Erde der Zimmerpflanzen mit einer 1 cm starken Schicht Vogelsand, und geben Sie diesen auch in den Übertopf. Weichen Sie nicht auf Hydrokultur aus; sie speichert Feuchtigkeit und ist ebenfalls eine Brutstätte für Schimmel.
- Eingeatmete Allergene können Reaktionen an der Haut auslösen. Lassen Sie einen **Allergietest** durchführen, auch wenn keine Heuschnupfensymptome auftreten.

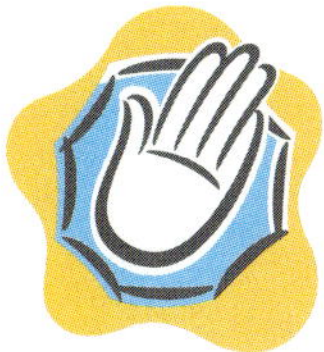

Besser nicht!

Auch wenn Sie fast verzweifeln mögen, weil Sie die Ursachen der Neurodermitisschübe nicht herausfinden: Versuchen Sie es nicht mit einer dubiosen Allergie- oder Schadstoffdiagnostik mittels Bioresonanz, Pendeln, Kinesiologie oder ähnlicher Verfahren. Sie führen bestenfalls zu einem leeren Geldbeutel und schlimmstenfalls zu ebenso radikalen wie unsinnigen Diätempfehlungen, die das Kind an den Rand der Unterernährung bringen und ihm jegliche Lebensfreude rauben.

Unterstützung für Betroffene und Angehörige

- Holen Sie sich Hilfe durch eine **Erziehungsberatung** bei Fragen zum übermäßigen Verwöhnen, zum Umgang mit gesunden Geschwistern, bei Schulproblemen und vielem mehr.
- Direkte Hilfe für das betroffene Kind leistet eine **Psychotherapie**, die auch als Spieltherapie angeboten wird.
- Die Adressen von **Selbsthilfegruppen für Angehörige** erfahren Sie beim Deutschen Neurodermitis Bund (www.dnb-ev.de), dem Schweizerischen Zentrum für Allergie, Haut und Asthma (www.ahaswiss.ch) und bei der Österreichischen Neurodermitiker Vereinigung (www.neurodermitis.at). Sie bieten Erfahrungsaustausch und praktischen Rat.

Entspannung im Bad

In allen Kulturen der Welt nahm man Heilbäder zur Behandlung jeglicher Art von Krankheit. Auch heute hilft bei einer Vielzahl harmloser Beschwerden, von juckender Haut über Muskelkater, Gelenkschmerzen, Schlaflosigkeit bis hin zu diffusen Ängsten nach wie vor nichts besser als ein entspannendes Bad. Denn warmes Wasser wirkt wohltuend, besonders wenn es heilende Badezusätze enthält.

Ein warmes Bad regt die Durchblutung an. Auf diese Weise gelangen heilende Stoffe schneller dorthin, wo sie im Körper benötigt werden. Gleichzeitig werden Milchsäure und andere Abfallprodukte, die zu den Schmerzen in den Gliedern beitragen, schneller abtransportiert. Ein Bad trägt so auch dazu bei, ein paar zusätzliche Kalorien zu verbrennen, indem es kurzfristig den Stoffwechsel etwas ankurbelt. Aber meiden Sie ausgedehnte Bäder in zu heißem Wasser. Auch wenn Sie die Hitze als angenehm empfinden, so kann sie doch Entzündungen fördern.

Eine sehr alte Methode sind Wechselbäder. Der Wechsel von heißem und kaltem Wasser sorgt dafür, dass sich die Blutgefäße abwechselnd weiten und verengen. Diese Bewegung verstärkt die Durchblutung und verringert Stauungen sowie Entzündungen, stimuliert die Organe und die Verdauung. Naturheilkundler sind überzeugt, dass sie auch das Immunsystem stärkt. Für Wechselbäder benötigen Sie keine zweite Wanne. Sie können sich einfach in der warmen Badewanne mit kaltem Wasser begießen. Beginnen Sie immer mit heißem Wasser, und schließen Sie mit kaltem Wasser ab.

Bäder, die Juckreiz lindern

Sollten Sie an Juckreiz leiden, gibt es eine Reihe von Badezusätzen, die Ihnen Linderung verschaffen können:

- **Bikarbonat** Diese Substanz ist ein ausgezeichnetes Heilmittel bei juckender Haut. Wenn ein Kind an Windpocken erkrankt ist, dann lindert es den Juckreiz. Lösen Sie eine $^1/_2$ Tasse Bikarbonat in 1 Tasse Wasser auf. Diese Mischung geben Sie in die gefüllte Badewanne.
- **Hafermehl** Lassen Sie zur Linderung von Hautausschlag oder Sonnenbrand ein lauwarmes Bad einlaufen, und geben Sie ein paar Esslöffel eines kolloidalen Hafermehl-Produkts (so fein gemahlen, dass es sich im Wasser verteilt) dazu. Oder füllen Sie einfach ungefähr 1 Tasse gewöhnliche Haferflocken in einen Nylonstrumpf, knoten ihn zu und lassen ihn im Wasser treiben, während Sie ein Bad nehmen. Seien Sie allerdings besonders vorsichtig: Das Hafermehl macht die Wanne sehr rutschig.
- **Essig** Essig ist eine weitere Substanz, die den Juckreiz bändigt. Er wirkt, indem er den Säurewert der Haut hebt. Bei einem juckenden Sonnenbrand oder bei Schuppenflechte empfiehlt sich ein kühles Bad, dem Sie etwa 2 Tassen Essig beigegeben haben.

Bei Muskelkater und Verstauchungen

Bei kleineren Verstauchungen kann ein Bad mit Bittersalz rasche Linderung bewirken. Das Salz entzieht dem Körper Flüssigkeit sowie Milchsäure und hilft auf diese Weise bei Schwellungen oder Muskelkater. Geben Sie 1–2 Tassen in ein warmes Bad.

Ätherische Öle als Zugabe
Mit ätherischen Ölen lässt sich die Wirkung eines Bades wunderbar verstärken. Jedes Öl hat seine besonderen heilenden Eigenschaften. Nach einem langen, anstrengenden Tag haben ein paar Tropfen Kiefernöl im Badewasser eine herrlich belebende Wirkung. Eukalyptusöl fördert die Aufmerksamkeit und macht die Atemwege frei. Geranienöl lindert Ängste, Lavendel bekämpft Depressionen. Rosmarin regt das Gedächtnis an. Auch Mischungen aus verschiedenen ätherischen Ölen sind gesundheitsfördernd.

Als Allergiker sollten Sie allerdings vorher Ihre Reaktion auf die Öle testen. Tupfen Sie ein wenig davon, verdünnt, in die Ellenbeuge. Wenn Sie innerhalb von 12 Stunden keine Reaktion spüren, können Sie das Öl bedenkenlos ins Badewasser geben.

- **Gegen Gelenkbeschwerden** Probieren Sie eine Mischung aus 4 Tropfen Wacholderöl und je 2 Tropfen Lavendelöl, Zypressenöl und Rosmarinöl sowie $^1/_2$ Tasse Bittersalz. Oder versuchen Sie es mit je 3 Tropfen Lavendelöl und Zypressenöl.
- **Gute-Nacht-Bad** Verwenden Sie 2–4 EL Meersalz, 4 Tropfen Lavendelöl sowie 3 Tropfen Majoranöl und 3 Tropfen Zitronenöl. Einen ruhigen Schlaf fördern außerdem die Öle aus Lindenblüten, römischer Kamille, Weihrauch, Neroli und Rose.
- **Anti-Stress-Bad** Geben Sie 3 Tropfen Ylang-Ylang-Öl, 5 Tropfen Lavendelöl, 2 Tropfen Bergamotteöl und $^1/_2$ Tasse Bittersalz ins Badewasser.

In vielen Fällen können Sie statt der Öle auch getrocknete Kräuter verwenden. Verknoten Sie sie in einem Baumwolltuch.

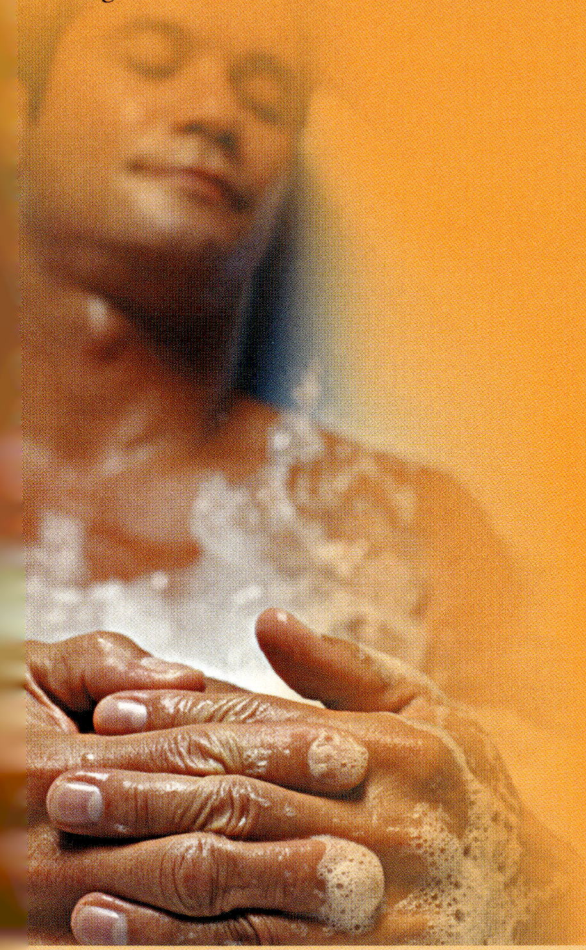

Ein Bad in der Schüssel

Sie müssen nicht immer den ganzen Körper baden. Ein Fußbad oder Sitzbad (in einer Schüssel oder Duschwanne) kann rasch bei vielerlei Beschwerden eingesetzt werden.

- Bereiten Sie sich bei Fieber, verstopften Atemwegen oder Kopfschmerzen ein warmes Fußbad aus Wasser mit einer Prise **Senfpulver**. Das regt die Durchblutung an und lindert den Druck auf die Blutgefäße im Kopf.
- Bei schmerzenden Hämorrhoiden und Juckreiz setzen Sie sich am besten in eine Schüssel mit warmem Wasser und einer Handvoll **Bittersalz**.
- Geben Sie für ein wohltuendes Fußbad 2 Tropfen **Pfefferminzöl** und 4 Tropfen **Rosmarinöl** dem warmen Wasser bei.

Nierensteine

Wenn sich ein Nierenstein auf den Weg nach außen macht, ist das sehr schmerzhaft. Die meisten Menschen versuchen mithilfe von Medikamenten, diesem Schmerz die Spitze zu nehmen. Zusätzlich kann eine heiße Wärmflasche auf der betroffenen Körperseite ein wenig lindernd wirken – doch der Rest ist Warten. Die Steine können innerhalb weniger Stunden abgehen, aber es kann auch Tage dauern. Glücklicherweise gibt es bewährte Verfahren, um diesen Prozess zu beschleunigen.

Ursachen und Symptome

Der Schmerz in Rücken und Flanke ist so heftig, dass es kaum auszuhalten ist. Die Ursache dafür sind Kristalle aus dem Urin, die in der Niere einen Klumpen gebildet haben und nun durch den Harnleiter zur Blase getrieben werden. Doch die beiden Harnleiter, die jeweils eine Niere mit der Blase verbinden, sind dünne, aber sehr muskulöse Schläuche. Sie drücken den großen Stein energisch nach unten, und das verursacht die entsetzlichen Krämpfe einer Nierenkolik. Die meisten Nierensteine bestehen aus Kalziumverbindungen. Veranlagung, chronischer Flüssigkeitsmangel, wiederholte Infektionen der Harnwege und zu wenig Bewegung begünstigen die Bildung von Nierensteinen.

Die Steine ausspülen

- Um einen Nierenstein möglichst rasch in die Blase zu spülen, sollten Sie mindestens **3 l Wasser** pro Tag trinken, bis der Urin ganz hell erscheint.
- Trinken Sie während der Schmerzattacken viel **Löwenzahntee**. Löwenzahn wirkt als starkes Diuretikum und fördert die Nierendurchblutung, was den Urinfluss steigert und das Ausschwemmen des Steines erleichtert. Für den Tee geben Sie 2 TL getrockneten Löwenzahn in 1 Tasse mit kochendem Wasser, lassen ihn 5 Minuten ziehen und trinken ihn abgeseiht.
- Alternativ trinken Sie 2–3 Tassen **Buccoblättertee** täglich. Auch Bucco (*Barosma betulina*) wirkt harntreibend, was beim Ausschwemmen schon gebildeter Steine und bei der Vorbeugung gegen weitere hilfreich ist. Außerdem enthalten Buccoblätter entzündungshemmende Substanzen, ähnlich wie Bärentraubenblätter. Nehmen Sie 1 TL Buccoblätter auf 1 Tasse kochendes Wasser, und trinken Sie dreimal täglich vor den Mahlzeiten 1 Tasse Tee. Sie können den Tee auch aus einer Mischung aus Bucco, Bärentraube und eventuell Bruchkraut (*Herniaria glabra*) bereiten. Während die ersten beiden Kräuter eher harntreibend wirken, zeichnet sich Bruchkraut durch seinen krampflösenden Effekt aus. Nehmen Sie jeweils 1/2 TL Bruchkraut pro Tasse, setzen Sie den Tee kalt an, lassen ihn kalt 1/2 Stunde ziehen und kochen ihn dann 3 Minuten.

Bewegung trotz der Schmerzen

- Während der Nierenkolik ist jede kleinste Bewegung sehr schmerzhaft. Wenn Sie es trotzdem schaffen, ein paar Schritte zu gehen, wird Ihnen das helfen. **Bewegung** kann durch die damit verbundene Erschütterung den Stein lockern und den Abgang beschleunigen. Für diejenigen, die besonders hart im Nehmen sind, wird deshalb sogar Treppensteigen empfohlen – doch das schaffen wohl die wenigsten. Obwohl mit Beschwerden verbunden, kann Bewegung die Prozedur also beschleunigen; nutzen Sie das, indem Sie in der Pause zwischen den Schmerzattacken möglichst viel gehen.

Vorbeugung gegen weitere Steine

- Viele Experten sind der Ansicht, dass zur Vorbeugung gegen Nierensteine wie zur Behandlung Trinken am besten hilft. Wer also zur Steinbildung neigt, sollte jeden Tag etwa **8–10 Gläser Wasser trinken**. Dadurch werden die Substanzen, die in den Nieren die Steine bilden können, verdünnt.
- Stellen Sie Ihren Speiseplan auf **salzarme Kost** um, um den Kalziumgehalt des Urins zu verringern. Denn Kalzium wird über einen komplizierten Mechanismus ausgeschieden, der an die Natriumausscheidung gekoppelt ist. Eine geringe Salzaufnahme kann daher das Risiko vermindern, dass neue kalziumhaltige Steine entstehen. Verzichten Sie auf Fastfood, Dosensuppen und Fertiggerichte. Setzen Sie sich als Ziel, **weniger als 6 g Salz täglich** (2400 mg Natrium) zu sich zu nehmen.
- Trinken Sie zweimal täglich einen Viertelliter **Cranberry-Saft**. Forschungsergebnisse deuten darauf hin, dass er den Kalziumgehalt des Urins verringern kann. In einer Untersuchung an Personen mit Kalziumsteinen senkte Cranberry-Saft den Kalziumgehalt des Urins um 50 %.
- Wenn Sie Cranberry-Saft nicht mögen, können Sie auch auf 200 ml **Orangen-** oder **Zitronensaft** zu jeder Mahlzeit ausweichen. Die Säure der Zitrusfrüchte hebt den Zitratgehalt des Urins und hindert Kalzium an der Kristallbildung.
- **Magnesium** verhütet offenbar jede Art Nierensteine. Essen Sie viele magnesiumreiche Nahrungsmittel wie dunkelgrüne Blattgemüse, Weizenkeime und Meeresfrüchte, oder nehmen Sie 300 mg Magnesium als Nahrungsergänzungsmittel ein.
- Essen Sie mehr Obst und Gemüse – vor allem Bananen und Orangen, die besonders **kaliumreich** sind. In wissenschaftlichen Studien konnten Personen, die sehr viel Frischobst aßen, ihr Nierensteinrisiko halbieren. Wer Nierensteine hat, sollte mit seinem Arzt die Einnahme von Kalium besprechen.

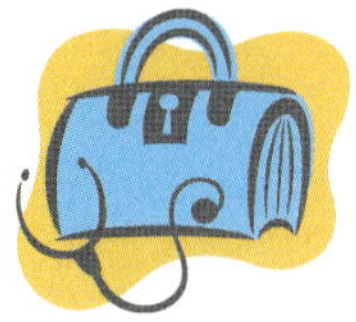

Wann zum Arzt?

Die meisten Nierensteine verlassen den Körper ohne Hilfe. Wenn Sie jedoch zum ersten Mal eine Nierenkolik erleiden, sollten Sie unbedingt einen Arzt rufen und ihm alle auftretenden Symptome schildern: Dazu gehören Übelkeit und Erbrechen, blutiger oder trüber Urin, Harndrang, ohne urinieren zu können, Brennen beim Wasserlassen oder Fieber und Frösteln, was auf eine Infektion hindeuten kann. Auch wenn Sie schon einmal Nierensteine hatten, sollten Sie bei sehr starken Schmerzen den Arzt konsultieren. Möglicherweise benötigen Sie verschreibungspflichtige Schmerzmittel, oder Ihnen kann in einer Klinik wirksamer geholfen werden.

Fangen Sie die Steine auf

Es klingt seltsam, aber viele Ärzte empfehlen ihren Nierensteinpatienten, während der Koliken und in den Stunden danach durch ein feines Gewebe oder durch ein Sieb hindurch zu urinieren. Der Grund für diesen merkwürdigen Rat? Auf diese Weise lassen sich abgehende Steine auffangen und zum Arzt bringen. Der untersucht ihre chemische Zusammensetzung und kann den Patienten dann aufgrund des Ergebnisses ganz gezielte Ernährungsempfehlungen geben, um eine erneute Steinbildung zu verhüten.

- Trinken Sie möglichst **wenig Kaffee**. Koffein erhöht den Kalziumgehalt des Urins und begünstigt damit das Risiko für die Entstehung von Nierensteinen.
- Ärzte können durch eine Steinanalyse die Zusammensetzung der Steine feststellen. Außerdem gibt es Urintests, mit denen sich diese überprüfen lässt. Wenn herausgefunden wurde, dass bei Ihnen die Steine aus Kalziumoxalat bestehen, dann sollten Sie **oxalatreiche Nahrungsmittel meiden**. Das sind beispielsweise Rhabarber, Spinat, Schokolade, Weizenkleie, Nüsse (vor allem Erdnüsse), Erdbeeren und Himbeeren sowie Tee, der ebenfalls viel Oxalat enthält.
- Eine **kalziumreiche Ernährung** kann offenbar die Entstehung von Kalziumoxalatsteinen verhindern. Man vermutet, dass möglicherweise das Kalzium im Darm eine Verbindung mit den Oxalaten eingeht und damit die Aufnahme von reinem Oxalat in den Körper bremst. Kalziumreiche Nahrungsmittel sind Milch, alle Milchprodukte wie Käse, Quark und Joghurt sowie dunkelgrüne Blattgemüse und Samen. Wenn Sie Kalzium als Nahrungsergänzungsprodukt zu den Mahlzeiten einnehmen, kann das möglicherweise den gleichen Effekt wie eine kalziumreiche Ernährung haben. Sobald Sie das Supplement jedoch zwischen den Mahlzeiten zu sich nehmen, kann dies das Steinrisiko sogar noch erhöhen.
- Wenn Sie hingegen Uratsteine aus Harnsäure hatten, sollten Sie den Urin so alkalisch wie möglich halten, um eine erneute Steinbildung zu verhindern. **Meiden Sie daher Lebensmittel, die den Harn ansäuern**, wie z. B. Anchovis, Sardinen, Innereien und Bierhefe. Essen Sie außerdem nicht mehr als 100 g Fleisch oder mehr als eine Portion Thunfisch, Schinken oder Spinat pro Tag, und trinken Sie wenig Alkohol.

Ohrenleiden

Ohrenschmerzen rufen bei vielen Menschen unangenehme Kindheitserinnerungen hervor: Kinder leiden häufig daran, doch auch bei Erwachsenen sind sie verbreitet, lassen sich aber meist gut ausheilen. Äußerlich kann man sie mit Wärme oder Kälte, sorgfältig ausgewählten Ohrentropfen und ein wenig Knoblauchsaft bekämpfen. Von innen helfen scharfe Suppen; spezielle Gurgelmittel lösen Sekrete. Die meisten Maßnahmen wirken auf die Gänge zwischen Nase und Ohren, die sogenannten Eustachischen Röhren.

Warmes Öl lindert den Schmerz

- Erwärmen Sie 1 TL **Babyöl, Vaseline** oder **Olivenöl** im heißen Wasserbad, testen Sie die Temperatur am Handgelenk, und träufeln Sie zur Linderung der Beschwerden ein paar Tropfen des warmen Öls ins Ohr. Aber Achtung: Lassen Sie niemals Flüssigkeiten in das Ohr gelangen, wenn auch nur der geringste Verdacht besteht, dass das Trommelfell gerissen sein könnte. Ein Anzeichen dafür ist Ausfluss aus dem Ohr.

Den Schleim lösen

- Schlürfen Sie eine **scharfe Hühnersuppe**, oder essen Sie eine Schüssel feuriges Chili con Carne. Die Schärfe bringt den Schleimfluss in Gang, sodass die Ohren wieder frei werden und der schmerzhafte Druck nachlässt.
- Trinken Sie jeden Tag reichlich **Wasser**. Die Muskeln, die man beim Schlucken benutzt, bewirken, dass sich die Eustachischen Röhren öffnen, sodass das Sekret aus den Ohren abfließen kann.
- Gurgeln Sie mit **warmem Salzwasser**. Dies fördert die Blutzirkulation in den Eustachischen Röhren und lässt Schwellungen abklingen.
- Probieren Sie es mit **Echinacea** und **kanadischer Gelbwurzel**. Echinacea unterstützt den Körper bei der Bekämpfung von Infektionen, und Gelbwurzel trocknet die Sekrete im Ohr aus. Geben Sie eine Pipette voll von jeder Tinktur in etwas Wasser, und trinken Sie dies alle 2–3 Stunden.
- Betten Sie den Kopf zum Schlafen auf ein **zusätzliches Kissen**, damit er etwas höher liegt als normalerweise. Dadurch kann die Flüssigkeit aus den Ohren leichter abfließen.

Ursachen und Symptome

Ohrenschmerzen zeigen Störungen im Mittelohr an, dem winzigen Raum hinter dem Trommelfell. Ein schmaler Gang mit der Bezeichnung „Eustachische Röhre" verläuft vom Mittelohr in den Nasen-Rachen-Raum. Durch ihn fließen Sekrete ab. Zudem findet hier der Druckausgleich zwischen Ohr und Außenwelt statt. Die klassischen Erkältungsviren bewirken, dass sich in den Eustachischen Röhren Schleim ansammelt, was ziemliche Schmerzen hervorrufen kann. Im Schleim gedeihen Bakterien, welche die Mittelohrentzündung verursachen. Wenn allerdings beim Fliegen Ohrenschmerzen auftreten, gehen diese eher auf Luftdruckschwankungen zurück.

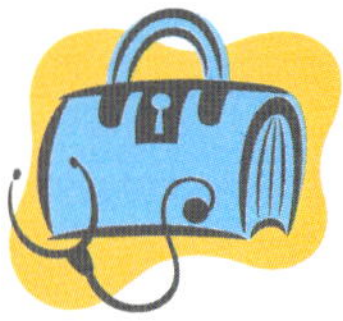

Wann zum Arzt?

Gehen Sie zum Arzt, wenn das Ohr extrem schmerzt, die Beschwerden länger als ein paar Tage anhalten oder von Fieber begleitet werden. Informieren Sie den Arzt über jeglichen Ausfluss aus dem Ohr, über Schwindelgefühle oder Schmerzen beim Kauen. Intensive Schmerzen, die plötzlich nachlassen, können auf ein gerissenes Trommelfell hindeuten. Weitere Anzeichen sind Ausfluss aus dem Ohr (manchmal blutig), Schwerhörigkeit, ein Klingen in den Ohren und Schwindelgefühl oder Gleichgewichtsstörungen. Gehen Sie bei diesen Symptomen sofort zum Arzt, ohne die aufgeführten Hausmittel auszuprobieren. Lassen Sie sich auch untersuchen, wenn das Ohr durch festsitzendes Ohrenschmalz verstopft ist und sämtliche Versuche, das Schmalz zu lösen, erfolglos geblieben sind. Der Arzt kann spezielle Ohrentropfen verordnen oder das Ohrenschmalz gezielt und fachmännisch ausspülen.

Wärme und Kälte

- Legen Sie sich eine angenehm warme **Wärmflasche** oder ein **Heizkissen** aufs Ohr. Sie können auch ein gewärmtes Handtuch verwenden. Wärme tut gut, steigert die Blutzirkulation und lindert den Druck auf das Ohr.
- Schalten Sie einen **Föhn** auf niedrigste Stufe, und pusten Sie damit in einem Abstand von mindestens 30 cm warme Luft ins schmerzende Ohr.
- Kühlen Sie **Socken in Eiswasser**, wringen Sie sie aus, und legen Sie sie an die Fußsohlen. Ziehen Sie Wollsocken darüber, damit nichts verrutscht, und halten Sie gleichzeitig eine heiße, feuchte Kompresse auf das schmerzende Ohr.

Knoblauch von innen und außen

- Essen Sie täglich eine oder zwei rohe **Knoblauchzehen**. Die Knolle wirkt antibakteriell und unterstützt die Bekämpfung von Viren. Anstatt den Knoblauch einfach zu kauen, können Sie ihn auch mit Salz zerdrücken, mit Olivenöl mischen und auf eine Scheibe frisches Bauernbrot streichen.
- Oder schlucken Sie zu jeder Mahlzeit **1 Knoblauchkapsel**.
- Pressen Sie eine Knoblauchzehe aus, und mischen Sie ein paar Tropfen des Knoblauchsafts unter 1 TL Olivenöl. Träufeln Sie diese **antibakteriellen Ohrentropfen** ins Ohr.

Ohrenschmalz entfernen

Wenn das Ohr zu viel Ohrenschmalz (Cerumen) produziert, kann sich tief im Inneren ein Pfropfen bilden. Dies führt zu Ohrenschmerzen oder zu einem Klingen in den Ohren, Hörverlust und Gleichgewichtsstörungen. Zum Entfernen des Ohrenschmalzes muss dieser Pfropfen zunächst aufgeweicht und dann ausgespült werden.

- **Massieren** Sie sanft die Stelle hinter dem Ohrläppchen, damit sich das Schmalz löst. Ziehen Sie am Ohrläppchen und öffnen und schließen Sie den Mund dabei.

Aufweichen und Ausspülen

- Träufeln Sie vor dem Zubettgehen eine Pipette **warmes Olivenöl** in das betroffene Ohr. Warten Sie, bis das Öl hineingelaufen ist, und verschließen Sie es danach mit einem Wattebausch, damit das Kopfkissen keine Flecken bekommt.

• Wiederholen Sie diese Behandlung mit warmem Olivenöl 3 oder 4 Tage lang täglich. Wenn das **Ohrenschmalz aufgeweicht** ist, fließt es von selbst ab oder kommt beim Waschen oder sanften Reinigen mit einem Wattebausch heraus.

Belüften Sie das Ohr

• Trocknen Sie nach dem Waschen die Ohren mit einem **Föhn**. Schalten Sie diesen auf die niedrigste Stufe, und halten Sie ihn in einem Abstand von etwa 30 cm zum Ohr.

Säubern – gewusst, wie

• Wischen Sie bei jedem Waschen oder Duschen mit einem feuchten Waschlappen die Ohrmuschel aus. **Führen Sie nie** einen **Wattebausch** oder ein **Wattestäbchen ins Ohr ein**, es sei denn, Sie entfernen Ohrenschmalz, das Sie zuvor wie oben beschrieben aufgeweicht haben. Es besteht sonst die Gefahr, das Schmalz ins Ohrinnere hineinzudrücken, wo es steinhart wird, denn dort befinden sich keine Talgdrüsen, die es geschmeidig halten. Zudem könnten Sie das Trommelfell beschädigen oder den Gehörgang aufkratzen.

• Manche Experten vermuten, dass **gesättigte Fette** den Körper dazu veranlassen, mehr Schmalz zu produzieren. Essen Sie weniger fettes Fleisch, Butter und Hartkäse, und beschränken Sie den Konsum von gehärteten Fetten aus verarbeiteten Nahrungsmitteln auf ein Minimum. Ersetzen Sie diese Fette durch gesündere, etwa aus fetten Fischsorten, Nüssen und Samen.

• Wenn Sie ein **Hörgerät** tragen, dann wischen Sie es jeden Abend vor dem Schlafengehen mit einem Taschentuch ab, um Ablagerungen frühzeitig vorzubeugen.

• Ältere Männer mit starker Ohrbehaarung können die Haare mit einem batteriebetriebenen **Ohrhaartrimmer** kürzen, um zu verhindern, dass sich Ohrenschmalz in ihnen verfängt.

Was tun mit einem „Schwimmerohr“?

• Bitten Sie in der **Apotheke** um ein frei verkäufliches Heilmittel gegen diese Entzündung des äußeren Gehörgangs. Schon ein paar Tropfen fangen die Infektion meist ab.

• Sie können aber auch **medizinischen Alkohol** und **weißen Essig** zu gleichen Teilen mischen und mit einer sauberen Pipette in das juckende Ohr träufeln. Neigen Sie den Kopf so, dass die

Mixtur in den Gehörgang fließen kann, und ziehen Sie dann am Ohrläppchen, um sicherzustellen, dass sie auch ganz hineingelangt. Halten Sie den Kopf weiterhin geneigt, oder legen Sie sich ein paar Minuten hin. Setzen Sie sich dann auf und neigen Sie den Kopf in die andere Richtung, damit die Flüssigkeit wieder aus dem Ohr abfließt. Die Essigsäure schafft eine ungemütliche Umgebung für Pilze und Bakterien, während der Alkohol schnell verdunstet und so der Gehörgang rasch trocknet.

Nichts geht über Vorbeugung

Einige einfache Maßnahmen beugen Ohrenschmerzen und „Schwimmerohren" wirksam vor.

- **Putzen Sie** sich **vorsichtig die Nase**. Gewaltsames Schnauben drückt die Bakterien von den Nebenhöhlen nach hinten ins Mittelohr und begünstigt eine Infektion.
- Häufige Ohrinfektionen können eine **Nahrungsmittelallergie** anzeigen. Meist sind Milchprodukte, Weizen, Mais, Erdnüsse oder Orangen die Auslöser. Lassen Sie diese Nahrungsmittel probeweise einige Wochen ganz weg, und beobachten Sie, ob sich eine Besserung einstellt. Fügen Sie dann langsam ein Nahrungsmittel nach dem anderen wieder in Ihren Speiseplan ein. Sobald die Ohren zu schmerzen beginnen, sollten Sie das auslösende Lebensmittel nicht mehr zu sich nehmen.
- Kauen Sie **zuckerfreien Kaugummi** mit dem Süßmittel Xylitol aus dem Holz der Weißbirke; der Grundstoff findet sich auch in Erdbeeren und Pflaumen. Kinder, die 2 Monate lang fünfmal täglich zwei Kaugummis kauten, hatten 40 % weniger Ohrinfektionen.
- Tragen Sie **knetbare Ohrenstöpsel** aus Silikon oder Wachs, um zu verhindern, dass Wasser ins Ohr dringt. Kaufen Sie Ohrenstöpsel für Schwimmer, erhältlich in allen Größen.
- **Föhnen Sie** nach dem Schwimmen oder Duschen die Ohren auf niedriger Wärmestufe **trocken**. Halten Sie den Föhn dabei etwa 30 cm vom Ohr entfernt.
- Eine kleine Menge **Ohrenschmalz** schützt den Gehörgang, versuchen Sie deshalb nicht, die Ohren ganz sauber zu putzen.
- Meiden Sie **laute Geräusche**. Wenn Ihr Arbeitsplatz mit starker Lärmentwicklung verbunden ist, tragen Sie einen Gehörschutz. Stellt der Arbeitgeber keinen zur Verfügung, dann kaufen Sie sich selbst einen im Baumarkt.

Wussten Sie das?

„Schwimmerohr" wird eine Infektion des äußeren Gehörgangs genannt. Sie entsteht, wenn Wasser in den Ohren zurückbleibt und das feuchte Kleinklima Bakterien und Pilze gedeihen lässt. Ein „Schwimmerohr" trifft also nicht nur Wassersportler, sondern kann auch nach dem Duschen auftreten. Anfangs fühlt sich das Ohr verstopft an oder juckt. Unbehandelt kann die Infektion Schwellungen und Ausfluss verursachen. Ein sicheres Indiz für „Schwimmerohr" ist ein typischer durchdringender Schmerz, sobald Sie auf den dreieckigen Knorpel an der Öffnung zum Gehörgang drücken.

Pilzinfektionen

Pilzinfektionen verbreiten sich leicht. Fast jede Frau macht einmal in ihrem Leben die Erfahrung, wie unangenehm eine Hefepilzinfektion der Scheide juckt, und niemand ist sicher vor einer Flechte oder Fußpilz. Meistens lassen sich die Pilze durch rezeptfrei erhältliche fungizide Cremes oder Tabletten (überwiegend rezeptpflichtig) gut behandeln. Parallel zu jeder medikamentösen Therapie gibt es aber nützliche Maßnahmen, welche die Heilung unterstützen und einen Rückfall verhüten helfen.

So werden Sie das Übel los

Die wohl am häufigsten vorkommende Pilzinfektion ist Soor (auch Candidose genannt), die vom Hefepilz *Candida albicans* verursacht wird. Soor besiedelt bevorzugt die Scheide, kann aber auch den Mund befallen, wenn Patienten etwa wegen Asthma ein kortisonhaltiges Medikament inhalieren müssen, oder er kann bei Übergewichtigen in Hautfalten auftreten. Paare können sich mit Hefepilzen wechselseitig immer wieder anstecken. Wenn also eine Scheidenpilzinfektion auftritt, sollte stets geprüft werden, ob der Partner auch betroffen ist – was bei unbeschnittenen Männern sehr häufig vorkommt.

- Bei Scheideninfektionen duschen oder spülen Sie die Scheide an zwei aufeinanderfolgenden Tagen jeweils zweimal täglich mit einer Mixtur aus 2 EL **Essig** und 1 l Wasser. Diese leicht saure Lösung schafft ein für Hefepilze unangenehmes Milieu. Sie sollten jedoch die Essigspülung der Scheide nicht länger als 2 Tage lang durchführen, und das auch nur, wenn Sie wirklich eine Hefepilzinfektion haben. Andernfalls vernichten Sie die nützlichen und schützenden Bakterien, die zu einer gesunden Scheidenflora gehören.
- Infektionen bei Mann und Frau lassen sich mit rezeptfrei erhältlichen **Antipilzcremes** aus der Apotheke gut behandeln. Wenn zusätzlich **Naturjoghurt** etwa auf einem Tampon in die Scheide eingeführt wird, lindert das die Beschwerden.
- Streuen Sie 1 Tasse **Meersalz** in warmes Wasser, und rühren Sie, bis sich das Salz aufgelöst hat – das ergibt eine Spüllösung, die Sie so lange anwenden können, bis Juckreiz und Schmerzen vorüber sind. Salzwasser beschleunigt die Heilung und eignet sich auch für Spülungen bei Mundsoor.

Ursachen und Symptome

Jeder Mensch beherbergt Hefepilze, allerdings in geringer Zahl. Insbesondere *Candida albicans* bewohnt feuchte Regionen des Körpers. Manchmal vermehren sich die Hefezellen. Ein auslösender Faktor sind Antibiotika, die „nützliche" Bakterien dezimieren, welche sonst die Pilze in Schach halten. Viele Frauen haben einmal eine Scheidenpilzinfektion, mit der sie auch den Partner anstecken können. Bei Frauen treten Symptome wie Juckreiz, Rötung und ein dicker, bröckliger weißer Ausfluss auf, der fast wie Hüttenkäse aussehen kann. Bei Männern entzünden und röten sich Vorhaut und Eichel. Während der Infektion sollte auf Geschlechtsverkehr verzichtet werden.

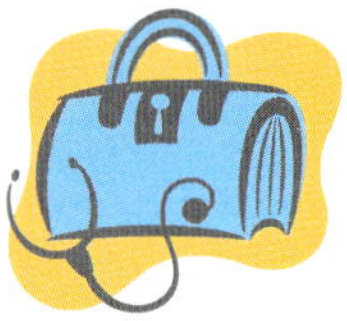

Wann zum Arzt?

Wenn eine Frau schon einmal wegen einer Hefepilzinfektion behandelt wurde, kennt sie die Symptome wahrscheinlich und kann sich selbst therapieren. Andernfalls ist ein Arztbesuch erforderlich, um eine andere Infektion wie z. B. eine Geschlechtskrankheit auszuschließen, da diese auch mit Ausfluss einhergehen kann. Ein Fall für den Arzt sind ferner unangenehm riechender oder blutiger Ausfluss, Schmerzen beim Wasserlassen oder beim Geschlechtsverkehr sowie alle Beschwerden, die nicht spätestens nach 5 Tagen der Selbstbehandlung verschwunden sind.

Knoblauch bekämpft Pilze

- Essen Sie täglich ein paar **rohe Knoblauchzehen**. Sie sind ein altbekanntes Heilmittel zur Behandlung von Infektionen und Entzündungen – von der Erkältung bis hin zur Darminfektion – und wirken auch gegen (Hefe-)Pilze. Ein positiver Nebeneffekt: Salatdressings oder Nudelsoßen bekommen mit rohem, zerdrücktem Knoblauch erst richtig Pfiff.
- Naturheilkundige empfehlen, eine **in Gaze gewickelte Knoblauchzehe** in die Scheide einzuführen, um den Pilzbefall zu heilen; allerdings kann dies unangenehm brennen.

Bakterien gegen Pilze

- Löffeln Sie jeden Tag einen Becher ungesüßten **Naturjoghurt**, der *Lactobacillus acidophilus* enthält. Das bremst die Vermehrung von Hefepilzen in Scheide und Dickdarm.

Verbündete aus der Natur

- Bereiten Sie eine **Zimtlösung**, die wissenschaftlichen Erkenntnissen zufolge stark pilzhemmend wirkt. Deutsche Forscher meinen sogar, dass die Imprägnierung von Toilettenpapier mit Zimt die Hefepilze, die für Darm- und Scheideninfektionen verantwortlich sind, komplett ausschalten würde. Geben Sie 8 zerbröckelte Zimtstangen in 600 ml kochendes Wasser, und lassen Sie das Ganze 5 Minuten leicht köcheln; dann den Herd abschalten und die Mischung 45 Minuten ziehen lassen. Die Lösung kann man als Scheiden- und Afterdusche verwenden; das Trinken von Zimttee soll dazu beitragen, Hefepilzinfektionen generell unter Kontrolle zu bringen.
- Unterstützen Sie das Immunsystem beim Kampf gegen die Pilze: Nehmen Sie dreimal täglich 600 mg **Echinacea** (Sonnenhut) ein, oder tropfen Sie die entsprechende Menge Echinacea-Tinktur viermal täglich in 1/2 Tasse Wasser und nehmen Sie die Flüssigkeit täglich über 2 Wochen ein. Auf eine solche zweiwöchige Kur folgen 2 Wochen Pause.

Noch mehr Tipps gegen Hefepilze

- **Entgegen landläufiger Überzeugung** erhöht eine Kost, die reich an Kohlenhydraten und raffiniertem Zucker ist, das Risiko einer Hefepilzinfektion nicht. Auch eine hefefreie Diät nützt nichts, denn die Hefen, die zur Nahrungsmittelproduktion

z. B. in Teig oder Bier benutzt werden, sind nicht identisch mit den für die Pilzinfektion verantwortlichen Hefepilzen.

- **Schlafen Sie ohne Unterwäsche.** Eine feuchtwarme Umgebung begünstigt die Hefen, Belüftung hilft, die Infektion zu vermeiden. Verzichten Sie auch tagsüber auf Slips, wann immer es möglich ist, und tragen Sie Baumwolle statt Synthetik.
- **Meiden Sie** aus demselben Grund **hautenge Hosen**.
- **Behalten Sie nasse Badesachen** nach dem Schwimmen **nicht an**. Duschen Sie sofort, und ziehen Sie sich trocken an.
- **Trocknen Sie mit dem Föhn** auf niedrigster Stufe nach dem Schwimmen oder Baden die äußere Scheidenregion.
- Reinigen Sie die Scheidenregion **nicht mit Seife** oder heißem Wasser. Das entfernt die natürlichen Hautschutzfaktoren, die vor einer Hefepilzüberwucherung schützen.
- Verwenden Sie **keine parfümierten Intimwaschlotionen, Deos oder Scheidenspülungen**. Die insbesondere in den Duftstoffen enthaltenen Chemikalien können das empfindliche Gleichgewicht der natürlichen Scheidenflora stören.
- Das Gleiche gilt für **parfümierten Körperpuder**. Er erhöht die Anfälligkeit für Hefepilzinfektionen. Einige Frauen empfinden Körperpuder ohnehin als hautreizend, was durch die zugesetzten Duftstoffe noch verstärkt wird.
- Gehen Sie **nach dem Geschlechtsverkehr** zur Toilette. Die Scheidenschleimhaut hat ein leicht saures Milieu, Ejakulat dagegen ist alkalisch, was den Hefepilzen entgegenkommt. Mit Urin benetzt, wird die Region für sie bereits weniger einladend.

Tinea – mit Ausdauer zum Erfolg

Tinea – oder **Flechte** – ist eine häufige Pilzinfektion der Haut durch Dermatophyten, der nach den Hefen und den Schimmelpilzen dritten großen Pilzgruppe am Menschen.

- Besorgen Sie sich bereits bei den ersten Anzeichen einer Dermatophyten-Infektion ein rezeptfrei erhältliches Medikament, das die **Wirkstoffe Miconazol oder Clotrimazol** enthält. Die meisten Präparate müssen zweimal täglich angewandt werden. Dann sollte sich die Infektion innerhalb einer Woche deutlich bessern. Wenden Sie das Mittel – meist eine Creme – aber nach Vorschrift für mindestens 8 Wochen an, um die Pilze vollständig zu bekämpfen. Bei Nagelpilzinfektionen dauert es in der Regel Wochen, bis der Heilungserfolg erreicht wird.

Ursachen und Symptome

Die Flechte oder Tinea entsteht bevorzugt in der Leiste, am behaarten Kopf oder im Gesicht sowie an den Füßen und den Fußnägeln. Sie beginnt häufig mit einem runden, juckenden roten Fleck, der an den Rändern wächst. Wenn er größer wird, heilt zwar die Mitte ab, rundherum bleibt ein roter, schuppender Ring, über den sich die Infektion ausbreitet. Wenn er sich am behaarten Kopf befindet, kann die Haut schuppig werden und die Haare gehen aus. Tinea gedeiht am besten in warmer, feuchter Umgebung und verbreitet sich gern über feuchtwarme Fußböden, z. B. in Dusche und Schwimmbad, oder über gemeinsam benutzte Handtücher. Diese Erkrankung ist sehr ansteckend.

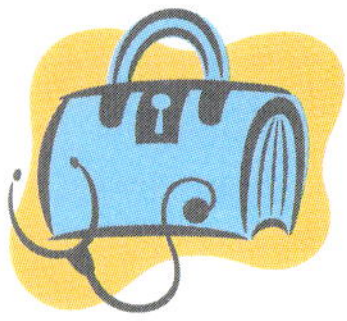

Wann zum Arzt?

Wenn die Symptome sich nach einigen Wochen trotz Selbstbehandlung nicht bessern oder sich die Tinea sogar weiter ausbreitet, sollten Sie unbedingt zum Arzt gehen. Gegen die Dermatophyten-Infektion in der Leiste kann er pilzhemmenden Puder verordnen; gegen Tinea am Kopf oder auch gegen hartnäckige Nagelpilze sind oft Tabletten mit pilzabtötendem Wirkstoff erforderlich. Falls Sie Diabetiker sind, sollten Sie bei jeder Pilzinfektion möglichst schnell den Arzt aufsuchen, denn der Pilz schädigt die Haut. Wenn dadurch Bakterien in tiefere Hautschichten gelangen, kann eine schwere Infektion die Folge sein.

- Wenn die Infektion zu nässen beginnt oder Bläschen bildet, legen Sie **warme oder kühle feuchte Kompressen** an. Achten Sie darauf, dass die Bläschen nicht platzen, und gehen Sie so schnell wie möglich zum Arzt.
- Halten Sie die infizierte Körperstelle **sauber und trocken**.

Vorbeugung gegen Pilzerkrankungen

- **Tauschen Sie weder Schuhe noch Handtücher** mit anderen, sonst kann eine Pilzinfektion weitergegeben werden.
- Wenn ein Familienmitglied eine Flechte hat, dürfen weder **Kleidung** noch **Haarbürsten** geteilt oder ausgeliehen werden.
- **Waschen Sie alle Textilien**, die in Kontakt mit der infizierten Haut gekommen sind, **so heiß wie möglich**.
- Trocknen Sie die Füße nach dem Schwimmen oder Baden, möglichst mit einem **Föhn**, sorgfältig ab. In den Zehenzwischenräumen siedelt sich der Pilz am häufigsten an.
- Tragen Sie in öffentlichen Schwimmbädern **Badeschuhe**.
- Verwenden Sie einen **pilzhemmenden Puder** in der Leiste oder in den Schuhen, um Feuchtigkeit aufzusaugen.
- Haustiere können an Hautpilzinfektionen erkranken und sie an Menschen weitergeben. Bringen Sie **Hund oder Katze mit haarlosen Stellen im Fell** rasch zum Tierarzt.

Die Lösung aus der Nussschale

- Im Spätsommer können Sie die Infektion mit der **äußeren Schale von Walnüssen** heilen. Zerdrücken Sie die dicken grünen Hüllen zu einem Brei, und tragen Sie diesen viermal am Tag auf die Flechte auf, bis sie abheilt. Aber Achtung: Die Nusshülle ist giftig; Sie dürfen sie also keinesfalls essen.

Die Curry-Kur

- Heilen Sie die Pilzinfektion mit **Gelbwurz** (Kurkuma), dem Hauptbestandteil von Curry. Sie enthält Curcumin, das bei vielen Entzündungen, etwa der Gelenke, eingesetzt wird. In Asien wird das Gewürz schon seit langem gegen Flechten angewandt. Verrühren Sie 1 oder 2 TL Kurkuma mit Wasser zu einer Paste, tragen diese auf das befallene Hautareal auf, bedecken es mit Gaze und entfernen die Packung nach 20 Minuten bis höchstens 1 Stunde. Sie können diese Prozedur drei- bis viermal am Tag wiederholen, solange sie die Haut nicht reizt.

Prostatabeschwerden

Mit fortschreitendem Alter müssen viele Männer häufiger zur Toilette, oder sie verspüren Schmerzen beim Wasserlassen. Antihistaminika oder Entstauungsmittel im heimischen Arzneischrank könnten das Problem verschärfen und sollten deshalb gemieden werden. Als Maßnahmen kommen eine Ernährungsumstellung und die Einnahme pflanzlicher Mittel infrage. Aber ehe die verschiedenen Behandlungen in Eigenregie angefangen werden, muss bei Prostatabeschwerden unbedingt eine eingehende Untersuchung beim Arzt eine ernste Erkrankung ausschließen.

Bewährte pflanzliche Heilmittel

- Nehmen Sie zweimal täglich 1 Kapsel mit dem pflanzlichen Wirkstoff der **Sägepalme** (*Serenoa repens*) ein. Das entspricht einer Tagesdosis von 320 mg. Die olivengroßen dunkelroten Früchte der Sägepalme enthalten Stoffe, die zum einen die Symptome lindern und zum anderen entzündungshemmend bei BPH (**b**enigne **P**rostata**h**yperplasie) wirken.
- Der Extrakt aus der Rinde der **afrikanischen Pflaume** (*Prunus africana*, früher *Pygeum africanum*), eines bis zu 35 m hohen Baumes aus Zentralafrika, enthält Substanzen, welche die Regeneration der Prostata fördern und entzündungshemmend wirken. Vor allem das lästige nächtliche Wasserlassen bessert sich durch die Behandlung mit diesem Heilkraut. Fertigpräparate (Kapseln) sind in Österreich und in der Schweiz erhältlich; in Deutschland können Sie sie über das Internet bestellen.
- Während die Blätter der Brennnesselpflanze bei rheumatischen Beschwerden und Blasenentzündung Anwendung finden, hilft die **Brennnesselwurzel** bei BPH, also Prostatavergrößerung. Wählen Sie ein Fertigpräparat, das 4–6 g Wurzel enthalten sollte – wie viel von dem Präparat Sie einnehmen müssen, ist von Produkt zu Produkt verschieden. Die genauen Angaben entnehmen Sie bitte den Beipackzetteln. Die Inhaltsstoffe der Brennnesselwurzel bremsen das Wachstum der Prostata und steigern das Urinvolumen sowie den Harnfluss. Wenn Sie die Präparate mit Brennnesselwurzelextrakt kombinieren mit solchen, die die Wirkstoffe der Sägepalme oder afrikanischen Pflaume enthalten, sollen diese Heilmittel sich gegenseitig unterstützen und aller Erfahrung nach besser wirken.

Ursachen und Symptome

Männer ab 40 bemerken häufig, dass Wasserlassen schwerer fällt, der Strahl schwächer wird und mit Tröpfchen endet. Häufig ist auch der Nachtschlaf gestört. Ursache ist meist eine gutartige Vergrößerung der Vorsteherdrüse, medizinisch als „BPH" bezeichnet. Die Vorsteherdrüse produziert die Flüssigkeit, in der die Samen bei der Ejakulation schwimmen.
Eine geschwollene Prostata drückt wie ein zu enger Kragen auf die Harnröhre, was den Harnfluss durch den Penis nach außen behindert. Mehr als die Hälfte aller Männer über 50 Jahren leiden unter einer Vergrößerung der Prostata.

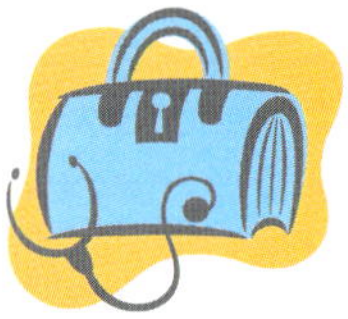

Wann zum Arzt?

Falls Sie Schwierigkeiten haben, mit dem Urinieren zu beginnen, wenn der Harnstrahl schwach ist, und Sie das Gefühl haben, die Blase nicht mehr ganz entleeren zu können, und falls Sie häufig nachts zur Toilette müssen, sollten Sie die Prostata untersuchen lassen. Ein Urologe kann Ihnen sagen, ob Sie an einer gutartigen Prostatavergrößerung leiden, und andere Erkrankungen – besonders Prostatakrebs – ausschließen. Wenn die Symptome schwerwiegend sind und Sie trotz aller Anstrengung schon mehr als 8 Stunden lang kein Wasser lassen können, dann besteht ein akuter Harnverhalt. Sie müssen sofort ins Krankenhaus, um durch rasche Behandlung eine Nierenschädigung infolge des Harnstaus zu verhüten.

Die Ernährung umstellen

- Essen Sie möglichst täglich **Tomaten** oder Gerichte, die viel Tomate enthalten. Amerikanische Wissenschaftler haben nämlich herausgefunden, dass Männer, die mindestens 10 Tomaten pro Woche essen, dadurch ihr Risiko für Prostatakrebs um mehr als 45 % senken können. Tomaten enthalten viel Lykopen, eine Substanz, die zu den Karotinoiden gehört. Karotinoide sind natürliche Antioxidantien und stark in der Bekämpfung verschiedener Krankheiten. An der Prostata dämpft Lykopen Entzündungsvorgänge und verringert das Anschwellen der Drüse. **Wassermelonen** und **Aprikosen** sind ebenfalls reich an Lykopen. Die reine Substanz können Sie auch als Nahrungsergänzungsprodukt einnehmen. Die empfohlene Dosis beträgt dabei 10–20 mg pro Tag.
- Der tägliche Verzehr einer Handvoll **ungerösteter Kürbiskerne** ist als Volksheilmittel gegen Prostatavergrößerung bekannt. Die Kerne sind eine gute Quelle für Zink, ein Mineral, das eine grundlegende Schlüsselrolle für die Gesundheit der Vorsteherdrüse spielt.
- Mischen Sie zweimal täglich 1 EL **Leinöl** ins Essen. Es enthält viele Omega-3-Fettsäuren. Diese und andere essenzielle Fettsäuren dämpfen Entzündungsvorgänge in der Prostata, indem sie die Prostaglandinkonzentration senken. So wird die Schwellung reduziert.

Trinken Sie mit Verstand

- **Trinken Sie abends weniger**, damit Sie nachts nicht aufstehen müssen. Der Körper benötigt viel Flüssigkeit, die Sie jedoch früher am Tag zu sich nehmen sollten.
- Falls Sie bereits Schwierigkeiten beim Wasserlassen haben, **schränken Sie** besser **den Genuss koffeinhaltiger Getränke wie Kaffee, Tee und Cola ein**. Koffein verengt nämlich den Blasenausgang und behindert auf diese Weise den Urinfluss zusätzlich.
- Streichen Sie auch Spirituosen, denn sie reizen die Auskleidung der Prostata. Bier und Wein können in geringen Mengen genossen werden. Tatsächlich hat die Forschung sogar ergeben, dass **mäßiger Alkoholkonsum** – etwa 2–3 Gläser Bier oder 1 Glas Wein pro Tag – das **Risiko einer Prostatavergrößerung senkt** und die Symptome lindert.

Wichtig: die Prostata entleeren

- **Ejakulieren Sie in regelmäßigen Abständen.** Die Prostata produziert die nährstoffreiche Flüssigkeit, in der die Spermien schwimmen. Durch eine Ejakulation sinkt der Flüssigkeitsdruck in der Drüse; außerdem kommt es dabei zum Zusammenziehen der Muskeln rund um die Prostata, was die Durchblutung fördert und die Drüse auf diese Weise vor Entzündung schützt.

Gönnen Sie sich ein Bad

- Setzen Sie sich in **warmes Wasser.** Die Hitze steigert die Durchblutung der Vorsteherdrüse, was die Entzündung und Schwellung dämpft. Verbringen Sie nach Möglichkeit 20–45 Minuten täglich im (Sitz-)Bad.

Für gute Durchspülung sorgen

- Gehen Sie **zur Toilette, wann immer Sie Harndrang verspüren.** Viele Männer machen den Fehler, die Blasenkontrolle trainieren zu wollen, und zögern deshalb den Gang zur Toilette zu lange hinaus. Doch wenn die Blase zu voll ist, gelangt Urin in die Prostata und reizt diese.
- In der Toilette sollten Sie **so viel Wasser lassen wie möglich.** Danach entspannen Sie sich und probieren es ein paar Minuten später noch einmal, um sicherzugehen, dass die Blase vollständig entleert ist.
- **Setzen Sie sich auf die Toilette,** anstatt im Stehen Wasser zu lassen. Die Kombination aus der neuen Position und der entspannteren Haltung kann zu einer effektiveren Blasenentleerung führen.
- **Entspannen Sie sich** in Toilette und Badezimmer, niemand setzt Ihnen ein Zeitlimit. Genießen Sie die kurze ungestörte Auszeit in der Hektik des Alltags, lesen Sie, sinnieren Sie ein bisschen, atmen Sie zehnmal hintereinander langsam und tief durch. Der Grund für diese bewusste Entspannung: Bei Anspannung und Angst werden Stresshormone freigesetzt, die auch die Blasenmuskulatur beeinflussen. Wenn Sie auf sich selbst zu viel psychischen Druck ausüben, kann genau das die Entleerung der Blase beeinträchtigen. Es ist wirklich nicht notwendig, aus dem körperlichen Problem auch noch ein seelisches zu machen und sich unnötig zu belasten.

Bewährt

Manche Männer sind der Ansicht, man sollte so viel wie möglich umhergehen, das helfe bei Prostataproblemen.

und bewiesen

Beim Sitzen wird Druck auf die Prostata ausgeübt. Männer, die beruflich viel und lange sitzen, z. B. Lkw-Fahrer, oder pro Woche mehr als 40 Stunden fernsehen, leiden häufiger unter BPH als diejenigen, die sich mehr bewegen. Schon 2 Stunden zusätzliches Gehen in der Woche bewirkt einen gravierenden Unterschied. Die Schlussfolgerung: Stehen Sie auch bei der Arbeit so oft wie möglich auf, und gehen Sie die paar Schritte ins Nachbarzimmer, statt eine E-Mail zu schicken.

Rasieren und Enthaaren

Wenn die Haut nach einer Rasur rot und gereizt ist, gibt es ganz verschiedene Möglichkeiten zur Linderung – es müssen aber keine teuren Gesichtscremes und Aftershave-Lotionen sein. Auch der Ärger mit eingewachsenen Härchen lässt sich vermeiden. Glücklicherweise helfen vorbereitende Maßnahmen vor dem Rasieren, wie auch der Wechsel zu einer anderen Art von Rasierer Besserung bewirken kann. Aber trotz vorbeugender Maßnahmen und bester Pflege sind ab und zu noch ein paar Tricks nötig, um die Härchen loszuwerden.

Ursachen und Symptome

Das Rasieren schabt Hautschuppen von der Hautoberfläche ab. Der Verlust der schützenden obersten Schicht kann die darunterliegende Haut austrocknen und reizen. Auch zu schnelles oder falsches Rasieren erhöht das Risiko einer Hautreizung. Manche Menschen, vor allem Männer mit lockigen Bärten, sind besonders anfällig für picklige Hautreaktionen. Bei Frauen kann das Rasieren der Achselhöhlen und Beine zu ähnlichen Problemen führen. Eingewachsene Haare verursachen wunde, rote Knötchen. Sie entstehen, wenn eine zu gründliche Rasur den Follikel beschädigt, aus dem das Haar herauswächst, oder wenn ein gelocktes Haar wieder hineinwächst.

Eine haarige Angelegenheit

- Wenn ein Haar wieder in die Haut hineinwächst, muss man es entfernen. Legen Sie zunächst einen **feuchtheißen Waschlappen** für 5 Minuten auf, um das Haar weicher zu machen, und ziehen Sie dann mit einer **Pinzette** die Haarspitze heraus.

Wechseln Sie den Rasierer

- Wenn eingewachsene Haare immer wieder auftreten, könnte der **Austausch des Rasierers** eventuell Abhilfe bringen. Wechseln Sie vom Nassrasierer zu einem Trockenrasierer oder umgekehrt.
- Rasierer verfügen heute über Doppel- und Dreifachklingen für eine besonders gründliche Rasur. Die altmodischen **Rasierer mit Einfachklinge** beugen eingewachsenen Haaren jedoch wirksamer vor. Viele Doppelklingen-Rasierer ziehen das Haar etwas an, bevor sie es abschneiden. Beim „Zurückschnellen" gelangen die abgeschnittenen Enden unter die Haut.
- Wenn sich ein eingewachsenes Haar entzündet hat und Sie sich normalerweise mit einem Nassrasierer rasieren, lässt sich der Heilungsprozess durch das **Auswechseln der Klinge** beschleunigen. Denn so entfernen Sie die Erreger, welche die Infektion ursprünglich herbeigeführt haben. Oder sterilisieren Sie die Klinge mit Wundbenzin.

Bereiten Sie die Haut vor

- Rubbeln Sie vor der nächsten Rasur die Haut mit einem **Luffaschwamm**, einem **Massagehandschuh**, **Schwamm** oder **Waschlappen** sorgfältig ab. Dadurch werden überschüssige

Hautschüppchen entfernt, welche die Haarfollikel verstopfen – ein Prozess, den man als „Exfoliation" bezeichnet –, und die Härchen aus ihren Follikeln befreit.

Auf das richtige Rasieren kommt es an

- **Rasieren** Sie **mit dem Strich**. Männer sollten lieber halsabwärts rasieren als aufwärts. Frauen sollten ebenfalls beim Rasieren der Beine abwärts und nicht aufwärts vorgehen. Auf diese Weise erhalten Sie zwar nicht die gründlichste Rasur, aber Sie schneiden das Haar auch nicht so knapp ab, dass es unter die Haut gelangt.
- **Ziehen Sie die Haut nicht straff**, bevor Sie den Rasierer ansetzen. Denn das schiebt die Härchen etwas aus der Haut heraus. Nach dem Abschneiden gleiten die Spitzen dann zurück und unter die Hautoberfläche. Das gilt für Frauen beim Rasieren der Achseln wie für Männer bei der Bartrasur.

Von Pickeln und Knötchen befreien

- **Benzoylperoxid**, ein Wirkstoff in vielen Aknecremes und Gesichtswässern, trägt dazu bei, Pickelchen zu beschränken.
- Lotionen mit **Alphahydroxysäuren** (AHA) schälen die oberste Hautschicht ab und sorgen so dafür, dass sich weniger Haare unter der Haut verfangen. Tragen Sie die AHA-Lotion direkt nach der Rasur auf alle Hautregionen auf, die Sie regelmäßig rasieren. Aber bedenken Sie, dass AHA besonders auf nasser Haut Irritationen hervorrufen können, und verwenden Sie das Produkt anfangs nur nachts.

Alternativen zur Rasur

- Geben Sie Ihr Ideal von einer glatten Haut auf. Je gründlicher die Rasur, desto größer die Gefahr, dass immer wieder Haare einwachsen. Männer riskieren damit allerdings, dass stattdessen die Haut ihrer Partnerin gereizt auf die Bartstoppeln reagiert.
- Als Alternative zum Rasieren verwenden manche Frauen **Enthaarungscremes**. Ähnliche Produkte gibt es jetzt auch für Männer. Befolgen Sie die Gebrauchsanweisungen genau, und probieren Sie das Produkt zuerst an einer unauffälligen, aber empfindlichen Hautstelle aus; etwa in der Ellbogenbeuge. Um Hautirritationen zu vermeiden, sollten Sie das Produkt überdies nicht öfter als zweimal wöchentlich anwenden.

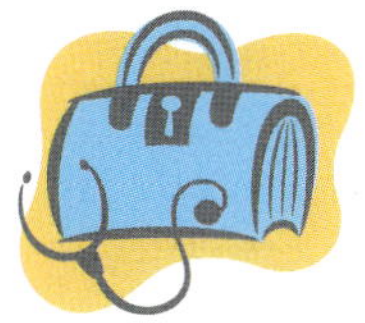

Wann zum Arzt?

Nur wenige Ärzte werden sich überhaupt für eingewachsene Härchen oder Rasurausschlag interessieren. Wenn Sie jedoch einen starken Ausschlag bekommen, der nicht abklingen will, könnte es sich um eine allergische Reaktion gegen eine Rasiercreme oder den Rasierschaum handeln. Auch eine Infektion durch Bakterien und Pilze kommt als Auslöser infrage. Ihr Hausarzt wird diese Symptome behandeln können. Wenn die durch die eingewachsenen Härchen entstandenen roten Punkte anfangen zu schmerzen und anzuschwellen statt abzuheilen, könnte es sich um eine Infektion der Haarwurzeln handeln. In diesem Fall wird der Arzt Antibiotika verschreiben.

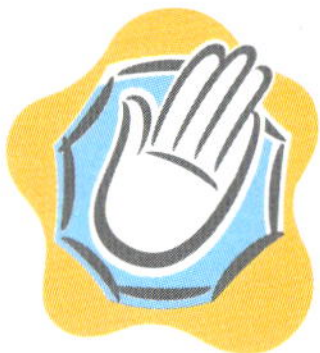

Besser **nicht!**

Die Haarentfernung mit Wachs mag die sicherste Methode für eine gepflegte Bikinizone und superglatte Beine sein, ist jedoch nur anzuraten, wenn Sie nicht zu eingewachsenen Härchen neigen. Nach der Wachsbehandlung tendieren die Haare dazu, angewinkelt zu wachsen statt gerade aus dem Follikel heraus und verschwinden dadurch noch eher unter die Haut.

- Wer weniger schmerzempfindlich ist, kann vor allem zum Enthaaren der Beine auch **Heiß- oder Kaltwachs** bzw. ein **Epiliergerät** verwenden; Letzteres kann allerdings vor allem bei den ersten Anwendungen ziemlich schmerzhaft sein. Die Haarentfernung mit Wachs funktioniert besser und gründlicher, wenn Sie sie von einer Kosmetikerin durchführen lassen oder sich zumindest vor dem ersten Selbstversuch von ihr gründlich einweisen lassen.

Rasurbrand lindern

- **Aloe vera** ist einer der besten natürlichen Wirkstoffe bei irritierter oder verbrannter Haut. Wenn Sie eine Aloe-vera-Pflanze besitzen, dann schneiden Sie die Spitze eines Blattes ab, drücken Sie das klare Gel heraus und tragen Sie es direkt auf die Haut auf. Sie können auch ein Fertigprodukt mit diesem Pflanzenextrakt verwenden. Am besten wirkt hundertprozentig reines Aloe-vera-Gel.
- **Avocado** ist reich an lindernden Vitaminen und Ölen. Tragen Sie das zerdrückte Fruchtfleisch direkt auf die Haut auf.
- Gurken wirken als kühlendes Heilmittel bei Hautproblemen. Legen Sie eine Gurkenscheibe direkt auf die gereizte Stelle, oder pürieren Sie ein Stück geschälte Gurke und streichen Sie die Masse auf die Haut. Noch besser: Geben Sie zusätzlich ein wenig Avocado in den Mixer.
- Reiben Sie die betroffenen Hautpartien mit **Calendulacrem** ein. Die Wirkstoffe der Ringelblume sind schon seit langem als Heilmittel für geschädigte Haut bekannt.

Pflege für den Rasierapparat

- Zur Vermeidung oder Verringerung der Hautreizung beim Rasieren sollten Sie die **Klinge** nach jedem dritten oder vierten Mal **austauschen**. Denn der zusätzliche Druck, der durch stumpfe Klingen nötig wird, ruft verstärkt Irritationen hervor. Wegwerfrasierer sollten grundsätzlich nicht öfter als dreimal verwendet werden, bei starkem Bartwuchs sollten Sie sie bereits nach einmaligem Gebrauch wegwerfen.
- Noch besser ist es, wenn Sie **abwechselnd** einen Nassrasierer und einen elektrischen Rasierer verwenden. Tauschen Sie die beiden Geräte in monatlichem Rhythmus aus. Zwar haben die Dermatologen den Grund dafür noch nicht gefunden, doch

ist es erwiesen, dass sich die Wahrscheinlichkeit eines Rasurausschlags verringert, wenn regelmäßig zwischen diesen beiden Rasiermethoden abgewechselt wird.

Für weichere Stoppeln und geschmeidigere Haut

- Wenn Sie sich mit einer Klinge rasieren, dann machen Sie **Haare und Haut vorher nass**. Duschen Sie, legen Sie sich in die Badewanne, oder verwenden Sie etwa 10 Minuten vor dem Rasieren einen warmen Waschlappen, den Sie sich auf das Gesicht legen. Wenn die Haut nass ist, stehen die Haare gerader nach oben und lassen sich leichter abscheren. Bei einem elektrischen Rasierer gilt das genaue Gegenteil: Haut und Haarstoppeln sollten vollständig trocken sein.
- Wählen Sie eine **Rasiercreme** für sensible Haut – im Idealfall enthält sie unter anderem Aloe vera. Meiden Sie jedoch parfümierte Produkte sowie solche mit Benzoylperoxid oder Menthol, da diese Hautirritationen verursachen können. Und rasieren Sie sich nicht mit Seife. Rasierschaum oder -cremes haben eine dickere Konsistenz, spenden mehr Feuchtigkeit und garantieren besseren Schutz für die Haut.
- **Verzichten Sie auf Aftershaves**. Diese enthalten viel Alkohol, der die Haut austrocknet und Reizungen verschlimmert. Eine gute Alternative ist Zaubernuss (Hamamelis). Der Extrakt enthält nur wenig Alkohol, macht die Haut geschmeidig und beruhigt. Hamamelistinktur oder -salbe hilft auch bei kleinen Schnitten während der Rasur.

Wenn die Tube leer ist

Sie werden überrascht sein, was alles als Rasierschaum-Ersatz dienen kann, falls dieser einmal ausgegangen sein sollte. Hier finden Sie ein paar Alternativen, die ausprobiert und für wirksam befunden wurden. Dies hat folgenden Grund: Viele von ihnen basieren auf Öl und liefern damit ausreichend Feuchtigkeit sowie den erforderlichen Hautschutz für eine Rasur. Nichtsdestotrotz werden Sie wohl nur in einer absoluten Notlage auf diese Produkte zurückgreifen wollen.

Einfache Alternativen zu Rasierschaum oder Rasiercreme:

- Streichkäse
- cremige Haarspülung
- Zahnpasta
- Schlagsahne aus der Spraydose
- Erdnussbutter (die glatte Variante, nicht die mit Erdnussstückchen)
- Butter
- Feuchtigkeitscreme
- Mayonnaise

Raue Lippen

Obwohl sie ständig Sonne, Wind oder anderen Reizen ausgesetzt sind, verfügen die Lippen über keine Talgdrüsen, die sie geschmeidig halten. Hier haben wir es mit einer der wenigen Schwachstellen in einem ansonsten fast perfekten Design zu tun. Außerdem enthalten und bilden sie sehr wenig von dem Hautpigment Melanin, das vor der Sonneneinstrahlung schützt. Kein Wunder also, dass Lippen trocken und rissig werden können wie altes Leder und leicht Sonnenbrand bekommen. Wer einen weichen Kussmund haben möchte, sollte seinen Lippen deshalb sorgsamen Schutz angedeihen lassen.

Ursachen und Symptome

Die Lippen sind trocken, wund, rissig und schmerzen oder brennen und jucken. Meist ist der Auslöser für diese Symptome trockenes, kaltes Wetter oder trockene Heizungsluft. Sonnenbrand, allergische Reaktionen, eine erhöhte Temperatur oder einfach zu häufiges Benetzen der Lippen mit Speichel können ebenfalls die Ursache sein.

Greifen Sie zu Lippenbalsam

- Ein natürlicher Lippenbalsam ist **Bienenwachs**. Tragen Sie zum Schutz gegen trockene Kälte stets etwas davon auf die Lippen auf, bevor Sie das Haus verlassen.
- Viele Lippenpflegestifte enthalten zu viel Wasser und zu wenig Fett. Achten Sie beim Einkauf darauf.
- Manche Leute schwören bei rauen Lippen auf **Kakaobutter**, die auch bei rauen Händen hilft. Cremen Sie die Lippen damit vier- bis fünfmal täglich ein oder auch noch öfter, wenn sie ganz besonders trocken sind.
- Ein praktisches Hausmittel ist **Olivenöl** oder **pflanzliches Backfett**, das spröde Lippen geschmeidiger und feuchter macht.
- Wenn Sie **Vitamin-E-Kapseln** zur Hand haben, dann brechen Sie eine auf und streichen Sie das Öl auf die Lippen.
- **Vaseline** hat sich als Mittel gegen raue Lippen bewährt.
- Auf dem Etikett eines amerikanischen **Melkfettes** steht, dass es eigentlich für Kühe bestimmt sei, die meisten Anwender aber nur zwei Beine hätten. Das klingt zwar seltsam, liegt aber daran, dass diese Creme sehr wirksam trockene Lippen beseitigt. Wenn Sie Melkfett ausprobieren möchten, sollten Sie eines mit Lanolin und Petrolatum wählen. Sie erhalten es in Agrarhandlungen oder online.

Feuchtigkeit von innen heraus

- Wenn Ihre Lippen ständig rau sind, dann trinken Sie 8 Gläser à 250 ml **Wasser** pro Tag – auch mehr, wenn Sie können. Das allein wird zwar die Sprödigkeit nicht verhindern, aber zumindest dafür sorgen, dass sie nicht zunimmt.

Wirksame Vorbeugung

- Tragen Sie einen Lippenbalsam mit einem **Lichtschutzfaktor** (LSF) von mindestens 15 auf, bevor Sie nach draußen gehen. Lippen benötigen genauso viel Schutz wie die restliche Haut. Aber achten Sie auf die Symptome einer Allergie gegen den Sonnenschutz, wie Lippenrötungen oder -jucken, und verwenden Sie dieses Produkt dann nicht mehr.
- Ein dunkler, cremiger **Lippenstift** schützt ebenfalls die Lippen vor der Sonne und bewahrt die Feuchtigkeit.
- Wenn die Luft im Haus sehr trocken ist, dann beugen Sie rauen Lippen vor, indem Sie im Schlafzimmer einen **Luftbefeuchter** laufen lassen, während Sie schlafen, oder nasse Handtücher über die Heizkörper hängen.
- Versuchen Sie, vermehrt **Vitamin-B-reiche Nahrungsmittel** zu verzehren, zum Beispiel Fleisch, Vollkornprodukte, Nüsse und grünes Blattgemüse. Ein Vitamin-B-Mangel ist manchmal mitverantwortlich für trockene Lippen.
- **Vermeiden Sie, sich über die Lippen zu lecken.** Der Speichel sorgt zwar für einen kurzzeitigen Feuchtigkeitsüberzug, er verdunstet jedoch schnell und hinterlässt die Lippen trockener als zuvor. Zudem enthält Speichel Enzyme, die das Gewebe austrocknen.
- Verwenden Sie keine Lippenpflegeprodukte, die **Phenol** oder **Kampfer** enthalten. Diese Antiseptika trocknen aus.
- Geben Sie einem **Kind keinen aromatisierten Lippenbalsam**. Kinder neigen dazu, sich den süßen Geschmack von den Lippen zu lecken, was die Sprödigkeit verschlimmert. Außerdem tauschen sie die Produkte untereinander gern aus und stecken sich auf diese Weise gegenseitig an.

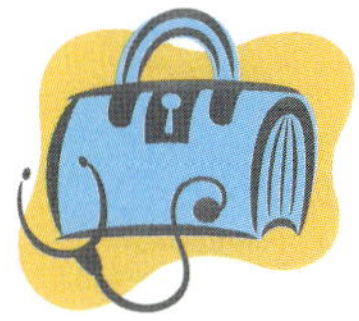

Wann zum Arzt?

Trockene Lippen verschwinden normalerweise, wenn man etwas Lippenpflege anwendet. Sind sie nach 2 oder 3 Wochen aber immer noch rau, dann sollten Sie zum Arzt gehen. Auch wenn die Lippen häufig blutig aufspringen, sollten Sie einen Arzt aufsuchen; Sie könnten eine Pilzinfektion haben. Eine allergische Reaktion auf Inhaltsstoffe in Zahnpasta, Lippenstift oder Lippenbalsam kann ebenfalls die Ursache für raue Lippen sein. Selten weisen dauerhaft gerötete, trockene oder schuppige Lippen auf eine Krebserkrankung hin.

Machen Sie Hefepilzen den Garaus

Weißliche Beläge im Mund und rissige, spröde Mundwinkel können auf Mundpilz zurückgehen, verursacht durch Hefepilze. Diese Infektion wird mit einem Miconazol-Gel behandelt, das der Arzt verschreiben muss. Wenn Sie Zahnersatz tragen und Mundpilzprobleme haben, dann sollten Sie Ihre Prothese besonders gründlich und häufig reinigen. Sonst wachsen die Hefepilze ungehindert weiter und verbreiten sich über den Kontakt mit den Lippen. Auch Babys und Kleinkinder können eine Pilzerkrankung bekommen. Sterilisieren Sie deshalb Schnuller und Sauger häufig, um erst gar keine Pilzbesiedlung zu dulden oder den Pilz rasch wieder loszuwerden.

Reisekrankheit

Viele Menschen machen die unangenehme Erfahrung, dass Reisen in der Luft, auf der Straße oder zur See Übelkeit und Erbrechen auslöst. Der Reiseübelkeit kann zwar vorgebeugt werden, aber wenn sie erst einmal eingesetzt hat, ist sie eher schwierig zu behandeln. Wer also eine Reise antritt, sollte unbedingt etwas unternehmen, bevor die Beschwerden auftreten. Diese verschlimmern sich zudem häufig durch die Furcht davor – deshalb sind auch Entspannungsverfahren so wirksam und helfen auf Reisen, Leib und Seele unter Kontrolle zu haben.

Ursachen und Symptome

Reisekrankheit entsteht, wenn die Informationen, die über die Augen, und diejenigen, die über das Gleichgewichtsorgan im Innenohr ins Gehirn gelangen, nicht übereinstimmen. Deshalb verschlimmert sich die Übelkeit, wenn man beim Fahren liest: Die Augen übermitteln Stillstand, während die Sensoren im Innenohr wissen, dass sich alles bewegt. Das kann Übelkeit, Erbrechen, gar Schweißausbrüche und Kopfschmerzen hervorrufen. Wenn man aus dem Fenster schaut, berichten Auge und Innenohr Ähnliches ans Gehirn und die Übelkeit ist nicht so heftig. Häufig trifft die Reiseübelkeit Kinder, da bei ihnen die Gleichgewichtsorgane empfindlicher sind als bei Erwachsenen.

Das A und O: der geeignete Platz

- **Ein Erwachsener** sollte sich **im Auto vorn** hinsetzen oder – noch besser – selbst fahren. Denn der Fahrer scheint weniger an Reiseübelkeit zu leiden. Kinder gehören allerdings immer auf den Rücksitz, weil es dort sicherer ist.
- Im Flugzeug bitten Sie beim Einchecken um einen **Fensterplatz über der Tragfläche**, denn dort sind die Bewegungen am geringsten spürbar. Erklären Sie Ihr Problem: Der Gedanke an eine gefüllte Brechtüte unterstützt möglicherweise die Kooperationsbereitschaft des Bodenpersonals.
- Auf dem Wasser halten Sie sich am besten **mittschiffs** auf, dort bekommen Sie vom Seegang am wenigsten mit.
- Fahren Sie **im Zug** nicht mit dem Rücken zur Fahrtrichtung.

Frische Luft wirkt Wunder

- Jeder, dem jemals in Auto oder Bus schlecht war, kennt die **Erleichterung durch Frischluft**. Öffnen Sie ein Fenster, nachdem Sie sich mit den anderen Passagieren darüber abgesprochen haben. Auf einem Schiff gehen Sie an Deck – jedes Wetter dort ist besser als die stickige Kabine. Und im Flugzeug nutzen Sie die Lüftungsdüse über dem Sitz. Die hereinströmende Luft ist zwar nicht allzu frisch, aber sie ist wenigstens kühl.

Entlastung für das Innenohr

- **Schauen Sie gerade nach vorn**, wenn Sie im Auto sitzen. Auf dem Schiff fixieren Sie am besten den Horizont.
- Halten Sie den **Kopf möglichst ruhig**, um die visuellen Reize zu begrenzen.

• **Lesen Sie nicht**, und tun Sie auch nichts, wobei Sie nahegelegene Objekte ins Auge fassen müssen. Sagen Sie dem Fahrer, dass Sie als Kartenleser ungeeignet sind.

Reden Sie nicht darüber

• Wenn Ihr Kind zu Reiseübelkeit neigt, dann steigern Sie seine Angst nicht, indem Sie darüber reden. Denn wenn Sie das tun, wird die Übelkeit wahrscheinlich prompt eintreten.

Starten Sie nicht mit vollem Magen

• Vertilgen Sie **keine umfangreichen Mahlzeiten** vor Reiseantritt. Ein voller Magen verschlimmert die Beschwerden.

• **Meiden Sie insbesondere gebratene, fettige Gerichte.** Sie intensivieren die Übelkeit, wahrscheinlich, weil der Magen-Darm-Trakt durch die Verdauung dieser Speisen belastet wird.

Unangenehmen Gerüchen ausweichen

• Die Übelkeit bei Reisekrankheit kann durch **starke Gerüche** zunehmen. Auf einer Fähre oder am Flughafen halten Sie sich am besten von Rauchern fern; da die meisten Fluglinien das Rauchen an Bord schon untersagt haben, hört die Belästigung durch Qualm beim Einsteigen ins Flugzeug auf. Wenn Sie auf dem Schiff eine raue Überfahrt erwarten, suchen Sie einen Platz weitab von der Küche oder am besten an Deck.

Ingwer bringt Erleichterung

• Nehmen Sie 2 Stunden vor Reisebeginn und danach alle 4 Stunden **Ingwer** zu sich. Er wirkt rasch und hat keine der unangenehmen Nebenwirkungen üblicher Reisemedikamente wie Müdigkeit oder Sehstörungen. Nehmen Sie 100–200 mg standardisierten Extrakt in Kapselform, oder kauen Sie frischen Ingwer, trinken Sie Ingwertee, oder nehmen Sie ein paar Tropfen Ingwertinktur mit warmem Wasser ein. Sie können auch kandierten Ingwer naschen oder an Ingwernüsschen und leckeren Ingwerkeksen knabbern.

Nährstoffe für ruhiges Reisen

• Ein Mineralstoff zur Beruhigung der Nerven und damit zur Linderung der Reisekrankheit ist **Magnesium**. Nehmen Sie 1 Stunde vor Reiseantritt 500 mg zu einer Mahlzeit ein.

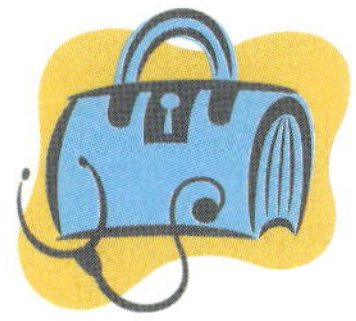

Wann zum Arzt?

Reiseübelkeit ist unangenehm, aber keine echte Krankheit. Sie kann höchstens eine andere Erkrankung überspielen. Wenn die vermeintliche Reisekrankheit also von Fieber oder schweren Kopfschmerzen begleitet wird, wenn Sie sich schwach oder benommen fühlen, sollten Sie sich an einen Arzt wenden. Medizinische Hilfe ist auch notwendig, wenn die Symptome länger als 24 Stunden anhalten. Suchen Sie sofort einen Arzt auf, wenn Sie schwere Brust- oder Bauchschmerzen haben.

• **Vitamin B6** wirkt gegen Übelkeit. Die empfohlene Dosis beträgt 100 mg 1 Stunde vor der Abreise und weitere 100 mg etwa 2 Stunden später.

Auch Homöopathie hilft

• Alle Symptome der Reisekrankheit werden durch **Cocculus** (Kockelskörner) gelindert. Oder wählen Sie **Tabacum**, wenn die geringste Bewegung des Verkehrsmittels zu Übelkeit oder Erbrechen führt – vor allem, wenn Sie dabei blass werden und schwitzen. Nehmen Sie eine Dosis des betreffenden homöopathischen Mittels, sobald Sie abfahren, und weitere nach Bedarf.

Armband und Akupressur

• Tragen Sie versuchsweise **Akupressur-Armbänder**, die speziell für Menschen mit Reiseübelkeit entwickelt wurden. Sie üben einen gleichmäßigen Druck auf die Akupressurpunkte gegen Übelkeit aus und sind in vielen Apotheken erhältlich.
• Wenn Sie kein solches Armband finden sollten, können Sie auch **mit den Fingern Druck ausüben**. Drehen Sie einen Arm mit der Innenseite nach oben. Suchen Sie den Druckpunkt etwa zwei Daumen breit oberhalb der Handgelenksfurche, in der Lücke zwischen den Sehnen. Drücken Sie mit dem Daumen der anderen Hand auf diesen Punkt, und zählen Sie dabei langsam bis 10. Wiederholen Sie das Ganze drei- bis fünfmal oder bis sich die Übelkeit bessert.

Hilfe aus der Apotheke

• Wenn bei früheren Reisen alle diese Tipps nicht fruchteten und Sie sichergehen möchten, dass die nächste Reise besser verläuft, dann kaufen Sie sich in der Apotheke ein **rezeptfreies Medikament gegen Reiseübelkeit**. Sie müssen solche Mittel allerdings vor der Abreise einnehmen, sonst wirken sie nicht. Lesen Sie die Anwendungsbeschreibung genau durch, um festzustellen, wie lange Sie die Pillen im Voraus schlucken müssen.
• Glücklicherweise gibt es auch gute **Präparate gegen Reisekrankheit bei Kindern**. Lassen Sie sich in der Apotheke beraten. Nur sehr wenige Kleinkinder unter 2 Jahren leiden bereits unter Reiseübelkeit. Falls Ihr Nachwuchs dazugehört, fragen Sie den Kinderarzt um Rat.

Reizdarm

Heilen kann man das Reizdarmsyndrom nicht und die Ärzte sind sich auch nicht sicher, was die Beschwerden überhaupt auslöst. Jeder, der an einem Reizdarm leidet, entwickelt im Lauf der Zeit seine eigenen Methoden, die Symptome zu lindern. Das Wichtigste ist, sich nicht entmutigen zu lassen. Meist werden durch eine leichte Umstellung der Ernährung und eine neue Strategie im Umgang mit Stress beachtliche Verbesserungen erreicht. Am besten ist eine Kombination mit alternativen Therapien.

Unterbrechen Sie den Stress-Kreislauf

- Da Stress einer der wichtigsten Auslöser für Reizdarmbeschwerden ist, sollte jeder Betroffene einige Entspannungstechniken kennen. Probieren Sie es mit **Meditation, Yoga** oder dieser einfachen **Atemübung**: Setzen oder legen Sie sich bequem hin. Konzentrieren Sie sich auf die hinein- und hinausströmende Atemluft. Wenn angstauslösende Gedanken auftauchen, konzentrieren Sie sich ausschließlich aufs Atmen. Üben Sie dies jeden Tag und verwenden Sie diese Übung immer dann, wenn sich Angst und Anspannung in Ihnen ausbreiten.
- Führen Sie ein **Tagebuch**, in das Sie die Darmbeschwerden und alle auftauchenden Probleme eintragen. Notieren Sie alle stressauslösenden Ereignisse des Tages. Lesen Sie gelegentlich in diesem Büchlein und achten Sie auf zeitliche Zusammenhänge etwa zwischen verstärkten Darmbeschwerden und einem Flug oder vor Besprechungen mit Ihrem Chef. Wenn Sie die Situationen identifiziert haben, die bei Ihnen die Symptome hervorrufen, dann können Sie nach Lösungen suchen, um mit Ihren speziellen Stress-Situationen fertig zu werden.

Seien Sie nett zu Ihrem Darm

- Essen Sie **möglichst wenig Gebratenes**, Fleisch, Öle, Margarine, Milchprodukte und andere fetthaltige Nahrungsmittel. Sie veranlassen den Darm, sich heftig zusammenzuziehen, was zu Durchfall und Bauchschmerzen führen kann.
- **Meiden Sie scharf gewürzte Gerichte**. Das Capsaicin in Pfeffer verursacht Dickdarmkrämpfe, die zu Durchfall führen.
- Trinken Sie **weniger koffeinhaltige Getränke** wie Kaffee, Cola oder schwarzen Tee; sie verschlimmern die Beschwerden.

Ursachen und Symptome

Normalerweise wird die Nahrung mit wellenartigen Kontraktionen der Darmmuskulatur durch den Verdauungsapparat geschoben. Beim Reizdarmsyndrom sind diese Muskelbewegungen ungleichmäßig, schnell und unberechenbar, sodass sie Durchfall erzeugen, oder sie sind langsam und schwach, was zu Verstopfung führt. Zudem treten meist krampfartige Bauchschmerzen und Blähungen auf. Die Ursachen des Reizdarmsyndroms sind unbekannt, aber man kennt zwei wichtige Faktoren, die die Beschwerden auslösen oder verstärken: erhöhtes Stressniveau und manche Nahrungsmittel. Frauen leiden doppelt so häufig an einem Reizdarmsyndrom wie Männer.

Wann zum Arzt?

Wenn Sie Blut im Stuhl bemerken oder ungewollt an Gewicht verlieren, sollten Sie bald Ihren Arzt aufsuchen. Das gilt auch, wenn die Darmbeschwerden sehr heftig oder Sie über 50 Jahre alt sind und diese Beschwerden zum ersten Mal erleben. Denn Reizdarm tritt meist in jüngeren Jahren auf. Bei erstmaligen Symptomen in höherem Alter muss ein Darmkrebs ausgeschlossen werden. Auch wenn Sie schon länger am Reizdarmsyndrom leiden, die Beschwerden sich in letzter Zeit aber verändert haben, ist es notwendig zu prüfen, ob ein Arzneimittel die Ursache sein könnte. Bei einer Nahrungsmittelunverträglichkeit erhalten Sie vom Arzt eine genaue Diätempfehlung.

- **Verzichten Sie auf blähende Speisen** wie Bohnen, Grünkohl, Rosenkohl und Brokkoli.
- **Vermeiden Sie** Kaugummi und Süßigkeiten, die **künstliche Süßstoffe** enthalten. Die Ersatzstoffe Sorbit oder Mannit wirken abführend. Wenn die Darmbakterien diese unverdaulichen Moleküle verarbeiten, drohen Blähungen und Durchfall.
- **Hören Sie mit dem Rauchen auf.** Nikotin trägt zu den Reizdarmsymptomen bei. Beim Rauchen schlucken Sie automatisch Luft, und Personen mit Reizdarm reagieren sehr empfindlich auf Luftansammlungen im Verdauungstrakt.

Ballaststoffe für den Darm bei Verstopfung

Die Beurteilung von Ballaststoffverzehr bei Reizdarmsyndrom hat sich jüngst gewandelt. Offenbar nützen lösliche und unlösliche Ballaststoffe zwar Patienten mit **Verstopfung, hartem Stuhlgang und Stuhldrang**. Denjenigen mit Durchfall, Blähungen oder Völlegefühl helfen sie jedoch nicht, sondern verstärken die Beschwerden noch. Daher gelten die folgenden Ratschläge auch nur für Reizdarmpatienten mit Verstopfung:

- Verzehren Sie **viele unlösliche Ballaststoffe**, die sich in Vollkornprodukten finden, ferner in jeder Art Kleie, Blattgemüse, Bohnen und Hülsenfrüchten.
- **Lösliche Ballaststoffe** unterstützen den Darm und senken den Cholesterinspiegel. Sie finden sich in **Bohnen, Hafer** und manchen Früchten wie **Äpfeln, Erdbeeren und Grapefruit**.
- Unbesorgt können Sie auch täglich und sogar über längere Zeit **Flohsamen** (Psyllium) als Abführmittel einnehmen. Halten Sie sich aber an die Einnahmevorschriften.

Ist es vielleicht Milchzuckerunverträglichkeit?

Nicht jedes vermeintliche Reizdarmsyndrom ist auch eines – bei vielen Leuten steckt eine Milchzuckerunverträglichkeit (Laktoseintoleranz) hinter den Verdauungsbeschwerden. Das ist keine Allergie, sondern ein Mangel an Laktase im Körper, dem Enzym, das zur Verdauung von Milchzucker notwendig ist. Milchzucker (Laktose) findet sich in vielen Nahrungsmitteln. Trinken Sie etwa 1/2 l Milch, und warten Sie das Ergebnis dieses Selbsttests ab. Falls eine Milchzuckerunverträglichkeit vorliegt, werden Sie Blähungen, Bauchkrämpfe und Durchfall bekommen. Dann sollten Sie Kuhmilch von Ihrem Speisezettel streichen. Es ist aber meist nicht nötig und wegen des enthaltenen Kalziums auch nicht sinnvoll, auf alle Milchprodukte zu verzichten. Probieren Sie aus, ob Sie Joghurt oder Hartkäse vertragen oder weichen Sie auf Ziegen- und Schafskäse aus (siehe Blähungen, S. 27 ff.).

- **Erhöhen Sie den Anteil an Ballaststoffen langsam**, wenn Sie diese nicht gewöhnt sind. Sonst könnten Blähungen und Völlegefühl auftreten. Beginnen Sie mit 8 g Fasern pro Tag – das entspricht etwa der Menge in zwei Birnen – und steigern Sie um 3–4 g täglich, bis Sie 30 g Ballaststoffe erreicht haben.
- Trinken Sie 6–8 Gläser **Wasser** pro Tag, um die Ballaststoffe sanft durch den Darmtrakt zu schwemmen.

Langsam genießen

- **Essen Sie öfter und dabei weniger.** Wenn Sie zu viel auf einmal aufnehmen, kann dies den Darmtrakt zu stark anregen.
- **Essen Sie langsamer**, und achten Sie mehr darauf, die Nahrung gründlich zu kauen. Schnellesser schlucken oft zu viel Luft mit, die im Darm zu Blähungen führt.

Joghurt für gesunde Darmflora

- Durchfall spült die Bakterien aus dem Darm, die schädliche Keime daran hindern, sich zu vermehren. Wenn Sie wegen Reizdarm an Durchfall leiden und keine Milchzuckerunverträglichkeit haben, essen Sie reichlich **Biojoghurt**, der aktive Bakterienkulturen wie *Acidophilus* oder Probiotika enthält. Oder nehmen Sie nüchtern dreimal täglich 2 Probiotika-Kapseln.

Pfefferminz und Ingwer

- Trinken Sie jeden Tag 1–2 Tassen **Tee aus echten Pfefferminzblättern**. Er entspannt die Eingeweide, verringert Krämpfe und lindert schmerzhafte Blähungen. Oder nehmen Sie dreimal täglich 1–2 magensaftresistente **Pfefferminzöl-Kapseln** zwischen den Mahlzeiten ein, die erst im Dünndarm ihren Wirkstoff freisetzen. Aber verzichten Sie besser auf Pfefferminze, wenn Sie an Sodbrennen leiden.
- Trinken Sie 4–6 Tassen **Ingwertee** pro Tag. Für einen ganz frischen Tee geben Sie 1/2 TL frisch geriebene Ingwerwurzel oder einen Teebeutel in 1 Tasse heißes Wasser und lassen den Tee 10 Minuten ziehen; dann abseihen und trinken.

Gönnen Sie dem Darm Bewegung

- 30 Minuten **Bewegung**, entspannt und ohne Leistungsdruck, baut Stress ab, setzt schmerzlindernde Endorphine frei und lässt den Körper einschließlich des Darmes besser funktionieren.

Besser nicht!

Wenn Sie unter Reizdarm leiden, sollten Sie einen großen Bogen um alle Medikamente machen, die den Stuhlgang beeinflussen, also besonders um alle Abführmittel und Mittel gegen Durchfall. Denn diese sorgen dafür, dass Sie abwechselnd an Durchfall oder Verstopfung leiden.

Restless-Legs-Syndrom

Von all den Geheimnissen des Körpers ist dieses sicher eines der seltsamsten: Ein Mensch ist müde und liegt im Bett – doch seine Beine wollen losrennen. Da das Restless-Legs-Syndrom (RLS) auf ein Ungleichgewicht des Mineralstoffhaushalts zurückgeführt wird, werden die entsprechenden Nahrungsergänzungsprodukte als vielleicht bester Weg empfohlen, das nächtliche Wandern zu beenden. Auch einige Abendrituale vor dem Zubettgehen helfen, die nervösen Beine zur Ruhe zu bringen.

Ursachen und Symptome

Der Name „Restless-Legs-Syndrom" beschreibt zwar, worum es geht: um ruhelose Beine. Aber er sagt nichts über das Ausmaß dieses Leidens aus. Wenn sich der Betroffene hinlegt, beginnt ein kribbeliges Gefühl in den Beinen, das nur durch Bewegung oder ein paar Schritte Gehen gestoppt werden kann. Ältere Menschen, Schwangere, Diabetiker und Personen mit Kreuzschmerzen sind vermehrt betroffen. Die Ursachen des Restless-Legs-Syndroms sind unbekannt, aber alle Risikogruppen haben einen niedrigen Magnesiumspiegel. Es wird auch ein Zusammenhang mit dem Konsum von Zucker, Koffein und Alkohol sowie einigen Medikamenten vermutet.

Probieren Sie es mit Vitaminen und Mineralien

- Nehmen Sie täglich 800 mg **Kalzium** und 400 mg **Magnesium**, plus 800 mg **Kalium**. Einige Naturheilkundige empfehlen, mit einer niedrigeren Dosis zu starten, z. B. mit 500 mg Kalzium und 250 mg Magnesium; wichtig ist, das Verhältnis 2:1 einzuhalten. Ein Mangel an einem dieser Mineralien kann zu verstärktem Zucken der Beine führen.
- Trinken Sie **magnesiumreiches Mineralwasser**, am besten mit einem Gehalt von etwa 100 mg Magnesium pro Liter.
- Nehmen Sie mehr **Folsäure** (Folat) zu sich, ein B-Vitamin. Folsäure unterstützt die Produktion der roten Blutkörperchen, die für die Sauerstoffversorgung des Körpers verantwortlich sind. Das ist wichtig, denn bei RLS sinkt der Sauerstoffgehalt im Blut ab. Gute Lieferanten für Folsäure sind grüne Salate, Orangensaft, Vollkornprodukte und Bohnen. Außerdem enthalten die meisten Multivitaminpräparate Folsäure.
- Nahrungsmittel mit hohem Eisengehalt wie dunkelgrüne Blattgemüse, Leber, Weizenkeime, weiße Bohnen und mageres Rindfleisch sind ebenfalls hilfreich. **Eisen** ist ein Bestandteil des Myoglobinmoleküls, eines Proteins, das Sauerstoff in den Muskeln speichert, bis er dort benötigt wird. Ohne Eisen kann Myoglobin nicht genug Sauerstoff binden.

Die Beine dehnen und reiben

- Wenn der Drang zum Bewegen der Beine einsetzt, beginnen Sie damit, sie zu **reiben** oder auf die volle Länge zu **strecken** und die **Zehen anzuziehen**. Diese absichtlichen Bewegungen senden Signale ans Gehirn, die die seltsamen Empfindungen des

RLS überdecken können. Beenden Sie das Dehnen der Beine, wenn Krämpfe auftreten. Sie zeigen einen Magnesiummangel an, der sich durch Dehnungsübungen nicht lindern lässt.

- Setzen Sie sich auf die Bettkante, und **massieren** Sie kräftig die Waden, um mit einem intensiven Reiz abzulenken.
- Wenn diese Maßnahmen die Beine nicht beruhigen, stehen Sie auf und **gehen ein paar Schritte umher**. Machen Sie ausgeprägte Schrittbewegungen, um alle Muskeln zu dehnen.

Führen Sie ein Abendritual ein

- Manchmal hilft ein **warmes Bad**, das Sie sich vor dem Schlafengehen für 10–15 Minuten gönnen sollten.
- Auch die **Kälte von Coldpacks** kann nützen. Streichen Sie damit über die Beine, ehe Sie ins Bett gehen.
- Oder die **Kombination von beidem**? Tauchen Sie die Beine für 2 Minuten in warmes Wasser, dann legen Sie für 1 Minute das Kältekissen auf. Wiederholen Sie dies abwechselnd.

Entspannung für die Muskulatur

- Ein spezielles Entspannungsverfahren ist die **progressive Muskelrelaxation**. Atmen Sie einige Minuten lang tief ein und aus, dann spannen Sie die Fußmuskeln an. Halten Sie die Spannung für einige Sekunden, dann entspannen. Als Nächstes wiederholen Sie das mit den Wadenmuskeln, dann kommen die Oberschenkelmuskeln an die Reihe. Führen Sie den bewussten Wechsel von An- und Entspannung mit allen Muskelgruppen durch, bis hinauf zum Gesicht und Nacken.

Testen Sie homöopathische Mittel

- Homöopathen empfehlen für ruhelose Beine dreimal täglich **Causticum** oder **Tarentula hispanica** in der C12-Potenz, bis sich die Beschwerden bessern.

Vorbeugung sorgt für ruhigere Nächte

- Trinken Sie abends **weder alkoholische noch koffeinhaltige Getränke**, weil beide anregend wirken.
- Raucher bekommen mit höherer Wahrscheinlichkeit RLS als Nichtraucher – **hören Sie also auf zu rauchen**.
- Meiden Sie **Arzneimittel gegen Erkältung und Nebenhöhlenentzündungen**; sie verschlimmern die Beschwerden.

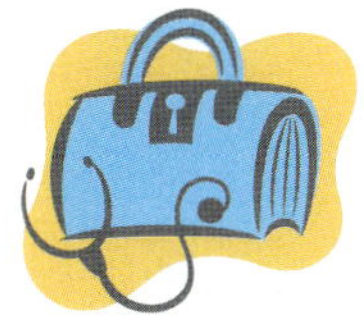

Wann zum Arzt?

Wenn das Restless-Legs-Syndrom so ernste Schlafstörungen verursacht, dass tagsüber die Arbeit oder die Alltagsroutine leidet, und alle Hausmittel nicht helfen, dann sollten Sie zum Arzt gehen. Er kann Medikamente verschreiben, die die Beine zur Ruhe bringen. Wenn das Beinezittern zum ersten Mal auftritt, ist auf jeden Fall ein Arztbesuch anzuraten. Denn es könnte auch ein anderes medizinisches Problem dahinterstecken, z. B. Diabetes, ein Nierenleiden oder die Parkinson-Krankheit.

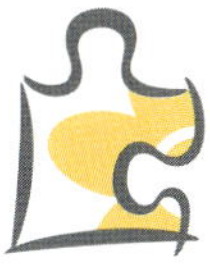

Bewährt

Tonicwater kann die Unruhe in den Beinen bessern.

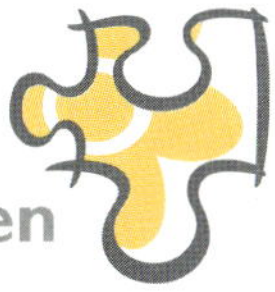

und bewiesen

Stimmt, weil Tonicwater Chinin enthält, das tatsächlich die Beschwerden bei einigen Menschen lindert.

Rheuma und Arthritis

Wer an einer entzündlichen Gelenkerkrankung leidet, kann nur für den aktuellen Tag über seine Befindlichkeit Auskunft geben – was morgen sein wird, ist ungewiss. Heftige Schmerzen, Müdigkeit und Bewegungseinschränkungen kommen und gehen völlig unvorhersehbar. Inzwischen gibt es jedoch sehr wirksame Medikamente, die die Entzündung in Schach halten und der Verformung von Gelenken entgegenwirken. Dennoch bleiben diese Erkrankungen sowohl chronisch als auch wechselhaft – beides gute Gründe, um sich mit Selbsthilfemaßnahmen zusätzliche Linderung zu verschaffen.

Ursachen und Symptome

Entzündliche Gelenkerkrankungen wie die rheumatoide Arthritis (RA) sind, anders als Arthrose, die nur ein einzelnes Gelenk betrifft, Systemerkrankungen des gesamten Körpers. Es liegt hier also eine Fehlreaktion des Immunsystems vor. Die RA beginnt an den Gelenken, kann aber auch andere Organe befallen. Sie verläuft schubweise und wechselhaft. Durch die Entzündungsschübe verdickt sich die Innenauskleidung der Gelenke, die Synovialmembran. Das zerstört den Gelenkknorpel und die umliegenden Knochen, aber auch die Sehnen und Bänder; die Gelenke verformen sich. Heute kennt man den Ablauf der Entzündung und kann ihn beeinflussen, doch über die Ursachen weiß man wenig.

Kälteschock für entzündete Gelenke

- Bei akut entzündeten Gelenken hilft **Kälte** besser als Wärme. Tauchen Sie ein Handtuch in eine Schüssel mit Eiswasser, wringen Sie es aus und wickeln es um das schmerzende Gelenk. Wenn es sich erwärmt hat, tauschen Sie es aus. Achtung: Legen Sie niemals Eisstückchen oder gefrorene Kältepackungen direkt auf die Haut – das kann zu Erfrierungen führen.
- Wenn Gelenke an der Hand entzündet sind, dann machen Sie ein **Eistauchbad**: Tauchen Sie Hand und Unterarm ganz kurz ins Waschbecken oder in eine Schüssel mit einer Mischung aus kaltem Wasser und Eisstückchen. Nach 10–15 Sekunden ziehen Sie die Hand aus dem Wasser, trocknen sie gut ab und lassen sie einige Minuten an der Luft ruhen. Wiederholen Sie die Prozedur mehrmals.

Natürliche Schmerzbekämpfung

- **Brennnesselblätterextrakt** hat sich in einer Studie als wirksam gegen entzündliche Gelenkschmerzen erwiesen. Die Teilnehmer erhielten ihn entweder als einziges Heilmittel oder zusätzlich zu ihren gewohnten Medikamenten. Bei über der Hälfte der Probanden gingen die Schmerzen deutlich zurück. Wegen der unterschiedlichen Konzentration der Extrakte lassen sich keine allgemeingültigen Dosierempfehlungen geben. Richten Sie sich am besten nach den Angaben des Herstellers.
- Die aus dem Amazonasgebiet stammende und dort seit Jahrhunderten als Heilmittel eingesetzte **Katzenkralle** greift regulierend in die Aktivität des Immunsystems ein und kann Entzündungen wirksam dämpfen, die als Autoimmunprozess

(Prozess, bei dem das Immunsystem körpereigene Strukturen wie die Gelenkinnenhaut angreift) ablaufen. Schmerzintensität sowie Anzahl der schmerzenden Gelenke bei Rheuma-Patienten nahm mit der Anwendung von Katzenkralle messbar ab. Als Fertigpräparat ist die Pflanze, von der hauptsächlich die Rinde der Wurzeln verwendet wird, bisher nur in Österreich in Kapselform erhältlich, in Deutschland und der Schweiz kann man sich mit Tee behelfen: Lassen Sie 1 TL getrocknete Wurzel in 250 ml Wasser 20–30 Minuten köcheln, dann abseihen. Trinken Sie viermal täglich 1 Tasse Tee.

- Eines der beliebtesten Naturheilmittel bei Arthrose wirkt auch bei entzündlichen Gelenkerkrankungen: die **Teufelskralle**. Über die schmerzlindernde Wirkung hinaus konnte experimentell auch ein entzündungshemmender Effekt bewiesen werden. Verwenden Sie Teufelskrallen-Extrakt, und richten Sie sich in der Dosierung nach den Angaben des Herstellers. Bei Arthritis benötigen Sie pro Tag etwa 2–5 g Teufelskralle.
- **Weidenrinde** enthält einen Inhaltsstoff namens Salicin, der im Darm zu Salicylsäure umgewandelt wird; diese ist chemisch verwandt mit der Acetylsalicylsäure, als schmerz- und entzündungshemmender Wirkstoff unter dem Kürzel ASS bekannt. Bei leichter bis mittelschwerer Arthritis hilft Weidenrinde ebenso gut wie synthetisches ASS, ist aber wesentlich magenfreundlicher: In der Weidenrinde ist noch keine freie Säure enthalten, diese entsteht erst im Darm. Nehmen Sie Weidenrinde als Fertigpräparat ein. Die Tagesdosis sollte 60–120 mg Salicin betragen. Wenn Sie sich lieber einen Tee zubereiten möchten, überbrühen Sie 1 TL kleingeschnittene Rinde mit 150 ml kochendem Wasser; 20 Minuten ziehen lassen, dann abseihen. Trinken Sie mehrmals täglich 1 Tasse davon.

Lernen Sie den Einfluss der Ernährung kennen

- Bei vielen Patienten hat die **Ernährung** einen großen Einfluss darauf, ob ein akuter Schub aufflackert. Um herauszufinden, ob das auch bei Ihnen der Fall ist, führen Sie am besten über mehrere Wochen **Tagebuch**. Tragen Sie täglich ein, was Sie gegessen haben, und notieren Sie die Beschwerden. Häufig ist ein Zusammenhang mit dem Verzehr von Weizen, Milchprodukten, Zitrusfrüchten, Tomaten oder Eiern feststellbar.

Fortsetzung auf Seite 248

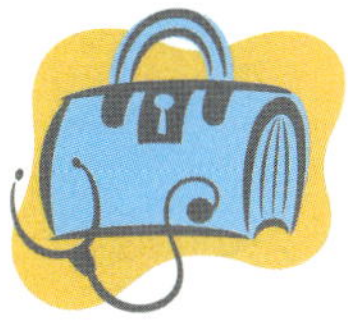

Wann zum **Arzt?**

Wenn Sie morgens mit einem oder mehreren steifen Gelenken aufwachen, die mindestens 1 Stunde lang nicht richtig funktionieren, und ein oder mehrere geschwollene, warme, schmerzende Gelenke haben, sollten Sie zum Arzt gehen. Grundsätzlich ist jedes ohne vorausgegangene Verletzung schmerzende Gelenk, das gleichzeitig geschwollen ist und sich warm anfühlt, ein Grund für einen dringenden Arztbesuch, denn es ist vermutlich entzündet. Auch starke, tiefsitzende Kreuzschmerzen, die frühmorgens besonders heftig sind, sollten Sie zum Arzt führen, denn die Beschwerden könnten auf eine Ankylosierende Spondylitis hindeuten, eine chronische, entzündlich-rheumatische Erkrankung, die hauptsächlich die Wirbelsäule betrifft.

Selbsthilfe
Rheuma und Arthritis

Mit wenigen sanften Übungen können Sie am besten verhindern, dass die Gelenke steif werden. Jeder der leichten Bewegungsabläufe kann drei- bis fünfmal wiederholt werden, sollte aber bei starken oder plötzlichen Schmerzen abgebrochen werden.

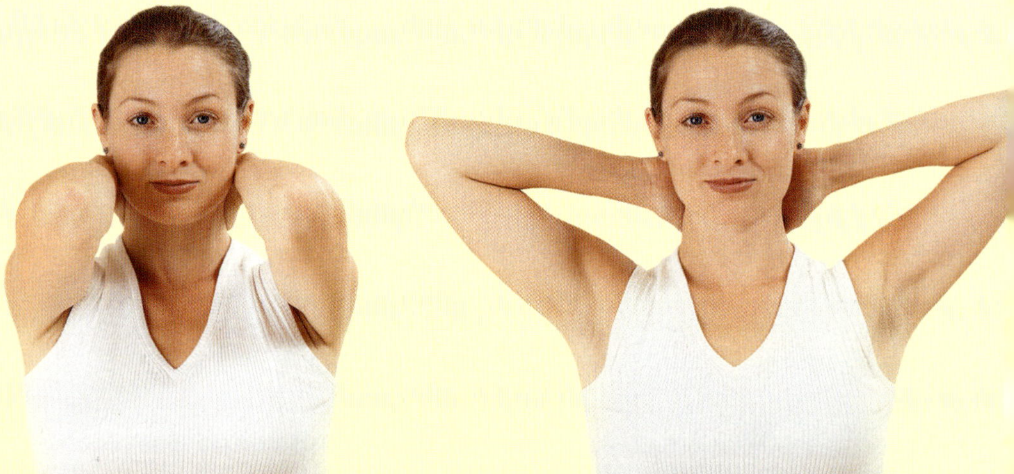

SCHULTERDEHNUNG Die folgenden Dehnungsübungen verbessern die Beweglichkeit der Schulter, während gleichzeitig die Nacken- und Schultermuskeln entspannt werden.

1 *Stehen Sie aufrecht, die Hände tief hinter dem Nacken verschränkt. Die Ellbogen zeigen gerade nach vorn.*

2 *Führen Sie die Ellbogen langsam nach hinten, atmen Sie dabei tief ein. Halten Sie diese Position für etwa 5 Sekunden, dann atmen Sie langsam aus und führen die Ellbogen nach vorn, bis sie sich berühren.*

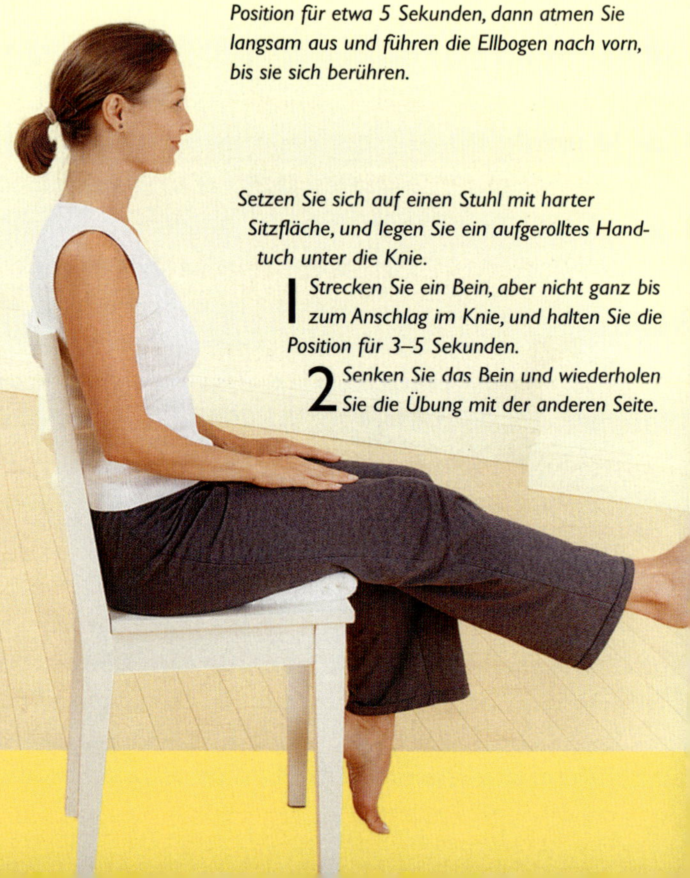

KNIEÜBUNG
Wenn Sie den Quadrizeps-Muskel an der Vorderseite des Beines stärken, erhält das Knie den Halt, den es braucht.

Setzen Sie sich auf einen Stuhl mit harter Sitzfläche, und legen Sie ein aufgerolltes Handtuch unter die Knie.

1 *Strecken Sie ein Bein, aber nicht ganz bis zum Anschlag im Knie, und halten Sie die Position für 3–5 Sekunden.*

2 *Senken Sie das Bein und wiederholen Sie die Übung mit der anderen Seite.*

FINGERÜBUNGEN

Wenn Sie eine Arthritis in den Händen haben, helfen Ihnen die folgenden Übungen, die Fingerfertigkeit beim Ergreifen und Halten von Gegenständen wieder zu verbessern.

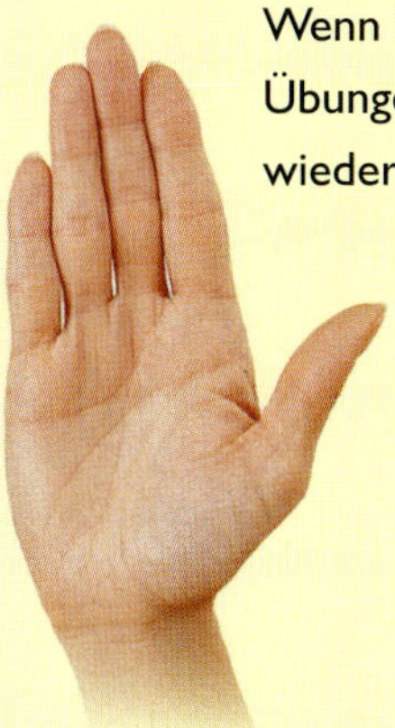

1 Halten Sie die Hand mit geöffneter Handfläche und entspannten Fingern nach oben, als ob Sie wie ein Polizist den Verkehr anhalten wollten.

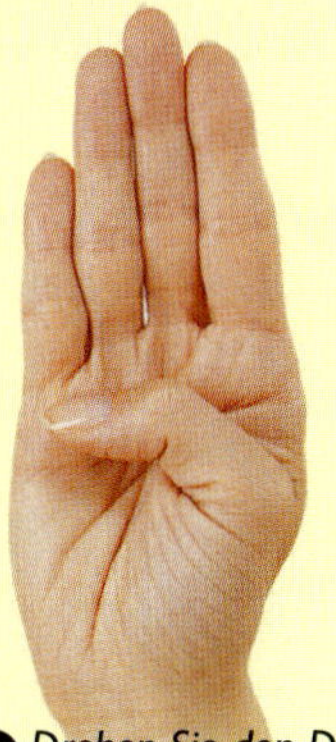

2 Drehen Sie den Daumen quer über die Handfläche, bis Sie die Wurzel des kleinen Fingers erreichen. Halten Sie die Position für 3 Sekunden, dann führen Sie den Daumen wieder zurück und spreizen alle Finger so weit wie möglich.

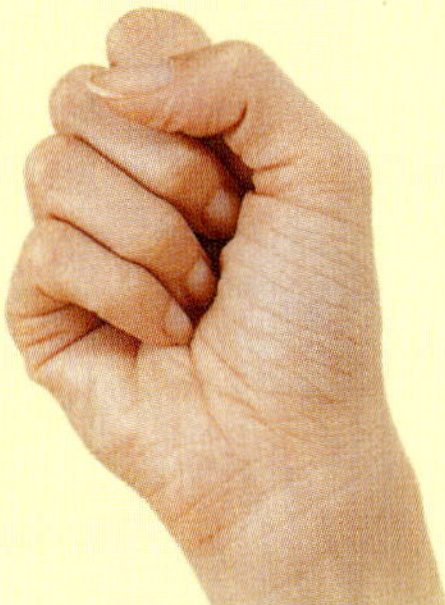

1 Machen Sie eine lockere Faust; der Daumen bleibt außerhalb.

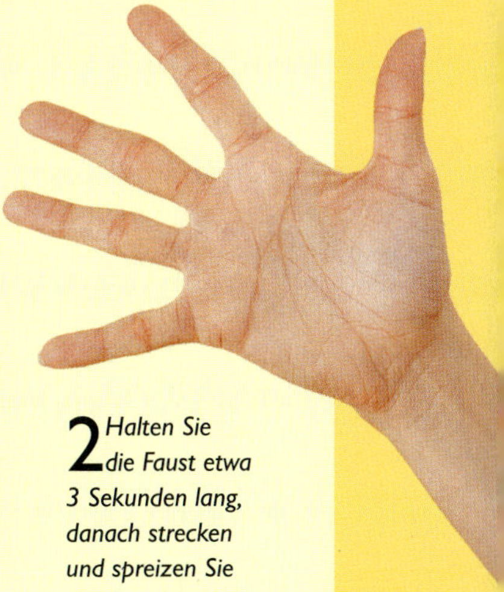

2 Halten Sie die Faust etwa 3 Sekunden lang, danach strecken und spreizen Sie alle Finger weit ab.

ÜBUNGEN FÜR DIE SPRUNGGELENKE

Die Beweglichkeit geschwollener Sprunggelenke erhalten Sie mit diesen Übungen. Setzen Sie sich dazu bequem auf einen Stuhl mit einer geraden Sitzfläche, und stellen Sie die Füße flach auf den Boden.

1 Heben Sie die Fußballen an; die Fersen bleiben auf dem Boden.

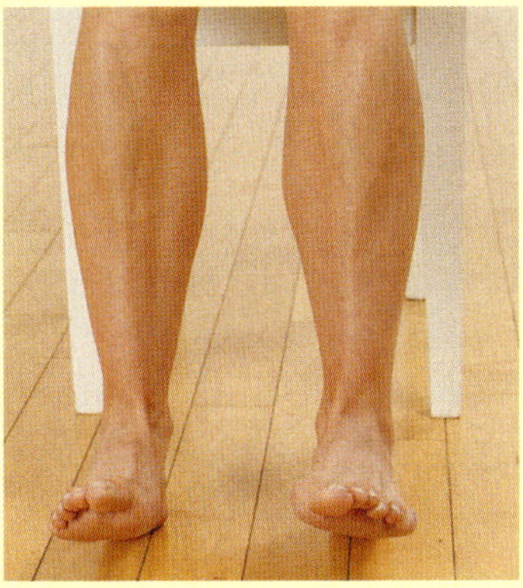

2 Schwenken Sie in dieser Position die Zehen nach rechts und links.

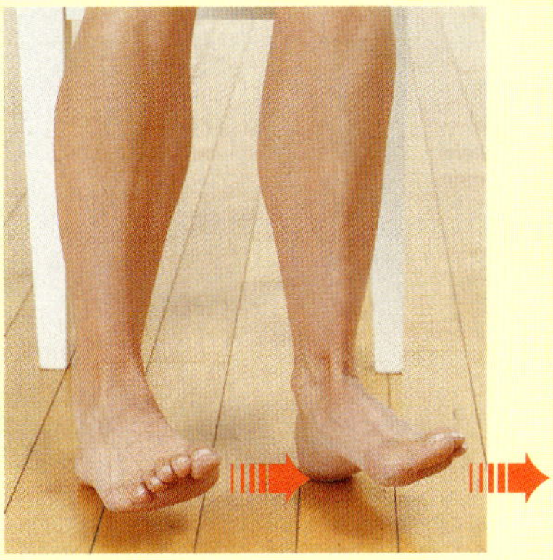

3 Jetzt stellen Sie die Ballen auf den Fußboden und heben die Fersen an.

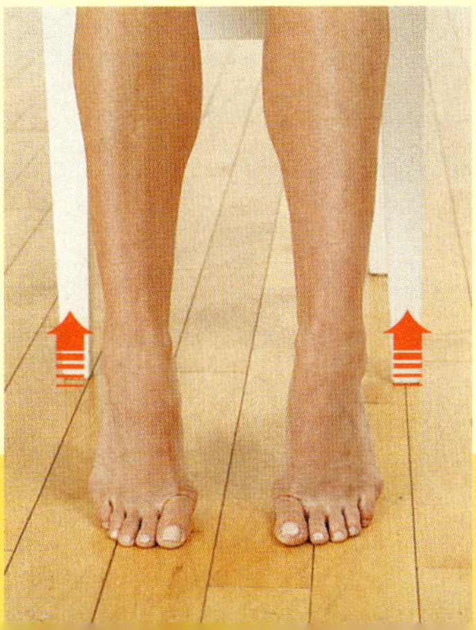

4 Drehen Sie nun die Fersen sanft nach rechts und links.

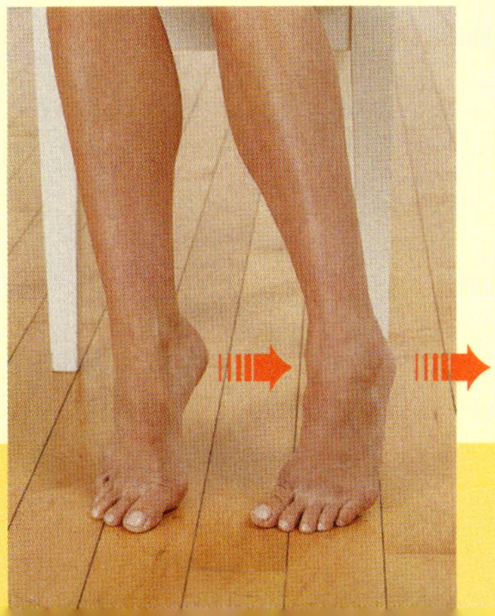

Wussten Sie das?

Auch die verschleißbedingte Gelenkerkrankung Arthrose geht mit morgendlicher Steifheit des betroffenen Gelenks einher, aber hier dauert sie nicht so lange wie bei rheumatoider Arthritis. Während ein Arthrose-Patient innerhalb von $^1/_2$ Stunde die Anlaufschwierigkeiten überwunden hat, kann die Steifheit bei Arthritis stundenlang anhalten.

Fortsetzung von Seite 245

- Die Umstellung auf **vegetarische Ernährung** ist auf jeden Fall einen Versuch wert – allerdings nur in Absprache mit dem Arzt. Eine Studie belegte, dass Patienten bei vegetarischer Ernährung schon nach 1 Monat weniger Symptome aufwiesen als diejenigen, die weiter Fleisch verzehrten. Allerdings galten sehr strenge Regeln: Eier, Gluten (ein Protein im Weizen) und damit alle Weißmehlprodukte, Kaffee, Alkohol, Salz, raffinierter Zucker und Milchprodukte waren gestrichen – was langfristig wegen der unzureichenden Protein- und Kalziumversorgung Probleme bereitet. Versuchen Sie es besser nur mit fleischloser Kost, dann sind kaum Mangelerscheinungen zu befürchten.

Hilfe von innen

- **Gamma-Linolensäure** kann Schmerzen lindern und die Entzündung dämpfen. Eine gute Quelle dafür ist Nachtkerzenöl, das Sie in Kapselform einnehmen können. Als Tagesdosis werden 4–6 g Öl empfohlen, verteilt auf 2 Portionen. Nehmen Sie die Kapseln nach den Mahlzeiten mit viel Flüssigkeit zu sich, und üben Sie sich in Geduld, denn es können 4–6 Wochen vergehen, ehe Sie eine Veränderung bemerken.
- Mögen Sie Fisch? Wenn Sie zweimal pro Woche fette Kaltwasserfische wie Thunfisch, Makrelen und Lachs verzehren, erhalten Sie eine Dosis Fischöl, die ausreicht, um die entzündungshemmende Wirkung der **Omega-3-Fettsäuren** auszunutzen. Wer dies nicht schafft, für den sind Fischölkapseln eine gute Alternative. Nehmen Sie 1000–2000 mg Fischöl täglich ein. Achtung: Falls Sie gerinnungshemmende Medikamente wie ASS oder Warfarin nehmen müssen, fragen Sie unbedingt Ihren Arzt, ehe Sie mit Fischölkapseln beginnen. Denn Fischöl greift ebenfalls in Gerinnungsvorgänge ein.
- Entzündliche Gelenkerkrankungen greifen auch die Knochen an, und wenn Sie in bestimmten Krankheitsphasen Kortikoide erhalten, verschärft sich das Problem noch. Daher sollten Sie den Knochenstoffwechsel durch die reichliche Aufnahme von **Kalzium** unterstützen. Wenn das über die Ernährung nicht erreicht wird – Kalzium ist vor allem in Milchprodukten enthalten, und diese scheinen bei Rheuma und Arthritis eher die Entzündung zu fördern –, dann nehmen Sie täglich 1000 mg Kalzium als Nahrungsergänzungsmittel ein.

Bewegen – auch wenn es schwerfällt

• Ein akut entzündetes Gelenk sollte entlastet, aber nicht vollkommen ruhiggestellt werden. Daher ist es wichtig, dass Sie nicht warten, bis nichts mehr wehtut, sondern sich nach einem akuten Schub bald wieder bewegen. Denn nur **kräftige Muskeln, Sehnen** und **Bänder** können die Last übernehmen, wenn das Gelenk geschädigt ist. Führen Sie möglichst täglich ein Programm aus Dehnungs- und Kräftigungsübungen durch. Wenn ein Gelenk nicht mitspielt, reduzieren Sie die Wiederholungen oder lassen eine Übung weg.

Entspannung lockert schmerzende Gelenke

• Stress senkt die Schmerzschwelle, kann zu Muskelverkrampfungen führen, was die Gelenkfunktion negativ beeinflusst, und beeinträchtigt das Immunsystem – alles zusammen wirkt doppelt negativ bei entzündlichen Gelenkerkrankungen. Erlernen Sie daher **Progressive Muskelentspannung**, **Meditation** oder **Biofeedback**. Auch die sanften, fließenden Bewegungen von **T'ai-Chi** tun den Gelenken gut.

Im Dschungel der Begriffe

Rheuma, Arthrose, Arthritis, Polyarthritis: Gelenkleiden haben nicht nur verschiedene Ursachen, sondern auch zahlreiche, zum Teil verwirrende Namen. Früher wurden Gelenkbeschwerden meist unter dem Begriff „Rheuma" zusammengefasst. Heute sprechen die Ärzte höchstens noch vom „rheumatischen Formenkreis", wenn sie die Gesamtheit aller rheumatischen Erkrankungen meinen. Man unterscheidet zwischen degenerativen, also durch Verschleiß hervorgerufenen Gelenkerkrankungen wie z. B. Arthrose (siehe S. 15 ff.) und den entzündlichen Gelenkerkrankungen. Letztere werden immer als Arthritis bezeichnet. „Arthron" ist das altgriechische Wort für „Gelenk" und „-itis" kennzeichnet eine Entzündung. **Rheumatoide Arthritis** (früher: Polyarthritis oder PCP, primär chronische Polyarthritis) ist eine chronische Entzündung, die mehrere Gelenke befällt und als häufigste entzündliche Gelenkerkrankung überwiegend bei Frauen auftritt. **Morbus Bechterew** (Ankylosierende Spondylitis) geht von der Wirbelsäule aus, kann sie stark verkrümmen und trifft vorwiegend Männer. Daneben gibt es seltenere entzündliche Gelenkleiden, z. B. Arthritis bei Psoriasis (Schuppenflechte) oder Arthritis nach Infektionen (reaktive Arthritis). Informationen zu Gelenkleiden finden Sie auch im Internet:

- www.arthrose.de
- www.rheuma-liga.de: Die Deutsche Rheuma-Liga ist mit über 250 000 Mitgliedern das größte Selbsthilfe-Netzwerk für alle Rheumaformen.
- www.rheumaliga.ch und www.rheumaliga.at sind die entsprechenden Netzwerke in der Schweiz und in Österreich.
- www.bechterew.de und www.bechterew.at sind spezialisierte Patientenvereinigungen.

Rückenschmerzen

Wer wünschte sich nicht, nie wieder über Rückenschmerzen klagen zu müssen? Manchmal reicht es, einige Tage einfach ein Schmerzmittel zu schlucken, um Schwellung und akute Schmerzen zu lindern. Außerdem gibt es wirksame Soforthilfe – besonders Eis und Wärme. So kann man sich bald wieder bewegen. Und langfristig helfen die auf den nächsten Seiten erklärten Übungen zur Dehnung und Kräftigung der Rückenmuskulatur. Wer sie gewissenhaft täglich ausführt, ist in vier bis sechs Wochen wieder voll belastbar und gewappnet für das nächste Mal.

Ursachen und Symptome

Rückenschmerzen können viele Ursachen haben: Abnutzungserscheinungen der kleinen Wirbelgelenke, Fehlhaltungen und -belastungen, Bandscheibenschäden, aber auch Nervenreizungen oder Entzündungen im Bereich der Wirbelsäule. Diese Beschwerden können sowohl chronische als auch hochakute Schmerzen hervorrufen, wie beispielsweise Hexenschuss. Fast alle Rückenprobleme gehen mit Verspannungen der Muskulatur einher, die den Schmerz überhaupt erst auslösen oder ihn verstärken.

Erst kalt, dann warm

- **Eis** hemmt vorübergehend die Schmerzsignale und trägt zum Abschwellen bei. Legen Sie mehrmals täglich einen Eisbeutel, ein Kühlelement oder einen Beutel gefrorene Erbsen, die in ein Tuch gewickelt sind, für bis zu 20 Minuten auf die schmerzende Region. Die Eispackung können Sie während der ersten Tage der Selbstbehandlung so oft wie nötig auflegen, und auch später hilft Eis nach dem Übungsprogramm oder nach anderer körperlicher Aktivität.
- Nach etwa 48 Stunden wechseln Sie von der Kältebehandlung zur **feuchten Wärme**, um die Durchblutung anzuregen und schmerzhafte Verkrampfungen zu lösen. Tauchen Sie ein Tuch in sehr warmes Wasser, wringen es aus, breiten es aus und falten es. Legen Sie sich auf den Bauch, und unterstützen Sie die Hüften und Sprunggelenke mit Kissen. Geben Sie das heiße Tuch auf das schmerzende Areal, bedecken es mit Plastikfolie und legen dann ein auf mittlere Stufe eingestelltes Heizkissen darauf. Belassen Sie diese Wärmepackung für höchstens 20 Minuten, aber wiederholen Sie sie mehrere Tage hintereinander, bis zu drei- bis viermal täglich.

Besserung durch Einreiben

- Bitten Sie eine Ihnen nahestehende Person, die schmerzhafte Region zu massieren. Spezielle Rückensalben sind dabei mit Vorsicht zu gebrauchen, sie reizen nach wiederholten Anwendungen die Haut. Ein einfaches Hilfsmittel für die **Massage** ist ein mit Tennisbällen gefüllter, zugebundener Strumpf, den der Massierende den Rücken hinauf- und hinunterrollt.

- Verwenden Sie ein **Einreibemittel**, das Diethylamin oder ein Salicylat enthält. Diese Mittel wirken ähnlich schmerzlindernd. Sie reizen die Nervenenden in der Haut und lenken von dem in der Tiefe sitzenden eigentlichen Schmerz ab. Massieren Sie die Mittel ein, das verstärkt den Nutzen des Wirkstoffs. Aber verwenden Sie kein hautreizendes Einreibemittel, wenn Sie dieselbe Region auch mit Wärme behandeln.

Hilfe aus der Natur

- Nehmen Sie dreimal täglich 500 mg **Bromelain** auf nüchternen Magen ein. Dieses aus Ananas gewonnene Enzym fördert die Durchblutung, verringert Schwellungen und hilft dem Körper, die Nebenprodukte einer Entzündung abzubauen. Achtung: Da Bromelain blutverdünnend wirkt, sollten Sie es nicht einsetzen, wenn Sie gleichzeitig ein gerinnungshemmendes Medikament (z. B. Warfarin) einnehmen müssen.
- Nehmen Sie viermal täglich 1 Kapsel mit 250 mg **Baldrian** ein. Einige Wissenschaftler vermuten, dass die wirksamen Bestandteile der Baldrianwurzel mit bestimmten Rezeptoren im Gehirn in Wechselwirkung treten, was den beruhigenden Effekt der Heilpflanze ausmacht. Beruhigungsmittel sind nicht grundsätzlich zu empfehlen, doch Baldrian wirkt viel milder als jedes synthetische Produkt. Aus Baldrianwurzel können Sie zwar selbst einen Tee zubereiten, aber dessen strenger Geruch ist ausgesprochen unangenehm, sodass in diesem Fall Kapseln, die alkoholischen Trockenextrakt aus der Wurzel enthalten, dem Tee unbedingt vorzuziehen sind.

Verbessern Sie Ihre Haltung

- Finden Sie heraus, **welche Haltung für Ihren Rücken den geringsten Stress** bedeutet. Stellen Sie sich gerade hin, das Gewicht gleichmäßig auf beide Beine verteilt. Kippen Sie das Becken nach vorn, dann wieder nach hinten, und übertreiben Sie dabei die Bewegungen. Dann arbeiten Sie sich den Rücken hinauf, indem Sie sich nacheinander auf einzelne Regionen konzentrieren. Beginnen Sie mit der Taillenregion, dann folgen die Brust und schließlich Nacken und Schultern. Versuchen Sie herauszufinden, welche Position am bequemsten ist, und nehmen Sie dann genau diese Haltung ein.

Fortsetzung auf Seite 254

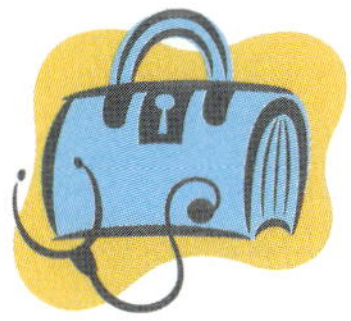

Wann zum Arzt?

Bevor Sie mit der Selbstbehandlung der Rückenschmerzen beginnen, lassen Sie beim Arzt klären, ob die Beschwerden ungefährlich sind oder ob ein ernstes Problem vorliegt, das fachkundige Behandlung erfordert. Ein guter Physiotherapeut kann helfen, die Verkrampfung im Rücken durch Anwendung von Zug und vorsichtige Manipulation zu lösen. Gehen Sie auch zum Arzt, wenn der Schmerz sehr plötzlich einsetzt, das Bein hinunter bis ins Knie oder bis in den Fuß ausstrahlt oder von Fieber, Magenkrämpfen, Brustschmerz oder Luftnot begleitet ist. Die Ärzte bewerten Rückenschmerzen häufig als „Weckruf“ des Körpers und empfehlen ein Übungsprogramm, um die Muskulatur rund um die Wirbelsäule zu kräftigen und zu stabilisieren, um zukünftigen Problemen vorzubeugen.

Selbsthilfe
Rückenschmerzen

Die folgenden Übungen hat ein Orthopäde zusammengestellt. Sie verbessern die Beweglichkeit und Kraft der Muskeln, welche die Wirbelsäule unterstützen – nicht nur im Rücken, sondern auch am Bauch.

1 Legen Sie sich mit entspannten Beinen bäuchlings auf den Boden, die Handflächen etwa auf Schulterhöhe.

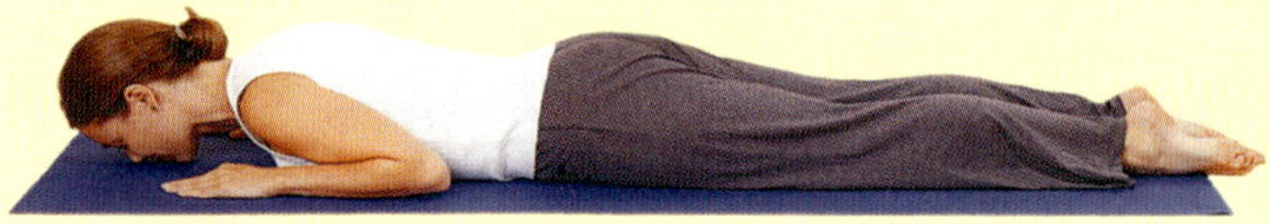

2 Ohne die Hüften zu bewegen und die Beine anzuspannen, heben Sie zehnmal den Oberkörper langsam an, bis Sie die Dehnung im Rücken spüren, und gehen dann zurück zur Ausgangsposition.

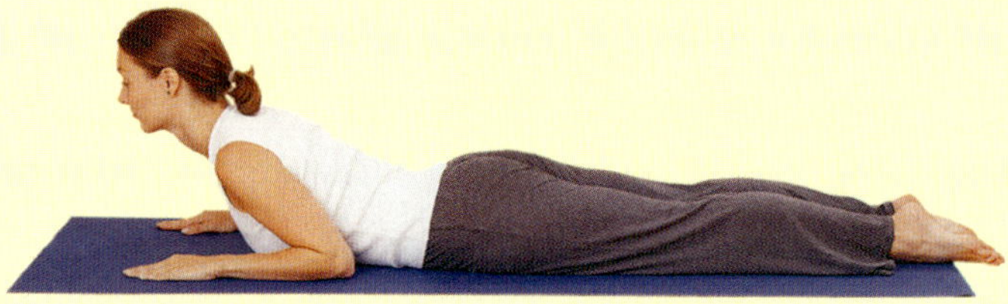

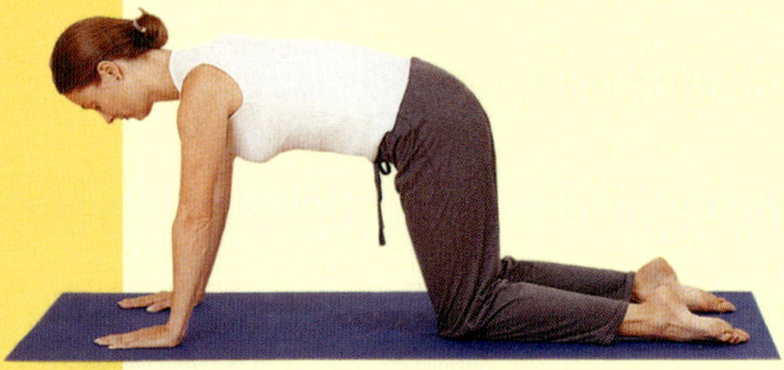

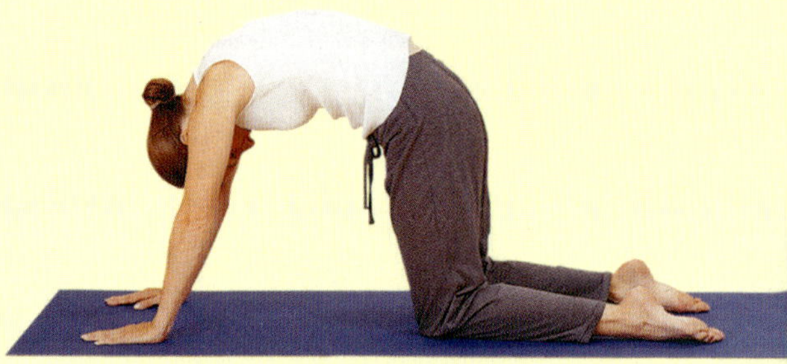

1 Gehen Sie in den Vierfüßerstand, die Knie hüftweit auseinander.

2 Machen Sie einen Katzenbuckel, wobei die Bauchmuskeln angespannt bleiben. Halten Sie die Position für 5 Sekunden, dann entspannen. Wiederholen.

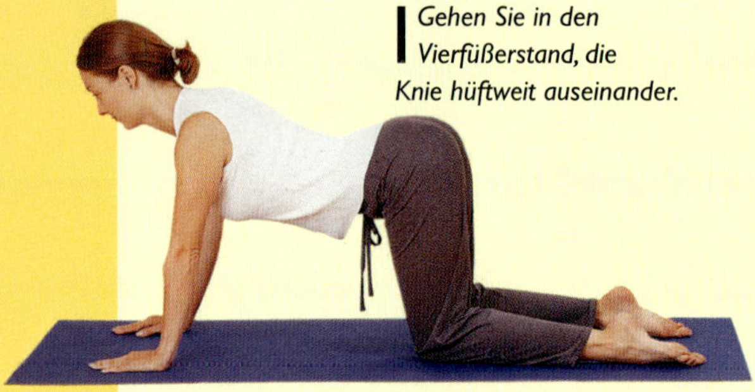

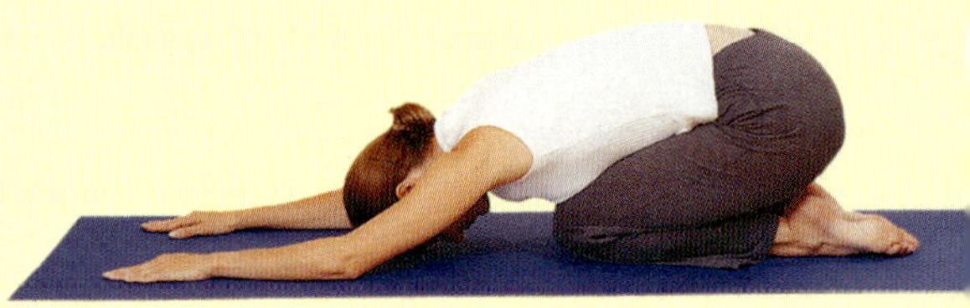

3 Jetzt biegen Sie den Rücken leicht nach unten. 5 Sekunden halten, entspannen. Wiederholen.

4 Zum Abschluss setzen Sie sich auf die Fersen und legen die Arme vor sich auf den Boden.

Legen Sie sich mit gebeugten Knien auf den Rücken. Ziehen Sie das rechte Knie langsam zur Brust, bis Sie die Dehnung im unteren Rücken spüren. Bis 5 zählen, dann das Bein langsam wieder ablegen. Nun wechseln Sie die Seite. Zehnmal wiederholen, abwechselnd rechts und links.

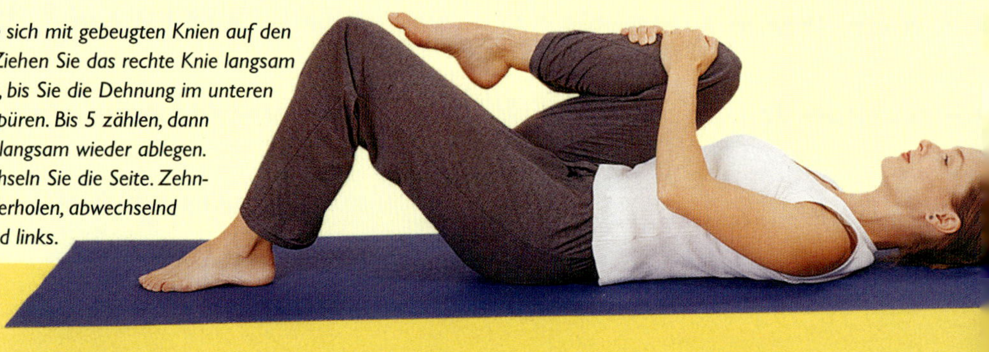

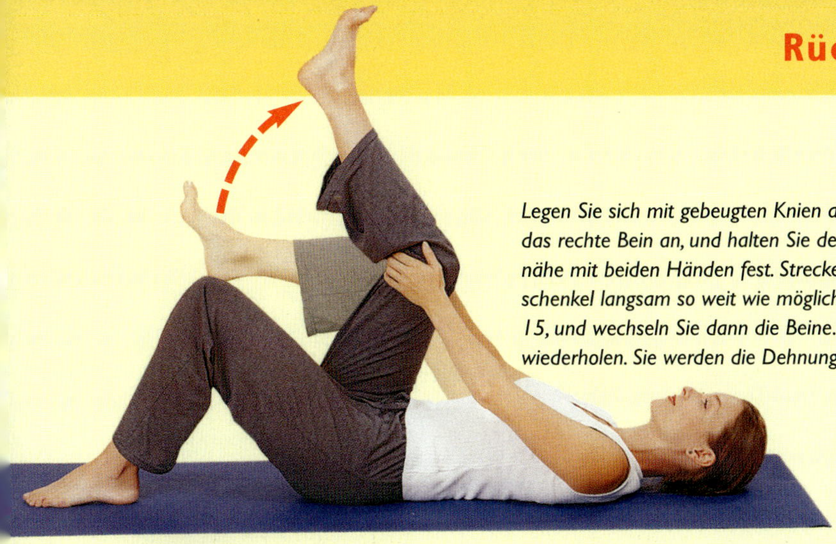

Legen Sie sich mit gebeugten Knien auf den Rücken. Heben Sie das rechte Bein an, und halten Sie den Oberschenkel in Knienähe mit beiden Händen fest. Strecken Sie jetzt den Unterschenkel langsam so weit wie möglich nach oben. Zählen Sie bis 15, und wechseln Sie dann die Beine. Mit jedem Bein fünfmal wiederholen. Sie werden die Dehnung im Oberschenkel spüren.

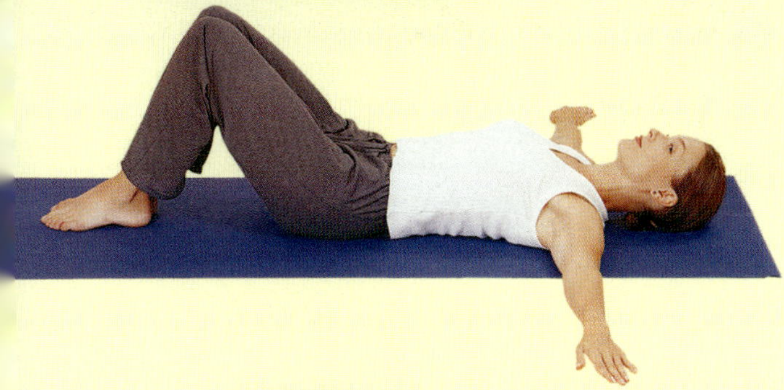

1 *Legen Sie sich mit gebeugten Knien flach auf den Rücken, die Arme seitlich ausgestreckt.*

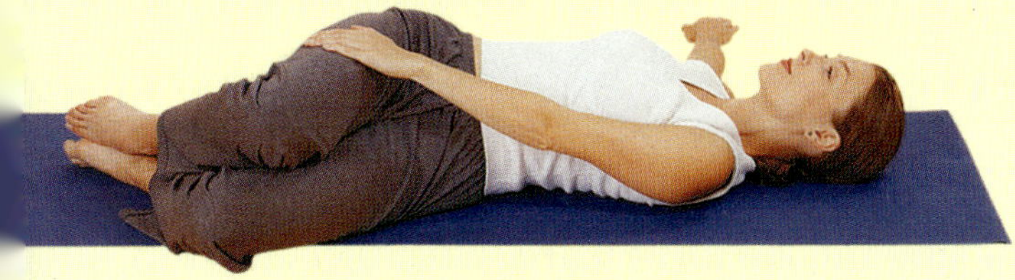

2 *Drehen Sie die gebeugten Knie langsam nach links, wobei Sie das rechte Bein mit der linken Hand sanft Richtung Matte drücken; dann gehen Sie zurück in die Ausgangsposition. Sie spüren die Dehnung im Rücken und in den Hüften. Wiederholen Sie die Übung mit der anderen Seite, und wechseln Sie bei 10 Wiederholungen immer ab.*

1 *Legen Sie sich auf den Bauch, ein aufgerolltes Handtuch unter der Stirn. Ohne den Rest des Körpers zu bewegen, spannen Sie die Gesäßmuskeln an, als ob Sie das Becken auf die Matte drücken wollten. Langsam bis 5 zählen, dann entspannen. Zehnmal wiederholen.*

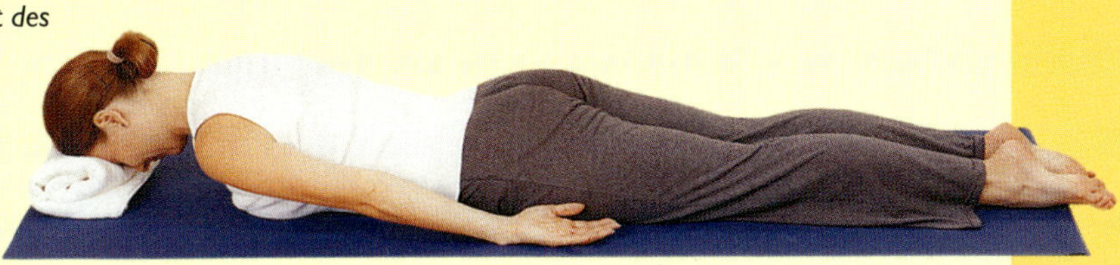

2 *Drücken Sie die Hüften fest auf den Boden. Heben Sie gleichzeitig den linken Arm und das rechte Bein an. Die Balance halten Sie durch die Anspannung der Bauchmuskeln. Arm und Bein absenken, dann die Übung mit der anderen Seite ausführen; 20-mal wiederholen.*

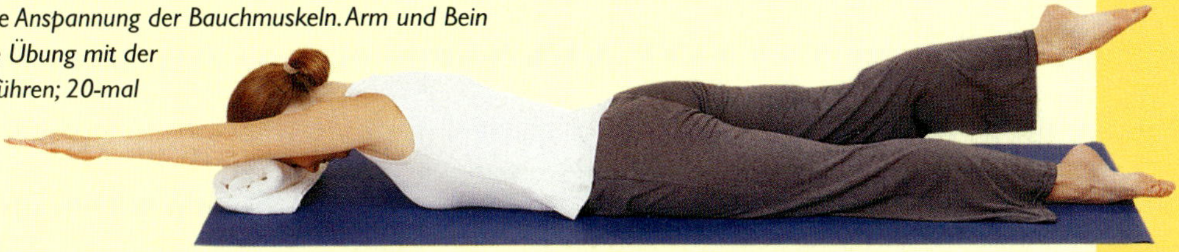

Anmerkung: Üben Sie auf einer Gymnastikmatte oder auf einer anderen gepolsterten Unterlage. Versuchen Sie, die angegebene Zahl an Wiederholungen zu schaffen, aber brechen Sie ab, wenn Sie Schmerzen verspüren.

Bewährt

Früher galt ein Senfwickel als besonders gutes Heilmittel bei Rückenschmerzen und Gelenkbeschwerden.

und bewiesen

Das stimmt, denn Senf löst wie Capsaicin ein Wärmegefühl auf der Haut aus, das von dem tieferliegenden Schmerz ablenkt. Für einen Senfwickel mischen Sie 1 Teil Senfpulver mit 2 Teilen Mehl und Wasser zu einer Paste, die Sie auf einem Tuch verteilen. Dieses legen Sie wie eine Kompresse auf; der Senf wird den Stoff durchdringen. Da er aber die Haut reizen kann, nehmen Sie den Umschlag ab, sobald er unangenehm wird. Wenden Sie Senfwickel nur dreimal täglich an, und schützen Sie die Haut mit Vaseline.

Fortsetzung von Seite 251

Genau so sollten Sie sich beim Stehen, Gehen sowie zu Beginn und am Ende jeder Übung aufrecht halten.

- Zum **Schlafen** legen Sie sich auf den Rücken oder auf die Seite, außer Sie leiden unter Ischiasbeschwerden. Wenn Sie die Rückenlage bequemer finden, legen Sie unter die Knie und den Kopf ein Kissen, um die Lendenwirbelsäule von Druck zu entlasten. Wenn Sie lieber auf der Seite schlafen, klemmen Sie sich ein Kissen zwischen die Knie. Bei Ischiasbeschwerden wählen Sie besser die Bauchlage oder entlasten den Rücken mithilfe eines unter den Beinen platzierten, circa 40 cm hohen, würfelförmigen Stufenbettes.
- Sie sitzen zum Lesen gern im Bett? Dann benutzen Sie einen **großen Schaumstoffkeil**, der den Oberkörper in bequemer Haltung unterstützt. Um den Nacken in richtiger Position zu halten, können Sie beim Sitzen eine aufblasbare oder ebenfalls aus Schaumstoff hergestellte Nackenstütze einsetzen.
- Wenn Sie im Büro oder zu Hause auf einem Stuhl sitzen, stellen Sie die Füße flach auf den Boden. Die Hüften sollten ein wenig höher lagern als die Knie. Verwenden Sie eine **Lumbalstütze** zur Unterstützung der Lendenwirbelsäule. Das kann ein Schaumstoffkeil in Stuhlbreite mit einer Höhe von etwa 12 cm sein. Sie können eine solche Stütze auch mit einem aufgerollten Handtuch improvisieren, aber die Schaumstoffversion ist leichter und lässt sich besser positionieren. Die meisten Schaumstoffstützen aus dem Sanitätshaus sind mit Klettstreifen versehen, mit denen sie am Stuhl befestigt werden.
- Fahren Sie so wenig wie möglich mit dem Auto – falls Sie aber doch fahren müssen, legen Sie sich ebenfalls einen passenden **Schaumstoffkeil** in den Rücken.

Schnelle Hilfe vom Arzt

Früher haben die Ärzte zur raschen Besserung von Schmerzen häufig Muskelrelaxantien verschrieben, also Medikamente, welche die Muskelspannung herabsetzen. Diese machen jedoch müde und beeinträchtigen den Muskeltonus und die Bewegungskoordination – bewirken also sogar das Gegenteil dessen, was man zur Linderung von Rückenschmerzen braucht. Wenn Sie heute einen Arzt wegen starker Rückenbeschwerden aufsuchen, bekommen Sie wahrscheinlich über einen kurzen Zeitraum starke Schmerzmittel oder entzündungshemmende Wirkstoffe verordnet.

Ischias: Wenn der Rückenschmerz in die Beine zieht

Die Wurzeln des Ischiasnervs liegen nahe an der Wirbelsäulenbasis. Sie ziehen durch einen Knochenkanal, der Foramen ischiadicum heißt, ins Becken. Dann vereinigen sie sich in die beiden großen Ischiasnerven, die das ganze Bein hinunterziehen. Wenn die Ischiaswurzeln eingezwängt werden – etwa durch den Druck einer vorgefallenen Bandscheibe –, können Schmerzen, Kribbeln oder Taubheitsgefühle entlang dem Bein vom Gesäß hinunter bis zu den Zehen ziehen. Etwa die Hälfte aller Personen mit Ischiasbeschwerden kann mit den Maßnahmen gegen Rückenschmerzen zufriedenstellend behandelt werden. Wenn das jedoch nicht funktioniert, sollten Sie einen Arzt konsultieren. Lassen Sie sich außerdem sofort untersuchen, wenn Sie einen Fuß nachziehen oder beim Gehen stolpern oder wenn Sie Blase oder Darm nicht mehr richtig unter Kontrolle haben. Möglicherweise benötigen Sie dringend stationäre Behandlung oder einen operativen Eingriff.

- Männer, die häufig einen **Geldbeutel** in der hinteren Hosentasche tragen, sollten ihn **beim Hinsetzen herausnehmen**. Auch wenn er nur eine kleine Ausbuchtung bewirkt, ist er doch groß genug, das Becken zu kippen und die Wirbelsäule ein wenig aus ihrer Ideallinie zu bringen.
- Wenn Sie Geschirr spülen, bügeln oder in einer Warteschlange anstehen, dann **heben Sie einen Fuß ein klein wenig an** und verlagern das Körpergewicht auf ein Bein. In der Küche platzieren Sie eine flache Kiste oder ein paar alte Bücher neben der Spüle und stellen bei der Arbeit einen Fuß darauf. Wenn Sie anstehen müssen, nutzen Sie eine vorhandene Treppenstufe. Verändern Sie diese Haltung alle paar Minuten, indem Sie den hochgestellten Fuß wechseln. Diese Gewichtsverlagerung bietet abwechselnd verschiedenen Partien der Rückenmuskeln die Chance, ein wenig zu entspannen.

Ein guter Start in den Tag

- **Bevor Sie morgens aufstehen**, legen Sie sich im Bett auf den Rücken und dehnen die Arme über dem Kopf. Ziehen Sie abwechselnd ein Knie sanft an die Brust. Um aufzustehen, rollen Sie an die Bettkante, drehen sich auf die Seite, schieben die Knie über die Kante und drücken sich mithilfe eines Armes hoch, während Sie die Füße in Richtung Boden schwingen lassen. Sobald Sie auf den Beinen sind, legen Sie die Hände auf das Gesäß und lehnen sich sehr langsam zurück, um die Wirbelsäule erst einmal zu dehnen.

Säuglingskolik

Die kläglichen Schreie eines unter Bauchschmerzen leidenden Säuglings zerren an den Nerven von Eltern und Umgebung. Wichtig ist zunächst Entspannung für alle Beteiligten. Falls der andere Elternteil nicht zur Verfügung steht, können auch ein Freund, eine Freundin oder die erfahrene Oma einmal seinen Platz einnehmen. Dann sollten die naheliegendsten Ursachen für den Kummer des Kindes beseitigt werden: Hunger, eine nasse Windel, Hitze, Kälte oder einfach der Wunsch, sanft im Arm gehalten zu werden. Wenn alles nichts nützt, probieren Sie folgende Maßnahmen aus.

Ursachen und Symptome

Das Baby schreit, und nichts scheint zu helfen. Es ballt seine kleinen Fäustchen und zieht die Beinchen an den Bauch, der sich anfühlt wie eine zum Bersten gespannte Trommel. Eventuell gehen auch direkt vor oder nach der Schreiattacke Winde ab, oder das Baby macht die Windel voll. Wenn ein Säugling mehr als 3 Stunden am Tag schreit, dies dreimal pro Woche und über mindestens 3 Wochen hinweg – ohne dass ein gesundheitliches Problem zugrunde liegt –, spricht man von „Säuglingskoliken". Diese treten im Alter von 4–6 Wochen auf und ebben mit 3–4 Monaten allmählich wieder ab, weshalb man sie auch „Dreimonatskoliken" nennt.

Bäuchlings geht es besser

- Halten Sie das Baby mit dem **Bauch nach unten** auf dem Arm. Meist fühlen sich kolikgeplagte Babys wohler, wenn sie auf dem Bauch liegen. Wenn Sie in einem Schaukelstuhl sitzen, dann halten Sie das Baby in Bauchlage auf den Unterarm, während Sie sanft vor- und zurückschaukeln. Sein Kopf sollte in die Hand gebettet liegen, da in den ersten Wochen der Kopf eines Säuglings noch gestützt werden muss.
- Wenn Sie **umhergehen** wollen, tragen Sie das Baby ebenfalls auf dem Unterarm, seinen Kopf mit der Hand stützend. Aber ziehen Sie den Arm mit dem Baby nahe an die Brust heran, und stützen Sie ihn mit dem anderen Arm.
- Halten Sie das Baby in einem **Tragesack** oder **Tragetuch**. Die Geborgenheit an Ihrem Körper, die Wärme und Ihr Herzschlag wirken beruhigend. Sie haben so zudem die Hände frei, um eventuell auch einmal etwas zu erledigen. Oder machen Sie einen langen Spaziergang, der auch dazu beiträgt, das Kind zu trösten, Sie ein wenig ablenkt und Ihnen Erholung schenkt.
- Manchmal beruhigt sich ein überdrehtes Baby am besten in seinem Kinderbettchen, wenn Sie es fest **in ein Tuch wickeln**, auf die Seite legen und den Rücken mit einem eingerollten Tuch abstützen. Aber bleiben Sie in der Nähe, und passen Sie auf den Säugling auf. Wenn er sich auf den Bauch rollt, dann drehen Sie ihn wieder auf den Rücken. Der Gesellschaft zur Erforschung von plötzlichem Kindstod zufolge verringert das Schlafen in Rückenlage deutlich die Gefahr plötzlichen Kindstodes; deshalb sollten Babys nie in Bauchlage schlafen, auch nicht, wenn sie keine Koliken haben.

Wickeln Sie den Säugling kuschelig ein

- Mit dem Einwickeln ahmen Sie den **Druck im Bauch** der Mutter nach. Man hält das Baby warm und vermittelt ihm zugleich das Gefühl von Geborgenheit. Breiten Sie ein Kinderbettlaken aus Baumwolle aus, eine Ecke ist umgefaltet. Legen Sie das Baby mit dem Gesicht nach oben auf das Laken, mit seinem Hals über der Falte. Ziehen Sie den linken Zipfel des Lakens über Arme und Rumpf des Babys, und stecken Sie ihn unter ihm fest. Breiten Sie dann den unteren Zipfel über seine Füße und wickeln Sie den rechten Zipfel um das Kleine, sodass nur Kopf und Hals unbedeckt bleiben. Wickeln Sie das Baby aber **nicht in eine warme Decke** – es könnte sonst einen Hitzschlag erleiden –, und wickeln Sie es nicht zu fest ein, sonst wird womöglich die Blutzirkulation behindert.
- Manchmal hilft auch eine warme, eingewickelte **Wärmflasche** auf dem Bauch des Babys. Lassen Sie es aber nicht damit allein, und achten Sie darauf, dass nichts ausläuft und die zarte Babyhaut verbrennt.

Schaukeln entspannt

- Wiegen Sie Ihr Kind in einer **Wiege**, einer Babyhängematte, oder setzen Sie sich mit ihm in eine Schaukel oder auf einen großen Gymnastikball. Die gleichmäßige Bewegung beruhigt die meisten Kinder.

Geräusche fördern den Schlaf

- Schalten Sie den **Staubsauger** ein. Das gleichmäßige Geräusch wirkt auf manche Säuglinge einschläfernd. Wenn das nicht hilft, versuchen Sie es mit einem Föhn.
- Legen Sie eine **Beruhigungs-CD** auf mit den Klängen des Herzschlags, eines Wasserfalls, eines weit entfernt erklingenden Rasenmähers oder eines surrenden Ventilators.
- Manche Babys mit Kolik reagieren positiv auf das **Geräusch** und die Vibrationen eines Wäschetrockners.

Nuckeln beruhigt

- Auch wenn es jetzt nichts essen möchte oder soll, hilft jedem Säugling **Saugen oder Nuckeln**. Lassen Sie ihn an Ihrem kleinen Finger saugen. Ein sauberer Finger mit kurzem Nagel kann im Gegensatz zum Schnuller auch nicht herausfallen.

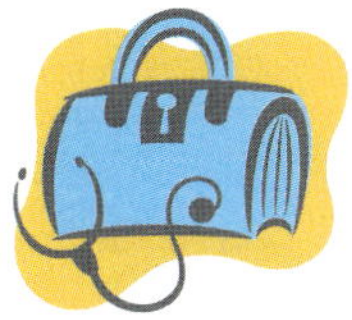

Wann zum Arzt?

Der Kinderarzt muss überprüfen, ob das Schreien auf eine Infektion oder andere Krankheit zurückgeht. Falls ein Baby, das eine Woche alt ist, endlos schreit, deutet das auf ein schwerwiegenderes Gesundheitsproblem als eine Dreimonatskolik hin. Stellt der Kinderarzt aber Säuglingskoliken fest, dann müssen Sie mit dem Schreien zurechtkommen. Bedenken Sie dabei, dass es sich in einigen Monaten legen wird. Aber beobachten Sie Ihr Kind aufmerksam, um die Symptome einer ernsten Erkrankung nicht zu übersehen. Suchen Sie dringend den Arzt auf, wenn das Schreien länger als 4 Stunden anhält, wenn das Baby krank wirkt und Schmerzen zu haben scheint, wenn es sich in einem Schwall erbricht, Verstopfung hat oder Durchfall, wenn Fieber auftritt und es nur widerstrebend trinkt. Holen Sie sich Hilfe, wenn Sie sich durch das Schreien übermäßig ängstlich, unglücklich oder aggressiv fühlen.

Besser **nicht!**

Seit Jahrhunderten haben Mütter zahlreiche Rezepte zur Linderung von Säuglingskoliken ausprobiert, unter anderem frischgepressten Zwiebelsaft. Bis heute findet man in Zeitschriften Werbung für Mittel gegen Säuglingskolik, und mittlerweile preisen auch schon Internetseiten „Wundermittel" an. Manche helfen eventuell bei der Linderung von Blähungen, aber wenn ein Baby Säuglingskoliken hat, dann werden leider weder Hausmittel noch neuere Kolikmittel viel ausrichten können.

Verzichten Sie auf Milchprodukte

- Manche Experten vermuten, dass die Koliken von **Kuhmilchbestandteilen** verursacht werden, welche die stillende Mutter an ihr Kind weitergibt. Verzichten Sie versuchsweise 1 Woche lang auf Milchprodukte. Wenn trotzdem Koliken auftreten, kehren Sie zur normalen Ernährung zurück.
- Meiden Sie **koffeinhaltige Getränke** wie Tee, Kaffee und Cola sowie Schokolade, und beobachten Sie, ob sich die Bauchschmerzen des Babys bessern.
- Vermeiden Sie **blähende Nahrungsmittel**, die das Baby über die Muttermilch aufnimmt, also alle Kohlsorten, Bohnen, Eier, Zwiebeln, Knoblauch, Trauben, Tomaten, Bananen, Orangen, Erdbeeren, Kirschen und alles Scharfe. Wenn Sie nach einwöchigem Weglassen keinen Unterschied feststellen, dann brauchen Sie allerdings nicht länger darauf zu verzichten.

Äußere Reize verringern

- Manchmal schreit ein kolikgeplagtes Baby noch stärker, je mehr Sie es zu beruhigen versuchen. Das kann an seinem unausgereiften Nervensystem liegen, das Geräusche, Bewegungen oder visuelle Reize noch nicht verarbeiten kann. Sogar Ihr Summen stellt für seine Ohren vielleicht einen zu starken Reiz dar. **Verringern Sie** also die **äußere Stimulation**, und lassen Sie den Säugling versuchsweise 10–15 Minuten in seinem Bettchen schreien oder halten Sie ihn still in den Armen. Vermeiden Sie aber direkten Augenkontakt, da auch dies eine Art von Stimulation darstellt.

Die Luft im Bauch muss entweichen

- Halten Sie Ihr Baby beim Füttern oder Stillen **aufrecht**, nicht liegend, und lassen Sie es **häufig aufstoßen**. Wenn Sie es mit der Flasche füttern, dann lassen Sie das Baby zwischendurch immer wieder ein Bäuerchen machen. Kaufen Sie Sauger, mit denen das Kind beim Trinken möglichst wenig Luft schluckt.
- Lassen Sie das Kleine **nicht an einer leeren Flasche** oder an einem Sauger mit zu großem Loch **nuckeln**, da es sonst Luft schlucken könnte und Blähungen bekommt. Auch wenn diese nicht Ursache der Koliken sein sollten, so können sie doch ebenso unangenehme Schmerzen bereiten und zu großem Gejammer führen.

Schlafstörungen

Schlafstörungen können sich zum regelrechten Albtraum entwickeln. Jeder dritte Erwachsene leidet gelegentlich unter Einschlaf- oder Durchschlafstörungen, und bei jedem zehnten ist das Problem schon chronisch geworden. Was kann man dagegen tun? Schäfchen zählen? Das kann tatsächlich funktionieren! Noch besser sind entspannende Tees, ein Hauch von Lavendelöl, das Einhalten fester Schlafgewohnheiten und einige andere Taktiken, die helfen, leichter einzuschlafen und morgens munterer aufzuwachen.

Beruhigende Betthupferl

- Essen Sie eine Scheibe kaltes **Puten- oder Hähnchenfleisch** oder eine **Banane** vor dem Zubettgehen. Diese Nahrungsmittel enthalten Tryptophan, eine Aminosäure, die der Körper zur Herstellung von Serotonin benötigt, einem Botenstoff, der im Gehirn eine wichtige Rolle für die Schlafqualität spielt.
- Kohlenhydrate unterstützen die Aufnahme von Tryptophan ins Gehirn. Trinken Sie ein Glas **warme Milch** – sie enthält Tryptophan – mit einem Löffel **Honig**, oder essen Sie dazu einen **Keks**. Eine Prise **Zimt** gibt dem Gute-Nacht-Trunk noch einen milden beruhigenden Effekt.
- **Verzichten Sie am späten Abend auf üppige Mahlzeiten**. Solche zu verdauen, dauert etwa 3–4 Stunden. Wenn Sie innerhalb dieses Zeitraums zu Bett gehen, müssen Sie sich über Ruhestörungen durch die Verdauung nicht wundern.
- **Scharf gewürzte** oder **sehr süße Gerichte** sind ebenfalls nicht für den Abend geeignet. Gewürze können den Magen reizen, und Süßigkeiten – vor allem Schokolade, da sie Koffein enthält – wirken aufputschend.

Die Kraft der Kräuter

- **Baldrian** hilft beim Einschlafen ohne die Überhangeffekte der synthetischen Schlafmittel. Nehmen Sie Baldrian als Fertigpräparat in Form von Kapseln oder Dragees oder 1/2–1 TL Tinktur 1 Stunde vor dem Schlafengehen ein. (Baldrianwurzel verbreitet bei der Teezubereitung üble Gerüche.)
- Trinken Sie einen Einschlaftee aus den getrockneten Blättern der **Passionsblume** (*Passiflora incarnata*) 1 Stunde vorher. Dabei gilt: 1 TL Kraut auf 150 ml kochendes Wasser.

Ursachen und Symptome

Schlafstörungen können in drei verschiedenen Formen auftreten: 1. Sie können nicht einschlafen, sondern wälzen sich endlos im Bett. 2. Sie schlafen zwar ein, wachen während der Nacht aber mehrfach auf. 3. Sie wachen morgens viel zu früh auf und können nicht wieder einschlafen. Welche Art Sie auch plagt, Sie fühlen sich am nächsten Tag zerschlagen und gereizt. Die häufigsten Ursachen sind Stress und Depressionen. Andere Gründe sind Schmerzen oder Krankheit, Medikamente (wie Entstauungsmittel, Diuretika, manche Antidepressiva, Kortikosteroide und Betablocker gegen hohen Blutdruck), Alkohol- oder Kaffeekonsum zu kurz vorher, ein ungewohntes oder unbequemes Bett.

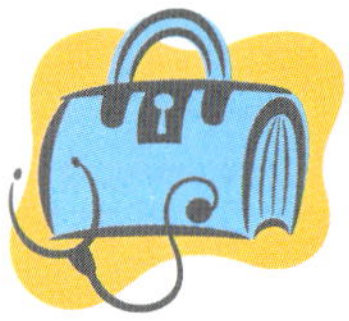

Wann zum **Arzt?**

Falls Sie trotz aller Selbsthilfe-Strategien nicht zu einem erholsamen Schlaf finden, gehen Sie zum Arzt. Das ist vor allem ratsam, wenn die Schlafstörung die familiären Beziehungen oder die Arbeit beeinträchtigt und die Übermüdung vielleicht sogar zu Gefahrensituationen führt, wenn Sie z. B. am Steuer einschlafen. Sie benötigen vermutlich eine gründliche Diagnostik, beispielsweise in einem Schlaflabor.

Aromatische Düfte für süßen Schlummer

- Als mildes Beruhigungsmittel gilt **Lavendel**. Verdünnen Sie Lavendelöl in einem anderen Öl im Verhältnis 5 Tropfen Lavendel auf 10 ml Trägeröl, und tupfen Sie ein wenig davon auf Schläfen und Stirn, ehe Sie ins Bett gehen. Geben Sie Lavendelöl in einen Verdunster im Schlafzimmer, oder legen Sie ein Lavendelsäckchen in die Nähe des Kopfkissens.
- Nehmen Sie vor dem Zubettgehen ein duftendes Bad: Geben Sie 5 Tropfen **Lavendelöl** und 3 Tropfen **Ylang-Ylang-Öl** ins warme Badewasser, und genießen Sie die Aromen.

Einen geregelten Tagesablauf einhalten

- **Stehen Sie jeden Tag zur gleichen Zeit auf**, egal, wie wenig Schlaf Sie in der Nacht hatten. Bleiben Sie am Wochenende auch nicht länger liegen. Je gleichförmiger der Tagesablauf während der gesamten Woche ist, desto besser stellt sich der Körper darauf ein und kommt abends leichter zur Ruhe.
- Machen Sie jeden Morgen einen **Spaziergang**. Er muss nicht lang sein, aber Sie sollten unbedingt nach draußen. Denn das natürliche Tageslicht sagt dem verschlafenen Organismus, dass es jetzt Zeit zum Aufwachen ist. Wenn Sie die körpereigene Uhr auf Tageslicht einstellen, werden Sie nachts besser schlafen.
- **Verzichten Sie tagsüber auf Nickerchen**, auch wenn Sie sich sehr müde fühlen, oder begrenzen Sie den Kurzschlaf zumindest auf 30 Minuten. Menschen, die keine Schlafprobleme haben, erheben sich oft erfrischt von einem kleinen Mittagsschläfchen. Falls dies aber dazu führt, dass Sie nachts nicht einschlafen können, tun Sie sich damit keinen Gefallen, sondern verstellen dadurch Ihre innere Uhr.

Tricksen Sie den Körper aus

- Stellen Sie sich vor, dass Ihre Füße schwer und taub werden, förmlich in die Matratze einsinken. Dann stellen Sie sich das Gleiche mit den Waden vor. So arbeiten Sie sich den ganzen Körper hinauf bis zu Nacken und Schultern und **entspannen** mit der erprobten Methode der progressiven Muskelrelaxation stückchenweise den ganzen Körper.
- Wenn Sie dann immer noch wach sind, **zählen Sie Schäfchen**. Das ist ernstgemeint! Ihr Geist wird mit der monotonen Tätigkeit des Zählens so lange abgelenkt, bis er einschläft.

- Wenn Sie Schlaflieder vorziehen, hören Sie **beruhigende und entspannende Musik**.
- Liegen Sie trotz allem immer noch wach im Bett? **Ärgern Sie sich nicht darüber**, sondern stehen Sie stattdessen auf. Verlassen Sie das Schlafzimmer, gehen Sie lesen, stricken, machen Sie ein Puzzle oder sehen Sie fern – aber nichts allzu Aufregendes, sonst werden Sie noch wacher.

Nützliche Veränderungen im Schlafzimmer

- Probieren Sie für eine bequeme Schlafposition ein spezielles **nackenunterstützendes Kissen** oder eine Nackenrolle aus.
- Drehen Sie den **Wecker** um, sodass Sie das Zifferblatt vom Bett aus nicht sehen können. Sonst starren Sie nachts nur auf die Uhr und fragen sich, wie Sie mit so wenig Schlaf den nächsten Tag überstehen sollen.
- Die meisten Menschen schlafen **in kühlen Räumen** besser. Drehen Sie vor dem Schlafengehen die Heizung herunter.
- Falls Sie nicht auf getrennte Schlafzimmer ausweichen wollen, überlegen Sie mit Ihrem Partner die Anschaffung eines **sehr breiten Bettes** und **getrennter Matratzen**, damit keiner durch die Bewegungen des anderen gestört wird.

Manche Medikamente stören den Schlaf

- Manche frei verkäuflichen Schmerzmittel enthalten **Koffein**; nehmen Sie diese Präparate besser nicht abends ein.
- Vermeiden Sie auch Erkältungs- und Hustenmittel mit dem ebenfalls anregenden Wirkstoff **Pseudoephedrin**.

Und das lassen Sie besser bleiben

- Treiben Sie in den letzten 4 Stunden **vor dem Zubettgehen keinen Sport** – das regt den Kreislauf zu sehr an. Verlegen Sie dies auf den Morgen oder den späten Nachmittag. Lediglich einige Yoga-Übungen dienen gezielt der Entspannung und Vorbereitung des Körpers auf den Schlaf.
- Die Wirkung von **Koffein** kann 4 Stunden anhalten. Vermeiden Sie deshalb Kaffee, Cola, schwarzen oder grünen Tee.
- **Alkohol** macht zwar kurzfristig sehr müde, doch das hält nicht lange an. Sie werden bald wieder unruhig aufwachen.
- Wenn Sie abends **rauchen**, brauchen Sie gar nicht nach anderen Ursachen für die Schlafstörung zu forschen.

Bewährt

Ein mit Hopfen gefülltes Kissen kann Schlafprobleme bessern.

und bewiesen

Die Blüten des Hopfens, der zur Bierherstellung verwendet wird, geben ein mildes, beruhigendes ätherisches Öl an die Luft ab. Stellen Sie Ihr eigenes Hopfenkissen her: Nähen Sie zwei Stücke Leinen (30 × 30 cm) an drei Seiten zusammen, sodass eine quadratische Tasche entsteht. Stopfen Sie diese mit getrockneten Hopfenblüten aus, und nähen Sie die vierte Seite zu. Legen Sie das Kissen in Kopfnähe, damit Ihnen der Duft nachts in die Nase steigt.

Akupressur für alle Fälle

Können Zahnschmerzen behoben werden, indem die zarte Haut zwischen Daumen und Zeigefinger gedrückt wird? Oder kann man schneller einschlafen, wenn man den Zeigefinger auf die Mitte der Stirn zwischen die Augenbrauen presst? Therapeuten für Akupressur wenden diese Techniken schon seit 5000 Jahren an. Viele Menschen betrachten diese Therapie auch als nadelfreie Alternative zur Akupunktur.

Bei Akupressur wird mit den Fingerspitzen Druck ausgeübt. Dieser Reiz auf bestimmte Punkte im Körper stellt die Balance wieder her oder löst die Blockaden des „Qi" („tschi" ausgesprochen), einer Energie, die wie in einem Straßennetz entlang bestimmter Bahnen durch den Körper fließt. So erklären es die Praktiker der traditionellen chinesischen Medizin.

Westliche Ärzte wissen meist nicht, wie Akupressur genau wirkt, obwohl neuere Studien nahelegen, dass diese Energiepfade tatsächlich existieren und der Fingerdruck im Körper natürliche Schmerzmittel, sogenannte Endorphine, freisetzen kann. Diese lösen Muskelspannungen, fördern die Durchblutung und bewirken ein Wohlgefühl. Akupressur ist kein Ersatz für eine medizinische Behandlung und garantiert auch keine sofortige Besserung. Die folgenden Beispiele erläutern, was Akupressur bewirken kann.

Übelkeit bekämpfen

Leider wirken Medikamente gegen Übelkeit nicht immer und machen zudem oft müde. Wenn Sie das nächste Mal ein verdächtig flaues Gefühl in der Magengegend verspüren, dann drücken Sie fest auf eine Stelle an der Innenseite des Unterarms, die zwischen den beiden großen Sehnen liegt, etwa zwei Daumen breit unterhalb vom Knick des Handgelenks entfernt. Pressen Sie, bis Sie eine Besserung verspüren. Gegen Reiseübelkeit empfiehlt sich der Kauf von speziellen Akupressur-Bändern. An diesen Gummibändern befindet sich eine kleine Erhebung, die auf den Akupressurpunkt gegen Übelkeit am Handgelenk drückt.

Akupressur ist so wirksam, dass Ärzte sie auch gegen Übelkeit nach Narkosen einsetzen. Im Zuge einer neueren Studie wurden 40 Frauen nach einer Operation mit Akupressur behandelt, weitere 40 operierte Frauen erhielten den Fingerdruck auf eine Stelle, die kein Akupressurpunkt ist. Lediglich bei 16 Patientinnen aus der Akupressur-Gruppe hielt die Übelkeit an, gegenüber 28 Frauen aus der Plazebo-Gruppe.

Rückenschmerzen lindern

Was haben Sie beim letzten Mal unternommen, als Sie sich den Rücken verrenkten? Die meisten Menschen schlucken Schmerzmittel und verkriechen sich ins Bett. Aber Medikamente haben Nebenwirkungen, und Ärzte sind der Ansicht, dass Bettruhe bei Rückenschmerzen sogar schädlich ist.

Viele Patienten haben bereits entdeckt, dass Akupressur diese Schmerzen lindern kann. Dazu drücken Sie auf die Hautfalten in den Kniekehlen, während Sie mit angewinkelten Beinen auf dem Rücken liegen, die Füße flach auf dem Boden. Heben Sie dann die Füße, und wippen Sie anschließend etwa 1 Minute lang mit den Beinen leicht vor und zurück.

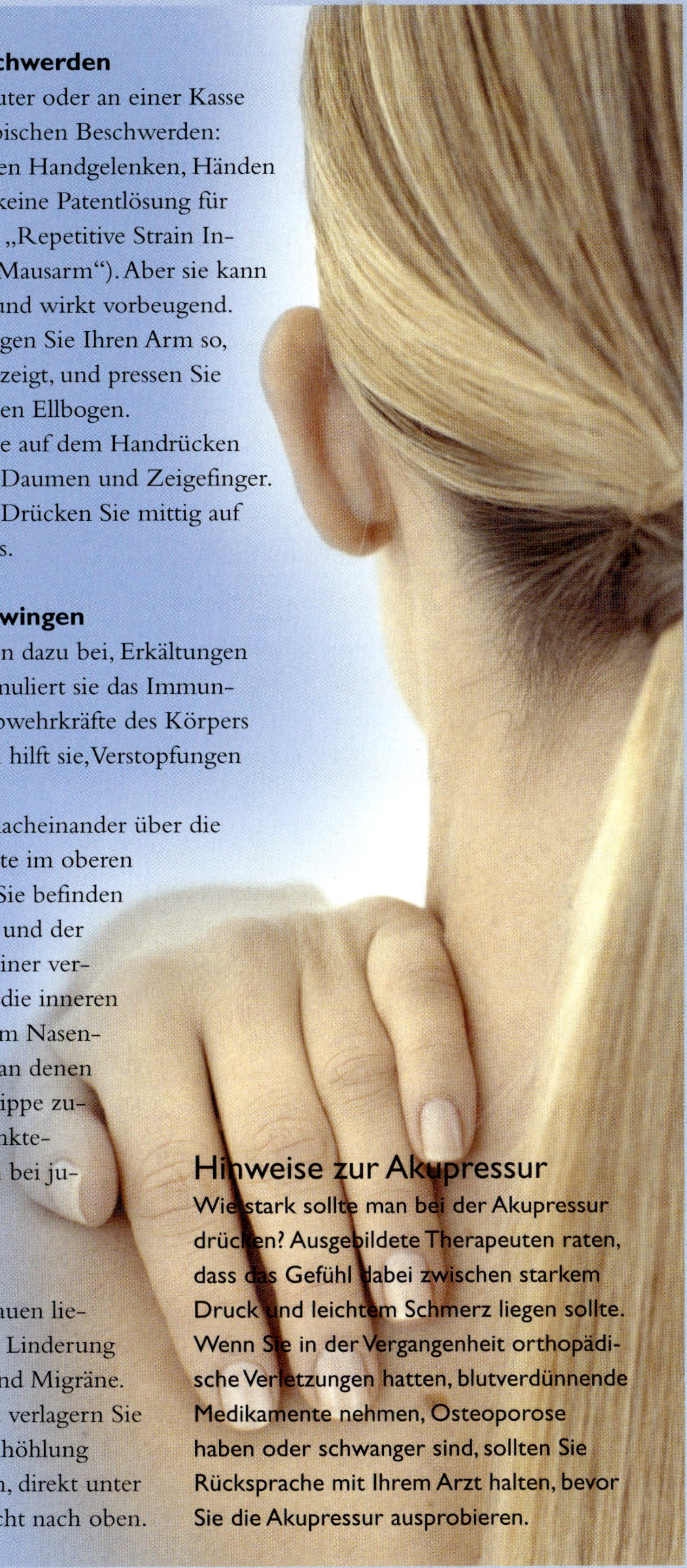

Hilfe bei „Mausarm"-Beschwerden

Wenn Sie viel Zeit am Computer oder an einer Kasse verbringen, kennen Sie die typischen Beschwerden: Schmerzen und Kribbeln in den Handgelenken, Händen oder Ellbogen. Akupressur ist keine Patentlösung für diese Erkrankung (bekannt als „Repetitive Strain Injury", „RSI-Syndrom" oder „Mausarm"). Aber sie kann die Schmerzen etwas lindern und wirkt vorbeugend.

- Bei Ellbogenschmerzen: Beugen Sie Ihren Arm so, dass die Handfläche zur Brust zeigt, und pressen Sie dann 1 oder 2 Minuten lang den Ellbogen.
- Handschmerzen: Drücken Sie auf dem Handrücken auf das Hautdreieck zwischen Daumen und Zeigefinger.
- Schmerzen am Handgelenk: Drücken Sie mittig auf die Oberseite des Handgelenks.

Erkältungssymptome bezwingen

Akupressur trägt auf zwei Arten dazu bei, Erkältungen zu bekämpfen. Zum einen stimuliert sie das Immunsystem und stärkt damit die Abwehrkräfte des Körpers gegenüber Viren, zum anderen hilft sie, Verstopfungen und Verschleimung zu lösen.

Legen Sie sich die Hände nacheinander über die Schultern, um die Druckpunkte im oberen Rückenbereich zu erreichen. Sie befinden sich zwischen der Wirbelsäule und der Spitze des Schulterblatts. Bei einer verstopften Nase drückt man auf die inneren Augenwinkel gleich neben dem Nasenrücken, sowie auf die Punkte, an denen die Nasenflügel mit der Oberlippe zusammentreffen. Diese Vier-Punkte-Akupressur-Technik hilft auch bei juckenden, brennenden Augen.

Kopfschmerzen mildern

Etwa 1 cm über den Augenbrauen liegen die Akupressurpunkte zur Linderung von Spannungskopfschmerz und Migräne. Pressen Sie nicht zu stark, und verlagern Sie den Druck danach auf die Einhöhlung unterhalb der Wangenknochen, direkt unter den Pupillen. Drücken Sie leicht nach oben.

Hinweise zur Akupressur

Wie stark sollte man bei der Akupressur drücken? Ausgebildete Therapeuten raten, dass das Gefühl dabei zwischen starkem Druck und leichtem Schmerz liegen sollte. Wenn Sie in der Vergangenheit orthopädische Verletzungen hatten, blutverdünnende Medikamente nehmen, Osteoporose haben oder schwanger sind, sollten Sie Rücksprache mit Ihrem Arzt halten, bevor Sie die Akupressur ausprobieren.

Schluckauf

Ein Schluckauf kann sehr lästig sein und zu den unpassendsten Gelegenheiten auftreten, zum Beispiel kurz vor einer wichtigen Präsentation oder vor der Brautrede auf einer großen Hochzeit. Es gibt recht ausgeklügelte Methoden, um ihn unter Kontrolle zu bringen. Manche Therapien arbeiten mit sanftem Druck, andere dagegen mit einem Glas Wasser. Menschen, die zu Schluckauf neigen, haben schon die bizarrsten und wunderlichsten Verrenkungen ersonnen, um diese Kontraktionen des Zwerchfells zu stoppen. Hier heißt es: ausprobieren, was am besten hilft!

Ursachen und Symptome

Wenn man bedenkt, wie verbreitet Schluckauf ist, dann ist es umso erstaunlicher, dass niemand die wirkliche Ursache dafür kennt. Keiner ist vor Schluckaufanfällen gefeit, sogar ungeborene Babys im Bauch der Mutter kann er befallen. Irgendetwas bewirkt, dass sich das Zwerchfell plötzlich und unfreiwillig rhythmisch zusammenzieht. Der dabei entstehende Krampf löst das zuweilen peinliche „Hick“ aus. Einige Nahrungsmittel verursachen diese Kontraktionen, aber auch exzessiver Alkoholkonsum oder das Schlucken von Luft – zum Beispiel, wenn man ein sprudelndes Getränk zu sich nimmt oder aufgeregt ist.

Notfallmaßnahmen in der Öffentlichkeit

- **Pressen** Sie den Daumennagel der einen Hand auf die **Handfläche** der anderen Hand, je stärker, desto besser. Sie können stattdessen aber auch den Ballen des linken Daumens zwischen Daumen und Zeigefinger der rechten Hand in die Zange nehmen. Der Schmerz des Kneifens lenkt das Nervensystem ab und kann so dem Schluckauf ein Ende setzen. Und diese Maßnahme lässt sich unter dem Tisch durchführen, ohne dass Sie dabei jemand merkwürdig anstarren wird.
- **Atmen Sie tief ein**, und halten Sie die Luft an. Sobald sich mehr Kohlenstoffdioxid in der Lunge ansammelt, entspannt sich das Zwerchfell.
- Wenn Sie sich für ein paar Minuten zurückziehen können, dann **stecken Sie** sich 20–30 Sekunden lang die **Finger in die Ohren**. Oder drücken Sie auf die weichen Stellen hinter den Ohrläppchen, genau unter der Schädelbasis. Das sendet ein „Entspannungssignal“ über den Vagusnerv, der mit dem Zwerchfellbereich verbunden ist.
- Strecken Sie die **Zunge** heraus, wenn gerade niemand hinsieht. Diese Übung wird von Sängern und Schauspielern häufig angewandt, da sie die Öffnung zwischen den Stimmbändern stimuliert. Sie können danach freier durchatmen und die Krämpfe, die den Schluckauf verursachen, bezwingen.
- Bilden Sie mit den Händen eine Schale, und **bedecken** Sie damit **Mund** und **Nase**, aber atmen Sie normal weiter. So sammelt sich Kohlenstoffdioxid in der Handhöhlung, das Sie wieder einatmen. Die dadurch gewonnene Extraportion Kohlenstoffdioxid lindert den Schluckauf etwas.

Trinkkuren

- Nehmen Sie direkt nacheinander 10 **schnelle Schlucke** Wasser aus einem Glas. Das rasche Trinken verursacht rhythmische Kontraktionen der Speiseröhre, welche die Zwerchfellkrämpfe aufheben.
- **Verschließen** Sie beim Trinken **die Ohren** mit den Fingern, und trinken Sie durch einen Strohhalm. Dadurch wird Druck auf den Vagusnerv ausgeübt, und Sie profitieren außerdem von den gleichmäßigen Schluckbewegungen.
- Legen Sie eine Lage Haushaltspapier über ein Glas, und **trinken** Sie dann **durch das Tuch**. Um das Wasser anzusaugen, müssen Sie das Zwerchfell stärker anspannen als normalerweise, das konzentrierte Schlucken wirkt den Krämpfen entgegen.

Überraschung für die Geschmacksknospen

- Geben Sie 1 TL **Zucker** oder **Honig**, in warmem Wasser aufgelöst, auf den hinteren Bereich der Zunge, und schlucken Sie die Mischung hinunter.
- Der überraschende Geschmack von etwas Saurem kann bewirken, dass sich die Lippen zusammenziehen und der Schluckauf verschwindet. Saugen Sie an einer **Zitronenscheibe**.
- Nehmen Sie 1 TL **Apfelessig** zu sich. Diese Blitztherapie fordert die Geschmacksknospen heraus. Den gleichen Effekt kann man erzielen, wenn man an einer **Essiggurke** saugt.

Legen Sie eine Verschnaufpause ein

- Manchmal wirkt **Entspannung** wahre Wunder. Legen Sie sich in Bauchlage aufs Bett, den Kopf zur Seite gewandt, die Arme lassen Sie locker zur Seite hängen. Atmen Sie tief ein, halten Sie 10–15 Sekunden die Luft an, und atmen Sie dann langsam aus. Wiederholen Sie dies einige Male, und ruhen Sie sich noch ein paar Minuten aus, bevor Sie wieder aufstehen.
- Bitten Sie Ihren Partner um Unterstützung. Dann stellen Sie sich mit dem Rücken an eine Wand und bitten ihn, seine Faust leicht auf die weiche Bauchgrube direkt unter Ihrem Brustbein zu legen. Atmen Sie ein paar Mal tief ein, und atmen Sie nach dem letzten Mal alle Luft aus. Ihr Partner sollte dabei durch **sanftes, aber festes Drücken** mithelfen, noch die restliche Luft aus Ihrer Lunge zu befördern. Diese Übung sollte die krampfartigen Zuckungen beenden.

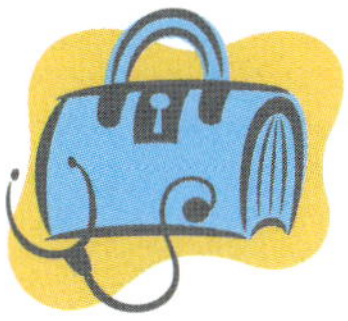

Wann zum **Arzt?**

Bei manchen Unglücklichen hat der Schluckauf sogar mehrere Tage angedauert. Wenn es Ihnen ähnlich ergeht, sollte ein Arzt versuchen, die Ursache herauszufinden. Es könnte eine Störung im Nervensystem vorliegen oder eine Verdauungsstörung. Magenreizungen und Infektionen sind ebenfalls zuweilen dafür verantwortlich. Gegen einen „hartnäckigen Schluckauf" wird der Arzt ein Beruhigungsmittel verschreiben – wie Chlorpromazin oder Haloperidol. Diese Arzneimittel tragen zur Entspannung des Zwerchfells bei.

- Ein langer, leidenschaftlicher Kuss hat auch schon Wirkung gezeigt und kann sicher nicht schaden.

Genuss als Therapie

- Schieben Sie sich einen großen Löffel **Nussnougatcreme** in den Mund. Die angestrengten Bemühungen, die zähe, klebrige Masse wieder von Zunge und Zähnen zu bekommen, unterbrechen den Schluck- und Atemrhythmus und sorgen auf diese Weise dafür, den Schluckauf zum Verschwinden zu bringen.
- Gönnen Sie sich ein **Eis** in der Waffel. Die Kälte der Eiscreme, das gleichmäßige Schlucken und die genussreiche Ablenkung helfen, das Zwerchfell zu beruhigen.

Vorbeugung ist möglich

- **Meiden** Sie Bier oder andere **sprudelnde, eisgekühlte Getränke**. Die Kombination von niedriger Temperatur und Kohlensäure ist ein Reiz-Cocktail, der das Zwerchfell verwirrt.
- Essen Sie langsam. Beim schnellen Essen schlucken Sie nämlich mehr Luft, was sowohl zu Schluckauf als auch zu unangenehmen Rülpsern führen kann.
- Manche **Medikamente** wie das Beruhigungsmittel Diazepam sind bekannte Mitverursacher häufigerer Schluckaufanfälle. Wenn Sie den Verdacht haben, dass ein Medikament die Beschwerden auslöst, dann sprechen Sie mit Ihrem Arzt über mögliche Alternativen.
- Wenn ein Baby Schluckauf hat, kann dies das Ergebnis von zu viel geschluckter Luft beim Füttern sein. Verfahren Sie genauso wie beim Bäuerchen: Lehnen Sie das Baby an Ihre Schulter, und **klopfen** Sie ihm **sanft auf den Rücken**. Das bringt die Luft hoch und stoppt den Schluckauf. Überprüfen Sie auch, ob der Sauger am Milchfläschchen nicht zu viel Milch durchlässt. Halten Sie ein volles Fläschchen nach unten; es sollte sich ein regelmäßiges Tröpfeln einstellen, das sich schließlich verlangsamt und dann stoppt. Wenn zu viel oder zu wenig Flüssigkeit aus der Flasche kommt, trägt dies zur Entstehung von Schluckauf bei.

Schnarchen

Wer selbst der Ruhestörer ist, bekommt eine ganze Menge mehr Schlaf als die arme Person im Bett nebenan. Zur Rettung des Hausfriedens gibt es „Selbstverteidigungs-Tipps" (siehe S. 269). Außerdem lohnt es sich, die hier beschriebenen Vorbeugemaßnahmen auszuprobieren. Manchmal reicht eine andere Schlafposition aus. Den meisten Schnarchern verhilft allerdings erst eine anstrengende Unternehmung – nämlich die Gewichtsabnahme – zu endlich ruhigen Nächten.

Die Schlafposition verändern

- Nehmen Sie ein paar zusätzliche Kissen, und betten Sie den **Kopf etwas höher**, statt flach auf dem Rücken zu liegen. Dadurch verhindern Sie, dass das Rachengewebe in die Atemwege sackt.
- **Heben** Sie das **Kopfende des Bettes** mit einigen flachen Brettern an. Ein paar alte Telefonbücher unter jedem Bettpfosten reichen ebenfalls bereits aus.
- Versuchen Sie, **auf der Seite** einzuschlafen, am besten wickeln Sie dabei die Arme um ein Kissen. So halten Sie die Position etwas länger, ohne sich umzudrehen. In der Rückenlage fallen der hintere Bereich der Zunge und das Gaumensegel in den Rachen zurück, wo sie die Atemwege blockieren.
- Ein **Tennisball** kann ebenfalls das Umdrehen verhindern. Nähen Sie eine kleine Tasche in die Rückenpartie des Pyjamas, und stecken Sie den Ball hinein. Wenn Sie sich dann nachts im Schlaf auf den Rücken rollen, drückt der Tennisball, was Sie prompt wieder in die Seitenlage befördert.

Machen Sie die Nase frei

- Wenn eine verstopfte Nase am Schnarchen schuld ist, dann probieren Sie es mit der Einnahme eines **abschwellend wirkenden Präparats** oder eines **Antihistaminikums** vor dem Zubettgehen. Nutzen Sie dieses Mittel allerdings nur kurze Zeit als vorübergehende Maßnahme, wenn Sie das Gefühl haben, dass eine akute Erkältung oder eine aufgetretene Allergie der Grund für das lästige Schnarchen ist. Die Anwendung über einen längeren Zeitraum hinweg kann nämlich schädlich sein. Fragen Sie dann Ihren Arzt um Rat.

Ursachen und Symptome

Schnarchen entsteht, wenn durch eine Verengung oder einen Verschluss der Atemwege das Gaumensegel, das Zäpfchen, die Rachenwand oder der Kehlkopfdeckel in der Atmenluft zu schwingen beginnen. Dafür gibt es viele Ursachen. Menschen mit Übergewicht neigen eher zum Schnarchen, da vermutlich das zusätzliche Fettgewebe die Atemwege zusammendrückt. Alkoholkonsum vor dem Schlafengehen ist ebenfalls ein Schnarchfaktor: Er führt im Schlaf zur Erschlaffung der Muskulatur und somit zur Verengung der Atemwege. Und wer aufgrund einer Erkältung oder Allergie eine verstopfte Nase hat, schnarcht, weil entzündetes Gewebe und Schleim den Luftstrom behindern.

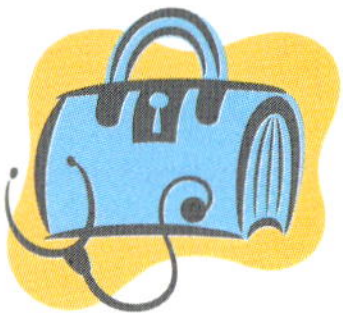

Wann zum Arzt?

Übermäßiges Schnarchen kann auf ein Schlafapnoe-Syndrom hindeuten, eine Erkrankung, die behandelt werden muss. Kontaktieren Sie Ihren Arzt, wenn Sie ein starker Schnarcher sind und im Schlaf kurze Atemaussetzer haben. Sie sollten auch mit ihm sprechen, wenn Sie manchmal nach Luft schnappend aufwachen, wenn Sie mit Kopfschmerzen erwachen oder den Tag über schläfrig sind. Schlafapnoe kann den Sauerstoffgehalt im Blut herabsetzen und schließlich zu erhöhtem Blutdruck und einem vergrößerten Herzen führen.
Zusätzlich zu einer Umstellung der Lebensgewohnheiten, Gewichtsreduktion und einer veränderten Schlafposition empfehlen manche Ärzte die nächtliche Anwendung eines Geräts, das für einen kontinuierlichen positiven Atemwegsdruck sorgt (CPAP-Therapie). Es bestehen auch operative Behandlungsmöglichkeiten.

- **Nasenstreifen** aus der Apotheke erleichtern die Atmung durch die Nase. Damit sehen Sie zwar etwas merkwürdig aus, aber der Zweck heiligt bekanntlich die Mittel. Auch Hochleistungssportler machen sich die Wirkung von solchen Nasenpflastern zunutze. Bestimmt kennen Sie das aus dem Fernsehen. Die Streifen heben die Nasenflügel an und öffnen sie, sodass die Luft besser hindurchströmen kann. Kleben Sie vor dem Einschlafen, entsprechend den Gebrauchsanweisungen auf der Verpackung, einen Streifen an die Nase.
- Gurgeln Sie mit **Pfefferminz-Mundwasser**. Es zieht die Schleimhaut in Nase und Rachen zusammen. Diese Maßnahme erweist sich als besonders wirksam, wenn das Schnarchen auf eine vorübergehende Erkältung oder Allergie zurückzuführen ist. Mischen Sie das Mundwasser aus 1 Tropfen Pfefferminzöl auf ein Glas kaltes Wasser an, und gurgeln Sie damit; schlucken Sie es jedoch nicht.

Hoch das Kinn

- Manche Leute legen sich eine **Halskrause** an – wie sie zum Beispiel nach einem Schleudertrauma verordnet wird –, um das Schnarchen zu unterbinden. Die Krause hält das Kinn hoch, sodass der Rachen nicht einknickt und die Atemwege freibleiben. Doch niemand muss einen steifen Plastikkragen tragen; eine weiche Krause aus Schaumstoff, erhältlich in Apotheken oder beim Fachhandel für Sanitärbedarf, ist weniger unbequem und funktioniert genauso gut.

Wenn Allergien der Auslöser sind

- Reinigen Sie das Schlafzimmer von allen möglicherweise allergieauslösenden Stoffen (Staub, Tierhaare, Schimmel), indem Sie **Fußböden und Vorhänge absaugen**. Wechseln Sie häufig Laken und Bettwäsche (siehe dazu Allergien, S. 4 ff.).
- Wenn Schnarchen durch den saisonalen Pollenflug ausgelöst wird, dann probieren Sie **Brennnesseltee** aus. In der Naturheilkunde wird er zur Linderung von Entzündungen, die durch Pollenallergien verursacht sind, empfohlen. Übergießen Sie 1 TL getrocknete Brennnesselblätter mit 1 Tasse kochendem Wasser, und lassen Sie den Tee zugedeckt 5 Minuten ziehen. Filtern Sie ihn und trinken Sie bis zu 3 Tassen täglich, 1 Tasse davon direkt vor dem Zubettgehen.

Auf Alkohol und Rauchen verzichten

- Nehmen Sie 3 Stunden, bevor Sie zu Bett gehen, weder **schwere Mahlzeiten** zu sich, noch sollten Sie etwas **Alkoholisches** trinken. Beides kann ein stärkeres Erschlaffen der Rachenmuskeln bewirken.
- Bei schwerem Schnarchen lindert **Gewichtsabnahme** die Symptome, weil die oberen Atemwege dann weniger stark blockiert werden.
- **Geben Sie das Rauchen auf.** Tabakrauch reizt die Schleimhäute, der Rachen schwillt an und engt dadurch die Atemwege ein. Raucher haben auch häufiger eine verstopfte Nase.
- Wenn Sie regelmäßig bestimmte **Medikamente** einnehmen, sollten Sie mit Ihrem Arzt über Alternativen sprechen. Manche Arzneimittel, darunter einige Schlaftabletten und Beruhigungsmittel, verschlimmern das Schnarchen.
- Auch trockene Luft kann zum Schnarchen beitragen. Sie lässt sich mit einem elektrischen **Luftbefeuchter** oder Verdampfer im Schlafzimmer bekämpfen. Denken Sie nur daran, das Gerät regelmäßig entsprechend den Anweisungen des Herstellers zu säubern. Eine andere Möglichkeit, die Atemwege feuchtzuhalten, ist das **Einatmen von Dampf**. Füllen Sie kurz vor dem Zubettgehen eine Schüssel mit heißem Wasser, breiten Sie ein Handtuch über Kopf und Schüssel, beugen Sie sich über die Schüssel, bis Ihr Kopf etwa 30 cm von der Wasseroberfläche entfernt ist, und atmen Sie ein paar Minuten lang tief durch die Nase ein. Sie werden spüren, dass sie freier wird.

Ein kurzer Selbstverteidigungskurs gegen Schnarcher

Das nächtliche Schnarchkonzert kann eine Beziehung erheblich belasten. Allerdings gibt es viele Heilmittel gegen das altbekannte Problem. Bevor Sie also in ein anderes Zimmer flüchten, sollten Sie die folgenden Maßnahmen ausprobieren:

- Kaufen Sie sich ein Paar Ohrenstöpsel. Sie sind nicht teuer, und wenn Sie einmal daran gewöhnt sind, auch recht bequem.
- Ein Rauschgenerator kann Nächte mit einem Schnarcher erträglicher gestalten. Dieses elektronische Gerät produziert ein gleichbleibendes Geräusch, das andere Laute überdeckt. Ihr Unterbewusstsein gewöhnt sich daran und wird vom Schnarchen nicht mehr gestört.
- Gehen Sie vor Ihrem schnarchenden Partner ins Bett, um schon mal ein wenig Schlaf zu tanken und dem Lärm nicht in der Einschlafphase ausgesetzt zu sein. Mancher gut trainierte Partner schlummert friedlich beim sonoren Gegurgel eines Superschnarchers.

Schuppen

Wem ist es nicht peinlich, wenn die Schultern aussehen, als ob man aus einem Schneesturm käme? Schuppen sind zwar kein wirklich schwerwiegendes medizinisches Problem, doch sie können sehr unangenehm sein. Um die vielen losen Schüppchen der Kopfhaut unter Kontrolle zu bekommen, hilft zuerst das Erkennen der Ursachen und das richtige Shampoo. Eine selbst hergestellte Haarspülung bekämpft die Hefepilze, die häufig hinter der Schuppenbildung stecken, und lindert den Juckreiz.

Ursachen und Symptome

Bei jedem Menschen lösen sich ständig die äußeren Hornschichten der Haut ab. Wenn sich diese Hornschüppchen am Kopf zu schnell bilden, werden sie als Schuppen sichtbar. Dafür kommen mehrere Ursachen in Betracht: Stress, überaktive Talgdrüsen oder seborrhoische Dermatitis – das ist ein juckender, schuppender Ausschlag, der Gesicht und Brust ebenso befallen kann wie die behaarte Kopfhaut. Außerdem gibt es Hinweise darauf, dass Schuppen oft durch eine übermäßige Besiedlung der Kopfhaut mit einem Hefepilz namens *Pityrosporum orbiculare* entstehen. Diese Hefe ernährt sich von Hautfett, was erklären könnte, weshalb Personen mit einer fettigen Kopfhaut verstärkt zur Schuppenbildung neigen.

Waschen Sie die Schuppen heraus

- Shampoos, die **Selensulfid, Zinkpyrithion** oder **Teer** enthalten, sind wirksamer als Produkte, die Schwefel oder Salizylsäure enthalten, denn diese lösen nur die Schuppen von der Hautoberfläche, sodass sie herausgewaschen werden können. Selensulfid und Zinkpyrithion dagegen verringern die Geschwindigkeit, mit der die Kopfhautzellen sich vermehren. Shampoos auf Teerbasis bremsen das Zellwachstum.
- Probieren Sie ein Shampoo aus, das **Ketoconazol** enthält. Diese Substanz wird die Hefepilze ausrotten, die vermutlich die Ursache der Kopfschuppung sind.
- Wenn das Antischuppen-Shampoo nach einigen Monaten nicht mehr wirkt, hat sich die Kopfhaut vermutlich an den enthaltenen **Wirkstoff** gewöhnt. Wechseln Sie deshalb alle paar Monate zu einem anderen Mittel.
- Lassen Sie das Shampoo mindestens **10 Minuten einwirken**, ehe Sie es ausspülen. Bei starker Schuppenbildung schäumen Sie den Kopf ein, setzen eine Duschhaube auf und lassen das Shampoo 1 Stunde auf dem Kopf.

Wirksame Spülungen

- Die **kanadische Gelbwurzel** (*Hydrastis canadensis*) enthält Berberin, welches stark antibakteriell wirkt und Pilzwachstum hemmt. Überbrühen Sie 2 TL gehackte Wurzeln mit 1 Tasse kochendem Wasser, lassen die Lösung 10 Minuten ziehen, seihen Sie ab und lassen sie abkühlen. Verwenden Sie diese Spülung nach dem Shamponieren oder zu einem anderen Zeitpunkt. Oder geben Sie ein paar Tropfen Hydrastis-Tinktur zu einer kleinen Menge Shampoo und reiben den Kopf damit ein.

• **Rosmarin** kann ebenfalls Bakterien und Pilze unschädlich machen und ist einfacher zu beschaffen. Gießen Sie 1 Tasse kochendes Wasser über 1 TL gehackten Rosmarin, und spülen Sie den Kopf täglich mit diesem Aufguss. Wenn die Kopfhaut gereizt reagiert, wechseln Sie zu einer anderen Spülung.
• Eine weitere Antischuppen-Spülung aus dem Kräutergarten stellt man mit **Lorbeerblättern** her. Geben Sie dafür eine Handvoll zerkleinerter Blätter in 1 l sehr heißes, gerade nicht mehr kochendes Wasser, und lassen Sie den Sud 20 Minuten ziehen; dann abseihen, abkühlen lassen und anwenden. Diese Mischung kann etwa 1 Stunde im Haar bleiben, ehe Sie sie wieder gründlich ausspülen.
• **Apfelessig** vernichtet zahlreiche Bakterien sowie Pilze und wird auch als Hausmittel gegen Schuppen empfohlen. Mischen Sie 1 Teil Wasser mit 1 Teil Apfelessig für eine Spülung nach der Haarwäsche.

Testen Sie Teebaumöl

• **Teebaumöl** wirkt gegen Pilze. Verdünnen Sie 7 Tropfen Teebaumöl in 1 TL Trägeröl – Olivenöl oder Traubenkernöl – und massieren Sie die Mischung in die Kopfhaut. Fügen Sie ein paar Tropfen Teebaumöl Ihrem Shampoo bei, oder verwenden Sie eines, das bereits Teebaumöl enthält.

Die Biokultur-Kur

• Es sieht nicht schön aus, doch es wird wirken: Verteilen Sie einen **Joghurt mit Lebendkulturen** auf der Kopfhaut und spülen Sie ihn erst nach 1/2 Stunde wieder aus. Der Joghurt enthält „nützliche" Bakterien, die die Hefepilze auf der Kopfhaut eindämmen. Joghurt gilt als traditionelles Heilmittel gegen Hefepilzinfektionen.

Fettsäuren zur Unterstützung

• Nehmen Sie täglich 1–2 TL **Leinsamenöl** ein. Es enthält essenzielle Fettsäuren, die bei schuppenden Hauterkrankungen wie Psoriasis (Schuppenflechte) oder Ekzemen gut helfen – ebenso bei Schuppen. Doch Sie müssen das Öl 3 Monate und länger einnehmen, ehe Sie eine Besserung bemerken. Dafür haben Sie den Zusatznutzen, dass essenzielle Fettsäuren vor Herzinfarkt schützen.

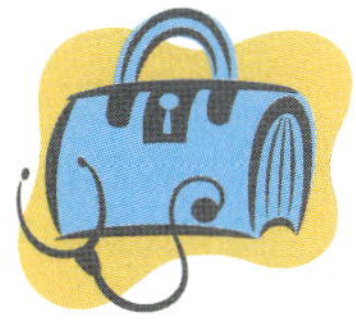

Wann zum Arzt?

Normalerweise wirkt die Selbstbehandlung bei milder Schuppenbildung. Geben Sie den Antischuppen-Shampoos aber mindestens 2 Wochen Zeit, ehe Sie die Wirkung beurteilen. Wenn sich keine Verbesserung zeigt oder wenn heftiger Juckreiz und gerötete, gereizte Kopfhaut hinzukommen, sollten Sie zum Arzt gehen. Das gilt auch, wenn Sie schuppende, gelbliche Krusten oder rote Flecken entlang der Nackenlinie bemerken. Diese Symptome weisen auf eine seborrhoische Dermatitis hin, eine Hautentzündung, die vom Arzt behandelt werden muss.

Schuppenflechte

Es gibt gute und schlechte Tage – wer an Schuppenflechte (Psoriasis) erkrankt ist, weiß das nur allzu gut. An den guten Tagen erfordert die Haut kaum Aufmerksamkeit, man kann sie fast vergessen. An den schlechten benötigen die roten, juckenden Flecken jedoch dringend eine Behandlung. Zum Glück gibt es hilfreiche Tipps, die die guten Zeiten noch besser und die schlechten erträglicher machen.

Ursachen und Symptome

Normalerweise brauchen neu entstandene Hautzellen 28 Tage, um von den untersten Hautschichten in der Tiefe bis an die Hautoberfläche zu wandern, wo sie die abgestorbenen Zellen ersetzen, die abgestoßen werden. Bei Schuppenflechte, ist dieser Zyklus auf etwa 4 Tage verkürzt. Hautzellen drängen hinauf und bilden die charakteristischen unebenen roten Flecken, die mit weißen Schuppen bedeckt sind. Sie treten häufig an den Knien, den Ellbogen und auf dem behaarten Kopf auf. Der Auslöser ist unbekannt, scheint aber genetische Ursachen zu haben. Die Krankheit verläuft in Schüben: Heftige Ausbrüche wechseln mit Zeiten ab, in denen die Haut viel besser aussieht.

Verbringen Sie viel Zeit im Freien

- **Sonnenlicht** heilt Schuppenflechte, denn es dämpft die Aktivität der T-Zellen. Diese spezialisierten Zellen produzieren Zytokine, die den Entzündungskreislauf in Gang setzen. Verbringen Sie jeden Tag 15–30 Minuten im Freien.
- Schützen Sie die gesunden Hautareale vor Sonnenbrand, indem Sie **Sonnenschutzpräparate** mit einem Lichtschutzfaktor von mindestens 15 auftragen.

Bäder als Lösung

- Nehmen Sie ein ausgiebiges Bad in warmem Wasser mit ein wenig **Pflanzenöl**. Denn Baden weicht zwar die schuppigen Flecken auf und lindert den Juckreiz, aber es trocknet auch die Haut aus und verstärkt dadurch den Juckreiz. Legen Sie sich also mindestens 10 Minuten ins Wasser, um die Haut gründlich aufzuweichen. Etwa 5 Minuten, bevor Sie die Wanne verlassen möchten, träufeln Sie ein paar Teelöffel Pflanzenöl ins Badewasser, um die Feuchtigkeit in der Haut zu binden. Aber seien Sie vorsichtig, wenn Sie aus dem Bad steigen: Das Öl macht den Wannenboden sehr glitschig.
- Gegen den Juckreiz hilft ein kühles Bad, dem Sie einen kräftigen Schuss **Essig** zugesetzt haben. Viele Betroffene glauben, dass Essig Schuppenflechte heilt, doch ist das nicht erwiesen. Sicher ist, dass die Säure Bakterien unschädlich macht. Einige Wissenschaftler vermuten nämlich, dass Bakterien für eine Verschlechterung der Schuppenflechte sorgen.
- Fein gemahlenes **Hafermehl** ist ein weiterer effektiver Wirkstoff gegen Juckreiz. Sie können spezielle Fertigprodukte aus der Apotheke in das Badewasser streuen. Oder Sie geben die normalen Haferflocken von Ihrem Frühstücksmüsli in den Mixer,

zerkleinern die Flocken damit zu einem feinen Puder und streuen diesen dann ins Badewasser.

Pflege und Schutz für die Haut

- Dem Bad entstiegen, können Sie auf die noch feuchte Haut eine **Feuchtigkeitscreme** auftragen, um die Feuchtigkeit in der Haut einzuschließen. Eine besonders dicke Schicht der Creme kommt auf die Psoriasis-Flecken und schützt so vor Einrissen in der Haut. Wählen Sie keine fließenden Lotionen, die zu schnell trocknen, sondern eine zähe Creme oder Salbe. Einige bewährte Präparate enthalten auch Harnstoff, der die Hautschuppen löst.
- Prüfen Sie, ob Ihnen eine **Kamillen-Creme** guttut. Kamille ist als entzündungshemmendes Heilkraut schon lange bekannt und kann auch schuppende Haut beruhigen.
- Reiben Sie mehrmals täglich einige Tropfen **Teebaumöl** in die Hautareale ein, die von der Schuppenflechte befallen sind. Dies lindert den Juckreiz und macht die erkrankten Hautstellen weich, vor allem bei nicht allzu schwerer Psoriasis. Da manche Menschen allergisch auf Teebaumöl reagieren, sollten Sie unbedingt erst an einer kleinen Stelle die Verträglichkeit ausprobieren. Außerdem macht Teebaumöl sehr lichtempfindlich.
- Um die schuppigen Beläge zu entfernen, können Sie auch **Vaseline** verwenden. Tragen Sie sie so oft auf wie nötig.

Lassen Sie Öle von innen wirken

- Rühren Sie 1 EL **Leinsamenöl** ins Müsli, in den Joghurt oder in ein anderes Gericht. Leinsamenöl ist reich an Omega-3-Fettsäuren, die eine körpereigene Substanz namens Arachidonsäure blockieren, die Entzündungen hervorruft.
- Fette Fische enthalten ebenfalls reichlich Omega-3-Fettsäuren. Wenn Sie **Lachs** mögen, essen Sie ihn mindestens einmal pro Woche. Andere Fische mit hohem Gehalt an Omega-3-Fettsäuren sind **Makrelen** und **Sardinen**.
- Sie können die mehrfach ungesättigten Fettsäuren auch durch die Einnahme von 1000 mg **Fischöl** dreimal täglich nach den Mahlzeiten zuführen, am besten als Fischölkapseln. Falls Sie Medikamente einnehmen, die die Blutgerinnung hemmen (z. B. ASS), sollten Sie den Arzt fragen, ehe Sie Fischölkapseln schlucken, denn diese können das Blut ebenfalls verdünnen.

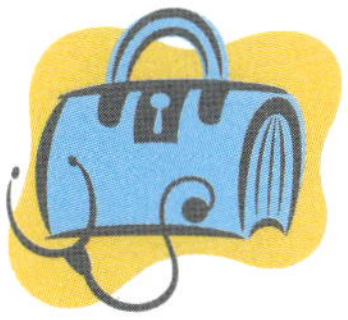

Wann zum **Arzt?**

Wenn ein Schub größere Flächen befallen hat oder wenn die Handflächen und Fußsohlen betroffen sind, sollten Sie zum Arzt gehen. Ärztliche Behandlung ist auch notwendig, wenn die Haut Zeichen einer Infektion zeigt, z. B. eitriges Sekret absondert oder gelbe Krusten gebildet hat. Schuppenflechte kann auch mit Gelenkentzündungen einhergehen, die als „Psoriasis-Arthritis" bezeichnet werden. Solche Gelenkentzündungen müssen unbedingt ärztlich behandelt werden. Und selbstverständlich sollten Sie auch einen Arzt aufsuchen, wenn Sie erstmals einen Ausschlag haben, der wie Schuppenflechte aussieht. Jede Selbstbehandlung setzt voraus, dass die Diagnose vom Arzt gestellt wurde und zweifelsfrei zutrifft.

Wussten Sie das?

Kälte kann aus bisher noch ungeklärten Gründen die Schuppenflechte verschlimmern. Sie können zwar die Jahreszeiten nicht verändern, aber die Ausbrüche kontrollieren, indem Sie sich warm anziehen und die Haut gut bedeckt halten, wenn Sie sich in der Kälte aufhalten. Und natürlich tut der Haut mitten im Winter ein Aufenthalt in sonnigen Ländern besonders gut.

Besser nicht!

Natürliches Sonnenlicht unterstützt die Behandlung der Schuppenflechte, aber halten Sie sich fern von Sonnenstudios! Das künstliche Licht besitzt nicht das gleiche Wellenspektrum wie das natürliche Sonnenlicht und hilft bei Psoriasis deshalb nicht.

- Haben Sie eine **Aloe-vera-Pflanze** auf der Fensterbank? Brechen Sie ein Blatt ab, und tragen Sie das austretende Gel mehrmals täglich auf die juckenden Psoriasis-Herde auf. Aloe enthält entzündungshemmende Substanzen und Magnesiumlaktat, das gegen den Juckreiz hilft.

Bitte nicht kratzen!

- **Hände weg von den roten Flecken!** Wenn Sie an den befallenen Stellen zupfen und kratzen, schädigen Sie die Haut, was zu einer Verschlimmerung der Symptome und heftigeren Ausbrüchen der Psoriasis führen kann.
- Eine scharfe Rasierklinge schneidet immer in die Haut, wie vorsichtig Sie auch sein mögen, und das erhöht das Risiko für neue Psoriasis-Herde. Rasierer arbeiten sanfter. Männer sollten deshalb immer einen **elektrischen Rasierapparat** statt eines Nassrasierers verwenden. Das gilt auch für Frauen, die sich an den Beinen oder an anderen Körperregionen rasieren.

Hilfe für die erkrankte Kopfhaut

- Wenn die Schuppenflechte auch die behaarte Kopfhaut befallen hat, sind Shampoos geeignet, die **Steinkohlenteer** enthalten. Benutzen Sie dieses Shampoo anfangs jeden Tag, wenn die Symptome abflauen zweimal pro Woche abwechselnd mit einem gewöhnlichen Shampoo. Belassen Sie das Teershampoo 10 Minuten auf dem Kopf, ehe Sie es abspülen.
- Stellen Sie eine Liste aller **Shampoos** auf, die sich für Ihre Haare eignen, und benutzen Sie die Produkte immer **abwechselnd**. Denn die Kopfhaut könnte sich sonst an ein Mittel gewöhnen, das dann mit der Zeit seine Wirksamkeit verliert.
- Wie wäre es mit einem **Kurzhaarschnitt**? Bei kurzen Haaren ist die Behandlung der Kopfhaut einfacher als bei langen.

Entspannen Sie sich

- Treiben Sie **regelmäßig Sport**. Das ist das Beste zum Stressabbau – und Stress führt nachweislich zu Psoriasis-Ausbrüchen. Wenn Sie täglich 30 Minuten im Freien flott gehen, werden Sie überrascht erleben, wie wirksam diese kleine körperliche Betätigung von negativen Gefühlen wegführt.
- **Meditieren** Sie einige Minuten pro Tag, oder machen Sie **Atemübungen**. Das entspannt und regeneriert den Geist.

Schwangerschaftsbeschwerden

Vorfreude und Zweifel, Ängste und Überschwang gehören zu einer ganz normalen Schwangerschaft ebenso dazu wie die hormonbedingte morgendliche Übelkeit. Für die zahlreichen Schwangerschaftsbeschwerden, die das Wohlbefinden einer werdenden Mutter manchmal empfindlich einschränken können, gibt es viele Tipps erfahrener Hebammen, die die Freude an diesem Wunder wieder die Oberhand gewinnen und die Schwangere strahlend und guter Hoffnung diese Zeit genießen lassen.

So werden Sie mit der Müdigkeit fertig

- Machen Sie jeden Tag ein etwa **halbstündiges Nickerchen**, und legen Sie dabei die Füße höher als das Herz. Gönnen Sie sich diese Pause ohne schlechtes Gewissen: Während einer Schwangerschaft muss Ihr Körper viel leisten. Falls Sie schon ein Kleinkind haben, nutzen Sie dessen Mittagsschlaf dafür oder bitten Sie die Oma, einen Babysitter oder den Vater, Ihnen täglich diese Auszeit zu ermöglichen.
- Gönnen Sie sich jeden Tag ein bisschen **Bewegung**. Ausdauertraining wie Walken oder Schwimmen spendet Energie. Entbindung und Wochenbett überstehen Sie auch besser, wenn Sie zuvor etwas für Ihre Fitness getan haben.

Abschwellendes für die Füße

- **Warme und kalte Wechselfußbäder** verbessern die Durchblutung schmerzender Füße. Füllen Sie zwei große Schüsseln mit Wasser – eine mit angenehm warmem, die andere mit kaltem. Tauchen Sie die Füße 3 Minuten erst ins warme, dann 30 Sekunden ins kalte Wasser. Wechseln Sie sechsmal hin und her, der letzte „Tauchgang" gehört dem kalten Nass.
- Nach dem Fußbad **legen Sie sich mindestens 10 Minuten** mit hochgelagerten Füßen **hin**.

Bringen Sie Sodbrennen unter Kontrolle

In der Schwangerschaft erhöht nicht nur das heranwachsende Baby den Druck im Bauchraum, sondern als Folge der Schwangerschaftshormone entspannt sich auch der Schließmuskel am Übergang zwischen unterer Speiseröhre und Mageneingang. Diese beiden Faktoren führen dazu, dass saurer Mageninhalt in

Ursachen und Symptome

Wenn ein Baby in der Gebärmutter langsam heranwächst, geht das für die Mutter nicht immer ohne Beschwerden ab: Das zunehmende Gewicht führt zu Rückenschmerzen und Müdigkeit. Und der wachsende Platzbedarf der Gebärmutter drückt Magen und Darm nach oben, was Sodbrennen auslösen kann. Auch Verstopfung und Hämorrhoiden sowie Wassereinlagerungen, geschwollene Beine und Hände, Krampfadern und das Karpaltunnelsyndrom, das mit kribbelnden oder tauben Fingern und schmerzenden Handgelenken einhergeht, können als „Nebenwirkung" einer Schwangerschaft auftreten. Doch trotz all solchen Ungemachs genießen die meisten Frauen diese aufregende Zeit.

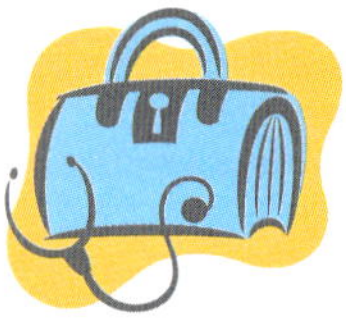

Wann zum **Arzt?**

Glücklicherweise sind die meisten Schwangerschaftsbeschwerden nach der Geburt sofort verschwunden und vergessen. Außerdem sind Schwangere durch die unbedingt empfohlenen Vorsorgetermine unter bester ärztlicher Kontrolle. Zwischendurch sollten Sie zum Arzt gehen, wenn Sie Gewicht verlieren, keine Speisen und Getränke bei sich behalten können, sich ausgetrocknet fühlen oder nicht Wasser lassen können. Dringende Gründe für einen Arztbesuch sind ferner anhaltende Kopfschmerzen oder Doppelbilder. Suchen Sie auch sofort einen Arzt auf, wenn Sie die Bewegungen des Ungeborenen nicht mehr spüren oder Sie glauben, dass es sich weniger als vorher bewegt.

die Speiseröhre zurückfließt. Gegen das starke Sodbrennen, das dadurch entsteht, können Sie jedoch einige wirksame Maßnahmen ergreifen:

- Essen Sie lieber **mehrere kleine Mahlzeiten** als eine große Hauptmahlzeit, und lassen Sie zwischen Abendessen und Zubettgehen mindestens eine, besser 3 Stunden verstreichen.
- **Vermeiden Sie es** möglichst, **übermäßig zuzunehmen**.
- **Beugen Sie sich wenig nach vorn über**. Wenn Sie etwas (oder ein Kleinkind) aufheben müssen, dann beugen Sie die Knie und gehen in die Hocke.
- **Mandeln** enthalten Stoffe, die die Säure im Magen halten, indem sie die Verschlussmuskulatur der Speiseröhre stärken. Allerdings müssen Sie dabei deren Energiegehalt von etwa 10 kcal pro Stück beachten. Streichen Sie deshalb am besten ein anderes kalorienreiches Nahrungsmittel vom Speisezettel.
- **Meiden Sie** Speisen und Getränke, die den Schließmuskel schwächen. Dazu zählen **Kaffee, Säfte aus Zitrusfrüchten, gebratene Speisen, Pfefferminz, Tomaten und Alkohol**.
- Wenn all das nicht gegen das Sodbrennen hilft, fragen Sie den Arzt nach einem **säurehemmenden Medikament**, das Sie während der Schwangerschaft einnehmen dürfen. Meist ist das ein Antazidum, das die Magensäure neutralisiert. Diese Mittel gelten als unbedenklich, dennoch sollten Sie sie nur einnehmen, wenn es unbedingt notwendig ist, und die Menge begrenzen.

Haltung bewahren bei Rückenschmerzen

- **Vermeiden Sie langes Stehen**, vor allem in der zweiten Hälfte der Schwangerschaft. Wenn in dieser Zeit schon die Gelenke rund um das Becken nachgeben, treten sehr häufig Kreuzschmerzen auf – und Stehen verschlimmert sie.
- Beim unvermeidlichen Stehen **verteilen Sie** am besten Ihr **Körpergewicht** gleichmäßig **auf beide Beine**. Sobald Sie nämlich eine Hüfte anheben, wird seitlicher Druck auf die Wirbelsäule ausgeübt, was Rückenschmerzen verstärken kann.
- **Sitzen Sie gerade** auf einem Stuhl. Drücken Sie Gesäß und untere Rückenpartie fest gegen die Rückenlehne, und wiederholen Sie diese Übung mehrmals täglich. Das kräftigt die Gesäßmuskeln und die Muskeln im Lendenwirbelbereich.
- Wenn Sie am Schreibtisch arbeiten, stellen Sie die Füße etwas erhöht ab, z. B. auf ein **Fußbänkchen** oder eine Fußstütze.

Taubheitsgefühl oder Kribbeln in den Fingern

- Viele Frauen leiden während der Schwangerschaft an einem Taubheitsgefühl oder Kribbeln in den Fingern. Meist ist die Ursache eine Flüssigkeitseinlagerung, wodurch der Nerv im Handgelenkskanal unter Druck gerät. Dagegen helfen spezielle **Übungen für Arme und Handgelenke** (siehe S. 145), für die Sie etwa stündlich 5 Minuten einplanen sollten.
- **Beugen Sie die Handgelenke nicht**, wenn sie sich taub anfühlen. Das macht die Beschwerden eher schlimmer.

Vorbeugung gegen Schwangerschaftsstreifen

- Fast jede Schwangere – manche mehr, manche weniger – bekommt Dehnungsstreifen. Diese purpurrot bis weißlich-silbern gefärbten Streifen entstehen an den Stellen, an denen die Haut besonders stark gedehnt wird, meist an Bauch und Brüsten. Die Dehnung findet in der tiefliegenden Kollagenschicht der Haut statt, die von Kosmetikprodukten schlecht erreicht wird. Wer allerdings die **Gewichtszunahme unter Kontrolle** behält, kann die Streifen auf ein Minimum beschränken. Außerdem verblassen sie mit der Zeit und werden entweder zu blasssilbernen Linien oder verschwinden sogar ganz.

Abwehrmaßnahmen gegen Krampfadern

- Krampfadern (oder Varizen) entstehen, weil das gesamte Blutvolumen zunimmt, um das Ungeborene mitzuversorgen. Am besten beugen Sie mit **Stützstrumpfhosen** vor.
- Krampfadern sind an den Beinen weniger sichtbar, wenn Sie eine **kalte Kompresse** auflegen. Mischen Sie jeweils 6 Tropfen **Zypressenöl, Zitronenöl** und **Bergamotteöl** mit **Hamameliswasser**, und stellen Sie das Gemisch mindestens 1 Stunde in den Kühlschrank. Benetzen Sie dann ein feuchtes, kaltes Handtuch mit der Flüssigkeit und legen es 15 Minuten auf die hochgelagerten Beine. Die Ölmischung hilft den Blutgefäßen, sich zusammenzuziehen, und verringert die Schwellung.

Verstopfung muss nicht sein

- Da Schwangere verstärkt zu Verstopfung neigen, sollten Sie mehr **Ballaststoffe zu sich nehmen**. Ballaststoffreiche Nahrungsmittel sind Bohnen, Kleie, Vollkornprodukte, Leinsamenkörner, dunkelgrüne Blattgemüse, Brokkoli und frische Früchte.

Schwielen und Hühneraugen

Jede Apotheke und jeder Drogeriemarkt führt eine ganze Reihe von Produkten gegen Hühneraugen und Hornhäute. Wenn die Füße von Schwielen oder Hühneraugen betroffen sind, benötigt man das richtige Öl zum Aufweichen der verhärteten Haut, spezielle Pflaster für einen Langzeitschutz sowie besondere Socken, Schuhe und Einlagen, um Schmerzen zu lindern oder am besten ganz zu vermeiden. Gegen Schwielen an den Händen schützen wirksam und vorbeugend passende Arbeitshandschuhe. Zudem gibt es viele zusätzliche Möglichkeiten, Schwielen und Hühneraugen zu bekämpfen.

Ursachen und Symptome

Hornhäute entstehen aus einem körpereigenen Schutzmechanismus. Wenn die oberste Hautschicht häufiger Reibung ausgesetzt ist, verdicken sich die abgestorbenen Hautzellen. Ein unpassender Schuh, der ständig an derselben Stelle scheuert, oder der Griff eines oft benutzten Gartengeräts können Hornhäute auslösen: Die Epidermis (Oberhaut) baut eine Schwiele auf, die sich am Zeh zum Hühnerauge mit hartem, tiefreichendem Kern entwickeln kann. Meist sind Schwielen und Hühneraugen schmerzlos, sobald sie aber auf einen unter der Haut liegenden Nerv drücken, verursachen sie Beschwerden.

Rubbeln und schleifen

- Sobald eine Schwiele Schmerz oder Entzündung hervorruft, müssen die abgestorbenen Hautschuppen abgeschabt werden, damit die Hornhaut weniger auf den Nerv drückt. Am besten geht das direkt nach einer warmen Dusche oder einem Bad, wenn die Haut aufgeweicht ist, mit einem **Bimsstein**. Diesen leichten, porösen Stein vulkanischen Ursprungs erhalten Sie in Apotheken oder Drogerien. Versuchen Sie nicht, die ganze Hornhautschicht auf einmal abzutragen, sonst reiben Sie die Haut wund. Rubbeln Sie stattdessen jeden Tag geduldig ein wenig mehr ab. Wenn die Schwiele sehr dick und hart ist, kann das durchaus mehrere Wochen dauern.
- Weiche Hühneraugen entstehen zwischen den Zehen, wenn die Knochen benachbarter Zehen so lange aneinanderreiben, dass sich die Haut verdickt. Man bezeichnet sie als „weich", weil die Haut zwischen den Zehen in der Regel feuchter ist. Da man mit einem Bimsstein nicht in den engen Raum zwischen den Zehen kommt, verwendet man hier stattdessen eine **Hornhautfeile**. Damit wird immer wieder etwas verdickte Haut weggefeilt. Zur Linderung des Drucks zwischen den Zehen legt man einen Zehenkeil aus Schaumstoff ein. Falls Sie den Füßen etwas mehr Zuwendung gönnen wollen, lassen Sie doch die Hühneraugen von einem Fußspezialisten oder Fußpfleger behandeln, der sie auf schmerzlose Art und Weise entfernen kann. Er kann außerdem verschiedene spezielle Polster oder Einlegesohlen gegen den Druck empfehlen. Orthopädietechniker passen Einlagen für eine längerfristige Behandlung maßgenau für den Fuß an.

Aufweichen der harten Schwielen

- Anstatt sie mechanisch abzufeilen, lassen sich Hühneraugen und Schwielen auch ein- oder aufweichen. Geeignet dafür ist zum Beispiel **Olivenöl**. Anschließend hilft am besten ein ringförmiges **Hühneraugenpflaster** zur Druckentlastung. Legen Sie einen dieser Ringe um das Hühnerauge, tragen Sie mit einem Wattebausch nun ein paar Tropfen Rizinusöl auf und kleben Sie dann Heftpflaster über den Ring, damit er nicht verrutscht. Der kleine wattierte Ring um das Hühnerauge schützt die schmerzhafte Stelle vor Druck und hält das feuchtigkeitsspendende Rizinusöl zurück. Tragen Sie während dieser Behandlung alte Socken, da eventuell austretendes Rizinusöl Flecken verursachen könnte.
- Ebenfalls zum Aufweichen verhornter Stellen oder Hühneraugen eignen sich **Magnesiumsulfat** oder **Epsomsalz**. Befolgen Sie die Gebrauchsanweisungen auf der Verpackung.

Geben Sie dem Hühnerauge Saures

- Besorgen Sie sich Hühneraugenpflaster mit **Salicylsäure**. Diese Pflaster werden nach dem Baden oder Duschen aufgeklebt. Achten Sie aber sorgsam darauf, es nur auf die harte, verhornte Stelle zu legen, nicht auf die umliegende, weiche Haut, denn die Salicylsäure könnte dort sonst Verätzungen oder Hautausschläge verursachen.
- Ihren eigenen Wirkstoff zum Aufweichen von Hühneraugen können Sie aus 5 zerriebenen **ASS-Tabletten** herstellen. Mischen Sie das ASS-Mehl mit 1/2 TL Zitronensaft und 1/2 TL Wasser, und tupfen Sie die Paste auf die verhornte Haut, wickeln Sie den Fuß in Klarsichtfolie, und decken Sie dann ein aufgewärmtes Handtuch darüber. Entfernen Sie die Hüllen nach 10 Minuten, und reiben Sie die aufgeweichte Haut sanft mit einem Bimsstein ab. Natürlich ist diese Behandlung für Menschen mit jeder Art von ASS-Allergie ungeeignet.

Reibung verhindern

- Zur Druckentlastung für die empfindliche Schwiele oder das Hühnerauge können Sie aus **selbstklebendem Vliesgewebe** ein eigenes Hühneraugenpflaster maßanfertigen. Schneiden Sie einen Kreis aus, dessen Umfang deutlich größer ist als der der verhornten Stelle, und machen Sie ein Loch in die Mitte.

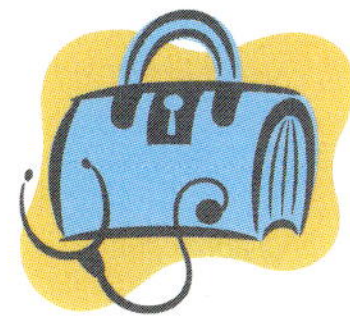

Wann zum Arzt?

Diabetiker haben einen schlechteren Blutkreislauf, weshalb sich bei ihnen die Hühneraugen an den Füßen schneller entzünden. Selbstbehandlungsversuche mit unsterilen Instrumenten sind riskant, da Bakterien in die Wunde gelangen könnten. Diabetiker sollten deshalb mit einer Schwiele oder einem Hühnerauge immer einen Arzt aufsuchen. Alle anderen können zunächst die überlieferten Hausmittel ausprobieren. Bedingung ist, dass immer medizinischer Rat eingeholt wird, wenn die Schwiele oder das Hühnerauge entzündet erscheint.

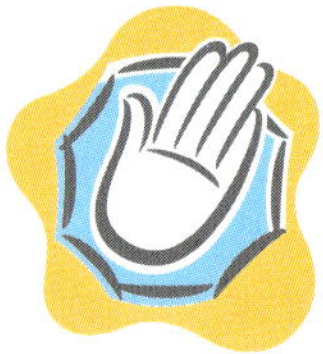

Besser nicht!

Irgendwoher könnten Sie den Rat hören, Schwielen oder Hühneraugen mit einem Hühneraugenmesser, einer Rasierklinge oder einer Schere zurückzuschneiden. Lassen Sie das besser bleiben, auch wenn Sie eine gewisse chirurgische Begabung bei sich festgestellt haben sollten. Die falsche Handhabung scharfer Instrumente birgt echte Verletzungsgefahren und kann schwere Infektionen hervorrufen.

- Bei weichen Hühneraugen zwischen den Zehen verhindert ein **Zehenkeil aus Schaumstoff**, dass die beiden Zehen aneinanderreiben. Solche Keile finden Sie im Fußpflegeregal in der Apotheke oder Drogerie.
- Socken mit **dicken, wattierten Sohlen** verhindern, dass Schwielen unter der Fußsohle schlimmer werden.
- Manchmal verringert eine **Einlegesohle** den Druck auf den verhornten Bereich und trägt zu seinem Verschwinden bei.

Vorbeugung ist besser als Nachsorge

- Bevor raue Hautpartien überhaupt zu lästigen Schwielen werden, tragen Sie am besten eine Lotion mit dem Wirkstoff **Urea** (Harnstoff) auf. Verwenden Sie anfangs nur eine kleine Menge der Lotion, da der enthaltene Harnstoff manchmal schmerzhaft brennt.
- Ein **warmes Fußbad** einmal pro Woche wirkt ebenfalls vorbeugend gegen Hornhautbildung. Cremen Sie danach die Füße mit einer **Feuchtigkeitslotion** ein.
- Achten Sie auf **gut sitzende Schuhe**. Zwischen Ihrem längsten Zeh und der Schuhspitze sollte eine ganze Daumenbreite Platz sein. Die Schuhe sollten außerdem so weit sein, dass Füße und Fußballen nicht eingezwängt werden. Allerdings darf der Fuß auch nicht im Schuh herumrutschen, sonst wird er an den Seiten aufgescheuert.
- Da Füße normalerweise im Lauf des Tages anschwellen, sollten Sie den **Schuhkauf** auf den **Spätnachmittag** verlegen, wenn die Füße am dicksten sind. Wenn Sie morgens Schuhe kaufen, erwerben Sie womöglich ein zu kleines Paar.
- Es empfiehlt sich für Frauen, **Stöckelschuhe** nur **selten**, bei ganz besonderen Gelegenheiten zu tragen. Die Schuhe sollten wenigstens vorn mit einer guten Polsterung ausgestattet sein, um den Druck auf die Zehen zu mindern.
- Spielen Sie nicht in Laufschuhen Tennis. Wählen Sie für jede Sportart **das richtige Paar Schuhe**. Viel Forschung und Technik werden darauf verwendet, Schuhe zu entwickeln, die sich den besonderen Fußbewegungen perfekt anpassen.
- Zur Vermeidung von Schwielen an den Händen sollten Sie bei langwierigen Arbeiten in Haus oder Garten dick wattierte **Handschuhe** tragen. Wählen Sie Gartengeräte, die gut in der Hand liegen und deren Griffe ergonomisch geformt sind.

Sehnenscheiden- und Schleimbeutelentzündung

Schleimbeutelentzündung (Bursitis) und Sehnenscheidenentzündung (Tendinitis) sind beide sehr schmerzhaft. Die Bursitis tritt auf, wenn wiederholte Bewegungen ein bestimmtes Gelenk überanstrengt haben. Auch die Sehnenscheidenentzündung entsteht durch immer wieder zugefügte Mikro-Schädigungen. Viele Tennisspieler bekommen sie am Ellbogen und wer häufig tippen muss, an Handgelenk und Unterarm. Die Heilung beginnt bei beiden Entzündungen mit dem Vermeiden der auslösenden Bewegung. Medikamente wirken dabei unterstützend.

Machen Sie eine Pause

• **Unterlassen Sie die schmerzende Bewegung.** Es kann durchaus mehrere Wochen bis zur Beschwerdefreiheit dauern.

• Eine **elastische Binde** um das betroffene Gelenk hält die Schwellung in Grenzen; aber wickeln Sie nicht zu fest. Heben Sie das Gelenk, wenn möglich, an. Den Ellbogen können Sie auf eine hohe Armlehne oder einen höheren Tisch legen. Wenn Sie das Knie behandeln müssen, dann legen Sie sich auf den Rücken und lagern das Knie auf mehrere Kissen.

Nutzen Sie Kälte und Wärme

• **Kühlen Sie das betroffene Gelenk,** um Schmerzen und Entzündung zu dämpfen. Wickeln Sie einen Eisbeutel oder Kältepack in ein Handtuch, und legen Sie ihn alle 4 Stunden für 10–20 Minuten auf. Oder füllen Sie einen Pappbecher mit Wasser, frieren ihn ein und reiben das Eis auf die schmerzende Stelle. Wiederholen Sie diese Behandlung bis zu viermal täglich, jeweils für 2–5 Minuten.

• Nach etwa 3 Tagen ausschließlicher Kältebehandlung – oder wenn sich das Gelenk nicht mehr heiß anfühlt – starten Sie mit **kalter und warmer Behandlung im Wechsel.** Wärme verstärkt die Durchblutung im Verletzungsbereich und hilft, dass die Entzündung schneller abheilt. Verwenden Sie eine Wärmepackung, die Sie in der Mikrowelle erhitzen können, oder ein elektrisches Heizkissen. Ein sich den Körperkonturen flexibel anpassendes „Heizkissen“ erhalten Sie, wenn Sie 2–3 Tassen

Ursachen und Symptome

Unter Schleimbeutelentzündung versteht man eine Entzündung eines der kleinen, flüssigkeitsgefüllten Säckchen, die als Dämpfer zwischen Muskeln und Knochen dienen – der Schleimbeutel. Sehnenscheidenentzündung ist die Entzündung einer oder mehrerer Sehnen samt Hüllen. Während sich Bursitis eher wie ein dumpfer Schmerz tief im Gelenk anfühlt, ruft Tendinitis einen hellen Schmerz hervor. Die beiden Erkrankungen sind miteinander verwandt und treten häufig an Schulter, Hüfte, Ellbogen, Knie und Knöchel auf. Sie werden durch eine zu oft ausgeführte Bewegung hervorgerufen.

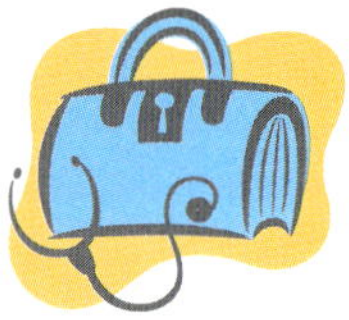

Wann zum **Arzt?**

Wenn die Beschwerden nach 3 oder 4 Tagen schlimmer statt besser werden oder Sie bei Ihren Alltagsaktivitäten behindern, sollten Sie zum Arzt gehen; ebenso, wenn das Gelenk warm, rot und schmerzempfindlich ist. Letzteres kann Zeichen einer Gicht oder einer septischen Bursitis sein, also einer Infektion mit Keimen, die sich von einem Gelenk aus im ganzen Körper ausbreiten kann.

Reis in einen Strumpf füllen, ihn zuknoten, 60–90 Sekunden in der Mikrowelle erwärmen und dann auf das schmerzende Gelenk legen. Denselben Zweck erfüllen Kirschkern-, Dinkel- oder Hirsekissen, die ebenfalls in der Mikrowelle erwärmt werden. Diese Kissen erhalten Sie im Sanitätshaus und in Geschäften für Schwangerschafts- und Babybedarf.

Bewährte Schmerzmittel

- **Ibuprofen** ist ein sehr effektiver entzündungshemmender Wirkstoff, der auch gegen diese Art von Schmerzen rasch und zuverlässig wirkt.
- Probieren Sie **homöopathische Heilmittel** aus. Ist das Gelenk bei den ersten Bewegungen steif und schmerzhaft und fühlt es sich nach den ersten Bewegungen besser an, dann nehmen Sie alle 3–4 Stunden eine Dosis **Rhus toxicodendron** in der C6- oder C12-Potenz, bis eine Besserung eintritt. Verstärken sich die Gelenkbeschwerden bei Bewegung, nehmen Sie alle 3–4 Stunden **Zaunrübe** (Bryonia) in der C6- oder C12-Potenz, bis die Schmerzen nachlassen. Gegen plötzlich und akut auftretende Schmerzen empfehlen die Homöopathen **Raute** und **Arnika**; eingesetzt werden hier ebenfalls alle 3–4 Stunden die Potenzen C6 oder C12. Das „C“ steht für 100; C1 ist also eine Verdünnung 1:99. Ein homöopathisches Heilmittel gilt als umso wirkkräftiger, je stärker es verdünnt ist.

Wohltuende Einreibungen

- Dem schmerzenden Areal tun Einreibungen mit **Arnika-Creme** oder kühlendem Arnika-Gel gut, möglichst zwei- bis dreimal täglich. Arnika verringert die Schwellung und dämpft die Entzündung und wird daher auch bei Hautverletzungen und -entzündungen aller Art eingesetzt. Arnikaprodukte erhalten Sie in der Apotheke. Sie wirken noch besser, wenn Sie nach dem Einreiben eine **Wärmflasche** oder ein Heizkissen auf das behandelte Gelenk legen.
- **Tigerbalsam**, eine aus China importierte, mit einem Schuss Menthol versetzte Creme, wirkt schmerzlindernd. Reiben Sie die betroffene Stelle ein- bis zweimal täglich damit ein. Testen Sie jedoch zuvor an einem kleinen Hautareal, ob Sie Tigerbalsam vertragen – manche Menschen reagieren auf die starke Salbe mit Hautrötung oder Ausschlag. Achtung: Bringen Sie

Tigerbalsam nie in die Nähe von Augen, Mund oder anderen Schleimhäuten, und waschen Sie sich die Hände, nachdem Sie es benutzt haben.

- Legen Sie eine **Ingwerkompresse** auf, um den Schmerz von außen zu beeinflussen. Zerkleinern Sie 2 EL frische Ingwerwurzel, vermischen sie mit 500 ml kochendem Wasser und lassen das Ganze 20 Minuten ziehen. Tauchen Sie ein gefaltetes Tuch in den warmen Tee, wringen es aus und legen das dampfende Tuch 5 Minuten lang über das schmerzende Gelenk. Drei- bis viermal täglich wiederholen.
- Äußerlich aufgetragener **Essig** lindert ebenfalls Schmerzen. Tauchen Sie ein Handtuch oder Geschirrtuch in eine Mischung aus einem Teil Essig und einem Teil kaltem Wasser. Wringen Sie das Tuch aus, und legen Sie es für 5 Minuten auf das Gelenk.

Linderndes zum Schlucken

- Auch in Kapselform entfaltet **Ingwer** seine entzündungshemmende Wirkung. Nehmen Sie bei akuten Schmerzen zweimal täglich eine Kapsel mit 250 mg Ingwerwurzelextrakt ein. Achtung: Ingwer beeinflusst die Blutgerinnung, deshalb sollten Sie auf ihn verzichten, wenn Sie Medikamente zur Blutverdünnung wie ASS oder Warfarin einnehmen.
- **Curcumin** ist der wichtigste Wirkstoff in Kurkuma (Gelbwurz), einem Hauptbestandteil der meisten Currymischungen. Gelbwurz wird schon sehr lange als entzündungshemmendes und schmerzlinderndes Heilmittel eingesetzt. Curcumin bremst die Herstellung von Prostaglandinen, körpereigenen, hormonähnlichen Substanzen, die eine Rolle bei der Übermittlung von Schmerzsignalen spielen. Nehmen Sie 400–500 mg standardisierten Gelbwurzextrakt dreimal täglich ein.
- **Bromelain** stammt aus der Ananas: Es ist ein Gemisch aus verschiedenen Enzymen, das Entzündungsvorgänge hemmt. Der Bromelaingehalt der einzelnen Präparate wird in unterschiedlichen Einheiten angegeben; wenn Sie ein Präparat mit der Einheit „MCU“ wählen, sollten Sie mindestens 2000 Einheiten Bromelain zu sich nehmen, am besten vor dem Essen und verteilt auf 4 Dosen à 500 mg.
- **Kirschen** sollen Gelenkbeschwerden lindern. Mindestens 20 Kirschen pro Tag ersetzen eine Tablette ASS.

Fortsetzung auf Seite 286

Wussten Sie das?

Akute Sehnenscheiden- und Schleimbeutelentzündungen haben viele Namen, je nachdem, wo sie auftreten: Der Tennisellbogen ist eine der häufigsten Formen der Tendinitis, der Fersenschmerz kann durch eine Bursitis, Tendinitis oder beides verursacht sein. Schmerzen in der Rotatorenmanschette, einer Muskelgruppe der Schulter, kommen häufig bei Keglern vor und können ebenfalls von Sehnen oder Schleimbeuteln ausgehen.

Selbsthilfe

Übungen bei Schmerzen in der Schulter

Obwohl es sehr verlockend ist: Warten Sie nicht zu lange, bis Sie eine schmerzende Schulter wieder bewegen, sonst könnte das eintreten, was die Ärzte „Frozen Shoulder“, also „eingefrorene Schulter“ nennen. Sie meinen damit ein Steifwerden, das speziell bei diesem Gelenk sehr rasch vorkommt. Beginnen Sie daher frühzeitig mit den folgenden Übungen.

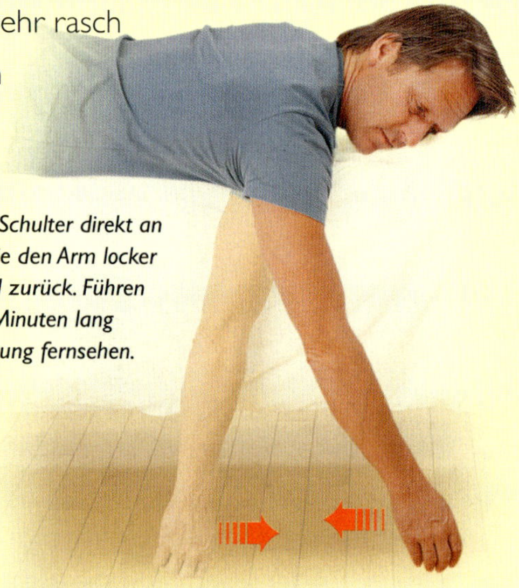

Legen Sie sich bäuchlings, mit der schmerzenden Schulter direkt an der Kante, auf ein Sofa oder hohes Bett. Lassen Sie den Arm locker hängen, dann schwingen Sie ihn vorsichtig vor und zurück. Führen Sie diese Übung drei- bis fünfmal pro Woche 15 Minuten lang durch – glücklicherweise kann man in dieser Haltung fernsehen.

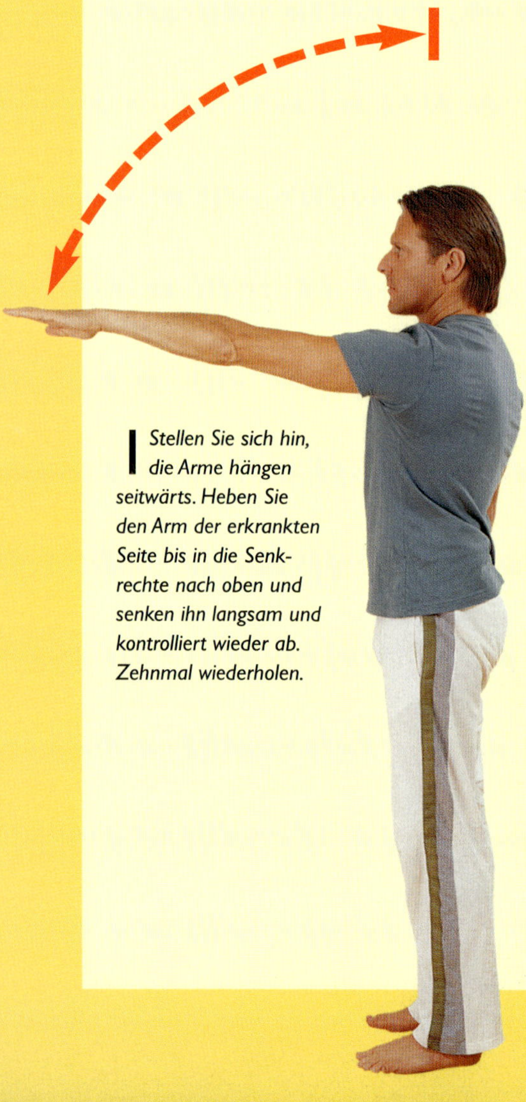

1 *Stellen Sie sich hin, die Arme hängen seitwärts. Heben Sie den Arm der erkrankten Seite bis in die Senkrechte nach oben und senken ihn langsam und kontrolliert wieder ab. Zehnmal wiederholen.*

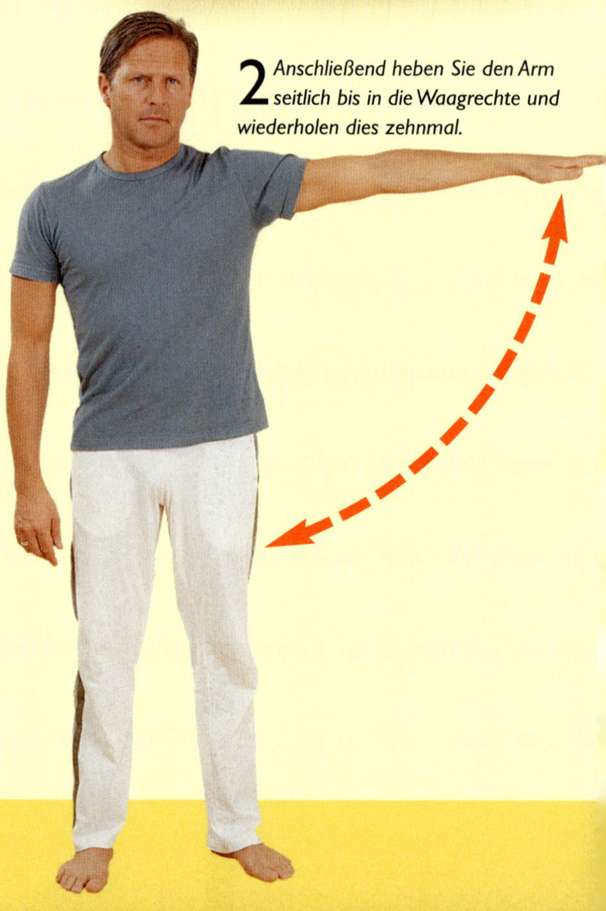

2 *Anschließend heben Sie den Arm seitlich bis in die Waagrechte und wiederholen dies zehnmal.*

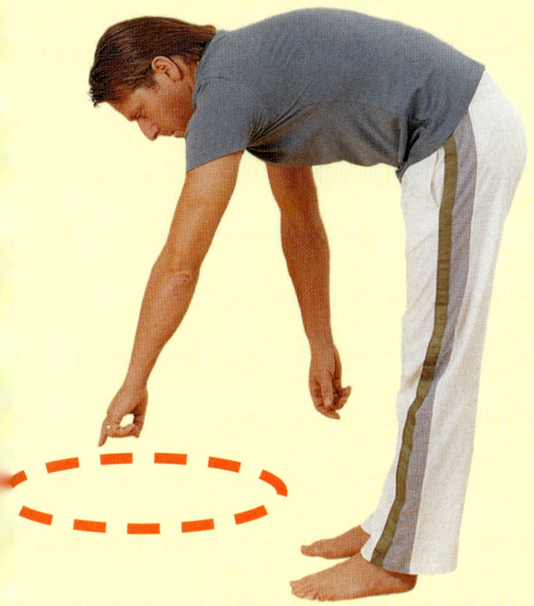

Beugen Sie sich nach vorn, und lassen Sie dabei die Arme locker hängen. Beschreiben Sie mit einer Hand eine kreisförmige Bewegung, und wechseln Sie nach zehn Kreisen die Seite.

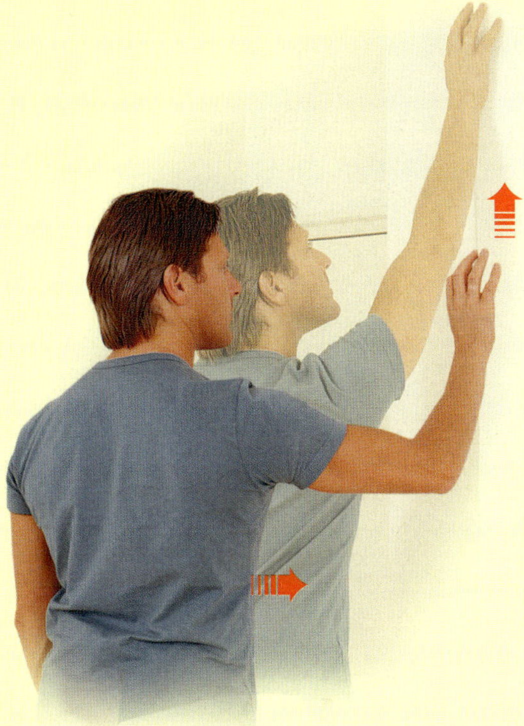

1 *Stellen Sie sich vor eine Zimmerecke, und „krabbeln" Sie mit den Fingerspitzen langsam an der Wand nach oben. Je höher Sie kommen, desto dichter müssen Sie herantreten.*

2 *Wenn der Arm ganz gestreckt ist, halten Sie diese Position 5 Sekunden lang, bevor Sie ihn senken. Dies wird dreimal wiederholt und dann der Arm gewechselt.*

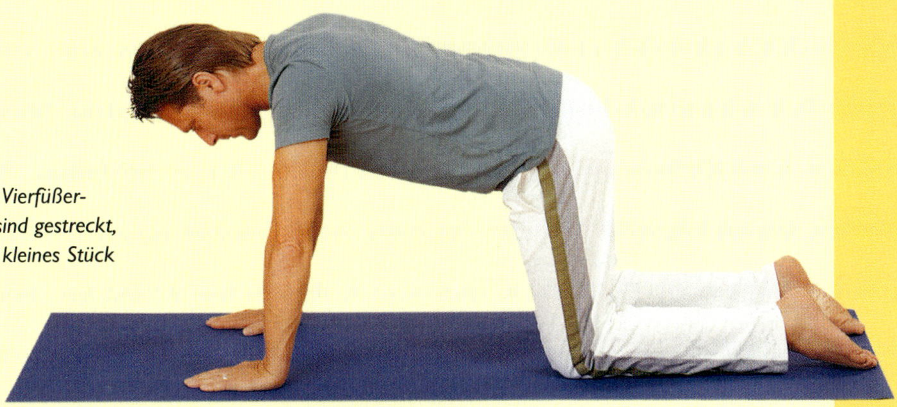

1 *Gehen Sie in den Vierfüßerstand. Die Arme sind gestreckt, die Hände liegen ein kleines Stück vor den Schultern.*

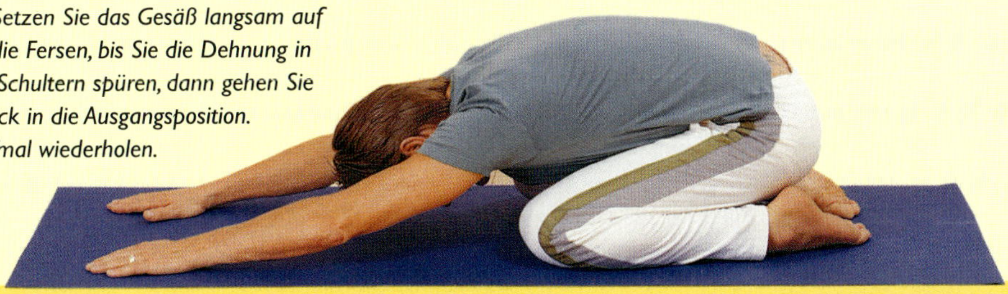

2 *Setzen Sie das Gesäß langsam auf die Fersen, bis Sie die Dehnung in den Schultern spüren, dann gehen Sie zurück in die Ausgangsposition. Fünfmal wiederholen.*

Fortsetzung von Seite 283

- Antioxidantien, die Sie als Nahrungsergänzungsmittel kaufen können, kräftigen und erneuern das Bindegewebe in den Gelenken. **Traubenkernextrakt** enthält antioxidativ wirksame Flavonoide, die als „OPCs" (**oli**gomere **P**roantho**c**yanidine) bezeichnet werden. Nehmen Sie täglich immer zur gleichen Zeit 200 mg Traubenkernextrakt in Kapselform.

Fette, die den Gelenken helfen

- **Omega-3-Fettsäuren** helfen, Entzündungsvorgänge einzudämmen. Essen Sie mehr Lachs, frischen Thunfisch oder Makrelen, die reichlich davon enthalten. Oder nehmen Sie Fischölkapseln in einer Dosierung von 1000–2000 mg pro Tag. Omega-3-Fettsäuren sind auch in Leinsamen enthalten. Schlucken Sie bis zu dreimal 1–2 EL Leinsamen in 1 Glas Wasser oder 1 EL Leinöl ein- bis zweimal täglich.
- **Meiden Sie Chips** und andere Lebensmittel, die **gehärtete Fette** enthalten, und Gerichte, die in diesen Fetten ausgebacken sind. Sie erhöhen die Entzündungsbereitschaft im Körper.

Wärmen Sie sich vor dem Sport auf

- Wenn Sie die auslösende Bewegungsabfolge wiederaufnehmen, braucht das schmerzende Gelenk besondere Aufmerksamkeit. **Massieren** Sie die Muskeln rund um das Gelenk.
- **Dehnen** Sie sich vor und nach jeder sportlichen Aktivität.
- Wenn Sie an Knieschmerzen gelitten haben, sollten Sie unbedingt Ihre **Sportschuhe** überprüfen. Sie müssen gut passen und in einwandfreiem Zustand sein.

Vorbeugung schützt vor Schmerzen

- Ein **Trainingsprogramm** mit leichten Gewichten kräftigt die Muskeln rund um die Gelenke.
- Unterbrechen Sie ständig wiederholte Bewegungsabläufe immer wieder durch **Dehnungsübungen**.
- Als Tennisspieler können Sie den Tennisarm vermeiden, indem Sie einen **Schläger** mit passendem Griff und eine nicht zu straffe Bespannung wählen. Achten Sie auf eine nicht zu kleine oder zu große Schlagfläche, und lassen Sie Griff, Bespannung und Schlägerdurchmesser von einem Tennislehrer oder Fachmann überprüfen.

Sodbrennen

Die Ursache für Sodbrennen ist nicht immer ganz klar – fest steht nur, dass es sehr unangenehm ist. Manche Leute empfehlen, man sollte zur Vorbeugung nicht so viel oder nicht so schnell essen, andere schwören auf den Verzicht auf Scharfes oder Saures. Als erste Maßnahme eignet sich ein Antazidum oder ein niedrig dosierter Säurehemmer wie Ranitidin oder Famotidin aus der Apotheke. Aber langfristiges Ziel bleibt es, die Auslöser herauszufinden und zu meiden.

Löschen Sie die Flamme

- Bereits beim ersten Anzeichen von Brennen hinter dem Brustbein trinken Sie schnell ein Glas **Wasser**. Es spült die Säure aus der Speiseröhre zurück in den Magen.
- Dieser Tee lindert Sodbrennen: Geben Sie 1 TL frisch geriebene **Ingwerwurzel** in 1 Tasse mit kochendem Wasser, lassen Sie den Tee 10 Minuten ziehen und trinken ihn dann. Ingwer wird seit langem gegen Reiseübelkeit benutzt, aber er wirkt auch auf die Schließmuskulatur der Speiseröhre, sodass keine Magensäure zurück nach oben gelangt.
- Ein Tee aus **Anis, Kümmel** oder **Fenchelsamen** kann nach Erfahrung vieler Naturheilkundiger ebenfalls gegen Sodbrennen helfen. Geben Sie 2 TL von einem der drei Samen in eine Tasse, gießen kochendes Wasser darüber und lassen den Aufguss 10 Minuten ziehen, dann seihen Sie ihn ab und trinken den Tee. Die drei Heilpflanzen werden auch kombiniert für Magen- und Darmtees genutzt, z. B. bei Blähungen oder Bauchschmerzen bei Kleinkindern. Daher erhalten Sie fertige Fenchel-Kümmel-Anis-Mischungen als Teebeutel.
- In der altindischen Ayurveda-Medizin werden Tees aus zerstoßenem **Zimt** oder **Kardamom** gegen Sodbrennen verordnet. Geben Sie 1 TL von beiden Gewürzen, zerstoßen oder gemahlen, in 1 Tasse mit kochendem Wasser und lassen es wenige Minuten ziehen. Anschließend abseihen und trinken.

Eine Schutzschicht gegen die Säure

- **Eibischwurzel** ist eines der ältesten Heilmittel gegen Sodbrennen. Die Pflanze produziert eine klebrige, stärkehaltige Substanz, welche die Schleimhaut der Speiseröhre mit einer

Ursachen und Symptome

Sodbrennen verursacht ein schmerzhaftes Brennen. Normalerweise hält der untere Speiseröhrenschließmuskel den Mageninhalt zurück. Sodbrennen entsteht, wenn dieses Ventil nicht mehr dicht schließt und durch den Reflux (Rückfluss) saurer Mageninhalt in die Speiseröhre gelangt. Im Unterschied zur Magenschleimhaut ist die Speiseröhre nicht gegen Saures gewappnet. Auslöser sind üppige Mahlzeiten oder bestimmte Speisen und Getränke. Die Anfälligkeit für Sodbrennen erhöht sich bei Übergewicht und Schwangerschaft, aber auch bei einem Zwerchfellbruch. Durch die Zwerchfelllücke zwischen Speiseröhre und Bauchraum schiebt sich ein Teil des Magens nach oben und schwächt den Muskel.

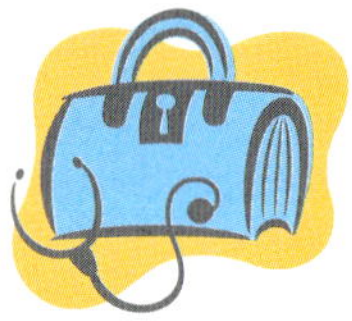

Wann zum Arzt?

Gelegentliches Sodbrennen ist nichts Ernstes. Tritt es aber häufiger oder gar regelmäßig auf, ist es ein Zeichen der Refluxerkrankung, die Geschwüre der Speiseröhre, eine Veränderung der Speiseröhrenschleimhaut mit erhöhtem Krebsrisiko, eine dauerhafte Verengung der Speiseröhre, aber auch chronischen Husten und Heiserkeit nach sich zieht. Gehen Sie zum Arzt, wenn Sie über längere Zeit öfter als zweimal pro Woche Sodbrennen haben. Ein Arztbesuch empfiehlt sich auch bei Atemschwierigkeiten, Schluckstörungen und ungewolltem Gewichtsverlust, denn dies deutet auf eine Krebserkrankung hin, vor allem wenn Sie über 40 Jahre alt sind. Heftiges Sodbrennen kann auch mit einer Herzattacke verwechselt werden. Wenn die Beschwerden nach einer Mahlzeit auftreten und sich durch Antazida und Wasser bessern, ist es Sodbrennen. Bei Schmerzen in der Brust, Kurzatmigkeit, kaltem Schweiß und Benommenheit sollten Sie den Notarzt rufen.

Schutzschicht überzieht – und das ist genau das, was Sie brauchen, wenn die Speiseröhre wie Feuer brennt. Rühren Sie 1 TL gemahlene Eibischwurzel in 1 Tasse Wasser ein, und lassen die Mischung 90 Minuten unter gelegentlichem Umrühren ziehen. Abseihen und leicht erwärmt 3–4 Tassen pro Tag trinken.

- **Süßholzwurzel** (*Glycyrrhiza glabra*) ist ein bewährtes Mittel gegen Säurebeschwerden im Magen-Darm-Trakt. Die Wurzel enthält Schleimstoffe (vor allem das sehr süße Glycyrrhizin, ein Grundstoff der Lakritze), die eine Schutzschicht gegen die Säure bilden. Süßholz können Sie als Tee trinken (1–2 TL lose Wurzel mit 150 ml kochendem Wasser übergießen und 10–15 Minuten ziehen lassen, abseihen und jeweils 1 Tasse nach den Mahlzeiten trinken) oder als Saft in einer Dosierung von 1,5–3 g pro Tag einnehmen.

Die Magensäure neutralisieren

- Der alkalische Speichel trägt zur Neutralisierung von Magensäure bei. Erhöhen Sie den Speichelfluss durch **zuckerfreien Kaugummi**, milde Bonbons, ein saftiges Steak oder Kartoffeln mit Butter – was immer Ihnen das Wasser im Munde zusammenlaufen lässt, ist nützlich.
- **Bikarbonat** ist alkalisch und neutralisiert folglich ebenfalls die Magensäure. Mischen Sie 1/2 TL Bikarbonat mit einigen Tropfen **Zitronensaft** in 1/2 Tasse warmem Wasser. Trinken Sie das verdünnte Bikarbonat nicht ohne den Zitronensaft: Er bindet nämlich das Gas, das beim Aufeinandertreffen von Bikarbonat und Magensäure entsteht.
- Frisch ausgepresste Gemüsesäfte von **Karotte, Gurke, rote Bete** oder **Rettich** sind ebenfalls alkalisch und neutralisieren deshalb den Magensaft. Sie können des besseren Geschmacks wegen unbesorgt etwas Pfeffer oder Salz zugeben. Wenn Sie keinen Entsafter haben oder Ihnen Gemüsesäfte nicht schmecken, verzehren Sie diese Gemüse einfach roh.

Zur Vorbeugung: Kopf hoch!

- Egal wie schlecht Sie sich fühlen – **halten Sie sich aufrecht!** Im Stehen sorgt schon die Schwerkraft dafür, dass der saure Nahrungsbrei unten im Magen bleibt und nicht hochsteigt. Beugen Sie sich nach einer Mahlzeit nicht vornüber und legen Sie sich auf keinen Fall hin.

- Wenn Sie das Sodbrennen besonders nachts plagt, essen Sie die **letzte Mahlzeit spätestens 2–3 Stunden vor dem Zubettgehen**. Dieser Zeitraum bietet die Chance, dass der Großteil der Säure verarbeitet ist, ehe Sie sich hinlegen.
- Legen Sie einen Ziegelstein oder alte Telefonbücher unter die Bettpfosten am Kopfende des Bettes. Wenn Sie **mit erhöhtem Kopf schlafen**, fließt die Säure nicht so leicht nach oben in die Speiseröhre zurück. Sie sollten zum Anheben aber besser kein mechanisch verstellbares Kopfteil verwenden, da dieses Ihnen eine abgeknickte Haltung aufzwingt, was den Reflux wiederum erleichtert statt erschwert.
- Versuchen Sie, **beim Schlafen auf der linken Seite** zu liegen. Denn dabei hängt der Magen nach unten, und der Magensaft sammelt sich in der großen Magenkurve, weit entfernt vom unteren Speiseröhrenschließmuskel.
- Falls Sie noch **rauchen**, sollten Sie schleunigst damit **aufhören**. Forschungsergebnisse haben bewiesen, dass Rauchen den unteren Speiseröhrenschließmuskel entspannt. Passivrauchen ist genauso ungesund, deshalb sollten Sie sich auch von verrauchten Kneipen fernhalten.
- Manche **Medikamente** wie ASS, einige Antibiotika sowie Antidepressiva und Beruhigungsmittel können Sodbrennen begünstigen. Bitten Sie Ihren Arzt um Alternativen.

Streichliste für den Speisezettel

Falls Sie „Ihre" Sodbrennen auslösenden Nahrungsmittel nicht kennen, verzichten Sie eine Weile auf folgende Speisen und Getränke. Wenn sich die Beschwerden gebessert haben oder verschwunden sind, ist bei Ihnen vermutlich die Ernährung und nicht Stress, Übergewicht oder etwas anderes der Hauptauslöser. Probieren Sie dann die Nahrungsmittel wieder vorsichtig aus. So identifizieren Sie die Übeltäter und können sie vermeiden.

Bier, Wein und andere Alkoholika schwächen den Speiseröhrenschließmuskel.

Milch tut zwar zunächst gut, aber Fette, Eiweiße und Kalzium kurbeln die Säureproduktion im Magen an.

Kaffee, Tee und Colagetränke reizen die entzündete Schleimhaut noch zusätzlich.

Schokolade beinhaltet zwei Auslöser für Sodbrennen: Koffein und jede Menge Fette.

Kohlensäure Die Gasbläschen dehnen den Magen ebenso wie eine zu üppige Mahlzeit.

Gebratenes und Fettiges veranlasst den Magen zu heftiger Säureproduktion.

Zitrusfrüchte und ihre Säfte sind im Vergleich zum normalen Säuregehalt im Magen nur schwach sauer, dennoch vertragen manche Sodbrennen-Geplagten sie nicht.

Pfefferminze entspannt ebenfalls den Speiseröhrenschließmuskel, ebenso wie **Tomaten**.

Sonnenbrand

Die Haut ist puterrot, spannt und schmerzt beträchtlich – Sie haben zu viel Sonne abbekommen. Lindernd wirken da frei verkäufliche entzündungshemmende Arzneimittel wie ASS oder Ibuprofen, welche die Schwellung reduzieren und die Schmerzen abklingen lassen. Begleitend hilft Kühlung mit Wasser oder einem Aftersun-Spray mit betäubenden Wirkstoffen. Außerdem ist ausreichende Flüssigkeitsaufnahme wichtig, da zur verbrannten Haut wahrscheinlich auch Austrocknung kommt. Und nächstes Mal: eine Sonnencreme mit hohem Lichtschutzfaktor!

Ursachen und Symptome

Die meisten Sonnenbrände sind Verbrennungen ersten Grades der obersten Hautschichten durch ultraviolette Strahlung (UV-Strahlung). Häufig kommt Hitzschlag hinzu. In der Regel sind die Schmerzen 4 Stunden nach der Sonneneinwirkung am heftigsten und verschwinden nach 2–3 Tagen. Nach 5–7 Tagen schält sich die verbrannte Haut ab. Wiederholt auftretende Sonnenbrände führen zu schnellerer Hautalterung und erhöhtem Hautkrebsrisiko. Hellhäutige, rothaarige oder blonde Menschen sind stärker gefährdet als dunklere Hauttypen. Einige Medikamente erhöhen die Lichtempfindlichkeit der Haut, fragen Sie den Arzt.

Zuerst kühlen

- Die wichtigste Maßnahme bei Sonnenbrand ist Kühlen. Sorgen Sie deswegen für Kühlung, bevor Sie irgendetwas anderes ausprobieren. Baden Sie sonnenverbrannte Hautpartien in **kaltem Wasser**, oder legen Sie 15 Minuten lang kalte Kompressen auf. Die Kälte verringert die Schwellung und entzieht der Haut die Hitze.
- Wenn Sie am ganzen Körper Sonnenbrand haben, dann geben Sie dem kalten Badewasser etwas **Hafermehl** bei. Sie können entweder ein kolloidales Hafermehl-Produkt aus der Apotheke verwenden, das sich im Badewasser sehr fein verteilt, oder selbst eine Tasse Haferflocken in der Küchenmaschine fein zermahlen.
- Bereiten Sie eine Tasse **grünen Tee** und lassen Sie ihn abkühlen. Verwenden Sie ein darin getränktes Tuch als Kompresse. Inhaltsstoffe in grünem Tee schützen die Haut vor Schädigungen und lindern die Entzündung.
- Nutzen Sie ebenso die kühlenden Eigenschaften von **Pfefferminze** zum Löschen des Brandes mit einem in Pfefferminztee getauchten Tuch. Oder verrühren Sie 2 Tropfen Pfefferminzöl in einer Tasse lauwarmem Wasser, und befeuchten Sie damit sanft die sonnenverbrannte Haut.

Schmerzmittel aus dem Küchenschrank

- Auf besonders schmerzhafte Sonnenbrandstellen können Sie **Gurkenscheiben** oder geriebene **Kartoffel** auflegen. Beide Gemüse enthalten Substanzen, die den Sonnenbrand kühlen und dazu beitragen, Schwellungen zu reduzieren.

- **Essig** lindert Schmerzen sowie Juckreiz und Entzündung. Tauchen Sie ein paar Streifen Haushaltspapier in weißen Essig oder Apfelessig, und legen Sie sie auf die geröteten Stellen. Lassen Sie das Papier auf der Haut liegen, bis es trocken ist. Wiederholen Sie diese Maßnahme, sooft Sie möchten.
- Wenn die Haut juckt, nehmen Sie ein **kühles Bad**, dem Sie vor dem Eintauchen 2 Tassen Essig beigeben.
- Brechen Sie eine **Vitamin-E-Kapsel** auf, und streichen Sie den Inhalt auf die Haut.

Tragen Sie eine heilende Schicht auf

- Bedecken Sie den Sonnenbrand mit einer Paste aus jeweils der gleichen Menge **Gerstenmehl**, **Kurkuma** (Gelbwurz) und **Joghurt**.
- Benetzen Sie schmerzende Haut mit kaltem **Schwarztee**.
- Tragen Sie eine Mischung aus **Eiweiß, Honig** und **Hamamelis** oder auch nur eine dieser Komponenten auf.
- Geben Sie reinen **Aloe-vera-Saft** auf die Haut. Verwenden Sie dazu entweder ein frisch abgeschnittenes Blatt oder in Apotheken erhältliches, 100 % reines Aloe-vera-Gel.
- **Johanniskraut** hat antiseptische und schmerzlindernde Eigenschaften und wird seit Jahrhunderten zur Heilung von Wunden und Verbrennungen eingesetzt. Probieren Sie eine Salbe aus. Oral eingenommen macht Johanniskraut nämlich die Haut noch empfindlicher gegen Strahlung!

Zur Vorbeugung mehr Lichtschutz

- Cremen Sie die Haut immer 30 Minuten vor der Sonneneinwirkung mit einer **Sonnencreme** ein, die mindestens über einen Lichtschutzfaktor (LSF) 15 verfügt.
- Setzen Sie die Haut zwischen 11 Uhr vormittags und 15 Uhr **nicht ungeschützt** der Sonne aus, da die Strahlung zu dieser Zeit am stärksten ist.
- **Schützen Sie sich besonders**, wenn Sie schnell einen Sonnenbrand bekommen und bei Ihnen schon Hautkrebs festgestellt wurde. Das heißt: lange Hose, lange Ärmel, ein Hut mit breiter Krempe und Sonnenbrille.
- Der in **Tomaten** und im Tomatenmark enthaltene Farbstoff Lykopin kann bei hellhäutigen Menschen zur Vermeidung von Sonnenbrand beitragen.

Wann zum Arzt?

Rufen Sie sofort einen Arzt (oder den Notarzt), wenn der vom Sonnenbrand Geschädigte verwirrt oder desorientiert erscheint oder zu schwach zum Stehen ist. Auch wenn sehr große Blasen (über 1,5 cm Durchmesser) entstehen oder Anzeichen für eine Infektion der betroffenen Hautpartien auftreten, wie etwa Eiter, rote Streifen oder zunehmende Schmerzempfindlichkeit, sollten Sie unverzüglich zum Arzt gehen.

Bewährt

Viele Menschen empfinden das Auftragen von Milch auf Sonnenbrand als wohltuend.

und bewiesen

Milch hat einen hohen Fettanteil, versiegelt aber die Haut nicht. Wenn die Milch einen kühlenden Effekt hat, dann tun Sie das Richtige. Aber tragen Sie kein Öl, Fett oder Schmalz auf, da das Fett die Hitze einschließt und so Ihre Haut quasi frittiert.

Spreißel und Splitter

Wer erinnert sich nicht an die quälenden Situationen in der Kindheit, wenn Vater oder Mutter mit einer Nadel einen Splitter aus der Haut zu angeln versuchten? Wahrscheinlich war das Einstechen der spitzen Nadel schlimmer als der Splitter selbst. Leider gehören eine sterilisierte Nadel und eine Pinzette weiterhin zur verbreiteten Standardausrüstung zum Entfernen von Spreißeln. Hier folgen einige Tipps, um spitze Fremdkörper der Haut unter weniger Schmerz und Gejammer zu entlocken.

Ursachen und Symptome

Fast alles kann sich in die Haut einbohren: ein feines Stückchen Holz, ein Glas- oder Metallsplitter, Rosen- oder Kaktusdornen. Diese kleinen Fremdkörper verursachen ziemliche Schmerzen, besonders an empfindlichen Stellen wie etwa unter dem Finger- oder Fußnagel. Zudem kann sich die Wunde stark entzünden, wenn der Fremdkörper nicht vorsichtig und vollständig entfernt wird.

Der Trick mit dem Klebeband

- Wenn auch nur ein winziges Teil des Spreißels aus der Haut herausragt, probieren Sie es zunächst mit **Klebeband**, bevor Sie zu Nadel und Pinzette greifen. Kleben Sie einen Streifen extrastarkes Klebeband darüber, und drücken Sie es vorsichtig auf den Splitter. Mit ein wenig Glück bleibt er hängen, sobald Sie das Klebeband wieder abziehen. Diese Methode funktioniert besonders effektiv, wenn eine Reihe feiner Splitter sich nicht wirklich tief in die Haut gebohrt hat.

Ziehen Sie Splitter an die Oberfläche

- Bei einem Spreißel in der Fingerspitze füllen Sie eine Flasche mit einem engen Flaschenhals bis 1 cm unter dem Rand mit **sehr heißem Wasser**. Legen Sie die Stelle mit dem Spreißel auf die Flaschenöffnung, und drücken Sie den Finger nach unten. Die Hitze des Wassers wird den Spreißel „herausziehen".
- Kleben Sie ein Stück **Warzenpflaster** mit dem Wirkstoff **Salicylsäure** (erhältlich in Apotheken) über die Spreißel-Stelle. Wechseln Sie das Pflaster ungefähr alle 12 Stunden. Schützen Sie die umliegende Haut mit Vaseline, und brechen Sie diese Behandlung ab, wenn Sie Schmerzen etwa an empfindlichen Hautpartien wie den Fingerspitzen spüren. Möglicherweise kommt der Splitter so nah an die Hautoberfläche, dass Sie ihn mit einer Pinzette packen können.

Holzsplitter aufquellen lassen

- Wenn es sich bei dem Spreißel um einen Holzsplitter handelt, dann wird er möglicherweise von selbst herauskommen, wenn Sie ihn im Wasser zum Aufquellen bringen. Tauchen Sie die Hautpartie zweimal täglich für 10–15 Minuten in 1 Tasse mit warmem Wasser und 1 EL **Bikarbonat**. Ein kleiner Spreißel quillt dabei so stark auf, dass er ganz aus der Haut herauskommt, einen größeren können Sie nach der Anwendung mit der Pinzette entfernen.

Rezepte aus der Küche

- Früher strichen Köche **Speck** oder **Öl** um den Splitter. Das weichte die Haut auf, und der Splitter glitt leichter heraus. Dieses Rezept funktioniert immer noch.
- Legen Sie etwas zerdrückte **Banane** oder ein aufgeweichtes Stückchen **Seife** auf den Spreißel, kleben Sie ein Pflaster darüber, und lassen Sie es über Nacht dort. Oder mischen Sie aus Bikarbonat und etwas Wasser eine Paste zum Aufstreichen, und verfahren Sie wie oben beschrieben.

Tipps zu den Instrumenten

- **Sterilisieren** Sie die Pinzette, indem Sie sie mit Wundalkohol abwischen oder über ein brennendes Streichholz oder Feuerzeug halten und vor der Verwendung abkühlen lassen. **Desinfizieren** Sie die Haut mit Alkohol oder Jod, und ziehen Sie dann den Spreißel vorsichtig unter Verwendung eines Vergrößerungsglases aus der Haut.
- Wenn der Splitter in der Haut verschwunden ist, können Sie eine ebenso **sterilisierte Nadel** verwenden. Betäuben Sie die Stelle zunächst 10 Sekunden lang mit einem Eiswürfel. Heben Sie dann vorsichtig mit der Nadelspitze die Haut vom Ende des Spreißels, und ziehen Sie ihn mithilfe der Pinzette heraus.
- Kontrollieren Sie sorgfältig, ob Sie den Splitter auch vollständig entfernt haben. Wenn ja, **säubern** Sie die Stelle mit Seife und Wasser und schützen Sie sie mit einem Pflaster.

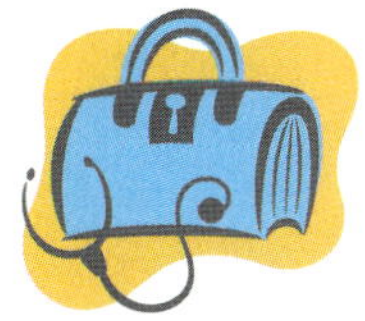

Wann zum Arzt?

In der Regel können Sie einen Splitter selbst behandeln. Falls er sehr tief in der Haut steckt, unter einem Nagel oder im Gesicht eingedrungen ist, dann sollten Sie lieber einen Arzt konsultieren. Das empfiehlt sich auch, wenn Sie eine aufkeimende Infektion bemerken, wenn ein Teil des Splitters noch in der Haut feststeckt. Zu den typischen Anzeichen für eine Infektion gehören Schmerz, Schwellung, Rötung oder rote Streifen. Möglicherweise müssen Sie sich eine Tetanus-Spritze geben lassen, wenn der Impfschutz nicht mehr ausreichend ist und mehr als 10 Jahre zurückliegt.

Ein Holzfällertrick

Als man für ein warmes Herdfeuer noch Holzscheite verwendete, zog sich jeder ständig Holzsplitter zu. Die Holzfäller hatten einen besonderen Trick, um diese wieder loszuwerden: Sie strichen erwärmtes Kiefernharz auf die Haut. Und wenn sie das getrocknete Harz wieder abzogen, kam der Spreißel gleich mit heraus. Es gibt keinen Grund, warum das nicht auch heute funktionieren sollte; Sie brauchen nur ein wenig Harz oder etwas Vergleichbares wie Weißleim oder eine Peel-off-Gesichtsmaske.

Stillen

Stillen ist zwar eine ganz natürliche Sache, doch gar nicht so einfach, wie es aussieht. Mit jedem Neugeborenen beginnt das wunderbare Abenteuer „Stillen" von vorn. Wenn die Brüste nach der Entbindung die Milchproduktion aufnehmen, dann können sie so gespannt und prall sein, dass es schmerzt und auch das Baby nicht richtig saugen kann. Viele Faktoren beeinflussen das Stillen und können es stören; deshalb ist es gut, gegen Probleme wie wunde Brustwarzen oder gestaute Milchgänge einige Tricks erfahrener Hebammen, Säuglingsschwestern oder Mütter zu kennen.

Ursachen und Symptome

Beim Stillen können Schwierigkeiten auftreten, die der Mutter Schmerzen bereiten und das Kind unruhig machen. Die häufigsten Hindernisse sind ungünstige Stillpositionen und falsches Anlegen. Weitere Probleme sind eingerissene oder wunde Brustwarzen, blockierte Milchgänge und prall gefüllte, schmerzende Brüste oder Brüste, die anscheinend nicht genug Milch produzieren. Außerdem kann Stillen vor allem in den ersten Wochen körperlich anstrengend sein, und es dauert manchmal durchaus eine Weile, bis Mutter und Kind gelernt haben, dabei reibungslos zusammenzuarbeiten.

Den Druck mindern

- Wenn die Brust sich übermäßig prall anfühlt, **streichen Sie** vor dem Stillen **ein wenig Milch mit der Hand aus**. Drücken Sie hierfür mehrfach mit den Fingern oberhalb und unterhalb der Brustwarze, bis Milch fließt. Das verringert den Druck und macht es dem Baby leichter, die Brustwarze mit dem Mund zu umschließen.
- Wenn die Brüste so voll sind, dass der Milchfluss blockiert ist, legen Sie für einige Minuten eine **warme Kompresse** auf. Tauchen Sie ein saugfähiges Tuch in warmes Wasser, und halten Sie es ein paar Minuten an die Brust.
- Verwenden Sie eine **Milchpumpe**, wenn das Kind während des Stillens einschläft, Sie aber das Gefühl haben, dass die Brust noch viel Milch enthält. Da Pumpen aber wiederum die Milchproduktion anregt, sollten Sie dies nicht zur Routine werden lassen, sonst produzieren Sie dauerhaft zu viel Milch.
- **Stillen Sie häufig** – tagsüber und auch nachts. In 24 Stunden können Sie Ihr Baby acht- bis zwölfmal füttern.

Garanten für Erfolg beim Stillen

- Verwenden Sie ein **Stillkissen**: Dieses weiche Polster in Form eines Hufeisens wurde speziell fürs Stillen entworfen und bietet eine bequeme Armlehne. Stillkissen finden Sie in Babybedarfsgeschäften, bei Versandhändlern sowie im Internet.
- Sorgen Sie dafür, dass das Baby beim Stillen **nicht zu warm eingepackt** ist, sonst schläft es während des Saugens ein.
- Füttern Sie Ihr Kind in einer **ruhigen Umgebung** bei **gedämpftem Licht**. Entspannt geht es leichter.

• Wenn Sie das Kind stillen, legen Sie eine Hand unter seinen Po und **unterstützen das Köpfchen** mit der Ellenbeuge desselben Armes. Unterstützen Sie mit der anderen Hand Ihre Brust. **Kitzeln** Sie das Baby an der **Unterlippe**: Durch diesen Reiz wird es den Mund sofort öffnen. Geben Sie ihm nun rasch die **ganze Brustwarze samt Warzenhof** in den Mund.

• Das Baby hört auf zu saugen und gibt die Brustwarzen frei, wenn es genug hat. Wenn Sie es aber zwischendurch **von der Brust nehmen** wollen – etwa um die Seite zu wechseln oder an die Tür zu gehen –, dann stecken Sie vorsichtig den kleinen Finger zwischen seinen Mundwinkel und Brustwarze, um das Saugen zu unterbrechen. Der natürliche Überlebensreflex lässt Babys nämlich ganz fest zupacken, wenn sie beim Saugen plötzlich unterbrochen werden. Gelingt es Ihnen, das Saugen zu bremsen, ehe Sie die Brust wegziehen, verhindern Sie eine Verletzung der Brustwarze und Schmerzen beim nächsten Stillen.

Links, rechts, links

• Damit jede Brust vollständig entleert wird, sollten Sie den Säugling immer an der Seite zuerst anlegen, mit der Sie beim letzten Mal aufgehört haben, die also womöglich nicht ganz geleert wurde. Wenn Sie sich die Seite nicht merken können, **markieren** Sie sie an Ihrem BH mit einer Sicherheitsnadel.

So kommt die Produktion in Gang

• Wenn Sie zu wenig Milch produzieren, dann trinken Sie ein Glas **alkoholfreies Bier** etwa 30 Minuten vor dem Stillen. Bier enthält Hefe, die den Prolaktinspiegel erhöht. Prolaktin ist das Hormon, das die Milchbildung steuert.

• **Leichter Druck** kurbelt die Milchproduktion an. Akupressur-Spezialisten empfehlen Folgendes: Legen Sie Ihre Daumen oberhalb der Brüste zwischen die dritte und vierte Rippe auf Ihren Brustkorb, gerade unterhalb des Schlüsselbeins und auf einer Linie mit den Brustwarzen. Drücken Sie diesen Punkt etwa 1 Minute lang.

• Trinken Sie jeden Morgen **Fencheltee**. Naturheilkundige empfehlen vor allem beim ersten Kind Fenchel, um die Milchbildung in Gang zu bringen. Forschungsergebnisse legen nahe, dass Fenchel einen leichten östrogenähnlichen Effekt hat, der die Milchproduktion fördern könnte. Vielleicht mögen auch die

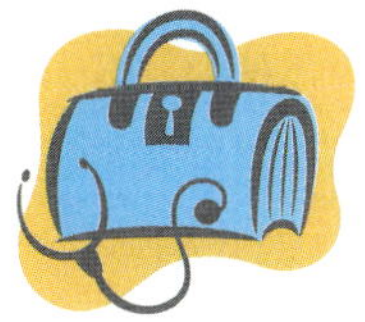

Wann zum Arzt?

Wenn Sie befürchten, dass Ihr Baby nicht genug Milch bekommt, wenden Sie sich an Ihre Hebamme oder an einen Kinderarzt. Zum Arzt müssen Sie auch, wenn Sie ein rotes, empfindliches Areal an einer Brust haben und gleichzeitig grippeähnliche Symptome sowie erhöhte Temperatur auftreten. Das sind Anzeichen einer Entzündung der Milchdrüsen, die man als „Mastitis" bezeichnet. Sie wird durch Bakterien hervorgerufen, die durch winzige Einrisse in der Brustwarze in die Brust gelangen. Eine Mastitis wird häufig mit Antibiotika behandelt. Trinken Sie viel Wasser, legen Sie sich möglichst ins Bett, und stillen Sie weiter, sogar eher häufiger als zuvor, während die Infektion ausheilt.

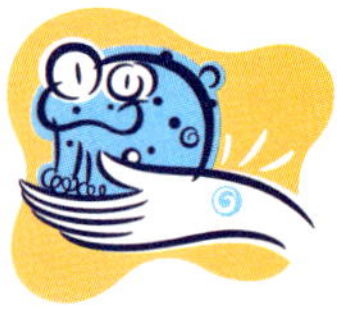

Nur ein **Märchen**

Früher glaubte man, dass die Brüste durch sehr häufiges Anlegen des Säuglings zu viel Milch produzieren würden. Heute weiß man, dass häufiges Anlegen im Gegenteil die Brüste besser entleert – damit fühlen Sie sich besser und das Baby auch.

Babys den mild-süßen Geschmack von Fenchel. Geben Sie 1 TL Fenchelsamen in 1 Tasse mit kochendem Wasser, lassen den Tee 2–3 Minuten ziehen, seihen ihn ab und trinken ihn möglichst bald. Fencheltee lässt sich nicht lange aufheben.

- Viele Apotheker und Hebammen haben ihr spezielles Rezept für einen **Milchbildungstee.** Außer Fenchel enthalten diese Tees Anis, Brennnessel oder Geißraute. Probieren Sie folgendes Rezept: Zerstoßen Sie zu gleichen Teilen die Samen von Anis, Brennnesselblätter, Fenchelsamen, Geißrautenkraut, Eisenkraut und Petersilienwurzel. Gießen Sie auf 1 EL der Teemischung 250 ml kochendes Wasser, und lassen Sie den Tee 10 Minuten ziehen. Trinken Sie drei- bis viermal am Tag 1 Tasse.
- Trinken Sie mindestens 3 l **Flüssigkeit** am Tag, davon etwa 1 l Milchbildungstee.
- Trinken Sie **keinen Salbei-** und **keinen Pfefferminztee,** solange Sie stillen. Denn Salbei hemmt ebenso wie Pfefferminz die Milchbildung.
- Getrocknete **Aprikosen, Mandeln** und **Rindfleisch** gelten als milchbildende Nahrungsmittel.

Schutz für die Brustwarzen

- Wenn eine Brustwarze stark schmerzt, dann **bieten Sie** dem Baby **die andere Brust zuerst an** – selbst wenn eigentlich die andere dran" wäre. Denn Sie sollten die schmerzfreie Seite so lange bevorzugen, bis sich die wunde wieder etwas erholt hat.
- Legen Sie sich zwischendurch einen **kalten Waschlappen** auf jede Brust, um die Beschwerden zu lindern.
- Wenn die Brustwarzen eingerissen oder empfindlich sind, lassen Sie sie nach dem Füttern an der Luft gründlich trocknen. Danach drücken Sie einen **Tropfen Milch** aus und verteilen ihn über Warze und Warzenhof. Die eigene Milch beschleunigt die Heilung. Auch **Vitamin E** aus einer Ampulle aus der Apotheke oder **Olivenöl, Mandelöl** oder **Lanolincreme** wirken sanft heilend. Waschen Sie vor dem nächsten Stillen alle Ölreste ab.

Gegen verstopfte Milchgänge

- Wenn sich ein verstopfter Milchgang als weicher Knoten in der Brust mit geröteter Haut bemerkbar macht, dann seifen Sie die Stelle in der warmen Dusche oder Badewanne ein und streichen dann vorsichtig mit einem **grobzinkigen Kamm** darüber, um den Milchfluss anzuregen und die Blockade zu entfernen. Das Einseifen der Warzen sollten Sie vermeiden, weil es sie austrocknet.

- **Entleeren Sie die Brüste** so vollständig wie möglich. Bieten Sie dem Baby die Brust mit dem Milchstau zuerst an.
- **Streichen** Sie das knotige Areal beim Stillen vorsichtig in Richtung Warze aus.
- Steigern Sie die Durchblutung der Brust, indem Sie einen **warmen Waschlappen** darauf legen. Anschließend massieren Sie die Brust vorsichtig.
- Achten Sie darauf, dass Ihre **BHs gut sitzen**. Die Verkäuferinnen im Fachhandel helfen Ihnen bei der Auswahl eines passenden Modells. Am besten eignen sich Baumwoll-BHs mit breiten Trägern. Sie müssen sich zum Stillen weit öffnen lassen, damit die Brust nicht zusammengepresst und ein Milchstau vermieden wird.

Hilfe für stillende Mütter

Für alle Schwierigkeiten, die beim Stillen auftauchen, gibt es fachkundige Hilfe. Viele Entbindungskliniken bieten Stillambulanzen an. Wenden Sie sich auch an die Säuglingsschwestern in Ihrer Klinik oder an die Hebamme, die Sie nach der Entbindung zu Hause betreut. In vielen Städten gibt es Stillgruppen unter der Leitung einer Hebamme zum Erfahrungsaustausch.

Weitere Informationen im Internet:

- Die La Leche League (www.lalecheliga.de / www.lalecheliga.at / www.stillberatung.ch) ist eine internationale Organisation, die sich die Förderung des Stillens zum Ziel gesetzt hat.
- Die deutsche nationale Stillkommission (www.bfr.bund.de) richtete eine Website ein (www.stillen-info.de).
- Die Deutsche Liga für das Kind (www.liga-kind.de) ist ein Zusammenschluss von mehr als 250 Verbänden, die sich mit Kindern im Alter zwischen 0 und 6 Jahren befassen.
- Ein Online-Handbuch des Staatsinstituts für Frühpädagogik in München widmet sich verschiedenen Aspekten des Familienlebens (www.familienhandbuch.de). Zum Stillen finden sich Themen wie Vereinbarkeit mit Berufstätigkeit, Zeitpunkt des Abstillens.
- Die Aktionsgruppe Babynahrung e.V. (www.babynahrung.org) ist ein Zusammenschluss von Gegnern industriell gefertigter Babynahrung. Hier finden Sie gute Argumente, warum Sie stillen sollten.
- Der Berufsverband der Schweizerischen Stillberaterinnen hat eine sehr informative Website (www.stillen.ch), die sich mit wichtigen und weniger wichtigen Fragen befasst, darunter auch: „Kann man mit gepiercten Brustwarzen stillen?“
- Der Verband der Still- und Laktationsberaterinnen Österreichs bietet auf seiner Website (www.stillen.at) den Service „still-mail“ an. Hier kann man sich aktuelle Informationen per E-Mail zusenden lassen.
- Das Ausbildungszentrum für Laktation und Stillen, in dem Stillberaterinnen fachkundig ausgebildet werden, listet auf seiner Website (www.stillen.de) die Adressen von Laktationsberaterinnen in Ihrer Nähe auf.

Stress

Der menschliche Körper kann mühelos von Zeit zu Zeit kurze, heftige Stressphasen bewältigen, er kann in einem solchen Fall sogar richtig zur Hochform auflaufen. Bei zu viel Stress allerdings leiden Körper und Seele. Auch wenn an der stressauslösenden Situation häufig nichts zu ändern ist, so kann man doch lernen, damit umzugehen. Um Haareraufen, abgeknabberten Nägeln oder gar einem Nervenzusammenbruch vorzubeugen, kann man sich einiger Techniken bedienen, um wieder zu mehr Gelassenheit zu finden und sich auch unter Zeitdruck zu entspannen.

Ursachen und Symptome

Der Körper ist in Alarmbereitschaft, er teilt mit, dass einiges anders zu machen ist. Stress führt dazu, dass das Stoffwechselsystem große Mengen an Hormonen ausschüttet, die auf Dauer das Immunsystem schwächen, das Herz und die Blutgefäße schädigen und die Anfälligkeit für Erkältungen und andere Krankheiten erhöhen. Auch die Psyche ist meist betroffen. Gestresste Menschen sind reizbar oder schnell verärgert, fühlen sich von Ängsten geplagt oder haben Konzentrationsschwierigkeiten. Manche leiden auch unter Schlaflosigkeit, Magenbeschwerden, Kopfschmerzen und Müdigkeit.

Beruhigende Kräuter und Vitamine

- Seit den Zeiten der alten Griechen wird **Kamillentee** für seine Heilkräfte gepriesen. Heutzutage werden weltweit etwa eine Million Tassen Kamillentee pro Tag getrunken. Von Heilkundigen wird er auch als wunderbares Mittel gegen Stress empfohlen. Trinken Sie dreimal täglich 1 Tasse.
- Sie können die Blüten der Kamille auch mit anderen beruhigenden Kräutern wie **Lavendel** und **Baldrian** dem Badewasser beigeben. Wickeln Sie sie in ein dünnes Baumwolltuch.
- Nehmen Sie mehr **Vitamin C** zu sich. Einer Studie zufolge stieg bei gestressten Menschen, die täglich 1000 mg Vitamin C einnahmen, der Blutdruck weniger an als ohne Vitamin C. Außerdem sank der Stresshormonspiegel im Blut bei Vitamin-C-Einnahme schneller wieder auf das normale Maß.
- Besorgen Sie sich **Ginseng-Wurzel**, um den Körper vor Stress zu schützen. Ginseng reguliert nachweislich die Ausschüttung von Stresshormonen und unterstützt die hormonproduzierenden Organe: die Hirnanhangsdrüse, den Hypothalamus und die Nebennieren. Nehmen Sie in Zeiten von Stress zweimal täglich 100–250 mg. Beginnen Sie dabei mit der niedrigen Dosierung, und steigern Sie die Menge allmählich. Experten empfehlen, die Ginseng-Therapie alle 2–3 Wochen für 1 Woche zu unterbrechen.

Entspannung durch den Geist

- Entspannung durch **Meditation** verkürzt klinischen Studien zufolge nachweislich Stress. Setzen Sie sich in einer bequemen Haltung an einen ungestörten Ort. Schließen Sie die Augen.

Suchen Sie sich ein Wort oder einen Satz, und konzentrieren Sie sich in Gedanken darauf. Atmen Sie bewusst ein und aus, und wiederholen Sie diesen Satz beim Ausatmen. Fahren Sie damit 10–20 Minuten lang fort, und meditieren Sie mindestens einmal täglich.

- **Musik** kann den Herzrhythmus, Blutdruck und sogar den Stresshormonspiegel im Blut senken. Lauschen Sie Ihrer persönlichen Entspannungsmusik.
- Machen Sie eine **Zeitreise**, und versuchen Sie, sich an etwas zu erinnern, das bei Ihnen vor etwa einem Jahr genauso starke Stressgefühle ausgelöst hat. Wie wichtig ist das heute? Wie wichtig wird Ihr aktuelles Problem in einem Jahr noch sein? Der Sprung in die Zukunft hilft, das, was Sie jetzt durchmachen, aus einer anderen Perspektive zu sehen.

Üben Sie progressive Muskelentspannung

- Probieren Sie eine Technik mit dem Namen **progressive Muskelentspannung** aus. Suchen Sie sich einen ruhigen Platz, und legen Sie sich dort hin. Schließen Sie die Augen. Ziehen Sie nun 10 Sekunden lang so kräftig wie möglich Ihre Zehen an, und entspannen Sie sie wieder. Nach den Zehen geht es mit dem An- und Entspannen von Füßen, Beinen, Bauch, Fingern, Armen, Hals und Gesicht weiter. Arbeiten Sie sich progressiv von den Zehenspitzen bis zum Scheitel vor, indem Sie die Spannung jeweils kurz halten und dann bewusst „loslassen".

Sport und Hobbys schützen vor Stress

- Verschaffen Sie sich irgendeine Form von **Bewegung**, und zwar für mindestens 20 Minuten an 3 Tagen in der Woche. Jede körperliche Betätigung kurbelt die Ausschüttung von **Endorphinen** im Gehirn an, die die Stimmung wieder heben und unbestimmte Ängste dämpfen.
- **Schränken Sie** den **Alkohol-, Koffein- und Zuckerkonsum ein, hören Sie auf zu rauchen.** Alle diese Substanzen können den so genannten „Kampf- oder Flucht"-Reflex auslösen und zu körperlichen Stresssymptomen wie Herzrasen, Zittern, schwitzigen Händen, Angst und Reizbarkeit beitragen.
- Suchen Sie sich ein **beruhigendes Hobby**. Gartenarbeit, Stricken, Puzzeln, Lesen oder eine andere Beschäftigung helfen dabei, dem Alltagsstress für ein Weilchen zu entfliehen.

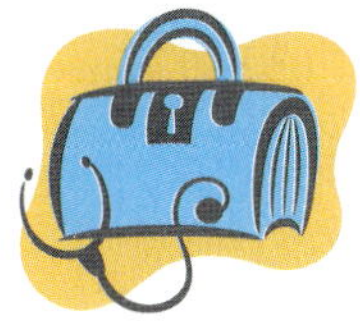

Wann zum **Arzt?**

Holen Sie sich ärztliche Hilfe, wenn die stressbedingten Symptome Ihre Lebensqualität einschränken. Dazu gehören unter anderem übertriebene Sorgen und Ängste, Einschlaf- und Durchschlafstörungen, chronische oder starke Kopfschmerzen, Rücken- oder Nackenschmerzen, Fressanfälle sowie Symptome wie Ekzeme, Reizdarmsyndrom oder Migräneattacken. Stress über einen langen Zeitraum hinweg kann eine erhöhte Anfälligkeit für Bluthochdruck, Herzattacken, Schlaganfälle und andere Krankheiten nach sich ziehen.

Trockener Mund

Wer aus Mangel an Speichel im Mund eine Briefmarke nur unzureichend befeuchten kann oder gar Schwierigkeiten beim Sprechen hat, der sollte etwas dagegen unternehmen. Der erste Schritt ist ein Gespräch mit dem Arzt über die möglichen Ursachen für einen so extrem ausgedörrten Mund. Dann heißt es auswählen zwischen den unten aufgeführten Tipps oder dem Kauf eines rezeptfrei erhältlichen Speichel-Ersatzes. Der Mundraum bleibt aber auch bereits feuchter, wenn man reichlich Wasser oder verdünnte Säfte und Kräutertees trinkt.

Ursachen und Symptome

Gründe für das Austrocknen der Schleimhäute im Mund können Medikamente sein oder die Behandlung von Mundkrebs, welche die Speicheldrüsen schädigt. Manchmal ist es Folge einer Autoimmunerkrankung, des sogenannten Sjögren-Syndroms, bei dem das Immunsystem die flüssigkeitsproduzierenden Drüsen im Körper angreift. Oft ist es eine Alterserscheinung: Etwa 40 % der Menschen über 65 sind davon betroffen. Da Speichel vor Mundinfektionen und Zahnverfall schützt, führt ein trockener Mund zu schlechtem Atem und begünstigt Entzündungen im Mundraum, Karies sowie bakterielle Infektionen und Pilzinfektionen.

Überprüfen Sie Ihren Medizinschrank

- Dutzende von Medikamenten können für trockenen Mund verantwortlich sein. **Lesen Sie alle Beipackzettel**, und bitten Sie Ihren Arzt, Ihnen ein anderes Präparat zu verschreiben, falls trockener Mund als mögliche Nebenwirkung genannt wird. Häufig sind Antihistaminika und Mittel gegen Verstopfung sowie Enalapril und Amlodipin (Blutdrucksenker), ferner die Antidepressiva Fluoxetin und Paroxetin die Schuldigen.

Viel trinken

- Tragen Sie immer **Wasser** bei sich, und spülen Sie häufig den Mund durch, bevor Sie es hinunterschlucken.
- Geben Sie etwas **Limetten-** oder **Zitronensaft** oder 1 TL **Apfelessig** hinzu, um den Speichelfluss anzuregen.

Kauen und lutschen

- Kauen Sie **zuckerfreien Kaugummi**, oder lutschen Sie ein **zuckerfreies Bonbon** zur Förderung des Speichelflusses. Das Xylit in manchen Kaugummis trägt zudem zur Reduzierung zahnschädlicher Bakterien bei.
- Die Schärfe von **Cayennepfeffer**, die Ihnen das Wasser in die Augen treibt und die Nase zum Laufen bringt, lässt auch den Speichel strömen.

Meiden Sie austrocknende Getränke

- Trinken Sie **weniger Kaffee** sowie andere **koffeinhaltige Getränke** und **Alkohol**. Diese Genussmittel wirken alle harntreibend, wodurch der Körper noch mehr Flüssigkeit verliert.

• Nehmen Sie **keine kohlensäurehaltigen Getränke** zu sich, auch nicht solche ohne Koffein. Um die enthaltene Säure zu neutralisieren, wird sehr viel Speichel benötigt.
• Verzichten Sie auf **salziges Essen** oder **stark säurehaltige Getränke** wie Orangensaft und Limonade. Diese können Schmerzen bereiten, wenn der Mund zu trocken ist. Wählen Sie stattdessen Apfel- oder Birnensaft oder Milchgetränke.
• Meiden Sie **zuckerhaltige Zwischenmahlzeiten**.
• **Tabakrauch** trocknet die Mundschleimhaut aus.

Für feuchte Luft sorgen

• Stellen Sie einen **Luftbefeuchter** oder Verdampfer im Schlafzimmer auf.

Die richtige Spülung

• Wählen Sie eine **Mundspülung ohne Alkohol**. Denn Alkohol trocknet den Mund aus und greift das Zahnfleisch an.
• Für eine selbst hergestellte Mundspülung verrühren Sie eine großzügige Prise **Kochsalz** mit einer großen Prise **Bikarbonat** in einer Tasse warmem Wasser. Spülen Sie damit den Mund, und spucken Sie es aus. Diese Lösung neutralisiert Säuren im Mund und spült Krankheitserreger weg.

Zahnbehandlung

• Benutzen Sie **Zahnpasta ohne Sodium-Lauryl-Sulfat** (SLS), welches das Mundgewebe reizen kann. Sie finden entsprechende Produkte in Reformhäusern.
• **Bürsten** Sie die Zähne gründlich, und behandeln Sie diese täglich mit **Zahnseide**. Wenn der Mund zu trocken ist, kann der Speichel die Essensreste nicht wegspülen, von denen sich die Bakterien ernähren, die den Zahnschmelz angreifen.

Atmen Sie durch die Nase

• Beim Einatmen durch die Nase befeuchten die Nasenschleimhäute die Luft, die in den Körper gelangt. Wenn jedoch Kiefer- oder Stirnhöhlen verstopft sind, nimmt man durch die Mundatmung trockene Luft auf. Behandeln Sie gegebenenfalls eine solche **Nasennebenhöhlenentzündung** (siehe S. 199 ff.) oder eine bestehende **Allergie** (siehe S. 4 ff.). So beugen Sie einem trockenen Mund ebenfalls wirksam vor.

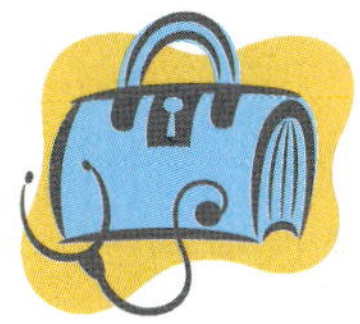

Wann zum **Arzt?**

Wenn Sie bemerken, dass Ihr Mund mehr als nur ein paar Tage lang ungewöhnlich trocken ist, wenden Sie sich an Ihren Arzt oder Zahnarzt. Ein Arzttermin ist vor allem dann unerlässlich, wenn die Trockenheit Sie daran hindert, normal zu sprechen, zu essen oder wenn Ihr Mund rot und entzündet ist. Sie sollten dem Arzt unbedingt die Medikamente nennen, die Sie einnehmen, da diese die Verursacher der Mundtrockenheit sein könnten.

Übelkeit

Wenn Übelkeit aufsteigt, ist das ein Zeichen dafür, dass etwas aus dem Magen wieder nach draußen möchte. Sobald der Brechreiz Oberhand gewinnt, sollte man dem nicht Einhalt gebieten. Falls es sich jedoch nur um ein eher diffuses Gefühl der Übelkeit handelt, kann eine der folgenden Maßnahmen helfen, den Magen sanft zu beruhigen und ihn davon zu überzeugen, dass er keinen Anlass hat zu rebellieren. Diese Mittel eignen sich auch, wenn die Ursache der Übelkeit eigentlich eine sehr erfreuliche ist – der Beginn einer Schwangerschaft.

Ursachen und Symptome

Übelkeit entsteht, wenn das Übelkeits- und Brechzentrum im Gehirnstamm aktiviert wird. Der Grund dafür können Reiseübelkeit (siehe S. 236 ff.), Schwangerschaft oder eine Magen-Darm-Infektion sein. Manchmal ist Übelkeit aber auch nur die natürliche Reaktion auf ein Nahrungsmittel, das der Körper nicht verträgt und wieder loswerden möchte. Auch ein Herzanfall, eine Gehirnerschütterung, manche Formen von Krebs und Chemotherapie können Übelkeit auslösen. Bestimmte Medikamente kommen ebenfalls als Ursache infrage.

Tees gegen das Unwohlsein

- Eines der ältesten und vielleicht besten Heilmittel ist Ingwer. Er vertreibt erwiesenermaßen Übelkeit und Reisekrankheit. Probieren Sie es mit einer Tasse **Ingwertee** aus. Sie können Teebeutel kaufen oder sich selbst einen stärkeren Tee frisch zubereiten. Schälen Sie ein Stück frische Ingwerwurzel, und reiben Sie diese, bis Sie etwa 1 TL Ingwer erhalten. Geben Sie ihn in eine große Tasse, gießen Sie kochendes Wasser hinzu und bedecken die Tasse mit einem Unterteller. Lassen Sie den Tee 10 Minuten ziehen, bevor Sie ihn abseihen. Trinken Sie ihn entweder heiß oder leicht abgekühlt. Alternativ können Sie auch Ingwerkekse oder kandierten Ingwer essen.
- Neben Ingwer übt **Pfefferminze** eine beruhigende Wirkung auf die Magenschleimhaut aus. Es gibt viele verschiedene Sorten von Pfefferminztee, die Sie als Teebeutel oder lose Blätter erhalten. Trinken Sie eine Tasse, wenn Ihnen übel ist. Statt Pfefferminze können Sie auch Kamille verwenden.

Nippen Sie an etwas Süßem

- Mit konzentriertem Zucker sollte sich ein aufgewühlter Magen wieder beruhigen lassen: Lutschen Sie ein Stück **Traubenzucker**, oder nehmen Sie 1 TL **Honig** zu sich.
- Brauen Sie sich Ihren eigenen hausgemachten **Anti-Übelkeits-Sirup**. Erhitzen Sie 1/2 Tasse weißen Zucker mit 1/4 Tasse Wasser bei mittlerer Hitze unter ständigem Rühren, bis der Zucker geschmolzen ist und Sie einen klaren Sirup erhalten. Nehmen Sie, nachdem sich der Sirup abgekühlt hat, 1–2 EL davon ein.

• Rühren Sie die Kohlensäure aus einem Glas **Cola** heraus, und trinken Sie es lauwarm. Manche Menschen schwören auch auf eine schale **Limonade** oder **Ginger Ale**.

Keine Bewegung!

• **Liegen Sie still,** wenn sich im Magen alles dreht. Bewegung reizt das Sinnesorgan für Lage und Gleichgewicht im Innenohr. Dies kann zur Verschlimmerung der Übelkeit und zu Erbrechen führen. Legen Sie sich mit einem kalten Waschlappen auf der Stirn hin, und konzentrieren Sie sich auf Ihre Atmung, um die Aufmerksamkeit vom Magen abzulenken.

Drücken Sie den Anti-Übelkeits-Punkt

• Probieren Sie diesen **Akupressur-Trick**: Legen Sie den rechten Daumen auf eine Stelle an der Innenseite des linken Unterarms, etwa zwei Daumen breit vom Knick des Handgelenks entfernt. Drücken Sie ungefähr 1 Minute lang fest auf diesen Punkt, schieben Sie dann den Daumen etwas in Richtung Handgelenk, und drücken Sie 1 weitere Minute. Wiederholen Sie den Vorgang am anderen Arm.

• Kaufen Sie sich in der Apotheke ein **Akupressur-Armband**, das gegen Reiseübelkeit empfohlen wird. Es übt Druck auf den oben beschriebenen Akupressurpunkt aus.

Beruhigen mit Kohlenhydraten

• Wenn Sie trotz der Übelkeit Hunger verspüren und das Gefühl haben, dass der Magen es verkraften wird, dann essen Sie etwas **Toast** oder ein paar **salzige Cracker**, also kohlenhydratreiche Nahrungsmittel. Wenn der Magen anfängt, sich zu beruhigen, können Sie noch ein paar leichte Proteine hinzufügen – pochierte Hühnerbrust beispielsweise. Lassen Sie die Finger jedoch von fettreichen Lebensmitteln, solange Sie sich nicht erheblich besser fühlen.

Extratipps für Schwangere

• Morgens lässt sich Schwangerschaftsübelkeit oft vermeiden, indem Sie noch **vor dem Aufstehen etwas zu sich nehmen.** Legen Sie sich abends ein paar Kekse ans Bett, und essen Sie morgens davon, bevor Sie sich aufrichten. Auch ein Glas Orangensaft erfüllt diesen Zweck.

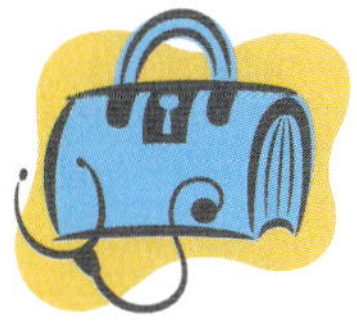

Wann zum **Arzt?**

Sie sollten mit Ihrem Arzt sprechen, wenn Ihnen bereits seit mehreren Tagen schlecht ist. Auf jeden Fall müssen Sie den Arzt rufen, wenn Sie stark erbrechen, das Erbrochene blutig ist, Sie über 24 Stunden hinweg weder Nahrung noch Flüssigkeit bei sich behalten konnten oder wenn Sie vorher gestürzt sind oder einen heftigen Schlag auf den Kopf bekommen haben. Übelkeit während der Schwangerschaft ist zwar unangenehm, aber harmlos, es sei denn, Sie können weder Getränke noch Speisen bei sich behalten und verlieren an Gewicht. Dann müssen Sie sofort zum Arzt. Blutiges oder kaffeesatzartiges Erbrechen ist ebenfalls ein dringender Grund für einen Arztbesuch, gerade auch in der Schwangerschaft. Übelkeit kann auch eine Begleiterscheinung eines Herzinfarkts sein. Rufen Sie den Notarzt, wenn Übelkeit zusammen mit Schmerzen im Brustkorb auftritt.

Füllen Sie den Flüssigkeitshaushalt auf

Wenn Übelkeit zu Erbrechen führt, verlieren Sie dadurch viele Salze und Flüssigkeit. Um sich schnell wieder zu erholen und eine Dehydrierung, also Flüssigkeitsmangel, zu vermeiden, muss das Verlorene ersetzt werden. Eine Möglichkeit hierfür ist ein selbst hergestelltes Getränk aus 8 TL Zucker und 1 TL Salz, aufgelöst in 1 l Wasser. Nehmen Sie anfangs nur kleine Schlückchen und erst allmählich mehr, wenn der Magen anfängt, sich zu beruhigen. Dieselbe Wirkung können Sie auch mit Sportlergetränken erzielen.

- **Wasser** ist die beste Medizin gegen Übelkeit. Schwangere, die etwa jede Stunde 1 Glas Wasser trinken, leiden deutlich weniger unter Morgenübelkeit. Trinken Sie auch nachts, wenn Sie auf der Toilette waren. Ob Sie genug trinken, können Sie am Urin überprüfen: Sieht er fast wasserklar aus, trinken Sie ausreichend. Ist er hingegen gelb, stark konzentriert und strengriechend, dann nehmen Sie zu wenig Flüssigkeit zu sich.
- Übelkeit während der Schwangerschaft ist meist mit **Gerüchen** verbunden. Meiden Sie daher vor allem morgens starke Gerüche, und halten Sie sich bevorzugt in gut gelüfteten Räumen auf. Normalerweise sinkt die Geruchsempfindlichkeit in der 12.–14. Schwangerschaftswoche wieder auf ein niedrigeres Niveau, aber manche Frauen bleiben während der gesamten Schwangerschaft geruchsempfindlicher als vorher.
- Wenn Sie nichts bei sich behalten können, lutschen Sie einen **Eislolly** oder löffeln Sie pures **Fruchteis**. Damit ersetzen Sie den Zucker, der beim Erbrechen verlorengegangen ist – und Sie tun etwas für den Flüssigkeitshaushalt, denn Lutscher und Eis bestehen ja überwiegend aus Wasser.

Überanstrengte Augen

Die Augen mögen die Fenster zur Seele sein, aber wer ihnen zu viel abverlangt, den strafen sie mit Brennen, Rötung, Kopfschmerzen und verschwommenem Sehen. Durch Computerarbeit überanstrengten oder durch Staub und Wind geröteten Augen sollte deshalb als Erstes eine längere Pause gegönnt werden. Darüber hinaus sorgen weitere verschiedene Maßnahmen – an den Augen selbst, aber auch am Arbeitsplatz – wieder für klare Sicht und Schmerzfreiheit.

Staub und Fremdkörper entfernen

- Wenn Sie einen Fremdkörper im Auge haben, **heben Sie das Lid** vorsichtig an den oberen Wimpern **vom Augapfel ab**. Rollen Sie mit dem Auge. Wenn Sie nicht genug Tränen produzieren, um die Partikel herauszuschwemmen, versuchen Sie es mit einer sterilen Augenspüllösung, mit sterilisiertem destilliertem Wasser oder mit künstlicher Tränenflüssigkeit.
- Manche Menschen können sogar **das obere Augenlid nach außen wenden**. Mehr ist oft nicht nötig, um einen Fremdkörper zu entfernen – riskieren Sie einen Versuch.
- Wenn das nicht gelingt oder Sie es gar nicht erst ausprobieren möchten, führen Sie eine einfache **Augenspülung** durch. Waschen Sie die Hände gründlich, dann halten Sie etwas warmes Wasser in den Handflächen und tauchen das geschlossene Auge hinein. Öffnen Sie das Auge unter Wasser; auf diese Weise wird der Fremdkörper meist weggespült.

Pause für die Kontaktlinsen

- Wenn Sie Kontaktlinsen tragen und etwas ins Auge bekommen haben, sollten Sie zuerst die **Linse entfernen** und sie wie gewohnt **reinigen**. Untersuchen Sie sie dabei gründlich, um den anhaftenden Fremdkörper zu entdecken. Nach dessen Entfernung reinigen Sie die Linse noch einmal, ehe Sie sie wieder ins Auge einsetzen.

Linderung für juckende Augen

- Tauchen Sie einen **Waschlappen in kaltes Wasser**, und legen Sie ihn so lange wie nötig über die geschlossenen Augen. Das ist besonders wirkungsvoll und angenehm, wenn die Au-

Ursachen und Symptome

Staub, Rauch, Fremdkörper oder UV-Strahlen können die Augen reizen. Oft reicht auch schon trockene Luft – vor allem, wenn Sie (zu) wenig Tränenflüssigkeit produzieren. Das kann eine altersbedingte Erscheinung sein oder durch langjähriges Tragen von Kontaktlinsen hervorgerufen werden. Ein Mangel an Tränenflüssigkeit lässt die oberste Schicht der Hornhaut austrocknen und uneben werden: Das erzeugt das „kratzige“ Gefühl. Stundenlanges Starren auf einen Computer- oder Fernsehbildschirm, oft ebenfalls bei trockener Luft, ermüdet die Augenmuskeln und führt zu Doppelbildern, verzerrtem Sehen oder auch zu Kopfschmerzen.

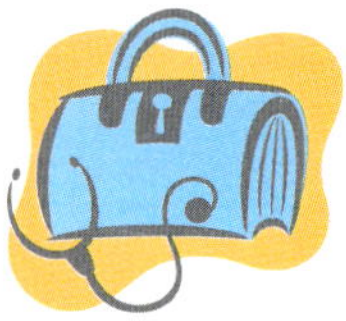

Wann zum **Arzt?**

Wenn Ihnen ein Fremdkörper schmerzhaft ins Auge gelangt ist, sollten Sie zum Augenarzt gehen. Auch wenn Sie glauben, den Fremdkörper zwar entfernt zu haben, aber immer noch etwas auf der Hornhaut fühlen, sollte der Augenarzt nachschauen. Es könnte sich um eine Hornhautverletzung handeln, die vom Arzt kontrolliert und mit Augentropfen behandelt werden muss, um eine Infektion zu verhüten. Beschwerden aufgrund von Überanstrengung, die Sie mit Selbsthilfemaßnahmen nicht wieder in den Griff bekommen, eine Verschlechterung des Sehvermögens oder eine starke Lichtempfindlichkeit sind ebenfalls Gründe, einen Termin beim Augenarzt zu vereinbaren. Dringend ist der Arztbesuch, wenn Sie benommen sind oder plötzlich Doppelbilder sehen, die auch durch eine Ruhepause nicht mehr verschwinden.

gen wegen Heuschnupfen oder einer Tierhaarallergie gerötet sind und jucken. Die Kälte zieht die Blutgefäße zusammen, während die Nässe die Augen feuchthält.

- Weichen Sie **Teebeutel** in kaltem Wasser ein, und legen Sie je einen für 15 Minuten auf das geschlossene Auge. Dazu können Sie jeden beliebigen Tee verwenden – wichtig ist die kühle Feuchtigkeit, nicht der Inhalt des Teebeutels.

Schutz vor dem Austrocknen

- Kaufen Sie einen **Luftbefeuchter**, und stellen Sie ihn in dem Raum auf, in dem Sie die meiste Zeit verbringen. Nachts sollte das Gerät mit ins Schlafzimmer wandern.
- Geröteten und gereizten Augen helfen **künstliche Tränen**. Es gibt sie in unterschiedlicher Viskosität: Die zähflüssigeren bleiben länger im Auge, können aber den Blick verschleiern; die dünnflüssigeren müssen Sie häufiger anwenden. Fragen Sie dazu Ihren Apotheker oder Augenarzt um Rat, und wählen Sie ein Präparat ohne Konservierungsstoffe.

Fitnessgymnastik für müde Augen

- Wann immer Sie an einer Aufgabe sitzen, die Ihre volle Konzentration erfordert: Gönnen Sie sich etwa alle 20 Minuten eine **Pause**. Schauen Sie dabei mindestens 30 Sekunden lang auf ein weit entferntes Objekt – z. B. ein Bild an der gegenüberliegenden Wand – oder, noch besser, werfen Sie einen Blick aus dem Fenster, am besten ins Grüne. Indem Sie den Augen so die Chance geben, den **Fixierpunkt** zu **wechseln**, bieten Sie ihnen die Möglichkeit, sich zu erholen.
- Versuchen Sie häufig zu blinzeln, etwa alle paar Sekunden, wenn Sie aufmerksam vor dem Computer oder dem Fernsehgerät sitzen. Jeder **Lidschlag befeuchtet** die Augäpfel und entspannt die Augenmuskeln.
- Wenn Ihre Arbeit Sie zu langem Starren zwingt, dann **schließen Sie die Augen** regelmäßig für ein paar Sekunden. Selbst in dieser kurzen Spanne erholen sich die Augen.

Erholung durch Wärme und Kälte

- Eine andere Methode zur Entspannung der Augenmuskeln: Legen Sie die warmen oder angewärmten **Handflächen** für einige Sekunden sanft über die geschlossenen Augen.

• **Kühlen** Sie die Augen mit Gurkenscheiben. Legen Sie sich auf den Rücken, und platzieren Sie auf jedem Auge eine frische Gurkenscheibe. Lassen Sie diese dort für 2–3 Minuten liegen, und ersetzen Sie sie dann eventuell durch frische, wieder kühlere und noch nicht so trockene Scheiben.

Werfen Sie einen Blick auf den Computer

• Erhöhen Sie die **Kontrast-Einstellung** Ihres Computerbildschirms. Buchstaben und Abbildungen wirken bei stärkerem Kontrast schärfer.
• Stellen Sie die **Höhe Ihres Arbeitsstuhls** so ein, dass Sie leicht nach unten auf den Bildschirm schauen. Neigen Sie den Monitor in Ihre Blickrichtung.
• Überprüfen Sie, ob Ihre Augen auch wirklich die empfohlenen **50 cm Abstand zum Bildschirm** haben, wenn Sie gerade vor dem Bildschirm sitzen.
• Drehen Sie den Bildschirm so, dass sich kein Fenster auf ihm spiegelt. Lichtquellen sollten ebenfalls so angebracht sein, dass **kein störendes Spiegeln** entsteht.
• **Stauben Sie den Bildschirm** regelmäßig mit einem weichen Tuch **ab**, um immer ein klares Bild zu haben.
• Wenn Sie geringgradig **kurzsichtig** sind, dann arbeiten Sie möglichst **ohne Fernbrille** am Bildschirm. Das ist bequemer für die Augen.
• Wählen Sie eine **größere Schrift**, damit die Augen es beim Fokussieren nicht so schwer haben, oder nutzen Sie die Zoom-Funktion, um sich etwas genau anzusehen. Am günstigsten für die Augen ist es natürlich, wenn Sie an einem möglichst großen Monitor arbeiten.

Mehr Licht!

• **Lesen Sie nur bei guter Beleuchtung,** um die Augen nicht mehr als nötig anzustrengen. Am besten eignet sich eine Lampe mit flexiblem Arm, die Sie so einstellen können, dass das Licht direkt auf die Buchseiten fällt.
• Wenn Sie sich zum Lesen hinsetzen, sollte **nicht nur eine einzige Leselampe** den Raum erleuchten. Sonst entsteht zu viel Kontrast zwischen den hellen Buchseiten und dem dunklen Raum, und die Pupillen müssen ständig zwischen Eng- und Weitstellung wechseln, was sehr anstrengend ist.

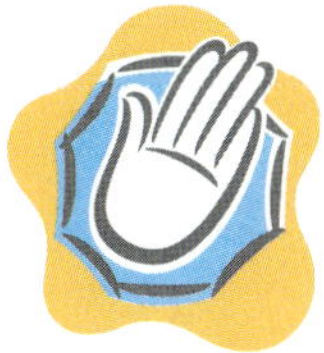

Besser nicht!

Verwenden Sie keine Augentropfen, die gerötete Augen erblassen lassen. Diese Tropfen enthalten Wirkstoffe, die die Blutgefäße im Auge verengen – und das verringert die Tränenproduktion. Nach einer Weile werden die Augen noch trockener als zuvor und röten sich noch rascher. Nehmen Sie stattdessen ein Präparat mit künstlicher Tränenflüssigkeit, wenn die Augen gerötet sind.

Nackenschmerzen durch die Brille?

Wenn Sie Bifokalgläser in der Brille haben, können Sie von Computerarbeit Nackenschmerzen bekommen. Denn bei den Bifokalgläsern befindet sich die Lesezone am unteren Rand, sodass Sie den Kopf weit in den Nacken legen müssen, um auf dem Bildschirm lesen zu können. Lassen Sie sich daher beim Optiker eine spezielle Brille für einen Leseabstand von etwa 50 cm anpassen (messen Sie am besten Ihren individuellen Augen-Bildschirm-Abstand), dann können Sie wieder am PC arbeiten, ohne den Hals zu überdehnen. Oder sprechen Sie mit Ihrem Augenarzt über das Problem.

Hilfe beim Lesen

- Wenn Sie über 40 Jahre alt sind, haben Sie es vielleicht schon bemerkt: Das Fokussieren der Augen auf irgendein Nahziel und auch das Lesen fallen schwerer. Diese sogenannte Presbyopie entsteht, weil die Elastizität der Linse nachlässt. Das Sehvermögen in der Ferne bleibt aber meist erhalten. Hier hilft eine **Lesebrille**, die Sie beim Optiker kaufen können.

Klare Sicht durch Vorbeugung

- **Schlafen Sie mehr.** Schlafmangel kann die Augen austrocknen und röten, weil die Blutgefäße anschwellen.
- Essen Sie täglich eine **Banane** – das hilft erstaunlicherweise gegen trockene Augen. Denn Bananen enthalten **Kalium**, was für die Balance des Flüssigkeitshaushalts im Körper wichtig ist.
- Geben Sie täglich 1 EL **Leinsamenöl** in den Fruchtsaft, ins Müsli oder Salatdressing. Dieses besondere, für viele Belange heilsame Öl enthält Omega-3-Fettsäuren, die zur guten Flüssigkeitsbenetzung der Augen beitragen und sich auch in Walnüssen und fetthaltigen Fischen finden. Tränen bestehen nämlich nicht nur aus Wasser, sondern enthalten neben Enzymen auch Fett und Schleim. Für einen gesunden Tränenfilm benötigt man eine Menge Omega-3-Fettsäuren.
- Wenn Sie relativ häufig unter trockenen Augen leiden, sollten Sie die Beipackzettel aller **Medikamente** kontrollieren, die Sie regelmäßig einnehmen. Antihistaminika gegen Allergien, Mittel gegen Depressionen und gegen Bluthochdruck sowie Beruhigungsmittel enthalten Wirkstoffe, die oftmals die Ursache für trockene Augen darstellen. Sprechen Sie in diesem Fall mit Ihrem Arzt über geeignete Alternativen.

- Tragen Sie einen **Augenschutz**, wenn Sie Arbeiten verrichten, bei denen viel Staub aufgewirbelt wird oder Abrieb in die Luft gelangt – das kann auch das Fegen der Terrasse oder intensives Abstauben beim Frühjahrsputz sein.
- Setzen Sie eine wasserdichte **Schwimmbrille** auf, wenn Sie in gechlortem Wasser schwimmen.
- Tragen Sie eine **Sonnenbrille**, um die Augen vor ultravioletter Strahlung zu schützen. Beim Aufenthalt am Meer oder im Schnee sollte die Brille auch seitlich gut abschließen, um die Streustrahlung der stark reflektierenden Oberflächen abzuhalten. An windigen Tagen schützt die Sonnenbrille außerdem vor dem Austrocknen der Augen und vor Zugluft. Am besten eignen sich gelbe, bernsteinfarbene, orangefarbene oder braune Gläser. Sie halten Licht aus dem blauen Anteil des Spektrums ab, das für die Augen zu grell ist und dazu führt, dass man diese zusammenkneift.
- **Augen-Make-up** ist eine häufige Ursache für Bindehautreizungen. Wählen Sie hypoallergene Produkte mit besonderer Kennzeichnung. Und achten Sie beim Eincremen der Augenlider darauf, dass keine Creme oder Salbe ins Auge gelangt.
- **Halten Sie sich von verrauchten Räumen fern.** Und falls Sie selbst noch rauchen: Nicht nur Ihre Augen werden sich besser fühlen, wenn Sie damit aufhören.

Unfruchtbarkeit

Die Ursachen für das Ausbleiben von Nachwuchs liegen in etwa gleich verteilt bei Mann oder Frau: In einem Drittel der Fälle liegt es an ihm, in einem weiteren Drittel an ihr, und beim übrigen Drittel sind beide Partner in ihrer Fruchtbarkeit eingeschränkt. Von Unfruchtbarkeit spricht man, wenn innerhalb eines Jahres bei regelmäßigem Geschlechtsverkehr in der fruchtbaren Zyklusphase keine Schwangerschaft eintritt. Die folgenden Ratschläge sind nach Geschlechtern aufgeteilt, eine Lösung kann man jedoch nur gemeinsam finden.

Ursachen und Symptome

Der Richtwert für Unfruchtbarkeit – keine Schwangerschaft trotz ungeschützten Geschlechtsverkehrs über die Dauer eines Jahres – gilt nur für junge Frauen unter 30. Darüber kann es durchaus auch 2 Jahre dauern, bis man schwanger wird. Das Alter des Mannes spielt eine geringere Rolle. Bei Frauen können sehr viele Faktoren die Fruchtbarkeit stören: Zyklusstörungen, Störungen des Hormonhaushalts, fehlender Eisprung, verschlossene Eileiter, Endometriose (Gebärmutterschleimhaut außerhalb der Gebärmutter) oder Geschlechtskrankheiten. Bei Männern kann es daran liegen, dass die Anzahl und Beweglichkeit der Spermien zu gering sind.

Für Frauen

Wissen, wann der Eisprung erfolgt

- Nur bei einem Normzyklus von 28 Tagen findet der **Eisprung** am 14. Tag des Zyklus statt (1. Zyklustag ist dabei der 1. Tag der letzten Regelblutung). Dauert der Zyklus dagegen nur 24 Tage, ist schon am 10. Tag Eisprung, bei einem 32-Tage-Zyklus hingegen erst am 18. Tag.
- Am fruchtbarsten sind Frauen an den 5 Tagen vor und am ersten Tag nach dem Eisprung. Wischen Sie gelegentlich die Scheide aus: Sieht das **Sekret** wie Eiklar aus und lässt sich auseinanderziehen, dann können Sie schwanger werden.
- Überprüfen Sie den Eisprung; **Tests** dafür gibt es in der Apotheke. Mithilfe einer Urinprobe können Sie damit das Hormon LH bestimmen, das den Eisprung auslöst. Die ebenfalls erhältlichen Speicheltests sind allerdings unzuverlässig. Wenn der Test drei Zyklen hintereinander keinen Eisprung anzeigt, sollten Sie zum Arzt gehen.

Abnehmen – oder zulegen

- Wenn Sie **Übergewicht** haben, ist der Wunsch nach einem Kind ein gutes Motiv abzunehmen. Denn Fett speichert Östrogen, und zu hohe Östrogenspiegel erschweren die Empfängnis.
- **Untergewicht** ist ebenfalls eine Ursache für Fertilitätsstörungen. Zu wenig Körperfett erschwert sowohl den Eisprung als auch das Einnisten der befruchteten Eizelle in der Gebärmutter. Wenn Sie zu dünn sind, ergänzen Sie also Ihre Ernährung um gesunde Kalorien – z. B. mageres Fleisch, Vollkornprodukte, ungesättigte Öle und Fette wie Oliven- oder Distelöl.

Machen Sie sich das Leben leichter

- Wenn Sie Ihrem Körper bereits sehr viel abverlangen, wehrt er sich möglicherweise gegen die weitere Beanspruchung durch eine Schwangerschaft. Dieses Problem tritt häufig bei Leistungssportlerinnen und Balletttänzerinnen auf. Wenn Sie **mehr als eine Stunde pro Tag hart trainieren** und über zu wenig Körperfett verfügen, können sowohl der Eisprung als auch die Periodenblutung ausbleiben. Schalten Sie deshalb einen Gang zurück, wenn Sie schwanger werden wollen.
- Das Gleiche gilt für den Beruf: Sie haben einen **hektischen Job** und werden nicht schwanger? Reduzieren Sie das Stressniveau – auch mithilfe von Meditation oder Yoga.

Störende Medikamente absetzen

- **Antihistaminika** gegen Allergien verringern die Bildung von Schleim nicht nur in der Nase, sondern leider auch in der Scheide – dort aber ist der Schleim nötig, um den Spermien den Weg zur Eizelle zu erleichtern.
- Verzichten Sie auf **ASS** und **Ibuprofen**, wenn Sie schwanger werden möchten. Beide Wirkstoffe können den Eisprung beeinträchtigen und es einer befruchteten Eizelle erschweren, sich in der Gebärmutterschleimhaut einzunisten. Nehmen Sie gegen Schmerzen lieber Paracetamol.

Für Männer

Auf die Dosierung kommt es an

- Schlafen Sie **in der ersten Woche nach Beginn der Menstruation** wenig mit Ihrer Partnerin, um die Spermienmenge zu erhöhen. Während der fruchtbaren Tage können Sie die Chance auf Empfängnis durch mehr Geschlechtsverkehr nicht unbegrenzt erhöhen: Die erste Ejakulation eines Tages enthält die meisten Samenzellen, die zweite bereits erheblich weniger, und die dritte besteht fast nur noch aus Samenflüssigkeit. Unvermindert gut bleibt die Spermaqualität, wenn Sie alle 36–48 Stunden Geschlechtsverkehr haben. Zu lange Pausen sind dagegen auch nicht sinnvoll, denn bei mehr als 10 Tagen Enthaltung sind zu viele Samenzellen überaltert.
- Tragen Sie **Boxershorts** statt eng anliegender Slips und auch keine sehr engen Jeans. Beides staut die Wärme um die Hoden, was die Samenproduktion beeinträchtigt.

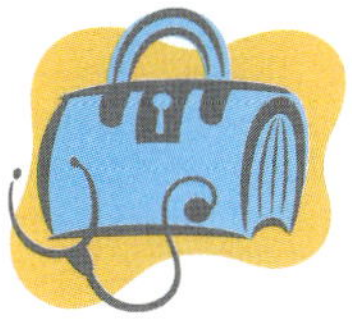

Wann zum Arzt?

Wenn Sie als Frau älter als 35 Jahre sind und sich ein Kind wünschen, sollten Sie frühzeitig mit Ihrem Arzt sprechen. Hat es nach 6 Monaten noch nicht geklappt, sollten Sie mit schwangerschaftsfördernden Maßnahmen beginnen, denn mit zunehmendem Alter sinkt die Fruchtbarkeit. Sind Sie weiblich und unter 35, können Sie 1 Jahr abwarten, ehe Sie ärztliche Hilfe suchen. Der Partner sollte zusammen mit Ihnen den Arzt aufsuchen, denn die Untersuchung der Spermien ist einer der ersten Schritte in der Fruchtbarkeitsdiagnostik.

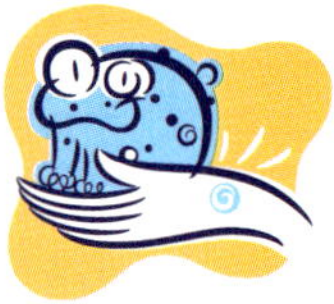

Nur ein **Märchen**

Gelegentlich hört man noch die alte Mär, dass eine Reinigung der Scheide mithilfe von Spülungen die Befruchtung erleichtern würde. Das ist Unsinn – wahr ist das Gegenteil: Spülungen zerstören das natürliche Säure-Basen-Gleichgewicht in der Scheide und verschlechtern dadurch sogar die Lebensbedingungen der Spermien. Auf Scheidenspülungen sollte man grundsätzlich verzichten, nicht nur, wenn man schwanger werden will.

- Stundenlanges **Sitzen auf einem Fahrradsattel** tut den Hoden und damit der Spermienproduktion gar nicht gut.

Vitamine und Mineralstoffe

- Nehmen Sie täglich 30 mg **Zink** ein. Dieser Mineralstoff steigert den Testosteronspiegel, erhöht die Spermienzahl und kräftigt die Samenzellen. Da Zink den Stoffwechsel von Kupfer behindert, sollten Sie auch täglich 2 mg Kupfer einnehmen, solange Sie ein Zinkpräparat anwenden.
- Schützen Sie die Spermien mit Antioxidantien in Form von 1000 mg **Vitamin C** und 250 mg **Vitamin E** zu den Mahlzeiten zweimal täglich. Beide Vitamine wehren freie Radikale ab, welche Zellen überall im Körper schädigen.
- **Selen** scheint die Beweglichkeit der Spermien, allerdings nicht deren Anzahl, zu erhöhen. Nehmen Sie 3 Monate lang täglich 0,1 mg Selen ein.

Für Frauen und Männer

Hören Sie mit dem Rauchen auf

- Rauchen **senkt** nicht nur **die Fruchtbarkeit** bei beiden Geschlechtern, sondern **erhöht** auch das **Risiko einer Fehlgeburt**. Die Zahl gesunder Eizellen in den Eierstöcken sinkt bei Raucherinnen schneller ab als bei Nichtraucherinnen. Bei Männern verringert sich durch das Rauchen die Zahl und Qualität der Spermien.

Alkohol meiden

- Das Trinken von Alkohol kann bei Männern die **Ejakulation behindern**. Bei Frauen scheint sich ein mäßiger Alkoholkonsum nicht auf die Fruchtbarkeit auszuwirken – doch das Baby wird akut gefährdet.

Auf das richtige Timing kommt es an

- Die **Wahrscheinlichkeit, schwanger zu werden**, ist kurz vor oder am Tag des Eisprungs am größten. In der fruchtbaren Zyklusphase sollten Sie jeden 2. Tag bis zum Tag des Eisprungs Geschlechtsverkehr haben.
- Wenn Sie den Termin des Eisprungs nicht bestimmen möchten, sollten Sie **jeden 2. oder** – in den wahrscheinlich unfruchtbaren Tagen – **jeden 3. Tag** Verkehr haben.

Verbrennung

Bei den meisten kleineren Verbrennungen genügt es, rasch Erste Hilfe zu leisten. Als Sofortmaßnahme hält man die verbrannte Stelle mindestens 20 Minuten unter kaltes Wasser. Dadurch kühlt sich die Haut ab, die weitergehende Zerstörung des Gewebes wird gestoppt und der Schmerz gelindert. Dann gilt es, die Stelle sauber zu halten, hautberuhigende Kompressen aufzulegen und mit den im Folgenden genannten Heilmitteln den Selbstheilungsprozess des Körpers anzuregen.

Das Wichtigste zuerst

- **Reagieren Sie schnell.** Brandwunden in der Oberhaut können Sie getrost selbst behandeln, sofern sie nicht allzu groß sind. Eine Verbrennung, die größer als eine Handfläche ist, und sei sie auch nur ersten Grades, verlangt dagegen immer eine ärztliche Behandlung. Auch mit tiefergehenden oder durch Elektrizität verursachten Verbrennungen sollten Sie unverzüglich zum Arzt gehen.
- Halten Sie die verbrannte Stelle möglichst sofort mindestens 20 Minuten lang unter **kaltes, fließendes Wasser**. Greifen Sie, wenn kein Wasser zur Verfügung steht, zu einer anderen kalten, nichtirritierenden Flüssigkeit wie Milch oder Eistee.
- **Entfernen Sie Schmuck oder Kleidung,** solange die Wunde noch nicht angeschwollen ist, damit sich an der Stelle keine Einschnürungen ergeben.
- Bedecken Sie die Verbrennung lose mit einem provisorischen Verband aus **Klarsichtfolie** oder einer sauberen **Plastiktüte**. Zur Kühlung nach der 20-minütigen Behandlung mit kaltem Wasser können Sie ein feuchtes Tuch darüberlegen.
- Achten Sie darauf, dass die **Brandblasen nicht aufplatzen**. Diese bilden eine natürliche Schutzschicht gegen mögliche Infektionen der Wunde.
- Lassen Sie die Brandwunde nun mindestens **24 Stunden in Ruhe**, damit sie anfangen kann zu heilen. Wenn eine Blase doch aufplatzen sollte, dann reinigen Sie den Bereich und tragen eine antibakterielle Salbe auf, bevor Sie einen losen Verband auflegen. Lose muss der Verband sein, damit er nicht mit der Wunde verklebt und beim Entfernen die erste heilende Hautschicht wieder abreißt.

Ursachen und Symptome

Eine Verbrennung ist eine Schädigung der Haut durch feuchte oder trockene Hitze oder elektrischen Strom. Meist wird sie durch kochend heißes Wasser, Fett oder Speisen verursacht. Verbrennungen ersten Grades bedeuten eine Rötung der Haut, Schwellung, Spannungsgefühl und Schmerzen. Man kann selbst behandeln, sofern die Stelle nicht größer als eine Handfläche ist. Verbrennungen zweiten Grades äußern sich durch Blasenbildung und Schwellung; wenn hier die Verletzung größer als ein 2-Euro-Stück ist, muss ärztlich behandelt werden. Verbrennungen dritten Grades sind anfangs schmerzlos; die Haut ist verkohlt, schwarz, weißlich oder rot. In diesem Fall ist eine Behandlung im Krankenhaus notwendig.

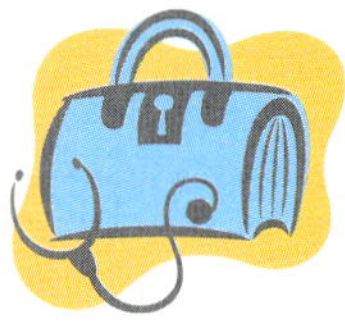

Wann zum **Arzt?**

Jede schwere Verbrennung benötigt sofortige ärztliche Behandlung. Rufen Sie den Notarzt oder bringen Sie die Person schleunigst in die Notaufnahme des nächstgelegenen Krankenhauses. Bei einer leichten Verbrennung ist ein Arzt aufzusuchen, wenn der betroffene Bereich der Haut recht groß ist oder starke Schmerzen verursacht. Lassen Sie eine Verbrennung im Gesicht oder an den Händen von einem Arzt begutachten, ebenso eine erstgradige Verbrennung, die größer ist als die Hand der betroffenen Person. Bei Verbrennungen zweiten Grades kann man sich an Münzgrößen orientieren. Auch wenn das Opfer Fieber bekommt, fröstelt, sich erbricht oder geschwollene Lymphdrüsen hat, sollte es zum Arzt gehen; ebenso, wenn die verbrannte Stelle unangenehm riecht oder Eiter absondert.

Heilmittel aus der Natur

Nachdem die Wunde 2 oder 3 Tage Zeit zum Heilen hatte, können Sie ein paar der folgenden Arzneien anwenden:

- Drücken Sie etwas **Aloe-vera-Gel** aus einem frisch abgeschnittenen Blatt der Heilpflanze, und tragen Sie es auf die Wunde auf. Die kühlende Substanz lindert den Schmerz, gibt der Haut Feuchtigkeit und hält Bakterien und Luft von der Verbrennung fern. Oder tragen Sie zwei- bis dreimal täglich eine Creme oder ein Gel auf Aloe-vera-Basis auf.
- **Kamillenblüten** werden seit alters her zur Heilung von Verbrennungen verwendet. Tragen Sie eine Kamillen-Creme auf, oder machen Sie eine **Kompresse**, indem Sie einen Wattebausch in starkem Kamillentee tränken und auflegen.
- Ebenso sanft wirkt **Calendula-Salbe** aus den Blüten der Ringelblume. Tragen Sie sie so oft auf wie nötig.
- Eine lindernde Kompresse erhalten Sie, wenn Sie ein Tuch mit **Hamameliswasser** oder kaltem **Tee aus Ringelblume**, **Vogelmiere** oder **Holunderblüten** befeuchten. Legen Sie die Kompresse drei- bis viermal täglich auf.
- Die gelben Blüten des **Johanniskrauts** enthalten Hypericin, eine für ihre wundheilenden Fähigkeiten gerühmte Substanz. Sie ist auch der aktive Bestandteil einer **Salbe**, die Sie dreimal täglich auf die Wunde auftragen können. Aus den Blüten lässt sich ein Sud für eine heilende Kompresse herstellen. Geben Sie 1 TL getrocknete Blüten in 1 Tasse kochendes Wasser, und lassen Sie das Ganze 5 Minuten ziehen, bevor Sie die Blüten herausfiltern. Befeuchten Sie ein Tuch mit dem abgekühlten Tee, und legen Sie es zweimal täglich auf die verbrannte Stelle.

Homöopathische Heilmittel

- Geben Sie **Urtica** oder **Hypercal** – erhältlich in Form von Salben oder Tinkturen – auf jegliche Verbrennung, die keine Blasenbildung aufweist.
- Schlucken Sie bei Verbrennungen mit Blasenbildung stündlich einige Globuli **Cantharis.**

Heilung von innen

- **Echinacea** unterstützt die Regeneration der Haut und die Infektionsabwehr. Nehmen Sie dreimal täglich 15 Tropfen Echinacea-Tinktur (1:5 in 45 % Alkohol) in Wasser gelöst.

Kinder in Gefahr

Kinder im Vorschulalter sind am ehesten verbrennungsgefährdet – und zwar im Haushalt. Wenn Sie einen Kachel- oder Kaminofen haben, sollten Sie nichts darauf stellen, das Ihr Kind zum Klettern am Ofen verleiten könnte. Besorgen Sie zum Schutz Ihres Kindes eine „kindersichere" Abschirmung der Ofentür, und verankern Sie diese fest in der Wand.
Küchen stecken voller Gefahrenquellen. Schieben Sie den elektrischen Wasserkocher vom Rand der Arbeitsfläche weg, drehen Sie Pfannengriffe zur Wand hin, und verwenden Sie vorzugsweise die hinteren Kochplatten. Gießen Sie niemals Wasser auf das brennende Öl einer Fritteuse, da dies eine Explosion verursachen würde. Decken Sie stattdessen die Fritteuse oder Pfanne mit einem feuchten Tuch ab, um das Feuer zu ersticken. Wenn brennbare Flüssigkeit auf die Kohlen eines Grills tropft, können ganz plötzlich Flammen emporschießen; halten Sie Kinder vom Grill fern. Kleinkinder verbrühen sich häufig durch verschüttete Getränke – eine Tasse Tee oder Kaffee ist noch 15 Minuten, nachdem sie zubereitet wurde, gefährlich heiß. Stellen Sie deswegen alle heißen Getränke außerhalb der Reichweite von Kindern ab, und verwenden Sie Tischsets statt einer Tischdecke, an der ein Kind ziehen könnte.
Das Badezimmer wird gefährlich, sobald ein Kind erst einmal gelernt hat, die Wasserhähne aufzudrehen. Drehen Sie immer zuerst das kalte Wasser auf, wenn Sie ein Bad einlassen, und stellen Sie Heißwasserthermostate auf eine Temperatur bis maximal 50 °C, damit sich niemand so leicht verbrühen kann. Ehe Sie sich versehen, kann sich ein Kind in Sekundenschnelle verbrannt haben.

- **Gotu kola** (oder *Centella asiatica*) ist eine krautige, tropische Sumpfpflanze, deren Blätter wundheilende Eigenschaften haben. Man verwendet sie sowohl für Kapseln als auch für Salben. Bei Verbrennungen empfiehlt sich die Einnahme von 1–2 Kapseln zu 300 mg bis zu dreimal täglich zu den Mahlzeiten.

Kühlung für einen verbrannten Mund

Ein großer Schluck von einem zu heißen Getränk, ein Löffel heiße Suppe oder ein Biss von einer dick mit Käse belegten Pizza – all das kann zu schmerzhaften Verbrennungen am dünnen, leicht verletzlichen Gaumengewebe führen. Wie jede Stelle des Körpers braucht auch eine Verbrennung im Mund Zeit zum Heilen, was meist innerhalb von 1 Woche geschieht. Diese Phase verkürzt sich, wenn Sie die Verbrennung sofort kühlen.

Wasser, Wasser und noch mal Wasser

- Wie bei jeder Hautverbrennung ist es am besten, wenn Sie sofort versuchen, den verbrühten Mund zu kühlen. Und am leichtesten erreichen Sie das mit **kaltem Wasser**. Spülen und

Wussten Sie das?

Die alten Ägypter bedienten sich bei Verbrennungen der heilenden Wirkung des Lauchs. Obwohl dieses Mittel heute nicht mehr verwendet wird, war Lauch doch durchaus nützlich. Er verfügt über beträchtliche antibiotische Eigenschaften und unterstützt die Infektionsabwehr des Körpers.

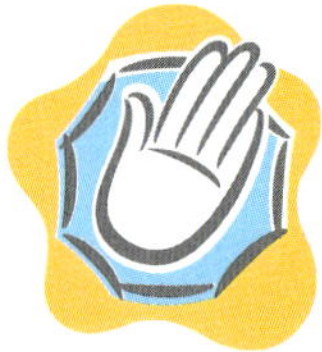

Besser **nicht!**

Reichlich altmodisch ist die Empfehlung, eine Verbrennung mit Butter einzufetten, und wahrscheinlich ebenso sinnvoll, wie Benzin zum Löschen eines Feuers zu verwenden. Wenn Sie nämlich auf eine verbrannte Stelle Fett auftragen, schließen Sie die Hitze im Gewebe ein und machen die Verbrennung nur noch schlimmer. Halten Sie sich also lieber an viel kaltes Wasser.

gurgeln Sie mit eiskaltem Wasser mindestens 5–10 Minuten lang, bis der Schmerz im Mund nachlässt.

- Noch schneller geht es mit Eis, wenn Sie zügig welches griffbereit haben. **Lutschen Sie Eiswürfel**, bis der stechende Schmerz verschwindet.
- Nach dem Kühlen können Sie mit einer **Salzwasserlösung** gurgeln und spülen. Aus 1/2 TL Salz und 1 Glas warmem Wasser bereiten Sie eine wirksame Mundspülung zu. Das Salz wirkt keimtötend und hilft, die verbrannte Stelle zu säubern und zu desinfizieren. Sie sollten sie aber auf keinen Fall schlucken und niemals Kindern diese Salzwasserlösung geben – wenn Kleinkinder sie schlucken, geraten sie in Lebensgefahr!

Kalt und süß

- Die schnellste und – nicht nur für Kinder – angenehmste Art, einen verbrannten Mund zu kühlen, ist der Verzehr von einem oder mehreren Löffeln **Eiscreme**.

Spezialfall Mund

- Wenn Sie sich den Mund verbrannt haben, sollten Sie an den folgenden Tagen **heiße Getränke meiden**. Lassen Sie Tee und Kaffee auf eine lauwarme Temperatur abkühlen, bevor Sie sie trinken, oder halten Sie sich einstweilen an kalte Getränke.
- Verzichten Sie vorübergehend auf **knuspriges Baguette** oder Brötchen. Dasselbe gilt für Chips, rohe Mohrrüben und Äpfel. Diese Nahrungsmittel können die gerade abheilende Brandwunde wieder aufreißen.
- Außerdem sollten Sie **scharfe Gewürze** besser **meiden**, da sie die geschädigte Haut reizen. Doch das wird Ihnen gewiss nicht schwerfallen, da der Genuss scharfer Speisen sofort brennt.

Heilende Kräuter-Mundspülung

- **Brombeerblätter** haben anerkannt antibakterielle und entzündungshemmende Eigenschaften, die auch in Tees wirksam werden. Für einen heilenden Sud brauchen Sie 10 g getrocknete Blätter, die Sie in 100 ml kaltem Wasser zum Kochen bringen und 15 Minuten ziehen lassen. Filtern Sie die Flüssigkeit ab, süßen Sie nach Belieben mit Honig, und gurgeln Sie mit dieser Mundspülung, sooft Sie möchten.

Verdauungsstörungen

Schon unsere Großeltern linderten Magenschmerzen mit selbst zubereiteten Mitteln, die noch heute ihre heilsame Wirkung entfalten. Unabhängig davon, welches Heilverfahren ausgewählt wird, ist jedoch ein kritischer Blick auf die Ernährungsgewohnheiten ratsam. Neben der Frage, wann, was und wie viel man zu sich nimmt, sollte auch die Kleidung begutachtet werden. Eine zu enge Taille oder ein kneifender Bund drücken auf die Eingeweide und drängen den Mageninhalt nach oben.

Traditionelle Magenschmeichler

- **Ingwer** kann die Verdauung verbessern und Magenkrämpfe lösen, obwohl niemand genau weiß, wie er wirkt. Nehmen Sie 2 Ingwerkapseln à 250 mg nach den Mahlzeiten, oder beenden Sie das Essen mit einigen Stückchen kandierter Ingwerwurzel oder einer Tasse Ingwertee. Für den Tee rühren Sie 1 TL frisch geriebenen Ingwer in 1 Tasse mit kochendem Wasser, lassen das Ganze 10 Minuten ziehen und seihen dann ab.
- **Kamille** ist ebenfalls ein uraltes Heilmittel für den Verdauungstrakt. Das Heilkraut trinken Sie am besten als Tee. Die getrockneten Blüten erhalten Sie überall als Teebeutel. Trinken Sie täglich 3 Tassen Kamillentee, jeweils vor den Mahlzeiten.

Pfefferminze fürs Wohlbefinden

- **Pfefferminzöl** besänftigt Bauchkrämpfe und lindert Völlegefühl. Am besten eignet sich Pfefferminzöl in Form von Kapseln, die das Öl verzögert freisetzen. Nehmen Sie 1–2 Kapseln dreimal täglich jeweils nach dem Essen. Doch Achtung: Wenn Sie an Sodbrennen leiden, ist Pfefferminze nicht ratsam. Sie kann den Rückfluss von saurem Speisebrei aus dem Magen in die Speiseröhre verschlimmern. Außerdem sollten Sie nicht am selben Tag Pfefferminzöl und Abführmittel einnehmen. Auch wenn Sie – etwa wegen rheumatoider Arthritis oder eines Krebsleidens – Ciclosporin schlucken müssen, sollten Sie den Arzt fragen, bevor Sie zu Pfefferminzöl greifen.
- Statt mit der Einnahme von Kapseln können Sie Mahlzeiten mit einer Tasse **Pfefferminztee** abrunden. Geben Sie 1 1/2 TL getrocknete Pfefferminzblätter oder 1 Teebeutel in 1 Tasse mit kochendem Wasser, und lassen Sie den Tee 10 Minuten ziehen.

Ursachen und Symptome

Verdauungsstörungen werden medizinisch auch als „Dyspepsie" bezeichnet und umfassen eine Palette unangenehmer Beschwerden. Diese entstehen, wenn die Nahrung nicht so glatt und leicht den Verdauungstrakt passiert, wie sie sollte. Übelkeit und Sodbrennen treten auf, wenn saurer Mageninhalt in die Speiseröhre zurückfließt. Bauchschmerzen oder Völlegefühl werden manchmal durch vermehrtes Schlucken von Luft hervorgerufen. Ursachen für Dyspepsie gibt es viele; sie reichen von zu reichlichem und zu schnellem Essen über den Verzehr unverträglicher Speisen bis zu einem Überschuss oder Mangel an Magensäure.

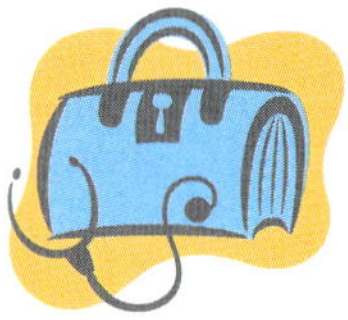

Wann zum **Arzt?**

Wenn die Verdauungsbeschwerden trotz eigener Behandlungsbemühungen länger als 2 Wochen anhalten, sollten Sie zum Arzt gehen. Wird eine plötzlich einsetzende Übelkeit von Schweißausbrüchen und Brustschmerzen begleitet, ist dies ein Fall für den Notarzt: Sie könnten eine Herzattacke oder einen Herzinfarkt haben. Weitere Alarmzeichen sind Bauchschmerzen in Kombination mit schwarzem oder blutigem Stuhlgang oder Erbrechen. Sie weisen auf eine Blutung im Magen-Darm-Trakt hin (schwarzer Stuhlgang entsteht allerdings auch, wenn Sie ein Eisenpräparat einnehmen). Einen Arzttermin sollten Sie außerdem vereinbaren, wenn Sie Schwierigkeiten beim Essen oder Schluckstörungen feststellen.

Noch mehr Hilfe aus der Natur

- Kauen und schlucken Sie 1 TL **Fenchelsamen** oder **Kümmelkörner**, wenn Sie unter Verdauungsstörungen leiden oder befürchten, welche zu bekommen – beispielsweise nach einem üppigen oder besonders scharfen Essen. Diese Samen enthalten Öle, welche Darmkrämpfe lindern, Übelkeit dämpfen und Blähungen kontrollieren.
- Brauen Sie sich einen **Tee aus Kümmel, Fenchelsamen** und **Anissamen** zu gleichen Teilen. Lassen Sie 1 TL der Körnermischung 2–3 Minuten in 250 ml kochendem Wasser ziehen, dann abseihen und in 2–3 Portionen aufteilen. Trinken Sie den Tee über den Tag verteilt vor den Mahlzeiten.
- **Süßholzwurzel** (*Glycyrrhiza glabra*) ist ein bewährtes Mittel gegen Verdauungsbeschwerden, insbesondere wenn zu viel Magensäure die Ursache ist. Die Wurzel enthält Schleimstoffe (vor allem das sehr süße Glycyrrhizin, ein Grundstoff der Lakritze), welche die Schleimhäute im Magen und Darm mit einer Art Schutzschicht gegen die Säure überziehen. Süßholz kann man als **Tee** zubereiten. Übergießen Sie dazu 1–2 TL Wurzelstücke mit 150 ml kochendem Wasser und lassen dies 10–15 Minuten ziehen, dann abseihen und jeweils 1 Tasse nach den Mahlzeiten trinken. Stattdessen können Sie auch einen **Saft** in einer Dosierung von 1,5–3 g pro Tag einnehmen.

Der Klassiker

- Verrühren Sie 1 TL **Bikarbonat** in 1 Glas Wasser und trinken Sie die Lösung. Sie neutralisiert die Magensäure und mildert schmerzhafte Gasbildungen im Darm. Bikarbonat kann allerdings selbst manchmal im Magen Gase bilden. Daher raten Experten, der Lösung einige Tropfen **Zitronensaft** zuzusetzen. Achtung: Verwenden Sie kein Bikarbonat, wenn Sie eine salzarme Diät einhalten müssen, denn es enthält viel Natrium.

Gib dem Magen Saures

- Probieren Sie aus, ob Ihnen eine Mischung aus 1 TL **Apfelessig** in 1/2 Glas Wasser bekommt, vor allem nach einer üppigen oder fetthaltigen Mahlzeit. Dies hilft vor allem dann bei der Verdauung, wenn der Körper wenig Magensäure produziert. Um den Geschmack zu verbessern, können Sie auch etwas Honig hinzufügen.

Ganz unkompliziert: trinken

- Manche schwören auf eine einfache Tasse **heißes Wasser**, die Verdauungsbeschwerden lindern soll.
- **Warme Limonade** oder **abgestandene Cola** gelten ebenfalls als wirksame Tipps gegen Verdauungsbeschwerden. Die hier unerwünschten Reste an Kohlensäure in den Getränken entfernen Sie durch kräftiges Rühren.

Vorsicht bei Fruchtsaft und Milchprodukten

- Auch wenn er sehr gesund ist: Fruchtsaft kann Bauchschmerzen und Blähungen hervorrufen. Er enthält Fruktose (Fruchtzucker), die unverdaut den Dickdarm erreicht. Wenn Bakterien im Dickdarm schließlich den Fruchtzucker „zerlegen", bilden sich häufig Gase, die zu Blähungen und Windabgang führen. Trinken Sie deshalb **höchstens 150 ml Saft** auf einmal, und **essen Sie dazu etwas**, um den Saft besser zu verdauen.
- Wenn Milchprodukte Völlegefühl und Blähungen verursachen, liegt vielleicht eine **Milchzuckerunverträglichkeit** vor (Laktoseintoleranz). Ihnen fehlt ein körpereigenes Enzym, das normalerweise die Verdauung von Laktose, dem in Milch enthaltenen Zucker, regelt. Machen Sie einen entsprechenden Test, indem Sie einfach 2 Gläser Milch trinken und abwarten, ob die Symptome auftreten. Dann streichen Sie Milchprodukte von Ihrem Speisezettel oder suchen nach **laktosefreien Produkten**. Sie können auch nach und nach ausprobieren, ob Sie vielleicht Hartkäse oder Quark doch vertragen. Wenn Sie weniger Milchprodukte verzehren, sollten Sie als Ausgleich kalziumreiches Mineralwasser trinken oder Kalzium zusätzlich einnehmen, um einem Knochenschwund (Osteoporose) vorzubeugen.

Langsam essen, rechtzeitig aufhören

- **Essen Sie langsam** und bewusst. Wenn Sie die Nahrung hinunterschlingen, geraten große Speisebrocken in Magen und Darm, die nicht genügend eingespeichelt und schwer zu verdauen sind. Außerdem schlucken Sie beim hastigen Essen viel Luft, was zu Blähungen und Völlegefühl beiträgt.
- Nehmen Sie die letzte größere Mahlzeit des Tages **mindestens 3 Stunden vor dem Schlafengehen** ein. Das Verdauungssystem arbeitet am besten, wenn Sie aufrecht sitzen oder stehen und sich bewegen, nicht beim Schlafen.

Bewährt

Indem Sie den Bauch reiben, können Sie Verdauungsprobleme lindern.

und bewiesen

Das stimmt: Indem Sie den Unterbauch im Uhrzeigersinn sanft massieren, unterstützen Sie die Bewegung von Winden und Darminhalt in Richtung des natürlichen Ausgangs. Das kann gegen Völlegefühl und Verstopfung helfen.

Verstauchung und Schienbeinschmerz

Verstauchungen kämen längst nicht so häufig vor, wenn alle Sportplätze absolut eben wären. Denn wenn man sich den Fuß an einer noch so kleinen Erhebung stößt, kann das schon einen verstauchten Knöchel zur Folge haben – und der sollte unbedingt behandelt werden. Wer auf hartem Untergrund, auf Teer oder gepflasterten Straßen gejoggt ist, spürt manchmal fürchterliche Schmerzen in den Schienbeinen. Am besten gegen Beschwerden dieser Art, gegen Schmerzen und Schwellung, wirken Eis und ein frei verkäufliches Schmerzmittel, danach helfen Ruhigstellung und Schonung.

Ursachen und Symptome

Am häufigsten verstaucht man sich die Knöchel. Dafür genügt es zuweilen schon, auf einer Stufe den Halt zu verlieren oder über einen Bordstein zu stolpern. Bei Schienbeinschmerzen handelt es sich dagegen um eine typische Sportverletzung. Oft trifft sie Jogger, Balletttänzer und Fußballer; im Grunde alle, deren Sportart den Unterschenkel belastet. Während des Sports schwellen die Muskeln im Unterschenkel an und drücken gegen die Spalte zwischen Wadenbein- und Schienbeinknochen. Dieser Druck reizt die umliegenden Muskeln, Sehnen oder Bänder, was Schmerzen auslöst.

Halten Sie sich an die PECH-Formel

- Experten schwören auf die **PECH-Methode**: Das Akronym steht für **P**ause, **E**is, **C**ompression und **H**ochlagern. Lagern Sie das verletzte Bein hoch, kühlen Sie es mit Eis, und legen Sie dann einen elastischen Verband an. Wenn Sie sich das Handgelenk verstaucht haben, sollten Sie es in einer Schlinge tragen.
- Eis sorgt für rasches Abschwellen und betäubt den Schmerz. Die Kälte verhindert, dass sich Flüssigkeit an der verletzten Stelle ansammelt. Verwenden Sie einen formbaren **Eisbeutel** oder einen **Beutel Tiefkühlgemüse**, in einen Kopfkissenbezug oder in ein Handtuch gewickelt, und kühlen Sie damit das verstauchte Glied bis zu 20 Minuten lang.
- Lassen Sie **Wasser in einem Styropor-Becher gefrieren**, brechen Sie den oberen Rand des Bechers weg, und pressen Sie die Eisfläche an das Schienbein. Wenn das Eis schmilzt, können Sie ein wenig mehr von dem Styropor wegbrechen. Sie sollten das Schienbein jedoch nicht länger als 8 Minuten kühlen. Und geben Sie der gekühlten Haut Zeit, sich wieder aufzuwärmen, bevor Sie das Eis ein zweites oder drittes Mal daraufhalten.
- Ein verstauchtes Gelenk muss ruhiggestellt werden. Auch wenn die Schmerzen erträglich sind, vergrößert weitere Bewegung den Schaden nur noch. Gönnen Sie dem verstauchten Körperteil **2 Tage Schonung**. Eine elastische Binde um das Gelenk schränkt die Beweglichkeit ein – wodurch die Bänder leichter heilen können – und begrenzt die Schwellung und Flüssigkeitsansammlung an der verletzten Stelle.

Dehnen gegen die Schmerzen

- Bei Schienbeinschmerzen setzen oder legen Sie sich auf den Rücken, beugen die Knie und heben ein Bein an. **Lassen Sie den Fuß** des schmerzenden Beines nach oben und unten, nach innen und außen kreisen. Das Bein sollte dabei unbewegt bleiben. Wiederholen Sie jede Bewegung zehnmal.
- Setzen Sie sich auf den Boden, schlingen Sie ein Tuch um den Fuß des schmerzenden Beines, und ziehen Sie sanft die beiden Enden der Tuchschlinge zu sich hin; das Knie bleibt leicht gebeugt. Halten Sie die **Wadendehnung** 15–30 Sekunden, dann lösen und dreimal wiederholen.
- Anschließend **legen Sie im Stehen** bei leicht gebeugten Armen **die Handflächen** auf Augenhöhe **an die Wand**. Machen Sie dann mit dem unverletzten Bein einen Schritt nach vorn, die Ferse des anderen Beines bleibt hinten am Boden. Drehen Sie den hinteren Fuß leicht nach innen, als würden Sie über den großen Zeh gehen. Lehnen Sie sich langsam nach vorn in Richtung Wand, bis Sie ein Ziehen hinten in der Wade spüren. Halten Sie die Spannung 15–30 Sekunden.
- Wiederholen Sie die letzte Dehnungsübung mit dem Unterschied, dass Sie diesmal das **hintere Bein hinter dem vorderen kreuzen**, sodass Ihr Hauptgewicht auf der Außenkante der Füße liegt. Ebenfalls 15–30 Sekunden halten.
- Stellen Sie sich hin, und stützen Sie sich mit einer Hand auf einen Stuhl oder gegen eine Wand. **Beugen Sie das Knie** des verletzten Beines, und greifen Sie nach Ihrem Fußrücken. Ziehen Sie die Zehen des Fußes in Richtung Ferse, um so eine Dehnung vorn im Schienbein zu erhalten. 15–30 Sekunden halten, dreimal wiederholen.
- Halten Sie sich an einem Stuhl oder einer Arbeitsfläche fest, während Sie sich **auf die Zehenspitzen** stellen, 5 Sekunden so stehenbleiben und sich dann langsam wieder sinken lassen. Wiederholen Sie dies einige Male, immer in Zehnerblöcken.
- Wechseln Sie zwischen 30 Sekunden **Fersengang** und 30 Sekunden normalem Gang, und wiederholen Sie das viermal.

Tipps bei Verstauchungen

- Nach einer Verstauchung bilden sich die Muskeln um das Gelenk durch die Schädigung des Muskelgewebes und den mangelnden Gebrauch zurück. Auch wenn Sie das Gelenk nur

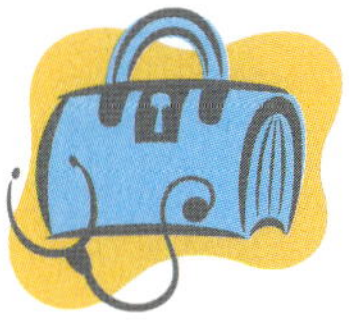

Wann zum **Arzt?**

Wenn eine Verstauchung von heftigen Schmerzen oder einem sehr starken Anschwellen begleitet ist oder sich sehr verfärbt, dann sollten Sie das Gelenk rasch röntgen lassen, um sicherzustellen, dass nichts gebrochen ist. Jede Verstauchung, bei der sich nach 10 Tagen keine Besserung eingestellt hat, sollten Sie von einem Arzt begutachten lassen. Schienbeinschmerzen können Sie in der Regel selbst behandeln. Wenn aber die Schmerzen über 3 Wochen andauern, sollten Sie Ihren Arzt aufsuchen. In diesem Fall könnte eine Stressfraktur (Ermüdungsbruch) vorliegen. So bezeichnet man einen feinen Riss im Knochen, der Schmerzen in einem kleinen Bereich im Inneren des Schienbeinknochens verursacht; das Bein ist geschwollen und empfindlich. Ohne Behandlung können sich die Beschwerden stark verschlimmern.

ungern dehnen, können Sie ihm mit ein paar Minuten **sanftem Beugen** und Entspannen täglich allmählich wieder zu seiner alten Beweglichkeit verhelfen.

- Schützen Sie das Gelenk mit einem **Schlauchverband**.
- 3 Tage nach der Verletzung können Sie eine **Wärmebehandlung** beginnen. Vorher bewirkt Wärme ein stärkeres Anschwellen, da die Hitze die Durchblutung anregt. Baden Sie heiß oder legen Sie eine Wärmflasche oder ein Heizkissen auf.
- Nehmen Sie 500 mg **Bromelain**, ein aus Ananas gewonnenes Enzym, dreimal täglich auf leeren Magen, es verringert Schwellung und Entzündung und lindert Schmerzen. Bromelain fördert zudem die Durchblutung und beschleunigt die Heilung.

Vorbeugung gegen Verletzungen

- Ob Sie nun joggen, Gymnastik treiben oder in einem Mannschaftssport aktiv sind, lassen Sie sich von einem Fitness-Coach oder Trainer beraten, welche **Beindehnungen** für Sie am besten geeignet sind, und führen Sie diese Übungen gewissenhaft vor und nach jedem Training durch.
- Wählen Sie einen **weichen Untergrund**, und joggen Sie auf Gras oder Waldboden statt auf Asphalt oder Beton. Zur Abfederung sollten Sie auch bei Gymnastikübungen eine Schaumstoffmatte unterlegen.
- Kaufen Sie sich gut **gepolsterte Schuhe** mit angepasster Fußgewölbe-Stütze. Fragen Sie bei einem Orthopädie-Schuhmacher nach **Einlagen** für das Fußgewölbe oder für die Ferse.
- Lassen Sie sich beim Schuhkauf von einem **Fachmann** beraten, welche Schuhe für Ihre Füße geeignet sind. Wenn beim Laufen die Fußknöchel leicht nach innen abknicken (Pronation), müssen die Sehnen diese Fehlbelastung ausgleichen, was das Risiko für Schienbeinschmerzen erhöht. Sie brauchen also Schuhe, die diese Neigung korrigieren.
- Schuhe können nicht multifunktional sein: Kaufen Sie den **richtigen Schuh für Ihre Sportart**. Joggingschuhe beispielsweise bieten Squashspielern nicht den richtigen Halt.
- Wenn Sie mehr als 40 km pro Woche laufen, benötigen Sie wahrscheinlich alle 2–3 Monate ein **neues Paar Schuhe**. Aber auch wenn Sie weniger laufen, ist es ratsam, die Sohlen der Laufschuhe nach etwa 4 Monaten sorgfältig auf Abnutzungserscheinungen zu untersuchen.

Wussten Sie das?

Durch häufige Verstauchungen können die Bänder ausleiern und Anlass zu wiederholten Verletzungen geben. Denken Sie daran, sich vor dem Sport immer gut aufzuwärmen – so minimieren Sie das Verletzungsrisiko, übrigens auch für Zerrungen und andere Muskelverletzungen. Wenn ein Gelenk bereits durch eine Verstauchung geschwächt wurde, sollten Sie es beim Sport oder Wandern mit einem Stützverband schützen.

Verstopfung

Der einfachste Weg zu einer regelmäßigen Verdauung führt häufig über die vermehrte Aufnahme von etwa 20–35 g Ballaststoffen pro Tag. Diese Substanzen binden Wasser und machen den Stuhl weicher und voluminöser, wodurch die Verdauungsprodukte schneller durch den Darmtrakt gleiten. Um aber all die Ballaststoffe verarbeiten zu können, benötigt der Körper mehr Flüssigkeit. Und nicht zu vergessen: Auch regelmäßige Bewegung hilft, die Verdauung in Gang zu halten. Wenn Sie diese drei Dinge beherzigen, wird sie bald wieder reibungslos funktionieren.

Greifen Sie zu Ballaststoffen

- Beginnen Sie den Tag mit einem **ballaststoffreichen Kleiefrühstück**. Manche Produkte enthalten tatsächlich die empfohlenen 15 g unlöslicher Ballaststoffe pro Portion. Diese Art von Ballaststoffen gibt dem Stuhl Masse und treibt ihn dadurch schneller durch den Verdauungstrakt. Wenn Sie diese Menge nicht gewohnt sind, sollten Sie mit einer kleineren Portion beginnen – z. B. mit einer Mischung aus halb Kleie, halb Cornflakes, serviert mit entrahmter Milch oder fettarmem Joghurt – und dann langsam den Kleieanteil steigern. Sonst bekommen Sie möglicherweise Blähungen und Magenkrämpfe.
- Essen Sie **getrocknete Aprikosen, Pflaumen, Birnen, Feigen, Haferflocken** und **Nüsse**. Diese Nahrungsmittel sind reich an löslichen Ballaststoffen, welche in den Eingeweiden aufquellen und dadurch für einen weicheren Stuhl sorgen. Jedoch enthalten sie Zucker und Fett und somit viele Kalorien.
- Rühren Sie 1–2 TL zerstoßenen **Flohsamen** (auch bekannt als Psyllium) in 1 Tasse heißes Wasser. Lassen Sie das Ganze 2 Stunden ziehen, geben Sie dann Zitrone und Honig hinzu, und trinken Sie es. Flohsamen geben dem Stuhl ebenfalls Masse und sind der Hauptbestandteil in vielen frei verkäuflichen Mitteln zur Darmregulierung. Die Samen bekommen Sie in den meisten Apotheken und Reformhäusern.
- **Leinsamen** sind reich an Ballaststoffen und enthalten zudem Omega-3-Fette, die erwiesenermaßen sehr gut für Herz und Blutkreislauf sind. Nehmen Sie zwei- oder dreimal täglich 1 EL geschrotete Leinsamen. Rühren Sie die Samen ins Frühstücksmüsli, essen Sie sie mit einem geriebenen Apfel, oder streuen

Ursachen und Symptome

Bei Verstopfung ist der Stuhl trocken und hart und löst sich nur schwer oder unter Schmerzen. Der häufigste Grund für das Streiken der Eingeweide ist ein Mangel an Wasser oder Ballaststoffen, aber auch das Ignorieren des Dranges, weil man gerade zu beschäftigt ist. Mangelnde körperliche Betätigung, zu häufige Einnahme von Abführmitteln oder Erkrankungen wie Schilddrüsenunterfunktion, Diabetes, Depression oder Reizdarmsyndrom kommen ebenfalls als Ursache infrage. Manchmal liegt die Schuld auch bei bestimmten Arzneimitteln.

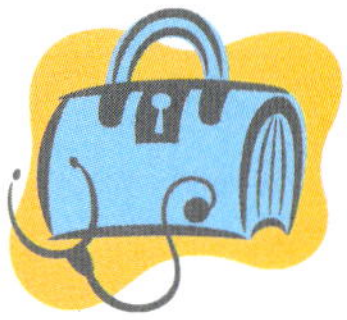

Wann zum Arzt?

Verstopfung ist zwar lästig, aber meist unbedenklich. Manchmal kann sie jedoch eine ernste Erkrankung anzeigen wie Darmkrebs oder Darmverschluss. Konsultieren Sie einen Arzt, wenn die Verstopfung mehr als zwei Wochen anhält, wenn Sie Blut im Stuhl entdecken oder wenn die Verstopfung von Fieber begleitet wird, bei starken Unterleibsschmerzen oder Gewichtsverlust oder wenn Sie abwechselnd an Verstopfung und Durchfall leiden. Besprechen Sie die stopfende Nebenwirkung von Medikamenten wie Antihistaminika, harntreibenden Mitteln, Blutdruck- und Beruhigungsmitteln, Schmerzmitteln auf Kodein- oder Morphinbasis, Kalziumpräparaten sowie bestimmten Antidepressiva und Antazida.

Sie sie in einen Cocktail aus Früchten und Joghurt. Sie können die Samen auch in einer Gewürz- oder Kaffeemühle mahlen und $^1/_2$ TL davon in 1 Glas Orangensaft rühren. Bewahren Sie die restlichen gemahlenen Samen im Kühlschrank auf.

- Wenn Sie mehr Ballaststoffe zu sich nehmen, dürfen Sie nicht vergessen, dem Körper viel **mehr Flüssigkeit** zuzuführen – trinken Sie täglich mindestens achtmal 250 ml Wasser. Ballaststoffe sind extrem saugfähig; wenn Sie nicht genügend trinken, kann es deshalb vorkommen, dass der Stuhl klein und hart wird und die Stuhlentleerung Schmerzen bereitet.

Ein warmes Getränk am Morgen

- Trinken Sie morgens eine Tasse Kaffee. Als Kaffeetrinker haben Sie vielleicht schon entdeckt, dass das **Koffein** im Kaffee die Verdauung fördert. Es wirkt anregend auf den Dickdarm und veranlasst dadurch Stuhlgang.
- Wenn Sie Kaffee nicht so gern mögen, dann versuchen Sie es mit einem **anderen heißen Getränk** nach dem Aufstehen. Kräutertee oder dekoffeinierter Tee oder auch eine Tasse heißes Wasser mit ein wenig Zitrone oder Honig können den Dickdarm möglicherweise genauso gut stimulieren. Auch Zironensaft wirkt wie ein natürliches Abführmittel.
- **Löwenzahntee** besitzt ebenfalls eine leicht abführende Wirkung. Lassen Sie 1 TL getrocknete Löwenzahnwurzel aus dem Reformhaus in 1 Tasse kochendem Wasser ziehen, und trinken Sie dreimal täglich 1 Tasse davon.

Trockenfrüchte sorgen für Bewegung im Darm

- **Dörrpflaumen** sind eines der ältesten Hausmittel gegen Verstopfung. Sie enthalten etwa 1 g Ballaststoffe pro Pflaume. Außerdem regt ein Wirkstoff der Früchte die Darmkontraktionen an und fördert den Drang, auf die Toilette zu gehen.

Verstopfung – echt oder eingebildet?

Ist nur der tägliche Stuhlgang der Gipfel körperlichen Wohlbefindens und Zeichen absoluter Gesundheit? Nein, sagen die Ärzte. Viele von uns haben eine „Pseudo-Verstopfung" – das heißt, wir glauben, verstopft zu sein, dabei stimmt das gar nicht. Unsere Körper folgen individuell unterschiedlichen Rhythmen. So sind die Menschen, die nur alle drei Tage Stuhlgang haben, ebenso gesund wie diejenigen, die sich dreimal täglich erleichtern.

Ballaststoff-Lieferanten

Im Folgenden finden Sie eine Liste einiger Nahrungsmittel mit löslichen und nichtlöslichen Ballaststoffen:

Nahrungsmittel	Portion Menge	Ballaststoffe in Gramm	Nahrungsmittel	Portion Menge	Ballaststoffe in Gramm
Kleiemüsli	1 Schale	15	Müsli	1 Schale (90 g)	8
Kleieflocken	1 Schale	8	Weizenflocken	2	4,5
Vollkornbrot	2 Scheiben	5	Himbeeren	15	6
Erdnüsse	25 g	2	Hummus	60 g	2
Gekochte Linsen	150 g	3	Dörrpflaumen	8	4
Brombeeren	15	5	Gedörrte Aprikosen	8	10
Baked Beans	200 g (Dose)	13	Datteln	9	2
Getrocknete Feigen	2	5	Apfel	1	2
Vollkornspaghetti, gekocht	150 g	6	Birne (mit Schale)	1	4
			Banane	1	1,5
Rote Kidneybohnen, aus der Dose	100 g	7	Haferbrei	1 Schale	2
			Rosenkohl	10	3

- Wenn Sie Dörrpflaumen nicht mögen, dann kauen Sie stattdessen **Rosinen**. Auch sie haben einen hohen Ballaststoffanteil und enthalten Weinsäure, die abführend wirkt. Während einer Studie, bei der die Teilnehmer täglich eine kleine Packung Rosinen aßen, fanden die Ärzte heraus, dass die Nahrung daraufhin in nur der Hälfte der Zeit ihren Weg durch den Verdauungstrakt fand.

Auf geht's

- Verschaffen Sie sich **regelmäßig Bewegung**. Dadurch helfen Sie auch der Nahrung, schneller durch den Verdauungstrakt zu wandern. Nehmen Sie sich vor, wenigstens einmal täglich einen Spaziergang zu machen.

Mit Akupressur die Verdauung fördern

- **Akupressur** trägt offenbar dazu bei, die Verdauung anzuregen und damit den Stuhlgang zu erleichtern. Drücken Sie mit Daumen und Zeigefinger auf das fleischige Gewebe zwischen Daumen und Zeigefinger der anderen Hand. Praktizieren Sie dies jeden Tag 2 Minuten lang. Aber Achtung: Diese Übung darf nicht während der Schwangerschaft angewandt werden.

Letzte Auswege

- Das pflanzliche Heilmittel **Cascara sagrada** (die Rinde des Amerikanischen Faulbaums, *Rhamnus purshiana*) ist von so durchschlagender Wirkung, dass man es auch als Wirkstoff in einigen Abführmitteln findet. Es ist als „stimulierendes Abführmittel" bekannt und in unterschiedlicher Form erhältlich. Weil es aber nicht nur so effektiv ist, sondern auch mit zahlreichen Medikamenten in Wechselwirkung tritt, sollte es nur unter ärztlicher Aufsicht angewendet werden. Nehmen Sie Cascara sagrada keinesfalls länger als 8–10 Tage, da der Körper sonst zu viel Wasser, Kalium und Salze verlieren könnte und bei regelmäßigem Gebrauch sogar eine Abhängigkeit entsteht. Trinken Sie reichlich Wasser, solange Sie es einnehmen. Achtung: Kinder, Patienten mit Unterleibserkrankungen und Schwangere dürfen das Mittel nicht verwenden.
- Wenn nichts anderes mehr hilft, dann versuchen Sie es mit **Senna** (*Cassia angustifolia*). Die Wirkung sollte sich nach etwa 8 Stunden einstellen, weshalb es meist vor dem Schlafengehen genommen wird. Schlucken Sie abends 20–40 Tropfen der Tinktur, aber planen Sie nicht, Senna langfristig einzusetzen. Bei häufigem Gebrauch kann es Magenkrämpfe und Durchfall verursachen. Ebenso wie Cascara sagrada führt es langfristig zu körperlicher Abhängigkeit.
- Eine sanftere Alternative ist ein **Glyzerin-Zäpfchen**, das Sie rezeptfrei in der Apotheke erhalten. Aber auch dieses Abführmittel sollten Sie keinesfalls zur Gewohnheit werden lassen, sonst ist es um die regelmäßige Verdauung bald schlimmer bestellt denn je.

Ein paar Hinweise zum Schluss

- **Ignorieren Sie nie den Drang, auf die Toilette zu gehen.** Damit fordern Sie Verstopfung geradezu heraus.
- **Versuchen Sie nie, Stuhlgang hinauszupressen.** Das verursacht Hämorrhoiden oder Analfissuren. Diese sind nicht nur schmerzhaft, sondern verengen noch zusätzlich den Darmausgang. Übermäßiges Pressen über der Toilettenschüssel beansprucht zudem das Herz, es senkt den Pulsschlag und treibt den Blutdruck in die Höhe. So können Verstopfung und die starke Anstrengung beim Pressen manchmal sogar zu einem plötzlichen Herzinfarkt führen.

Warzen

Arzt oder Fußpfleger kennen eine große Auswahl an Behandlungsmethoden, um lästige Warzen wieder loszuwerden: Man kann sie mit flüssigem Stickstoff vereisen oder mittels Laser oder einer elektrischen Nadel wegbrennen. Auch in der Apotheke finden Sie zahlreiche Mittel, dazu gehören Stickstoffspray sowie Tinkturen und Pflaster mit Salicylsäure, die einen abschälenden Effekt hat. Warzenmittel können starke Säuren enthalten, weswegen die Anweisungen auf der Packungsbeilage unbedingt zu beachten sind. Und mit bekannten Hausmitteln gegen Warzen ließen sich ganze Bücher füllen.

Reizen Sie die Warzen

- Bedecken Sie die Warze mit ein wenig **Industrieklebeband.** Einer neueren Studie zufolge wirkt dies sogar besser als das Vereisen mit flüssigem Stickstoff (Kryotherapie). Schneiden Sie ein Stück Klebeband so ab, dass es genau die Warze bedeckt. Kleben Sie es auf, und lassen Sie es 6 Tage auf der Warze. Wenn Sie das Klebeband abnehmen, baden Sie anschließend die Haut einige Minuten und feilen dann die toten, verhornten Hautschuppen mit einer Nagelfeile oder einem Bimsstein ab. Lassen Sie die Warze über Nacht unbedeckt, und kleben Sie am nächsten Morgen ein neues Stück Klebeband auf. Wiederholen Sie diese Behandlung, bis die Warze verschwunden ist. Offenbar veranlasst die sanfte Hautirritation das Immunsystem dazu, das Warzenvirus unschädlich zu machen.
- Streichen Sie frischgepressten **Knoblauch** direkt auf die Warze und decken Sie sie ab. Seine Inhaltsstoffe bewirken, dass die Warze Blasen wirft und innerhalb einer Woche abfällt. Legen Sie jeden Tag frischen Knoblauch auf. Mit einer Schicht aus **Vaseline** schützen Sie die Haut um die Warze herum. Kräuterheilkundige empfehlen zusätzlich den Verzehr von rohem Knoblauch oder die Einnahme von 3 Knoblauchkapseln pro Tag zur Stärkung des Immunsystems.
- Legen Sie mindestens 1–2 Stunden täglich eine in **Essig** getränkte Kompresse oder einen Wattebausch auf die Warze, und kleben Sie sie mit elastischem Heftpflaster fest.
- Pflücken Sie im Garten eine **Löwenzahnblüte**, brechen Sie den Stiel ab, und drücken Sie ein wenig von der milchigen Flüssigkeit auf die Warze. Wiederholen Sie dies jeden Tag. Der

Ursachen und Symptome

Das Auftreten einer Warze bedeutet, dass das humane Papillomavirus (HPV) in die Haut eingedrungen ist. HPV ist ein Überbegriff für eine Gruppe von Viren, die überall auf dem Körper vorkommen können. Manche Warzentypen treten vereinzelt auf, andere dagegen in Gruppen. In der Regel sehen Warzen aus wie bleiche Hautwucherungen mit einer rauen Oberfläche. Warzen an der Fußsohle (Plantarwarzen) können so schmerzhaft sein, dass das Gehen schwerfällt. Genitalwarzen (oder Feigwarzen) sind äußerst ansteckend und können das Risiko für Gebärmutterkrebs erhöhen.

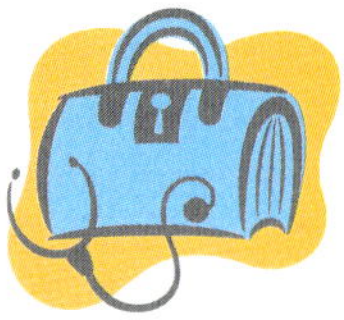

Wann zum **Arzt?**

Sind Sie bei einer Hautveränderung nicht sicher, ob es sich um eine Warze handelt, dann lassen Sie sie von einem Arzt untersuchen. Er kann Hautkrebs ausschließen und sicherstellen, dass Sie nicht etwa eine Schwiele, ein Hühnerauge oder ein Muttermal mit Warzentinktur behandeln. Haben Sie oder Ihr Partner Genitalwarzen, dann verwenden Sie Kondome und lassen als Frau regelmäßig Abstriche vom Gebärmutterhals entnehmen.

Saft hat eine leicht irritierende Wirkung und regt dadurch das Immunsystem zur Heilung der Warze an. Verwenden Sie keinen Löwenzahn, der mit Pflanzenschutzmittel behandelt wurde.

Warzen mit Säure vertreiben

- Verrühren Sie reines **Vitamin-C-Pulver** mit etwas Wasser zu einer Paste, tupfen Sie sie auf die Warze, und decken Sie diese mit einem Pflaster ab. Die Säure trägt die Warze ab und bekämpft das Virus.
- Schälen Sie etwas Rinde von einer **Birke**, befeuchten Sie sie mit Wasser, und kleben Sie sie mit der Innenseite auf die Warze. Die Rinde enthält Salicylate, die sich auch in vielen frei verkäuflichen Präparaten gegen Warzen befinden.

Heilmittel aus dem Küchenschrank

- Befestigen Sie abends vor dem Zubettgehen ein Stück **Bananenschale**, mit der Innenseite nach unten, über der Warze. Die Schale enthält eine Substanz, die die Warze langsam auflöst.
- Machen Sie dasselbe mit **Zitronenschale**. Ein Öl in der Schale scheint ebenfalls gegen Warzen zu wirken.
- Die **Papaya-Frucht** enthält ein Enzym, das abgestorbenes Gewebe zersetzt. Schneiden Sie die Oberfläche einer unreifen Papaya an mehreren Stellen leicht ein, fangen Sie den Saft auf, und lassen Sie ihn gerinnen. Mischen Sie den eingedickten Saft mit Wasser, und tragen Sie ihn morgens und abends auf.
- Zerdrücken Sie ein frisches **Basilikumblatt**, und kleben Sie es mit wasserfestem Klebeband über die Warze. Basilikumblätter enthalten virusbekämpfende Substanzen. Ersetzen Sie das Blatt täglich durch ein frisches.

Mittel zum Auftragen

- Tragen Sie mehrmals täglich eine Tinktur aus kanadischer **Gelbwurzel** auf die Warze auf, da die Inhaltsstoffe dieser Pflanze Bakterien und Viren bekämpfen können.
- **Vitamin-E-Öl** soll bei Warzen helfen. Brechen Sie einmal täglich eine Vitamin-E-Kapsel auf, und reiben Sie den Inhalt in die Warze ein. Lebertran-Kapseln haben dieselbe Wirkung.
- Wenn bei Ihnen eine **Aloe-vera-Pflanze** (Agave) auf dem Fensterbrett steht, dann brechen Sie ein Blatt ab und drücken Sie ein paar Tropfen des dickflüssigen Gels auf die Warze.

Wie man Warzen wegphantasiert

Erstaunlicherweise verschwinden Warzen manchmal mithilfe der reinen Einbildungskraft. Viele der seltsamen Hausmittelchen aus den letzten Jahrhunderten, wie Einreiben der Warze mit Dung, Speichel, einem Pfennigstück oder rohem Fleisch, schienen zu wirken. Ein Arzt gab vor, die Warzen seines Patienten mit kräftigen Röntgenstrahlen zu behandeln. Obwohl der Mann der Strahlung nicht ausgesetzt wurde, verschwanden seine Warzen am folgenden Tag. Stellen Sie sich mehrmals täglich vor, dass die Warzen schrumpfen. Denken Sie sich ein kompliziertes Heilungsritual für die Warze eines Kindes aus. Sie könnten einen Stein über die Warze reiben, den Stein in ein besonderes Kästchen stecken und vergraben. Wenn das Kind daran glaubt, wird die Warze verschwinden.

Wiederholen Sie dies einmal täglich. Von einigen erstaunlichen Erfolgen dieser Behandlung wird berichtet; möglicherweise sind sie auf die Hydroxybernsteinsäure im Aloe-vera-Gel zurückzuführen.

Eine Wasserkur für die Füße

- Warzen sind hitzeempfindlich und verschwinden unter Umständen innerhalb weniger Wochen, wenn Sie die Füße etwa 15 Minuten täglich in **heißem Wasser** baden. So jedenfalls versprach es eine medizinische Zeitschrift in den 60er-Jahren. Zur zusätzlichen Stimulierung können Sie Essig im Verhältnis 1:4 zum heißen Wasser dazugeben.

So schützen Sie sich und andere vor Ansteckung

- Warzenviren gedeihen in warmer, feuchter Umgebung am besten. Tragen Sie deshalb vorsorglich **Sandalen** oder **Flipflops in Schwimmbädern** und Umkleideräumen.
- Achten Sie darauf, die Warze nach dem Duschen oder Baden **sorgfältig abzutrocknen**. Trocknen Sie auch eine Warze an der Hand nach dem Händewaschen gründlich ab, um die Wahrscheinlichkeit einer Verbreitung des Virus auf andere Menschen zu verringern. Feuchte Warzen scheinen nämlich ansteckender zu sein als trockene. Aber denken Sie daran, das Handtuch nur allein zu benutzen und es möglichst nach jedem Abtrocknen durch ein frisches zu ersetzen.
- **Kratzen Sie Warzen nicht** auf, und stochern Sie nicht daran herum. Über Kratzer in der Haut könnten Sie das Virus auf andere Stellen übertragen.

Wassereinlagerung

In Abhängigkeit von der Ursache behandeln Ärzte Wassereinlagerungen im Körper manchmal mit Diuretika. Das sind harntreibende Medikamente, die die Nieren dazu anregen, mehr Flüssigkeit auszuscheiden. Aber diese Arzneimittel können auch zum Verlust wichtiger Mineralsalze führen und als weitere Nebenwirkung das Herz schneller schlagen lassen. Diuretika sind in bestimmten Situationen notwendig, aber in vielen Fällen genügen einfache Selbsthilfemaßnahmen wie eine veränderte Ernährung, Kräutertees und mehr Bewegung, um das überflüssige Wasser auszuschwemmen.

Ursachen und Symptome

Flüssigkeit tritt aus den Blut- und Lymphgefäßen aus in die Zellen und die kleinen Räume zwischen ihnen. Gründe für diese Wassereinlagerung im Gewebe (Ödem) können zu viel Salz in der Ernährung oder Kniestrümpfe mit zu engem Bund sein. Dies kann ebenso geschwollene Knöchel erzeugen wie ein langer Tag auf den Beinen oder langes Sitzen mit hängenden Beinen. Vor der Menstruation sind Wassereinlagerungen eine Folge eines schwankenden Hormonspiegels, welcher auch die Funktion der Blut- und Lymphgefäße beeinflusst. Seltenere Ursachen für Ödeme sind Nieren- oder Lebererkrankungen; häufiger sind Herzerkrankungen, vor allem bei älteren Menschen.

Mit Wasser gegen das Wasser

- Es klingt zwar etwas seltsam, aber wenn Sie **mehr Wasser trinken**, können Sie die Flüssigkeitseinlagerungen ausschwemmen. Wenn Sie ausgetrocknet sind, speichert der Körper jedes Tröpfchen Wasser, das ankommt, um die nächste Trockenzeit zu überbrücken. Trinken Sie hingegen mehr Wasser, dann scheiden Sie mehr Urin und auch mehr Salze aus – Letzteres senkt wiederum die Neigung des Körpers, Wasser zu speichern. Nehmen Sie sich vor, jeden Tag mindestens 2 l Wasser zu trinken.

Regeln Sie die Natrium-Kalium-Balance

- Nehmen Sie **weniger Salz** zu sich. Ein Großteil des Salzes, das wir verzehren, stammt aus Fertiggerichten wie Dosen- oder Tütensuppen, Soßen, Fertig-Snacks und abgepacktem Brot. Wählen Sie stattdessen frische Früchte, Gemüse und Vollkornprodukte. Überlegen Sie sich die Anschaffung eines Brotbackautomaten, und backen Sie Ihr Brot möglichst selbst. Beim Kauf von Fertiggerichten sollten Sie auf die Aufschrift „salzarm“ oder „natriumarm“ achten.
- Verzehren Sie **mehr Kalium**. Dieses Mineral wirkt nicht direkt harntreibend, aber das richtige Gleichgewicht zwischen Natrium und Kalium ist unerlässlich für die Regulation des Wasserhaushalts im Körper. Die meisten Menschen nehmen zu viel Natrium und zu wenig Kalium zu sich. Um das zu ändern, essen Sie viel Obst und Gemüse. Besonders kaliumreich sind Bananen, Avocados, Orangen und Orangensaft. Außerdem enthalten Fleisch, Geflügel, Milch und Joghurt viel Kalium.

Natürliche Durchspülung für die Nieren

- Trinken Sie täglich 2–4 Tassen **Löwenzahntee**. Löwenzahnblätter sind ein natürliches Diuretikum, außerdem enthält Löwenzahn viel Kalium. Für den Tee bringen Sie 1 1/2 EL getrocknete Löwenzahnblätter in 1 l Wasser zum Kochen. Lassen Sie ihn 15 Minuten sieden, dann abseihen.
- Das Kraut der **Brennnessel** ergibt ebenfalls einen harntreibenden Tee. Lassen Sie 1 gehäuften TL getrocknete Brennnesselblätter auf 1 Tasse Wasser 1 Minute kochen; anschließend 10 Minuten ziehen lassen. Trinken Sie viermal täglich 1 Tasse davon.
- **Goldrutenkraut** wirkt nachweislich harntreibend. Übergießen Sie 2 TL Goldrutenblätter mit 150 ml kochendem Wasser, dann 15 Minuten ziehen lassen. Trinken Sie 2–4 Tassen pro Tag zwischen den Mahlzeiten.
- Wenn Sie sich bei der täglichen Auswahl von Obst und Gemüse am Kaliumgehalt orientieren wollen, sollten Sie **Sellerie, Wassermelone, Spargel** und **Gurken** berücksichtigen. Sie alle wirken zusätzlich harntreibend.
- **Gelbwurz** (Kurkuma), eines der Hauptgewürze in Curry, wirkt antientzündlich und soll – so das Ergebnis chinesischer Forschungen – auch der Wassereinlagerung vorbeugen. Verwenden Sie es beim Kochen nach Belieben.

Gegen das prämenstruelle Aufgeblähtsein

- Lagern Sie in der Woche vor der Menstruation viel Wasser ein? Dann nehmen Sie an den 5 letzten Zyklustagen täglich 100 mg **Vitamin B_6** (Pyridoxin) ein. Es wirkt harntreibend und senkt die Flüssigkeitsansammlung im Körper. Außerdem trägt es zur Balance der Östrogen- und Gestagenspiegel bei. Über den gesamten Zyklus hinweg können Sie Ihren Vitamin-B_6-Spiegel erhöhen, indem Sie mehr Spinat, Fisch, Geflügel, Kichererbsen, Avocados und Bananen essen. Die von der Deutschen Gesellschaft für Ernährung empfohlene tägliche Vitamin-B_6-Aufnahme liegt zwar nur bei 1,2–1,4 mg für Frauen und bei 1,4–1,8 mg für Männer, aber der Vitaminexperte Linus Pauling empfahl 50–100 mg. Mit Nervenschäden als Folge einer Überdosierung ist erst ab etwa 2000 mg pro Tag zu rechnen. Insgesamt scheint die Einnahme der B-Vitamine nicht einzeln, sondern als **Vitamin-B-Komplex** vorteilhaft zu sein.

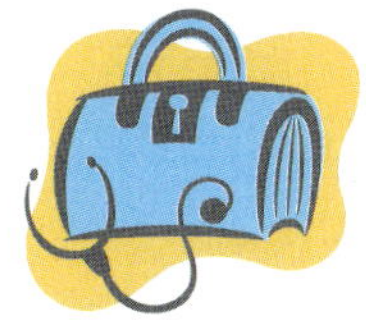

Wann zum Arzt?

Wenn die eingelagerte Flüssigkeit Schwellungen im Bauchraum oder an den Gliedmaßen hervorruft, die länger als 1 Woche anhalten, sollten Sie zum Arzt gehen. Das gilt ebenfalls, wenn das Ödem so schwer ausgeprägt ist, dass nach dem Eindrücken der Haut mit dem Finger, z. B. neben dem Schienbein, eine sichtbare Delle erscheint. Wenn die Wassereinlagerung eine Folge einer schweren Herzerkrankung mit nachlassender Pumpleistung des Herzens ist, sollten Sie ohnehin unter ständiger ärztlicher Kontrolle stehen.

Bewährt

Petersilie gilt als ein traditionelles Heilmittel gegen Wassereinlagerung.

und bewiesen

Tatsächlich konnte nachgewiesen werden, dass Petersilie als schwaches Diuretikum wirkt. Für einen Petersilientee geben Sie 2 TL getrocknete Petersilie in 1 Tasse mit kochendem Wasser. Lassen Sie ihn 10 Minuten ziehen. Sie können bis zu 3 Tassen täglich davon trinken.

Bewegung macht den Ödemen Beine

- Regelmäßige **körperliche Aktivität** lindert wirksam Wassereinlagerungen in den Beinen. Da die Schwerkraft die Flüssigkeit im Körper nach unten sinken lässt, schwellen besonders die Fußknöchel und Unterschenkel an, wenn sich Wasser im Körper einlagert. Am besten betreiben Sie eine Sportart, welche die Wadenmuskeln trainiert, dann wird dadurch mehr Blut durch die Venen aus den Unterschenkeln zurück in Richtung Herz gepumpt. Versuchen Sie möglichst, an fast jedem Wochentag mindestens 20–30 Minuten zu walken, zu joggen, Rad zu fahren oder andere Sportarten auszuüben, welche die Wadenpumpe in Gang setzen.
- Ein gutes Hilfsmittel gegen geschwollene Beine ist auch das Tragen von **Stützstrumpfhosen**. Ziehen Sie die Strumpfhose morgens noch im Liegen, also vor dem ersten Aufstehen, an. Näheres hierzu finden Sie auch auf S. 160 ff. (Krampfadern).
- Eine **sanfte Massage** bessert den Blutrückfluss aus den Beinen. Setzen Sie sich mit angewinkelten Beinen auf den Boden. Fassen Sie das Schienbein direkt unterhalb des Knies an, indem Sie die Daumen entlang der Schienbeinknochen auflegen und die Finger auf den Waden platzieren. Bewegen Sie die Hände langsam Richtung Knöchel und üben Sie dabei sanften Druck mit den Daumen aus. Anschließend legen Sie beide Daumen an die Innenseite der Knöchel, und streichen über die Waden in Richtung Knie. Zum Schluss legen Sie beide Hände um eine Wade und drücken das Gewebe im Abstand von 2–3 Sekunden. Dann nehmen Sie sich das andere Bein vor.
- Wenn Sie abends nach der Arbeit geschwollene Beine haben, legen Sie sich aufs Sofa und **legen Sie die Beine so hoch**, dass die Füße höher liegen als das Herz. So gelangt das überschüssige Wasser aus dem Gewebe zurück in die Blutgefäße und kann zum Herzen strömen, von dort in die Nieren; schließlich wird es als Urin ausgeschieden. Lassen Sie die Füße möglichst 1–2 Stunden lang in der erhöhten Position.

Wechseljahre

Bei manchen Frauen verlaufen die Wechseljahre ohne nennenswerte Symptome. Für die vielen anderen gibt es einige Möglichkeiten, mit solch lästigen Beschwerden wie Stimmungsschwankungen, Hitzewallungen und nächtlichen Schweißausbrüchen fertigzuwerden. Eine Hormonersatztherapie ist eine Maßnahme, aber auch natürliche Behandlungen wie die unten aufgeführten können sich als sehr hilfreich erweisen. Und nicht zu vergessen: Die Wechseljahre sind keine Krankheit und dauern nicht ewig.

Sagen Sie Ja zu Soja

- Essen Sie täglich 200 g **Tofu**. Dieses Sojaprodukt ist reich an Phytoöstrogenen. Die Inhaltsstoffe von Soja haben östrogenähnliche Eigenschaften, was erwiesenermaßen die Symptome der Wechseljahre lindert. Bestimmte Arten von Phytoöstrogenen, sogenannte Isoflavone, die in Sojaprodukten vorkommen, können zur Linderung von Hitzewallungen und Scheidentrockenheit beitragen. Die empfohlene Menge von 60 mg Isoflavonen täglich steckt in 200 g Tofu.
- Falls Sie jedoch nicht täglich Tofu essen mögen, können Sie Ihren Bedarf im Wesentlichen auch mit 50 mg eines **Isoflavon-Präparats** decken.
- **Leinsamen** gelten als weiterer guter Lieferant von Phytoöstrogenen. Mahlen Sie die Samen in einer Gewürz- oder Kaffeemühle, und geben Sie 1–2 EL zum Müsli oder Joghurt.

Nächtliche Schweißattacken bremsen

- Um Hitzewallungen und nächtliche Schweißausbrüche zu kontrollieren, empfiehlt sich die Einnahme von bis zu 1 ml **Traubensilberkerzen-Tinktur** zwei- bis viermal am Tag. Diese wird mit 1/2 Glas Saft oder Wasser etwas schmackhafter. Untersuchungen haben ergeben, dass diese Pflanze gegen Hitzewallungen wirkt, indem sie die Konzentration des luteinisierenden Hormons (LH) im Blut senkt. Das Hormon erweitert die Blutgefäße und leitet so Wärme in die Haut. Traubensilberkerze kann aber noch mehr: Bei manchen Frauen lindert sie die Scheidentrockenheit, verringert Nervosität und Depression. Für eine maximale Wirksamkeit nehmen Sie Traubensilberkerze 6 Wochen lang ein und pausieren dann 4 Wochen.

Ursachen und Symptome

Eine Frau hat die Menopause erreicht, wenn 1 Jahr lang keine Menstruationsblutungen mehr aufgetreten sind. In den Jahren vor der Menopause, den sogenannten Wechseljahren oder dem Klimakterium, erzeugen ihre Eierstöcke immer weniger von den weiblichen Geschlechtshormonen Östrogen und Progesteron. Gleichzeitig kommt es auch immer seltener zu einer Ovulation (Eisprung). Es treten unangenehme Symptome auf: Hitzewallungen und nächtliche Schweißausbrüche, Scheidentrockenheit, Stimmungsschwankungen, Schlafstörungen und ungewöhnlich schwache oder sehr starke Menstruationsblutungen. Zudem verkürzt sich meistens der Zyklus.

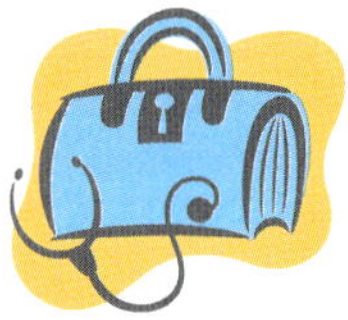

Wann zum **Arzt?**

Die Wechseljahre sind keine Krankheit, sie sind eine Lebensphase, von der manche Frauen nicht einmal etwas spüren. Andere dagegen schon, und die Skala der Symptome reicht von etwas unangenehm bis unerträglich. Wenn Sie Veränderungen im Menstruationszyklus bemerken, z. B. unregelmäßige Blutungen oder ungewöhnlichen Blutfluss, dann gehen Sie zum Arzt, um sicherzustellen, dass diese Erscheinungen im Zusammenhang mit den Wechseljahren stehen und nicht mit einer Erkrankung. Wenn Sie Harnwegsbeschwerden haben, sollten Sie untersuchen lassen, ob eine Blaseninfektion vorliegt. Solche Infektionen treten häufiger bei Frauen mit Scheidentrockenheit auf. Sie sollten außerdem Ihren Arzt unterrichten, wenn die Blutung ausbleibt, wenn Zwischenblutungen einsetzen oder wenn Sie sich aufgrund der Symptome einfach nicht mehr wie Sie selbst fühlen.

- Um nächtliches Schwitzen in den Griff zu bekommen, sollten Sie dreimal täglich 3–15 Tropfen **Salbeitinktur** in 1/2 Tasse Wasser oder Tee zu sich nehmen. Der Name dieser Pflanzengattung, Salvia, leitet sich vom lateinischen Wort „salvare" (heilen) ab. Der Extrakt der Salbeiblätter wurde zur Behandlung von über 60 verschiedenen Beschwerden eingesetzt. Die adstringierenden Eigenschaften von Salbei können helfen, anormales Schwitzen innerhalb eines Tages zu beheben.
- Manche Frauen haben festgestellt, dass **Vitamin E** zur Linderung von Hitzewallungen, nächtlichem Schwitzen sowie Stimmungsschwankungen und Scheidentrockenheit beiträgt. Die Deutsche Gesellschaft für Ernährung (DGE) empfiehlt die tägliche Aufnahme von 12 IE – viele andere Organisationen, z. B. die Universität Berkeley, liegen mit ihrer empfohlenen Dosis viel höher, und zwar bei 200–800 IE. Daher sollten Sie mit Ihrem Arzt Rücksprache halten, bevor Sie damit anfangen, Vitamin E regelmäßig zu nehmen. Das ist vor allem dann zu beachten, wenn Sie Diabetikerin sind, sich leicht blaue Flecken zuziehen oder einen hohen Blutdruck haben.
- Bei Hitzewallungen ist Kleidung aus **Naturfasern** ratsam.
- Bei manchen Frauen hält ein 20-minütiges, **lauwarmes Bad** am Morgen den ganzen Tag lang Hitzewallungen fern.

Verausgaben Sie sich

- Steigern Sie Ihr **Ausdauertraining** auf mindestens 20 Minuten täglich. Sport hilft Ihnen nicht nur dabei, an Gewicht zu verlieren, sondern bringt für Frauen in den Wechseljahren auch noch weitere Vorteile mit sich. Studien belegen nämlich, dass regelmäßige intensive körperliche Aktivität Hitzewallungen und nächtliches Schwitzen verringert, zur Stimmungsaufhellung und gesünderem Schlaf beiträgt sowie zur Harmonisierung des Hormonhaushalts. Bewegung unter Einsatz des eigenen Körpergewichts, wie Wandern, Joggen und dynamisches Krafttraining, unterstützen die Knochenfestigkeit und schützen auf diese Weise vor Osteoporose.

Greifen Sie zu Mönchspfeffer

- Frauen verwenden **Mönchspfeffer** *(Vitex agnus-castus)* bereits seit rund 2000 Jahren. Das Heilmittel aus den Früchten des Mönchspfeffer-Gewächses erhöht den Progesteronspiegel, der während der Wechseljahre deutlich absinkt. Mönchspfeffer erweist sich besonders gegen die heftigen Blutungen als nützlich, an denen manche Frauen in den Wechseljahren leiden. Die Heilpflanze kann aber auch bei anderen Symptomen hilfreich sein, darunter Hitzewallungen und Depression. Nehmen Sie morgens und abends 2 Kapseln zu 250 mg mit Wasser oder 30 Tropfen Mönchspfeffer-Tinktur (1:3 in 25 % Alkohol) in etwas kaltem Wasser. Haben Sie Geduld: Möglicherweise zeigt die Behandlung erst nach etwa 3 Monaten Wirkung.

Auf die Ernährung kommt es an

- Wenn Sie unter Hitzewallungen leiden, dann **meiden Sie Alkohol**, **Kaffee, würzige Speisen** und **heiße Getränke**, da diese Nahrungsmittel Auslöser sein können.
- Um Osteoporose vorzubeugen, sollten Sie auf genügend **Eiweißzufuhr** in der Ernährung achten. Zur Deckung des Tagesbedarfs genügt schon eine Portion von etwa der Größe Ihres Handtellers an Fisch, Hühnchen oder anderem Fleisch.
- Nehmen Sie täglich 600 mg **Kalzium**, 300 mg **Magnesium** und 10 µg **Vitamin D**. Fettarme Milchprodukte sind gute Kalziumquellen: 1 Tasse Magermilch liefert 300 mg. Sie benötigen jetzt 1000 mg, besser 1200 mg Kalzium täglich.

Probieren Sie es mit Gleitcreme

- Scheidentrockenheit ist eine Folge des sinkenden Östrogenspiegels. Verwenden Sie beim Geschlechtsverkehr ein **wasserlösliches Gleitgel**. Von einem Mittel auf Ölbasis wie Vaseline ist abzuraten. Solche Salben zeigen keine gute Wirkung und können die Reizung der Scheidenschleimhaut noch verstärken.

Besser nicht!

Manche Frauen greifen zu Progesteroncremes oder -zäpfchen, um die Symptome der Wechseljahre zu lindern. Doch manche Mediziner vermuten, dass ein Übermaß an Progesteron das Brustkrebsrisiko steigert. Sprechen Sie mit Ihrem Arzt, bevor Sie diese Präparate verwenden.

Leberschutz bei Hormonersatztherapie

Bei einer Therapie mit synthetischen Geschlechtshormonen können sich Symptome einstellen, die mit überhöhten Hormonwerten zusammenhängen – wie etwa empfindliche Brüste, Blähungen oder Kopfschmerzen. Manche dieser Symptome lassen sich jedoch mit Mariendistel lindern, einer Pflanze, die die Leber beim Abbau von Nebenprodukten der synthetischen Hormone unterstützt. Mariendistel hilft auch beim Reparieren und Regenerieren von Leberzellen. Nehmen Sie dreimal täglich 200 mg zwischen den Mahlzeiten. Senken Sie nach 6–8 Wochen die Dosierung auf 280 mg täglich, die über den Tag verteilt eingenommen werden.

Windeldermatitis

Der wunde, rote Po eines Babys kann bei den Eltern heftige Schuldgefühle wecken, besonders wenn der Nachwuchs sein Leid durch klägliches Schreien kundtut. Die beste Behandlung von Windeldermatitis besteht im Weglassen der Windel. Im Sommer im Garten oder auf einem leicht zu wischenden, warmen Fußboden ist das kein Problem. Falls das nicht möglich ist, sollten die Windeln so oft wie möglich gewechselt werden. Außerdem gibt es viele hilfreiche Tricks zum Heilen und Vorbeugen. Sie reichen von neuen Waschmethoden bis zur richtigen Salbe zum Schutz der zarten Babyhaut.

Ursachen und Symptome

Der rote, picklige und schmerzhafte Ausschlag auf der weichen Babyhaut rührt von einer nassen oder vollen Windel her, die zu lange nicht gewechselt wurde. Meist ist das, was man gemeinhin als Windelausschlag oder wunden Babypopo bezeichnet, eigentlich eine Verätzung durch Ammoniak. Dieser entsteht, wenn Urin in Kontakt mit im Stuhl ausgeschiedenen Fäkalbakterien gelangt. Auch Kot allein wirkt hautirritierend.

Säubern mit Sorgfalt

- Immer wenn Sie den Babypo von Stuhlgang säubern, dann gehen Sie dabei so sanft wie möglich vor. Füllen Sie eine Sprühflasche mit **warmem Wasser** und ein paar Tropfen Babyöl, sprühen Sie die Mischung auf, und wischen Sie den Po dann behutsam mit einem frischen Tuch sauber.
- Falls Sie spezielle Babyfeuchttücher verwenden, dann wählen Sie ein **Produkt ohne Alkohol oder Duftstoffe**.
- Wenn das Abwischen offensichtlich zu schmerzhaft ist, dann spülen Sie den Po im Waschbecken oder in der Babywanne mit lauwarmem Wasser sauber und tupfen ihn danach mit einem weichen Baumwolltuch trocken. Verwenden Sie **keine Seife**, da diese die Haut reizt.

Behutsam trocknen mit dem Föhn

- Wenn der Po des Babys zu wund ist, um ihn nach einem Bad oder Windelwechsel mit einem Handtuch abzutrocknen, leistet ein **Föhn** gute Dienste. Stellen Sie ihn auf die niedrigste Temperaturstufe, und kontrollieren Sie immer wieder, dass er nicht zu heiß wird. Halten Sie ihn in einem Abstand von mindestens 20 cm entfernt von der Babyhaut, und bewegen Sie ihn dabei hin und her.

Gönnen Sie dem Babypopo etwas Luft

- Wenn die schmutzige Windel entfernt und das Kleine wieder sauber ist, dann warten Sie 10–15 Minuten, bevor Sie eine neue Windel anlegen. Lassen Sie etwas **frische Luft** an die wunde Haut kommen. Solange der Säugling zufrieden ist, darf er auf einem Handtuch über einer wasserfesten Unterlage noch ein wenig in Bauchlage liegenbleiben. Je länger die Haut frische Luft bekommt, desto besser. Achten Sie dabei aber immer auf eine angenehm warme Zimmertemperatur, damit sich das nackte Baby nicht erkältet.

Die richtige Salbe wählen

- Verwenden Sie eine Salbe mit **Zinkoxid**, das leicht antiseptische Eigenschaften hat und einen Schutzfilm zwischen der Haut des Babys und der ätzenden Feuchtigkeit bildet.
- Wenn der Ausschlag tiefrot sowie an den Rändern unregelmäßig und mit feinen Pünktchen übersät ist, sollten Sie einen Arzt aufsuchen. Er wird wahrscheinlich eine **Antipilzcreme** verschreiben. Diese müssen Sie auf den ganzen Genitalbereich des Babys auftragen, auf die Pobacken, die Leistengegend und auf sämtliche Hautfalten, die entzündet aussehen. Geben Sie dann darüber eine **Wund- und Heilcreme**, welche die Haut vor Reizstoffen schützt. Benutzen Sie als schützende Creme allerdings nicht Vaseline. Diese verhindert nämlich, dass die Windel Urin aufsaugt.
- Eine eigene Creme, die Windelausschlag durch Hefepilz oder Ammoniak verschwinden lässt, können Sie aus gleichen Anteilen **Nivea-Creme**, **Antipilzcreme**, **Maisstärke** und einer abdeckenden Salbe selbst anmischen. Tragen Sie diese Mixtur bei jedem Windelwechsel auf.

Setzen Sie Ihr Baby in die Wanne

- Auch mit einem **Bad** können Sie die Beschwerden des Babys lindern. Füllen Sie mindestens einmal täglich eine Wanne mit warmem Wasser, und baden Sie das wunde Kind darin. Halten Sie es gut fest, damit es nicht abrutscht. Sobald es sitzen kann, setzen Sie es hinein und lassen Sie es 5–10 Minuten darin planschen und spielen. Natürlich sollten Sie immer dabeibleiben. Die meisten Babys lieben Wasser.
- Geben Sie nur **spezielle heilende Kräuteressenzen** aus dem Bioladen oder dem Reformhaus ins Badewasser. Alle anderen Seifen oder Badezusätze könnten Substanzen enthalten, die wunde Babyhaut noch zusätzlich reizen. Achten Sie nach dem Bad darauf, das Baby und vor allem die wunden Körperstellen ganz gründlich abzutrocknen.

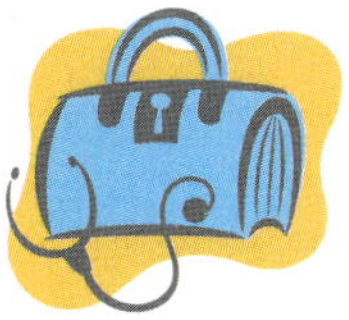

Wann zum Arzt?

Höchstwahrscheinlich wird die Windeldermatitis Ihres Kindes schnell abklingen, wenn Sie eine oder mehrere der hier empfohlenen Maßnahmen befolgen. Wenn der Ausschlag nach 3–4 Tagen nicht völlig verschwindet, dann suchen Sie den Kinderarzt auf. Er wird untersuchen, ob der Ausschlag sich auf andere Körperteile ausgebreitet hat, ob die Hautfalten zwischen den Beinen wund und gerötet sind und ob sich Bläschen gebildet haben. Pickel oder Bläschen im Windelbereich könnten eine Staphylokokken-Infektion bedeuten, die Behandlung mit einem Antibiotikum erfordert. Wenn das Baby einen eitrigen und blutenden Ausschlag hat und Cremes keine Wirkung zeigen, sollten Sie es so bald wie möglich dem Arzt vorstellen.

Häufiges Wickeln ist die beste Vorbeugung

- Verwenden Sie besonders **saugfähige Einwegwindeln**. Diese saugen den Urin in den gelgefüllten Windelkern und leiten ihn weg von der Babyhaut. Trotzdem sollten Sie die Windel nicht weniger häufig wechseln, sondern immer, sobald sie voll ist, notfalls **zehnmal am Tag**, solange der Ausschlag besteht.
- Falls Sie Frottee- oder Stoffwindeln einsetzen und diese selbst waschen, dann geben Sie 4 EL **Essigessenz** zum letzten Spülgang. Die Säure im Essig hemmt das Bakterienwachstum und nähert den pH-Wert der Windel dem neutralen pH-Wert der Babyhaut an.
- Sofern es nicht unbedingt sein muss, sollten Sie Ihrem Kind **keine Plastikhöschen über die Stoffwindeln** anziehen. Das Plastik bildet eine feuchte Kammer und fördert damit den Ausbruch einer Windeldermatitis.
- Ob Sie nun Wegwerfwindeln oder Stoffwindeln benutzen, legen Sie sie **etwas lockerer** an, als in der TV-Werbung vorgeführt. Hauteng anliegende Windeln verhindern jegliche Luftzirkulation und tragen zu Hautirritationen bei.
- Mütter und Großeltern lieben den Erinnerungen wachrufenden Duft, der durch Babypuder entsteht. Aber in manchen Pudern finden sich Zusätze, die tatsächlich eher Windeldermatitis hervorrufen, als sie zu verhindern. Außerdem enthält der Puder feine Körnchen, die das Baby besser nicht einatmen sollte, da dies Atembeschwerden heraufbeschwören könnte. Wenn Sie unbedingt Puder verwenden möchten, dann greifen Sie zu **Maisstärke**, da sie keine irritierenden Zusätze besitzt. Mischen Sie sie mit einer sanften Creme, und tragen Sie diese Paste auf den Babypopo auf.

Wussten Sie das?

Bei Babys, die gestillt werden, ist das Risiko, an einer Windeldermatitis zu leiden, nur halb so hoch wie bei Babys, die mit der Flasche aufgezogen werden. Ärzte vermuten, dass Urin und Stuhl eines mit Muttermilch gefütterten Babys weniger Reizstoffe enthalten. Wenn Sie stillen und Ihr Kind trotzdem Windeldermatitis bekommt, dann überprüfen Sie Ihre eigene Ernährung auf mögliche Reizstoffe. Infrage kommen scharfes Essen, säurehaltige Säfte oder frisches Obst, Alkohol oder Koffein.

Könnte es eine Pilzinfektion sein?

Sieht der Ausschlag des Babys fleischig-rot aus, mit runden, rosa Tupfen im Inneren des entzündeten Bereichs, handelt es sich möglicherweise gar nicht um Windeldermatitis, sondern um eine Hefepilz-Infektion (man spricht auch von „Soor" oder „Kandidose"). Feuchte Windeln sind ein guter Nährboden für Hefepilze. Solche Infektionen sind nicht gefährlich und leicht zu behandeln. Eventuell besteht auch ein Ausschlag im Mundraum des Babys, und falls Sie stillen, haben Sie vielleicht wunde Brustwarzen. Suchen Sie in diesem Fall Ihren Arzt auf, damit er Ihnen beiden ein geeignetes Anti-Pilz-Mittel verschreibt.

Winterdepression

Erleichtert reagieren die meisten Betroffenen, wenn sie ihr Leiden endlich einordnen können. Wenn Ihnen die Wintermonate schon immer ziemlich trostlos vorkamen, so ist es doch eine Hilfe zu wissen, dass die Symptome zu einer Winterdepression, einer jahreszeitlich bedingten und gar nicht so seltenen Melancholie gehören. Bei einer milden Erscheinungsform können die folgenden Maßnahmen helfen, wieder mehr Licht ins Leben zu bringen, bei schwereren Fällen sollte ein Arzt konsultiert werden.

Sonne ist Trumpf

- Lassen Sie möglichst **viel natürliches Licht** in die Wohnung. Ziehen Sie Vorhänge zur Seite und Rollläden hoch. Schneiden Sie die Bäume vor den Fenstern zurück, und lassen Sie eventuell ein zusätzliches Fenster oder Oberlicht für die Räume einbauen, in denen Sie sich häufig aufhalten.
- Gehen Sie an sonnigen Wintertagen **draußen spazieren**. Auch wenn das Sonnenlicht im Winter nicht so intensiv ist wie im Sommer, so ist Tageslicht doch mehr als doppelt so wirksam wie das einer Glühbirne.
- Planen Sie einen längeren **Urlaub** während der Wintermonate in **warmem, sonnigem Klima**. Selbst wenn Sie den dunklen Tagen nur kurz entkommen können, kann das helfen.

Sport verscheucht trübe Gedanken

- **Sportliche Betätigung** trägt nachweislich zur Linderung depressiver Symptome bei, fällt im Winter aber noch schwerer. Der Beitritt in einen Fitnessclub und feste Trainingszeiten erleichtern es, sich zu motivieren und Ausdauer zu zeigen.
- Spazierengehen, Joggen oder Fahrradfahren – alles, was Spaß macht und Sie an die **frische Luft** und ans **Tageslicht** bringt, unterstützt. Selbst an trüben Tagen nehmen Sie im Freien viel Licht auf. Bei scheußlichstem Wetter können Sie auf ein Fitnessrad umsteigen, das Sie vor ein Lichttherapiegerät stellen.

Gegen die Sorgen ist ein Kraut gewachsen

- **Johanniskraut** hat die Wirkung eines milden Antidepressivums. In den letzten 20 Jahren haben Studien nachgewiesen, dass es indirekt zu einer erhöhten Konzentration des Botenstoffs

Ursachen und Symptome

Die Winterdepression, auch „saisonabhängige Depression" (SAD) genannt, ist vor allem in den dunkelsten Monaten des Jahres – Dezember, Januar und Februar – weitverbreitet. Zu den Symptomen gehören Antriebsschwäche, milde bis schwere Stimmungseintrübung, erhöhtes Schlafbedürfnis und verstärkter Appetit auf Zucker und Stärke mit Gewichtszunahme. Die Winterdepression wird mit dem Hormon Melatonin in Verbindung gebracht, das in der Zirbeldrüse erzeugt wird. Lichtmangel bewirkt eine Steigerung der Melatonin-Produktion. Eine andere Theorie legt nahe, dass Sonnenlicht die Konzentration stimmungsaufhellender Substanzen wie Serotonin im Gehirn beeinflusst.

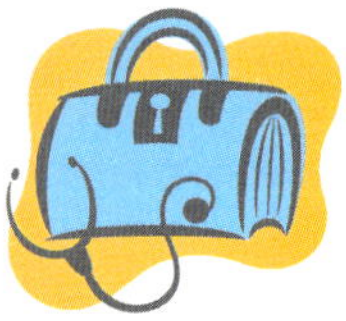

Wann zum **Arzt?**

Wenn Sie sich schwer depressiv fühlen und Veränderungen in Ihren Schlaf- und Essgewohnheiten feststellen, sollten Sie einen Arzt aufsuchen. Möglicherweise kann er Ihnen mit einem Antidepressivum helfen. Er kann auch zu einer Lichttherapie raten, also der Bestrahlung mit speziellen Vollspektrum-Lichtgeräten, die Sie über das Internet erhalten.

Serotonin im Gehirn beiträgt. Nehmen Sie dreimal täglich eine 300-mg-Kapsel. Bedenken Sie aber, dass Johanniskraut die Haut sonnenempfindlicher macht. Sie sollten sie vor intensiver Sonnenbestrahlung mit einer dicken Schicht Sonnencreme schützen. Achtung: Kombinieren Sie Johanniskraut nicht mit Lichttherapie – Sie riskieren sonst Schäden an den Augen und der Haut. Verwenden Sie Johanniskraut auch nicht zusätzlich zu verschreibungspflichtigen Antidepressiva.

Andere Stimmungsaufheller

- Nehmen Sie täglich ein Multivitamin- und Mineralstoff-Präparat, das **Vitamin B6**, **Thiamin** und **Folsäure** enthält. Alle diese B-Vitamine können die Stimmung heben.
- Übertreiben Sie es nicht mit Schokolade und anderen süßen Sachen. Der raffinierte Zucker erzeugt zwar einen kurzzeitigen Kick, danach sinkt das Energieniveau aber rapide und ebenso die Laune. Greifen Sie stattdessen lieber zu **proteinreichen Speisen**, welche die Wachheit steigern – ein gekochtes Ei zum Frühstück etwa oder ein mit Hühnerbrust belegtes Brötchen.
- Erzählen Sie Ihrer Familie von Ihrer Winterdepression. Wenn die Angehörigen Bescheid wissen, können sie Sie **unterstützen** und sich Ablenkungen überlegen.
- Zur Vermeidung von Stimmungsschwankungen sollten Sie **keinen Alkohol** trinken. Er mag zwar Ängste für ein Weilchen zerstreuen. Da er aber ein Depressivum ist, wird Ihre Stimmung rapide sinken, wenn der Rausch verfliegt.
- Weitere **Informationen** erhalten Sie auf folgenden Websites: www.psychosoziale-gesundheit.net, www.depressionen-depression.net, www.psychiatrie-aktuell.de.

Es werde Licht

Verjagen Sie den Winterblues, indem Sie sich verstärkt hellem Licht aussetzen. Über das Internet erhalten Sie ein Lichttherapiegerät, das besonders helles, Normallicht imitierendes Licht ausstrahlt, um den Mangel an natürlichem Sonnenlicht auszugleichen. Das Licht verändert die Konzentration sowohl von Melatonin als auch von Serotonin und beeinflusst den Schlafrhythmus wie die Stimmung positiv. Stellen Sie das Gerät etwa 0,5–1 m von dem Platz entfernt auf, an dem Sie arbeiten, lesen oder kochen. Manchmal genügt schon eine Bestrahlung von 30 Minuten, um eine Besserung zu erzielen. Finden Sie die richtige Dosierung heraus; die Gefahr einer Überdosierung besteht nicht.

Zähneknirschen

Die häufigsten Kieferprobleme sind nächtliches Zähneknirschen und eine recht schmerzhafte Erkrankung mit dem „Namen craniomandibuläre Dysfunktion" (CMD). Zähneknirschen tritt im Schlaf auf, in der Regel nach einem anstrengenden Tag. Am nächsten Morgen sind häufig Kopfschmerzen oder Gesichtsschmerz die Folge des nächtlichen Knirschens. Frei verkäufliche Schmerzmittel können Linderung bringen, packen aber das Übel nicht an der Wurzel an. Dafür ist ein Besuch beim Zahnarzt notwendig. In der Zwischenzeit verschaffen die hier genannten Tipps Erleichterung.

Wenn Sie mit den Zähnen knirschen …

Lassen Sie den Tag ruhig ausklingen

- **Vermeiden Sie** in den Stunden vor dem Zubettgehen **aufreibende Gedanken, Aktivitäten und Filme**. Notieren Sie die Dinge, um die Sie sich am nächsten Tag kümmern müssen, und nehmen Sie vor dem Schlafen ein **warmes Bad**.
- Während Sie sich in der Badewanne entspannen – oder wenn Sie schon im Bett liegen – bedecken Sie den Kiefer mit einem in heißem Wasser getränkten **Waschlappen**. Die Extraportion Wärme entspannt die Kiefermuskulatur.
- Praktizieren Sie vor dem Einschlafen **progressive Muskelentspannung**, damit sich die vorhandene Körperanspannung nicht in nächtlichem Zähneknirschen entlädt. Spannen Sie im Liegen zunächst die Fußmuskeln an, um sie dann zu entspannen. Wiederholen Sie das Wechselspiel von Anspannung und Entspannung nacheinander mit den Wadenmuskeln, den Oberschenkelmuskeln, und wandern Sie auf diese Weise den ganzen Körper hinauf.

Wählen Sie Getränke mit Bedacht

- **Verzichten Sie auf Alkohol.** Menschen, die abends viel Alkohol konsumieren, knirschen stärker mit den Zähnen.

Ursachen und Symptome

Manche Menschen reagieren unbewusst auf anstrengende Situationen im Alltag, auf Anspannung und Ärger durch nächtliches Aufeinanderpressen der Zähne oder Zähneknirschen. Das kann zu einem echten Problem werden, denn Zähne sind nur für einen kurzen Kontakt beim Kauen und Schlucken geschaffen und nicht für konstantes Aufeinanderreiben. Nächtliches Zähneknirschen kann daher Zahnverschleiß und Kopfschmerzen sowie Schmerzen in den Kiefergelenken zur Folge haben.

Wenn Sie Kieferschmerzen haben …

Probieren Sie's mit Kühlung und Wärme

- Wenn Sie unter Schmerzen in den Kiefergelenken leiden, legen Sie **Kältepackungen** auf. Die Kälte betäubt die örtlichen Nerven und damit auch die Schmerzsignale, die ans Gehirn

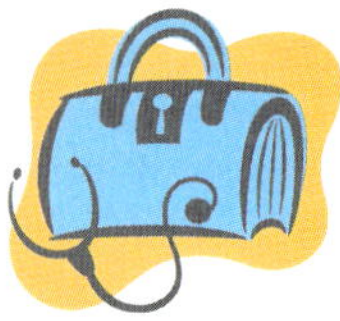

Wann zum Arzt?

Wachen Sie häufig mit einem schmerzenden Kiefer, steifem Nacken oder verkrampften Schultern auf, oder leiden Sie am Morgen unter Kopfschmerzen? Dann sollten Sie darüber mit Ihrem Zahnarzt oder Hausarzt sprechen. Dies ist insbesondere dann wichtig, sollten Sie erfahren, dass Sie nachts mit den Zähnen knirschen. Hat ein Zahn durch das Knirschen bereits Schaden genommen, dann sollten Sie sofort einen Zahnarzt aufsuchen.

gesendet werden. Wickeln Sie Kältepackungen in Geschirrtücher, und halten Sie sie etwa 10 Minuten lang an beide Seiten des Gesichts (jedoch nicht länger als 20 Minuten, da Sie sich sonst Erfrierungen zuziehen könnten). Wiederholen Sie die Anwendung, falls erforderlich, alle 2 Stunden.

- Bei einem eher dumpfen und gleichmäßigen Schmerz ist **Wärme** ein besseres Gegenmittel als Kälte. Denn die Wärme regt den Blutkreislauf an und entspannt die Kiefermuskulatur. Tränken Sie Waschlappen in warmem Wasser, und legen Sie sie etwa 20 Minuten aufs Gesicht.

Eine Massage für den Unterkiefer

- **Reiben** Sie mehrmals täglich bei geöffnetem Mund über die Muskeln vor den Ohren in der Nähe der Kiefergelenke. Legen Sie die Zeigefinger auf die schmerzenden Stellen, und massieren Sie diese unter sanftem Druck mit kreisenden Bewegungen, bis sich die Muskeln entspannen. Schließen Sie den Mund, und wiederholen Sie die Massage.

Welche Rolle die Körperhaltung spielt

- Wenn Sie die meiste Zeit des Tages sitzend verbringen, ist es besonders wichtig, dass Sie **ganz gerade sitzen** und sich nicht vornüberlehnen. Der Rücken sollte dabei gut abgestützt sein. Achten Sie darauf, dass das Kinn nicht über den Körper hinausragt. Wenn Sie nach vorn gebeugt sitzen, bedeutet das eine Überbelastung von Nacken und Rücken – und das wiederum erzeugt Kieferschmerzen.
- Verwenden Sie nach Möglichkeit einen **Dokumentenhalter**, wenn Sie etwas abtippen.
- Telefonieren Sie viel oder arbeiten Sie sogar in einem Callcenter, dann sollten Sie sich ein **Headset** besorgen.
- Gewöhnen Sie sich an, entweder **auf dem Rücken oder auf der Seite zu schlafen**. Wenn Sie auf dem Bauch liegen, wird der Hals überdehnt, was sich auf den Kiefer überträgt.
- Treiben Sie an mindestens 3–4 Tagen pro Woche etwa 20–30 Minuten **Ausdauertraining**, wie Joggen, Walken, Schwimmen oder Radfahren. Die sportliche Betätigung mindert nicht nur Anspannungen, sondern hilft dem Körper außerdem, natürliche, schmerzstillende Substanzen, die sogenannten Endorphine, auszuschütten.

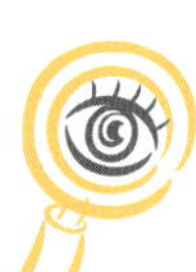

Wussten Sie das?

Während Sie mit den Zähnen knirschen, belasten Sie die Zahnkronen und -wurzeln mit einem Kaudruck von bis zu 550 kg – das entspricht dem Gewicht eines Pferdes. Dieser wiederkehrende Druck kann dazu führen, dass ein Zahn bricht oder sich lockert.

Wenn Sie beide Probleme haben

Nächtliches Zähneknirschen kann auch Kieferbeschwerden verursachen, weswegen manchmal die Lösung eines der beiden Probleme das Verschwinden beider Übel bedeutet.

Tipps zu Speisen und Getränken

- **Meiden Sie das Kauen von Kaugummi.**
- Versuchen Sie, **weniger harte oder zähe Nahrungsmittel** zu essen. Halten Sie sich an Suppen, Nudeln und andere leicht zu kauende Nahrung.
- Nehmen Sie **keine zu großen Bissen**.
- **Verzichten Sie auf koffeinhaltige Getränke.** Da Koffein ein Muntermacher ist, steigt die Wahrscheinlichkeit, dass Sie in der Nacht mit den Zähnen knirschen.
- **Kauen Sie weder an den Fingernägeln noch an einem Stift herum.** Versuchen Sie, Ihre nervöse Energie auf andere Weise zu entladen: Zeichnen Sie beim Telefonieren Männchen oder verbiegen Sie eine Büroklammer.

Gut geschient

- Eine **Zahnschiene** – wie sie Boxer und Rugby-Spieler stets tragen – schützt auch Zähneknirscher. Lassen Sie sich vom Zahnarzt eine Zahnschiene anpassen, die genau auf Ihr Gebiss zugeschnitten ist. Tragen Sie die Schiene nachts zum Schlafen: Das elastische Material fängt den Druck auf und verhindert, dass die Zähne Schaden nehmen.

Mineralstoffe für die Kiefermuskulatur

- Nehmen Sie täglich **Kalzium** und **Magnesium** ein – im Verhältnis 2:1 –, am besten 500 mg Kalzium und 250 mg Magnesium. Diese Mineralstoffe entspannen die Kiefermuskulatur. Wählen Sie nach Möglichkeit ein Präparat in Form eines Pulvers, da sich dieses leichter auflöst als Tabletten. Verwenden Sie zum Lösen eine säurehaltige Flüssigkeit wie beispielsweise Orangen- oder Grapefruitsaft.

Gönnen Sie dem Kiefer eine Pause

- **Entspannen Sie das Gesicht** auch tagsüber. Betten Sie die Zunge locker so zwischen die obere und untere Zahnreihe, dass sich die Zähne nicht berühren.

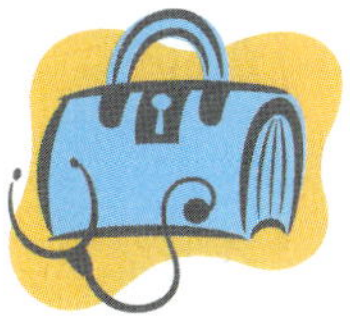

Wann zum Arzt?

Leiden Sie nach 2 Wochen mit Selbsthilfemaßnahmen noch immer unter Kieferschmerzen, dann sollten Sie einen Arzt aufsuchen. Sofortige ärztliche Behandlung ist angezeigt, wenn die Schmerzen so stark sind, dass Sie den Mund nicht öffnen oder die Zähne putzen können. Der Arzt verschreibt möglicherweise ein muskelentspannendes Medikament oder injiziert Kortikosteroide in die Gelenke, falls diese entzündet sind. Der Zahnarzt kann Ihnen eine Zahnschiene anpassen, die das nächtliche Knirschen und Aufeinanderpressen der Zähne einschränkt. Denn solche Kieferbelastungen tragen zu den CMD-Beschwerden bei.

Zahnen

Wenn beim Baby ein neuer Zahn durchbricht, dann leiden Kind und Eltern. In Apotheken oder Drogerien gibt es Zahngels und mancherlei frei verkäufliche Schmerzmittel für Säuglinge mit genauen Anweisungen auf den Packungsbeilagen. Die folgenden Abschnitte nennen noch einige andere Möglichkeiten, die Zahnschmerzen des Kindes zu lindern. Aber neben allen pharmazeutischen oder mechanischen Hilfsmitteln gilt: Das Wichtigste sind viele Streicheleinheiten, Liebe und Geduld in diesen schwierigen Tagen, wenn die ersten der 20 Zähne des Milchgebisses durchbrechen.

Ursachen und Symptome

Wenn bei einem Baby die ersten Zähnchen zum Vorschein kommen, im Alter zwischen 4 und 8 Monaten, kann sich das Zahnfleisch röten, anschwellen und schmerzen. Bei manchen Babys verläuft das Zahnen völlig unproblematisch, andere dagegen werden quengelig, reizbar und schlafen schlecht. Die meisten stecken sich die Finger in den Mund und sabbern stark. Die Zahnbeschwerden machen sich in der Regel vor allem bei den Schneidezähnen bemerkbar. Aber manche Kinder haben auch beim Durchbrechen der Backenzähne Schmerzen, was bis zum Alter von 3 Jahren vorkommen kann.

Kühlung für das geschwollene Zahnfleisch

- Kühlen Sie einen gelgefüllten **Beißring** aus der Apotheke oder einem Kinderfachgeschäft im Kühlschrank, und lassen Sie das Baby auf dem Ring herumkauen. Die Kälte betäubt das Zahnfleisch und verschafft Schmerzlinderung. Aber legen Sie den Ring nicht ins Eisfach, das könnte Erfrierungen am Zahnfleisch zur Folge haben.
- Über 6 Monate alte Babys können an einem sauberen **Waschlappen** kauen, den Sie in kaltes Wasser getaucht haben.
- Wickeln Sie einen **Eiswürfel** in ein sauberes Baumwolltuch, und reiben Sie damit behutsam über das Zahnfleisch des Kindes. Das Eis darf aber nicht in direkten Kontakt mit dem Zahnfleisch kommen und sollte immer bewegt werden, damit nicht an einer Stelle zu stark gekühlt wird.
- Wenn Ihr Baby seinen ersten Zahn bekommt, dann lassen sich die Beschwerden auch mit einem **kalten Löffel** lindern. Kühlen Sie ihn im Kühlschrank (nicht im Eisfach), und drücken Sie eine flache Stelle des Löffels leicht an das Zahnfleisch des Babys. Ähnlich wie der Beißring betäubt das gekühlte Metall den schmerzenden Bereich.
- **Kaltes Essen** kann Zahnfleischschmerzen ebenfalls mindern. Gefrieren Sie ein Stück Brötchen oder Brezel, und geben Sie es dem jammernden Kind. Die harten Ränder massieren das Zahnfleisch.
- Reichen Sie dem Kleinen ein Stück **gefrorene Banane**. Es taut rasch auf, während das Baby darauf herumkaut, und beruhigt das Zahnfleisch. Genau wie das Brötchen sollten Sie auch die Banane dem Kind wieder abnehmen, sobald sie breiig wird.

Zeit für Streicheleinheiten

- Eine Extraportion **Zärtlichkeit** erleichtert das Zahnen auf jeden Fall. Schmusen Sie mit Ihrem Baby, tragen Sie es auf dem Arm in der Wohnung herum, und lenken Sie es von seinen Beschwerden ab.
- **Massieren** Sie ein paar Minuten lang mit einem sauberen Finger das geschwollene Zahnfleisch. Der Druck wird als angenehm und Ihre Aufmerksamkeit als beruhigend empfunden.

Kräuter-Gaumenschmeichler

- Beruhigen Sie den Gaumen des Kindes mit einer Mixtur aus 2 Tropfen **Nelkenöl** und mindestens 1 EL eines **pflanzlichen Öls.** Bevor Sie dies in den Babymund reiben, sollten Sie an sich selbst prüfen, ob die Mischung nicht zu stark ist. Wenn es am Zahnfleisch brennt, dann geben Sie mehr pflanzliches Öl dazu. Unverdünntes Nelkenöl ist viel zu intensiv für das zarte Babyzahnfleisch.
- Geben Sie 1–2 Tropfen **Kamillenöl** auf einen nassen Wattebausch, und reiben Sie das Zahnfleisch zweimal täglich damit ab. Das Öl beruhigt irritierte Haut und Zahnfleisch.

Die traditionellen Zahngels

- In Apotheken gibt es **betäubende Gels** gegen die Beschwerden beim Zahnen. Sie sollten alkoholfrei sein, da der Alkohol auf dem Zahnfleisch brennen kann und außerdem bei Babys sowieso nicht angeraten ist. Verwenden Sie lokale Betäubungsmittel nur in sehr kleiner Dosierung. Sie betäuben nämlich nicht nur das Zahnfleisch, sondern auch den Würgereflex. So könnte verschlucktes Essen in die Luftwege gelangen, ohne den Würgereflex oder Brechreiz auszulösen. Tragen Sie das Betäubungsgel daher niemals großflächig auf, sondern immer nur auf die Stellen, an denen gerade ein Zahn durchbricht.

Beginnen Sie mit dem Zahnputz-Ritual

- Führen Sie jetzt schon das **regelmäßige Zähneputzen** ein. Reiben Sie das Zahnfleisch vorsichtig mit einer speziellen Zahnbürste oder einem sauberen Waschlappen. Damit werden die Bakterien im Mund und dadurch die Zahnbeschwerden verringert. Massieren Sie die schmerzenden Stellen. Außerdem gewöhnen Sie Ihr Kind so frühzeitig an das Zähneputzen.

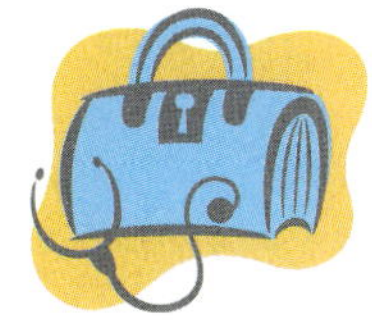

Wann zum Arzt?

Entgegen weitverbreiteter Überzeugung führt allein das Zahnen nicht zu Fieber, Durchfall, Erbrechen oder Appetitverlust. Jedes der genannten Symptome bedeutet, dass das Baby eher kränkelt als zahnt. Suchen Sie dann besser einen Kinderarzt auf. Auf jeden Fall sollten Sie das Kind zum Arzt bringen, wenn es länger als 3 Tage Fieber hat – auch wenn es gerade zahnt.

Besser nicht!

Als altes Hausmittel beim Zahnen wurde empfohlen, das Zahnfleisch des Babys mit Alkohol, etwa mit Korn oder Obstler, einzureiben. Das Verabreichen von Alkohol an Kinder ist jedoch nicht nur ungesund, sondern auch gesetzlich verboten. Greifen Sie also stattdessen besser zu einem weniger schädlichen Mittel.

Gurgeln hilft

Wer der Meinung ist, Gurgeln sei nur ein Weg zu frischem Atem, irrt. Je nach verwendeten Zutaten zur Gurgelflüssigkeit werden mit dieser seit alters bekannten Technik wirkungsvoll Keime bekämpft und das Kratzen im Hals gelindert, sogar bei Sodbrennen.

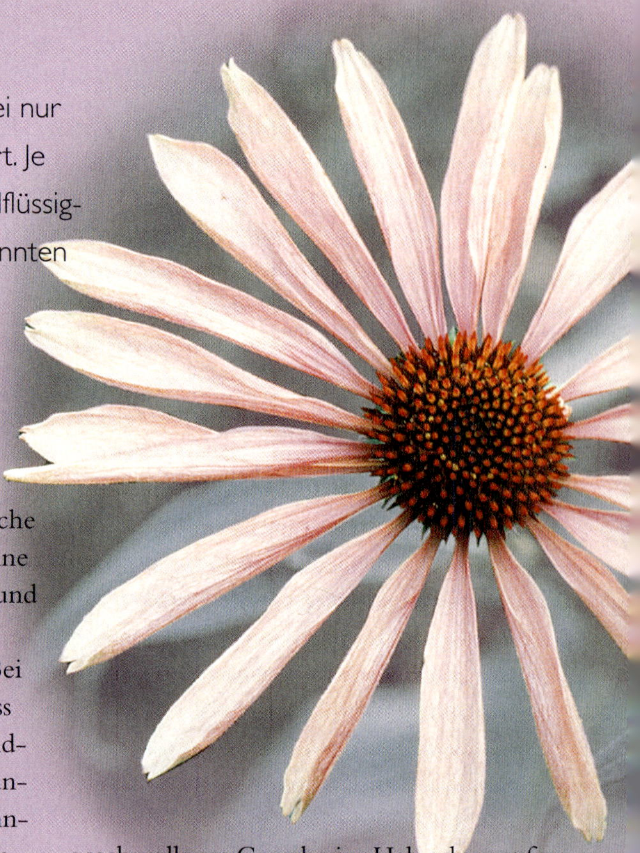

Wie die meisten Hausmittel hat auch das Gurgeln eine lange Tradition. Die altindische Ayurveda-Medizin geht davon aus, dass eine Mundspülung mit Pflanzenöl den Schlaf und die Gehirnleistung verbessert, die Zähne bleicht und das Zahnfleisch regeneriert. Bei uns vertreten Mediziner die Meinung, dass keimabtötende Gurgellösungen und Mundspülungen sogar Herz-Kreislauf-Erkrankungen vorbeugen. Falls die Keime einer Zahnfleischentzündung in die Blutbahn geraten, können sie dort Blutgerinnsel erzeugen, die zu Herzinfarkt und Schlaganfall führen.

Gurgeln hilft, Schleim und abgestorbene Zellen loszuwerden, die die Mund- und Rachenschleimhaut reizen. Und die Zusätze im Gurgelwasser wirken auf entzündetes Gewebe, befeuchten die durch trockene oder verschmutzte Luft irritierten Schleimhäute und lindern die Beschwerden nach einem lautstarken Match im Fußballstadion.

Die Herstellung von Gurgellösungen ist weder kompliziert noch zeitaufwendig. Alles, was Sie dazu benötigen, sind heißes Wasser und eine Handvoll Zutaten, die Sie wahrscheinlich sowieso zu Hause haben.

Gegen rauen Hals

Gurgeln Sie mit einer Lösung aus **Zitronensaft und Wasser** – das hilft bei jeder Art von Halskratzen. Der adstringierende Saft lässt geschwollenes Gewebe im Hals schrumpfen und schafft ein saures Milieu, das für Viren und Bakterien ausgesprochen lebensfeindlich ist. Vermischen Sie 1 TL Zitronensaft mit 1 Tasse heißem Wasser. Genauso einfach geht es mit **Salzwasser**. Geben Sie $^1/_2$ TL Salz in 1 Tasse Wasser, und fügen Sie 1 EL 20%iges Wasserstoffperoxid zur Keimabtötung hinzu. Es gibt aber noch andere Gurgelrezepte gegen rauen Hals. Dieses ist sehr alt: Geben Sie 1 TL geriebenen **Ingwer** in $^1/_2$ Tasse heißes Wasser, und fügen Sie den Saft einer halben **Zitrone** und 1 TL **Honig** hinzu. Ingwer ist antientzündlich, während Honig die Schleimhaut schützt und mild antibakteriell wirkt. Er ist auch in folgender Gurgellösung enthalten: Geben Sie 10 g getrocknete **Brombeerblätter** in 100 ml Wasser, bringen Sie das Ganze rasch zum Kochen, und lassen Sie den Sud dann 15 Minuten ziehen. Seihen Sie den Tee ab, süßen Sie ihn mit

Honig, und benutzen Sie ihn zweimal täglich als Mundspülung oder Gurgellösung. Brombeerblätter, die viele Tannine enthalten, wirken antiseptisch und gegen Pilzbefall.

Spülen Sie Sodbrennen weg
Gegen gelegentliches Sodbrennen hilft Gurgeln mit einer **Salzwasserlösung**. Geben Sie dazu $^{1}/_{2}$ TL Salz in 1 Tasse mit warmem Wasser. Die Sole neutralisiert und entfernt die Säuren, die in den Rachen aufgestiegen sind. Dies beendet den brennenden Schmerz und fördert die rasche Heilung der gereizten Schleimhäute. Wenn Sie an chronischem Sodbrennen leiden, sollten Sie zum Arzt gehen – denn das könnte ein Anzeichen für ein Magengeschwür oder einen Zwerchfellbruch sein. Chronischer Säurerückfluss, bei dem Magensaft nach oben fließt, kann die Speiseröhre schädigen.

Desinfektion gegen die Keimflut
Selbst ein völlig gesunder Mund beherbergt viele Millionen Bakterien, die Substanzen produzieren, welche den unerfreulichen Mundgeruch sowie Plaque auf den Zähnen verursachen – das ist der zähe Belag, der die Zähne schädigt und das Zahnfleisch reizt. Wenn Zähneputzen und Zahnseide die Bakterien nicht unter Kontrolle halten können, dann fragen Sie Ihren Zahnarzt, was er von täglichem Gurgeln mit einer Lösung aus **Wasser und 20% igem Wasserstoffperoxid** hält (50:50 gemischt). Noch stärker keimabtötend wirkt eine Mundspülung mit Chlorhexidin. Beide Substanzen erhalten Sie in der Apotheke.

Ärgern Sie die Erkältungsviren
Wenn Sie das nächste Mal Schnupfen haben, gurgeln Sie mit **Wasser**, in das Sie einen Spritzer **Tabascosoße** gegeben haben. Alle Fans der scharfen Soße schwören, dass dies der schnellste Weg sei, um verschleimte Atemwege wieder zu befreien. Wenn Sie die Schärfe nicht aushalten, versuchen Sie es mit **Echinacea** (Sonnenhut), dem besten pflanzlichen Virenkiller. Geben Sie 2 TL Echinacea-Tinktur in 1 Tasse Wasser, und gurgeln Sie dreimal täglich damit. Das lindert die Halsschmerzen und gibt dem Immunsystem die Kraft, die es gegen Erkältungsviren benötigt.

Myrrhe bei Kehlkopfentzündung
Gönnen Sie Ihrer Stimme eine Auszeit, und trinken Sie viel – das ist bei jeder Kehlkopfentzündung unumgänglich. Sie können die Heilung beschleunigen, indem Sie mit **Myrrhe** gurgeln (1 TL Myrrhentinktur in 1 Tasse Wasser). Da sie stark adstringierend wirkt, dämpft Myrrhe Entzündungen sehr effektiv. Außerdem tötet sie Keime ab. Gurgeln Sie sechsmal am Tag – das ist zwar ein bisschen aufwendig, aber es lohnt sich.

Gurgel-Grundsätze

- Bereiten Sie die Gurgellösung jedes Mal frisch zu. Es ist besser, etwas davon wegzugießen, als sie aufzuheben, denn dabei kann die Flüssigkeit mit Bakterien in Kontakt kommen.
- Verwenden Sie so heißes Wasser, wie Sie es gerade noch aushalten können. Gurgeln mit kalter Flüssigkeit ist unwirksam.
- Schlucken Sie die Gurgellösung nicht hinunter, sondern spucken Sie sie aus.

Zahnfleischentzündung

Sofortige Hilfe bei wundem Zahnfleisch bewirken frei verkäufliche Mundgels aus der Apotheke mit dem örtlichen Betäubungsmittel Lidocain, Gurgellösungen oder Zahnfleischmassagen. Doch der eigentliche Verursacher – Plaque, der Zahnbelag – lässt sich nur mit regelmäßigen Zahnarztbesuchen, der Verwendung von Zahnseide sowie sorgfältigem Zähneputzen unter Kontrolle halten. Wichtig ist eine weiche, keine harte Zahnbürste und besondere Aufmerksamkeit auch fürs Zahnfleisch. Wer diese Regeln einhält, ist vor Zahnfleischbeschwerden relativ sicher und verhütet Schlimmeres.

Ursachen und Symptome

Ist das Zahnfleisch geschwollen? Blutet es beim Zähneputzen? Dann liegt wahrscheinlich eine Gingivitis vor, eine durch Plaque verursachte Form der Zahnfleischentzündung. Als „Plaque" bezeichnet man den zähen Belag aus Essensresten und Bakterien, der sich auf den Zähnen ansammelt. Wenn man ihn nicht durch Zähneputzen und Zahnseide entfernt, können sich daraus harte, mineralische Ablagerungen bilden, die das Zahnfleisch noch mehr reizen und die nur ein Zahnarzt entfernen kann. Im schlimmsten Fall führt Gingivitis zu entzündlichen Taschen im Zahnfleisch, zum Lockern der Zähne und zu Zahnausfall.

Schmerzendes Zahnfleisch betäuben

- Spülen Sie den Mund 30 Sekunden mit **Salzwasser** aus, um Zahnfleischbeschwerden zu lindern und das Abschwellen zu fördern. Die richtige Dosierung für das Salzwasser erhalten Sie, wenn Sie 1 TL Salz in 1 Glas warmem Wasser verrühren.
- Oder Sie spülen den Mund mit einer Lösung aus, die zu gleichen Anteilen aus warmem Wasser und darin aufgelöstem **Wasserstoffperoxid** besteht. Wie Salz betäubt auch Wasserstoffperoxid den Schmerz und bekämpft Bakterien.
- Legen Sie einen nassen **Schwarzteebeutel** auf die schmerzende Stelle. Tee enthält Tannine, die als starke Adstringentien das geschwollene Gewebe abschwellen lassen und dabei die Blutungen stillen.
- Halten Sie einen **Eisbeutel** – in ein Tuch gewickelt – nahe der schmerzenden Stelle an die Wange. Eis wirkt abschwellend, da es ebenfalls die Zellen anregt, sich zusammenzuziehen, und betäubend. Auch **Nelkenöl** und **Baby-Zahnungsgels** erweisen sich bei akuten Beschwerden als hilfreich.
- Betupfen Sie das Zahnfleisch mit einer Paste aus **Bikarbonat** und Wasser. Das Bikarbonat tötet die Keime ab und neutralisiert die Säuren, die von den Bakterien ausgeschieden werden. Allerdings kann ein Übermaß davon das zarte Zahnfleischgewebe schädigen.

Reiben Sie den Schmerz weg

- Was machen Sie bei schmerzenden Muskeln? Sie **massieren** sie. Auch das gereizte Zahnfleisch profitiert von einer Massage. Hierfür drücken Sie einfach ein paar Mal mit Daumen und

Zeigefinger von beiden Seiten sanft dagegen. Damit regen Sie die Durchblutung hin zum schmerzenden, entzündeten Gewebe an und unterstützen auf diese Weise die schnellere Heilung des Zahnfleisches.

- Sie verstärken den wohltuenden Effekt einer Zahnfleischmassage noch, indem Sie den Rat ayurvedischer Ärzte befolgen und das Zahnfleisch mit **Kokosnussöl** massieren.
- Eine Alternative ist die Massage des Zahnfleisches mithilfe eines **Zahnfleisch-Stimulators** aus Holz oder Gummi, den Sie in jeder Apotheke erhalten. Platzieren Sie ihn zwischen zwei Zähnen, die Spitze sollte in einem 45 °-Winkel auf der Grenze zwischen Zahn und Zahnfleisch liegen. Lassen Sie den Stimulator sanft ein paar Sekunden lang kreisen, bevor Sie sich dem nächsten Zahnpaar zuwenden.
- Besorgen Sie sich eine Mundddusche, und nutzen Sie **Wasserdruck** zum Reinigen und Massieren der Stellen, die Sie mit der Zahnbürste nicht erreichen können. Zahnärzte empfehlen unbedingt den Kauf einer **elektrischen Zahnbürste**. Er lohnt sich, denn der kleine, kreisende Bürstenkopf reinigt auch die schwer erreichbaren Stellen hinten im Mund.
- Ein altbewährtes Wundheilmittel, die **Calendula** (Ringelblume), kann bei schmerzendem Zahnfleisch helfen, indem es die Entzündung reduziert. Reiben Sie die Tinktur direkt in das Zahnfleisch ein. Das Gleiche gilt auch für die schon bei unseren Großeltern bekannte Kamillenlösung.

Spülen und Gurgeln

- Versuchen Sie es einmal mit einem **Zahngel**, das Hyaluronsäure enthält. Schmerzhaftes Zahnfleisch, entzündete Mundschleimhaut oder Druckstellen durch Prothesen werden durch diese natürliche, im Körper vorkommende Substanz zur Abheilung gebracht. Bei Entzündungen ist der Bedarf des Körpers an Hyaluronsäure gesteigert. Durch Auftragen eines Präparats, das Hyaluronsäure enthält, wird der Wirkstoff in ausreichender Menge zugeführt, um die schmerzhaften Veränderungen des Zahnfleisches rascher abheilen zu lassen. Sie bekommen das Gel in manchen Apotheken sowie über das Internet.
- Einer Mundspülung mit **Kamillentee** sagt man hohe Wirksamkeit gegen Gingivitis nach. Gießen Sie 3 TL getrocknete Kamillenblüten mit 1 Tasse heißem Wasser auf, lassen Sie das

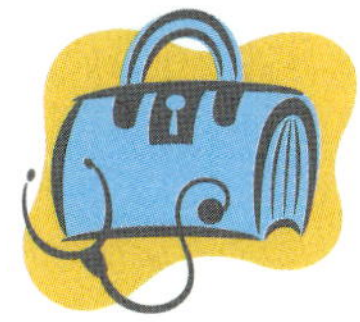

Wann zum Zahnarzt?

Wenn Sie die Zähne zweimal pro Jahr vom Zahnarzt untersuchen und professionell reinigen lassen, ist bei einer kleineren Zahnfleischentzündung ein gesonderter Zahnarztbesuch nicht notwendig. Betrachten Sie das entzündete Zahnfleisch als Warnsignal, dass Sie dem Zähneputzen und dem Gebrauch von Zahnseide mehr Aufmerksamkeit entgegenbringen müssen. Einen Zahnarzttermin sollten Sie hingegen vereinbaren, wenn das Zahnfleisch verändert aussieht oder wenn es anfängt zu bluten. Bei heftigen Schmerzen sollten Sie sich sofort einen Termin geben lassen, ganz besonders, wenn Sie erhöhte Temperatur haben und die Lymphdrüsen am Hals geschwollen sind. In diesem Fall könnte ein Abszess die sofortige Behandlung erfordern.

Ganze 10 Minuten lang ziehen, bevor Sie den Tee abseihen und abkühlen lassen. Bereiten Sie sich die Portion für den ganzen Tag auf einmal zu, und bewahren Sie sie anschließend im Kühlschrank auf.

- Frei verkäufliche Mundspüllösungen können auch zur Heilung des Zahnfleisches beitragen. Übliche Inhaltsstoffe für diese Präparate sind z. B. **Chlorhexidin** oder **Dequaliniumchlorid**. Beachten Sie bitte, dass die meisten dieser Lösungen reichlich Alkohol und manchmal auch Zimt enthalten.

Bekämpfen Sie die Entzündung

- Gehen Sie auf jeden Fall gegen die Entzündung des Zahnfleisches vor. Wenn Sie nichts gegen die Gingivitis unternehmen, kann dies zum vollen Ausbruch einer **Zahnfleischerkrankung** führen. Dabei zieht sich das Zahnfleisch von den Zähnen zurück, und es entstehen Zahnfleischtaschen, die viele Keime enthalten. Diese wiederum können zu schmerzhaften Abszessen sowie chronisch schlechtem Atem führen. Als Folge der Abszesse besteht sogar die Gefahr, dass sich die Zähne lockern und ausfallen.

Zahnschmerzen

Die Bandbreite von Zahnschmerzen reicht von pochend bis peinigend, aber ein guter Zahnarzt wird dafür sorgen, dass die Schmerzen nur von kurzer Dauer sind. Wenn Sie nicht sofort einen Zahnarzttermin bekommen, dann besorgen Sie sich in der Apotheke ein schmerzbetäubendes Gel, z. B. mit dem Wirkstoff Lidocain. Als allgemeine Schmerzmittel sind Ibuprofen, Paracetamol oder ASS geeignet. (Wichtig: Kinder unter 16 Jahren sollten ASS nur auf ärztliche Anweisung hin einnehmen.) Häufig verschaffen auch die folgenden Maßnahmen Linderung.

Bekämpfen Sie die Schmerzen mit Gewürzen

- Tupfen Sie **Nelkenöl** direkt auf den schmerzenden Zahn. Es besitzt antibakterielle Eigenschaften und eine betäubende Wirkung. Im 19. Jahrhundert hatte jeder Arzt immer Nelkenöl bei sich. Heute weiß man, dass die Blütenknospe der Gewürznelke Eugenol enthält, das wie ein lokales Betäubungsmittel wirkt. Zwar brennt das Öl zunächst ein wenig, doch danach setzt die ersehnte Linderung ein.
- Denselben betäubenden Effekt üben auch **ganze Nelken** aus. Beißen Sie leicht darauf, sobald sie im Mund etwas weicher geworden sind, um das Öl freizusetzen. Lassen Sie sie dann bis zu $^1/_2$ Stunde am schmerzenden Zahn liegen.
- Oder rühren Sie sich eine Paste aus **gemahlenem Ingwer, Cayennepfeffer** und Wasser an. Betupfen Sie einen Wattebausch in der Paste, und legen Sie ihn über den schmerzenden Zahn. Achten Sie darauf, den Wattebausch nur mit dem Zahn in Berührung kommen zu lassen, um das Zahnfleisch nicht zu irritieren. Sie können die Gewürze auch einzeln verwenden.

Mundspülungen tun gut

- **Myrrhe** wirkt nicht nur entzündungshemmend, sondern auch bakterizid. Kochen Sie 1 TL gemahlene Myrrhe in 200 ml Wasser 30 Minuten lang auf kleiner Flamme. Spülen Sie den Mund fünf- bis sechsmal pro Tag mit 1 TL der gefilterten, abgekühlten Lösung in $^1/_2$ Tasse Wasser.
- **Pfefferminztee** hat eine leicht betäubende Wirkung. Spülen Sie damit den Mund, und spucken Sie den Tee aus oder schlucken Sie ihn. Wiederholen Sie dies so oft wie erforderlich.

Ursachen und Symptome

Löcher in den Zähnen führen zu Zahnschmerzen. Sie entstehen durch Bakterien im Mund, die sich von Essensresten ernähren. Diese Bakterien produzieren die Säuren, welche die Zähne schädigen. Wenn die Schadstelle einen Nerv erreicht, spürt man dies als Zahnschmerzen. Es kommen aber auch andere Ursachen infrage: Ein Nahrungsrest hat sich im Zahnzwischenraum verkeilt, eine Zahnfüllung hat sich gelockert, ein Stück von einem Zahn könnte abgebrochen sein. Es kann auch ein Abszess (Eiter im Zahnfleisch) vorliegen oder eine Nasennebenhöhlenentzündung (siehe dazu S. 199 ff.).

• Zum Abtöten von Bakterien spülen Sie den Mund auch mit 20%iger **Wasserstoffperoxid-Lösung**, verdünnt mit der gleichen Menge Wasser. Dies verschafft Linderung, wenn die Zahnschmerzen von Fieber und einem widerlichen Geschmack im Mund begleitet werden; beides Zeichen einer Infektion. Wasserstoffperoxid-Lösung sollte in keinem Fall geschluckt werden. Spülen Sie danach den Mund mehrmals mit Wasser aus.

• Lösen Sie 1 TL **Salz** in 1 Glas warmem Wasser auf, und spülen Sie damit den Mund bis zu 30 Sekunden. Das entzieht dem Zahnfleisch ein wenig von der Flüssigkeit, die für die Schwellung verantwortlich ist. Wiederholen Sie diese Maßnahme so oft wie nötig – ohne das Salzwasser zu schlucken.

Wohltuende Kompressen

• Geben Sie einen **Eiswürfel** in eine Plastiktüte, wickeln Sie ein dünnes Tuch darum, und legen Sie dies etwa 15 Minuten lang an den schmerzenden Zahn, um die Nerven zu betäuben. Oder halten Sie einen Eisbeutel (im Tuch) außen an die Backe.

• Ein warmer, nasser **Schwarzteebeutel** hilft ebenfalls. Er enthält adstringierendes Tannin, das die Schwellung verringert.

Sanftes Bürsten

• Verwenden Sie eine **Zahncreme für empfindliche Zähne**. Wenn das Zahnfleisch zurückgeht, liegt das Dentin unter dem Zahnschmelz frei, und dieses Zahnbein ist sehr empfindlich.

• Wechseln Sie zu einer Zahnbürste mit möglichst **weichen Borsten**, um weiteren Zahnfleischschwund zu verhindern.

Provisorische Reparatur

• Wenn ein Stück Zahn abgebrochen ist oder Sie eine Füllung verloren haben, können Sie etwas **Kaugummi** auf die freiliegende Zahnpartie kleben. So lässt sich bis zum Zahnarzttermin auch eine lockere Füllung an den Zahn kitten.

• In der Apotheke ist **provisorisches Füllmaterial** erhältlich. Damit schützen Sie den Zahn und den Mundinnenraum.

Fingerdruck gegen die Schmerzen

• **Drücken** Sie 2 Minuten mit dem Daumen auf die Stelle am anderen **Handrücken**, wo Daumen und Zeigefinger zusammentreffen. Dabei schüttet das Gehirn Endorphine aus.

Wann zum Zahnarzt?

Gehen Sie so bald wie möglich zum Zahnarzt, auch wenn die Beschwerden nachzulassen scheinen. Die besprochenen Mittel bewirken nur eine vorübergehende Besserung. Ein Zahnarzt sollte die Ursache der Zahnschmerzen feststellen. Wahrscheinlich ist auch eine Behandlung erforderlich. Wird nichts unternommen, wird es nur viel schlimmer – und teurer.

Bewährt

Nach der Überlieferung lindert es die Zahnschmerzen, wenn Sie Ihre Hand mit einem Eiswürfel massieren.

und bewiesen

Die „Kalt"-Signale, welche die Nerven in der Hand ans Gehirn senden, können die vom Zahn ausgehenden Schmerzsignale aufheben. Reiben Sie also mit einem eingewickelten Eiswürfel die Stelle zwischen Daumen und Zeigefinger.

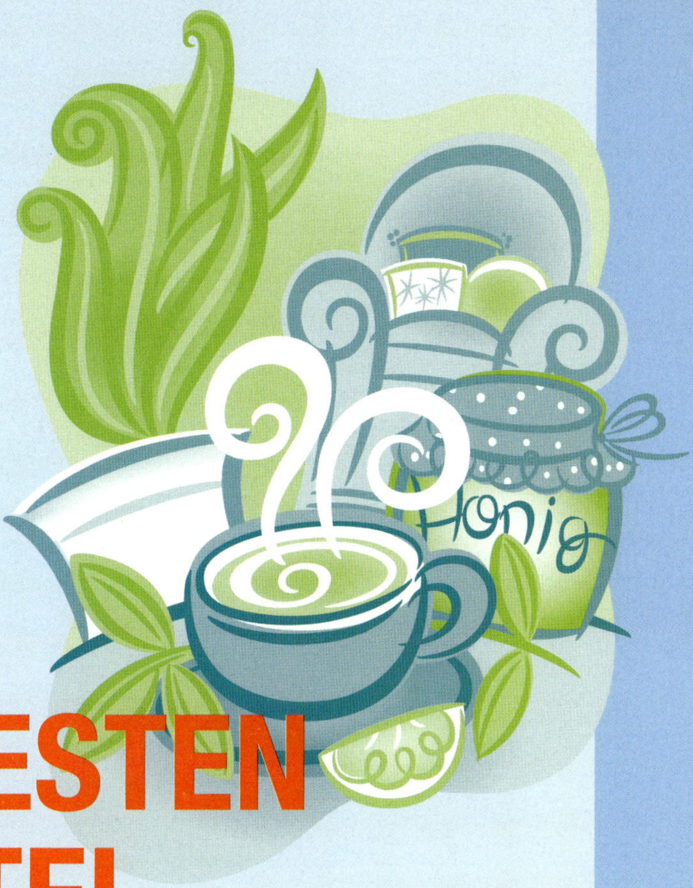

DIE 20 BESTEN HEILMITTEL

Viele Menschen wünschen sich sanfte Hilfe bei Beschwerden. **Zitrone** beugt Nierensteinen vor, kräftigt die Venen und schützt vor Hautkrebs. **Aloe vera** hilft bei Sonnenbrand. Aber wussten Sie, dass sie ebenfalls gegen Akne und Schuppenflechte wirkt? Dass **Knoblauch** die Pilze vernichtet, die Ohrenschmerzen hervorrufen? Hier erfahren Sie, dass **Kamille** Entzündungen im Mund lindert, dass **Ingwer** Migräneattacken verkürzt und Gelenkschmerzen bekämpft und wie weitere 15 Alleskönner aus der Natur angewendet werden.

Aloe vera

Ein oder zwei Töpfe mit Aloe vera sollten die Fensterbank jeder Küche schmücken, denn dieses stachelige Liliengewächs wird schon seit prähistorischer Zeit zu Heilzwecken eingesetzt. Auch heutzutage ist das klare Gel, das aus den steifen Blättern der Aloe gewonnen wird, ein beliebtes Heilmittel bei Sonnenbrand, Hautirritationen und kleineren Verletzungen. Es bildet einen kühlen, beruhigenden Film auf juckender, gereizter Haut und kann wirksam zur Behandlung von Hämorrhoiden und Insektenstichen verwendet werden, da es reich an entzündungshemmenden Stoffen ist.

Hilft bei …

- Akne
- Altersflecken
- Blasen
- Falten
- Fußpilz
- Gürtelrose
- Hitzepickeln
- Rasierbrand
- Schuppenflechte (Psoriasis)
- Sonnenbrand
- trockenem Haar
- trockener Haut
- Warzen

Die gesundheitsfördernde Wirkung von Aloe vera bei innerlicher Einnahme wird heute untersucht, wenngleich noch ohne Ergebnis. Viele Naturheilkundige glauben, dass das Pflanzengel oder der hochkonzentrierte Saft zur Behandlung von Arthritis, Diabetes und Magengeschwüren eingenommen werden kann. Fest steht jedoch bisher nur, dass Aloe vera eines der besten äußerlich aufzutragenden Naturheilmittel für die Haut ist.

Ein Wundermittel für die Haut

Die Wissenschaftler wissen zwar nicht, wie Aloe vera genau wirkt, doch sie konnten viele der aktiven Komponenten identifizieren. Das Gel enthält gummiartige Substanzen, welche die Haut auf natürliche Art weichmachen. Zudem sind reichlich entzündungshemmende Stoffe enthalten sowie das Enzym Bradykinase, das als lokales Schmerzmittel wirkt; Magnesiumlaktat lindert Juckreiz. Andere Substanzen fördern die Wundheilung, indem sie die Blutgefäße erweitern und die Blutzirkulation im verletzten Areal verstärken.

So hilft Aloe vera bei verschiedensten Hautproblemen, darunter beispielsweise:

- **Leichtere Verbrennungen** Rasches Auftragen von Aloe-vera-Gel verringert die Schmerzen, spendet der Haut Feuchtigkeit und verschließt die Wunde gegenüber Krankheitserregern. Es lindert auch Schmerzen bei Sonnenbrand. Bei einem großflächigeren Sonnenbrand hilft ein Bad in lauwarmem Wasser mit 1 oder 2 Tassen Aloe-vera-Saft.

- **Schnitte und Schürfwunden** Aloe-vera-Gel trocknet zu einem natürlichen Schutzfilm auf der Haut ein und beschleunigt den Heilungsprozess. Allerdings sollten Sie bei tiefen Wunden nicht zu Aloe vera greifen. Kalifornische Mediziner beobachteten, dass damit die Heilung solcher Wunden behindert wird.
- **Psoriasis** Das Gel dämpft die Entzündung und weicht die charakteristischen juckenden Hautschuppen auf. Der Hautzustand verbesserte sich bei 83 % derjenigen Patienten, die 4 Wochen lang Aloe vera verwendeten. Bei der Placebo-Gruppe ergab sich nur für 6 % eine Besserung.
- **Akne** Tragen Sie bei einem heftigen Akneausbruch Aloe vera auf. Eine Studie ergab, dass 90 % der Hautprobleme bei Verwendung dieser Heilpflanze innerhalb von 5 Tagen abheilten – das übertrifft die Erfolgsquote konventioneller Aknemedikamente um fast das Doppelte.
- **Gürtelrose** Schmerzhafte Ausschläge, die durch das *Herpes zoster*-Virus verursacht sind, heilen mit der Anwendung von Aloe-vera-Gel schneller ab. Es scheint eine virushemmende Wirkung zu haben. Zudem erweitert es die kleinsten Blutgefäße, die sogenannten Kapillaren, sodass der geschädigte Bereich besser durchblutet wird.

Nicht nur äußerlich wirksam

Ärzte sind sich einig, dass Aloe-vera-Gel bei Hauterkrankungen hilfreich ist, aber wie sieht es mit der Wirksamkeit von Aloe-vera-Saft aus, wenn man ihn schluckt? Noch ist nichts erwiesen, doch eine Reihe von Studien lässt hoffen. So hat die Forschung ergeben, dass Versuchspersonen, die bis zu 42 Tage lang zweimal täglich Aloe-vera-Saft einnahmen, signifikante Senkungen ihrer Blutzuckerwerte aufwiesen. Wenn sich dieses Ergebnis bestätigen lässt, könnte Aloe vera zur unterstützenden Behandlung von Diabetes eingesetzt werden. Japanische Wissenschaftler berichteten, dass die aktiven Bestandteile der Aloe-vera-Pflanze die Säureproduktion der Magenschleimhaut hemmen und Entzündungen entgegenwirken, was den Ruf von Aloe vera als Heilmittel gegen Magengeschwüre bekräftigt. Tatsächlich scheinen mindestens zwei der aktiven chemischen Bestandteile eine hemmende oder zerstörerische Wirkung auf das Bakterium *Helicobacter pylori* zu haben, auf dessen Konto die meisten Magengeschwüre gehen.

Stärker als erforderlich

Aloe vera ist ein äußerst wirksames – aber tatsächlich zu effektives – Abführmittel aus der Kategorie der „stimulierenden Abführmittel". Es regt die Darmbewegungen an und fördert damit den Stuhlgang. Wie auch andere stimulierende Abführmittel wird es von Ärzten jedoch selten empfohlen, denn diese Mittel können heftige Krämpfe und Durchfall verursachen, was zu starkem Verlust von Flüssigkeit und Mineralstoffen führt, was wiederum Herz-Kreislauf-Beschwerden hervorruft.

Wie man Aloe vera anwendet

Hautpflegeartikel mit Aloe vera bekommen Sie in allen Drogerien und Apotheken. Allerdings ist nicht sicher, ob die verarbeitete, also chemisch stabilisierte Form in diesen Produkten immer die gleiche Wirksamkeit hat wie natürliches Aloe-vera-Gel. Achten Sie beim Kauf darauf, dass Aloe vera ganz oben auf der Liste der Inhaltsstoffe genannt wird. Für die innerliche Anwendung sollten Sie Säfte mit einem Aloe-vera-Anteil von mindestens 98 % verwenden; auch erhalten Sie den Saft getrocknet als Pulver und Dragees. Innerlich sollten Sie Aloe-vera-Präparate nicht länger als 2 Wochen anwenden und die geringste angegebene Dosis wählen. Wenn Sie Herzmedikamente einnehmen müssen, sollten Sie vor jeder innerlichen Anwendung Ihren Arzt fragen. Während Schwangerschaft und Stillzeit, bei Hämorrhoiden und Nierenerkrankungen ist von der innerlichen Anwendung ganz abzusehen.

Die volle Wirkungskraft kann nur die Pflanze selbst bieten. Diese Tropenpflanze ist einfach zu halten. Sie benötigt kaum Aufmerksamkeit und wenig Wasser, aber viel Licht. Temperaturen unter 5 °C verträgt sie nicht. Am besten ist sie am Fensterbrett oder im Wintergarten aufgehoben.

Wenn Sie einen Sonnenbrand, Hämorrhoiden, Schnittwunden, oder leichtere Verbrennungen mit Aloe vera lindern wollen, reinigen Sie die Stelle zunächst gründlich. Schneiden Sie dann ein Stück von einem großen Blatt ab, schlitzen es der Länge nach auf und tragen eine großzügige Schicht Gel auf die Wunde auf. Wiederholen Sie diese Behandlung zwei- oder dreimal täglich. Achten Sie beim Aufschneiden der Blätter darauf, dass der Saft aus der Blattbasis nicht in Kontakt mit der Haut kommt – er kann Reizungen hervorrufen.

Arnika

Die Blüten dieser streng geschützten Gebirgspflanze sehen sehr hübsch aus und ähneln denen der gelben Margeriten. Äußerlich angewendet ist Arnika erstaunlich wirksam bei Muskelkater, Blutergüssen und Verstauchungen. Wer einen kleineren Unfall oder eine harmlose Sportverletzung erlitten hat, dem wird Arnika sicher guttun. Doch die Pflanze enthält auch giftige Wirkstoffe, die den Blutdruck in die Höhe treiben und dauerhafte Herzschäden anrichten könnten. Deswegen sollten Sie destillierte Arnika-Auszüge oder Aufgüsse der getrockneten Blüten auf keinen Fall trinken.

Blutergüsse und Verstauchungen lindern

Arnika hat das Gütesiegel der deutschen Kommission E erhalten – der weltweit führenden Autorität bei der Bewertung der Wirksamkeit von Arzneipflanzen – als äußerlich anzuwendendes Heilmittel bei Blutergüssen, Muskelkater und Muskelschmerzen, ferner bei Haut- und Schleimhautentzündungen sowie bei Insektenstichen. Verwenden Sie Arnika jedoch nie innerlich (außer als so stark verdünntes homöopathisches Heilmittel, dass sie keine schädlichen Effekte entfalten kann), und lassen Sie sie nicht in die Nähe der Augen oder einer offenen Wunde gelangen.

Sie können Arnika als Gel, Creme, Balsam oder Tinktur erwerben. Oder Sie stellen sich selbst eine Arnikakompresse her: Brauen Sie einen starken Aufguss aus 2 TL Arnikablüten auf 1 Tasse kochendes Wasser. Lassen Sie den Aufguss abkühlen, tauchen Sie ein sauberes Tuch in die Flüssigkeit, und legen Sie dies auf die schmerzende Stelle. Trinken Sie den Aufguss aber keinesfalls als Tee! Auch beim Gurgeln oder als Mundspülung dürfen Sie die Flüssigkeit nicht schlucken. Arnika erweist sich als besonders wirksam zur:

- **Heilung von Blutergüssen** Arnika lässt blaue Flecken verschwinden, indem es dem Körper hilft, das in das Gewebe gesickerte Blut wieder abzubauen. Eine Creme oder ein Balsam mit 5- bis 25%igem Arnikaextrakt, mehrmals täglich aufgetragen, verringert Schmerz und Schwellungen – und lässt auch die hässliche Verfärbung schneller verblassen. Wenn Sie Arnika

Hilft bei …

- Blutergüssen
- Fußschmerzen
- Hautentzündungen
- Insektenstichen
- Karpaltunnelsyndrom
- Muskel- und Gelenkschmerzen
- Schleimhautentzündungen in Mund- und Rachenraum
- Sehnenscheiden- und Schleimbeutelentzündung

lieber in Form einer Tinktur verwenden, dann können Sie diese mit Wasser in einem Verhältnis von 1:3 bis 1:10 mischen, ein sauberes Tuch in die Flüssigkeit tauchen und auf die Stelle auflegen. Zwei der Inhaltsstoffe von Arnika, Helenalin und Dihydrohelenalin, besitzen schmerzstillende und entzündungshemmende Eigenschaften, wenn sie über die Haut aufgenommen werden. Sie können auch sofort, wenn Sie sich irgendwo angestoßen haben, 1 oder 2 Tabletten des homöopathischen Heilmittels Arnica C30 nehmen, um den Bluterguss geringzuhalten. Befolgen Sie dabei die Anweisungen der Packungsbeilage oder Ihres Apothekers.

- **Linderung von Verstauchungen und Zerrungen** Aufgrund seiner entzündungshemmenden Wirkung eignet sich Arnika hervorragend zur Behandlung von kleineren Verstauchungen. Es regt die Blutzirkulation an und verstärkt so einerseits den Fluss körpereigener heilender Substanzen zu den schmerzenden Muskeln und Gelenken und andererseits den Abfluss von schmerzauslösenden Nebenprodukten der Verletzung wie etwa der Milchsäure. Es wirkt außerdem schmerzlindernd. Da Arnika giftig ist, wenn es in den Körper gelangt, sollten Sie es nicht bei offenen Wunden verwenden.
- **Behandlung von Fußschmerzen** Schmerzen Ihre Füße am Ende eines langen Tages? Dann tauchen Sie sie doch einmal in ein warmes Fußbad, in das Sie 1 EL Arnikatinktur gegeben haben. Durch die verbesserte Durchblutung lassen die Schmerzen fast augenblicklich nach.

Vorsicht vor allergischen Ausschlägen

Die meisten Menschen können sich an der positiven Wirkung von Arnika uneingeschränkt erfreuen. Wenn Sie jedoch allergisch auf Helenalin reagieren, einen der aktiven Inhaltsstoffe von Arnika, kann diese Pflanze bei regelmäßiger Anwendung auf der Haut zu Kontakt-Dermatitis führen, einem harmlosen, aber ziemlich lästigen Hautausschlag. Dieser tritt am wahrscheinlichsten bei Menschen auf, die häufig Arnika verwenden oder eine zu starke Tinktur auf die Haut auftragen.

Wenn Sie allergisch auf Chrysanthemen oder andere Angehörige der Familie der Korbblütengewächse (*Asteraceae*) wie z. B. Löwenzahn oder Kamille reagieren, müssen Sie auch Arnika meiden, da die Pflanze derselben Gattung angehört.

Cranberry

Cranberrys, auf Deutsch Großfrüchtige Moosbeeren genannt, waren bis vor kurzem in Europa höchstens als Bestandteil des amerikanischen Weihnachtsmenüs bekannt. Sie finden jedoch nicht nur dort, sondern noch in vielen anderen traditionellen amerikanischen Rezepten Verwendung – sowohl in Soßen als auch in Desserts, aber auch frisch vom Strauch, getrocknet oder als Saft. Abgesehen von ihrer kulinarischen Bedeutung werden sie immer häufiger von Ärzten und Heilpraktikern zur Behandlung und Vorbeugung wiederholt auftretender Blasenentzündungen empfohlen.

Hilft bei …

- Entzündungen der Harnwege
- Inkontinenz (deodoriert den Urin)

Der Cranberry-Busch stammt aus den Hochmooren und Wäldern Nordamerikas und wird mittlerweile auch in Europa angebaut. Im Garten wächst er, wie alle Moorpflanzen, bevorzugt in feuchter, saurer Erde. Der kleine Strauch ist extrem kältebeständig, nur die Knospen werden von Frost angegriffen. Damit die Beeren reifen, ist Sonne nötig.

Die kleinen dunkelroten Beeren wurden früher nicht nur bei Infektionen der Harnwege, sondern auch bei Blutkrankheiten, Leberproblemen, Magenbeschwerden und Appetitlosigkeit verschrieben. Sie überdecken Uringeruch, was vor allem für Menschen mit Inkontinenzbeschwerden sehr nützlich ist. Karies stoppen sie, indem sie die Bakterien daran hindern, sich als Plaque an den Zähnen festzusetzen.

Zu den sekundären Pflanzenstoffen in Cranberrys gehören Tannine und antioxidative Anthozyanine, die das Sehen in der Nacht verbessern. Das Samenöl enthält Omega-3-Fettsäuren. Die Frucht ist darüber hinaus ein guter Vitamin-C-Lieferant. Da reiner Cranberrysaft so sauer ist, dass er den Zahnschmelz angreift, werden Cranberrygetränke in der Regel verdünnt – oft mit Limonade, was allerdings ebenfalls den Zähnen schadet.

Bekämpfung von Blaseninfektionen

Früher vermutete man, dass Cranberrys den Urin übersäuern und dabei den Hippursäuregehalt anheben. Diese Säure schafft ein lebensfeindliches Milieu für *Escherichia coli* und andere Bakterien, die sich oft in den Harnwegen einnisten. Heute werden allerdings andere Bestandteile der Beeren erforscht, besonders Fruktose (Fruchtzucker) und die enthaltenen Antioxidantien. Diese verhindern nicht nur, dass sich Bakterien in den Harnwegen ansiedeln, sondern auch, dass sie sich in der Blasenwand festsetzen, indem sie verhüten, dass die Bakterien dort anhaften und sich vermehren. Der hohe Vitamin-C-Anteil der Beeren stärkt zudem die körpereigenen Abwehrkräfte.

Cranberrysaft verringert das Risiko für das Auftreten von Harnwegsinfektionen; zudem scheint er deren Dauer zu verkürzen. Wenn Sie aber bereits eine Infektion haben, sollten Sie zuerst Ihren Arzt befragen. Die Cranberrys eignen sich nur zur begleitenden Therapie und nicht als alleiniges Heilmittel.

Nutzen für das Blut

Cranberrysaft erhöht den Gehalt an „gutem" Cholesterin (HDL) und an Antioxidantien im Blut, schützt also vor Herzerkrankungen. Dazu sind allerdings große Mengen erforderlich: pro Tag 3 Gläser hochkonzentrierter Saft über 3 Monate hinweg. Ärzte vermuten auch, dass die Beeren das Ausmaß von Schlaganfällen verringern und die Genesung fördern.

Wie viel, wie oft?

Die meisten Studien zur Verhütung von Harnwegsinfektionen verwenden 800 mg Cranberry-Extrakt täglich. Das entspricht 500 ml unverdünntem Cranberrysaft zweimal täglich. In Reformhäusern finden Sie Cranberrys als hochprozentigen Saft. Wenn Ihnen dieser zu sauer ist, mischen Sie ihn zu gleichen Teilen mit reinem Heidelbeersaft, der über ähnlich wirksame Inhaltsstoffe verfügt. Apfelsaft gibt Ihrer täglichen Cranberrysaftration eine natürliche Süße. Cranberrys sind, selbst in großen Mengen verzehrt, in der Regel unschädlich. Allerdings dürfen Patienten, die wegen Blutgerinnseln mit Warfarin behandelt werden, Cranberrys in keiner Form zu sich nehmen, da sie die gerinnungshemmende Wirkung von Warfarin verstärken und heftige Blutungen verursachen könnten. Auch wenn Sie Prostatabeschwerden oder eine Nierenerkrankung haben, sollten Sie vor der Einnahme Ihren Arzt fragen. Über einen längeren Zeitraum täglich 1 l Cranberrysaft kann das Risiko für Nierensteine erhöhen, da die Beeren Oxalate enthalten.

Essig

Er ist so sauer wie ein unreifer Apfel, bekämpft Bakterien und Pilze, nimmt den lästigen Juckreiz bei Mückenstichen und lindert Sonnenbrand. Außerdem kann er einen aufgewühlten Magen beruhigen, ein „Schwimmerohr" verhindern, Haare zum Glänzen bringen und die Haut geschmeidiger machen. Naturheilkundige vertreten die Meinung, dass Essig, vermischt mit Honig und warmem Wasser, Beinkrämpfe behebt. Andere schwören auf Essig zum Austrocknen von Lippenherpes. Wenn jemand in Ohnmacht fällt, dann ist Essig als zeitgemäße Alternative zu Riechsalz schnell zur Hand.

Der saure Geschmack von Essig stammt vom hohen Gehalt an Essigsäure, welche durch die beim Gärvorgang beteiligten Bakterien entsteht. Essigsäure ist auch ein wichtiger Rohstoff für die Industrie: Millionen von Tonnen werden für die Filmentwicklung verwendet oder für die Herstellung von künstlichen Fasern wie Viskose.

Die Kraft der Säure

Essig ist eine wirksame Waffe im Kampf gegen alle Arten von Bakterien. Immer wieder wurde ansteckenden Keimen mit Essigbehandlungen der Garaus gemacht. Im Ersten Weltkrieg reinigte man die Wunden der Soldaten mit Essig, und auch heute eignet er sich noch als Desinfektionsmittel für eine Abschürfung oder Wunde, wenn Sie das schmerzhafte Brennen aushalten können. Ebenso wirksam ist er bei Pilzinfektionen. Die meisten Pilze weichen, sobald die erste Essigbehandlung durchgeführt wurde. Spätestens bei regelmäßiger Anwendung sind Sie den Pilzbefall meist los.

Außerdem tut Essig Haut und Haaren gut. Als Säure reagiert er mit chemischen Basen zu neutralem Wasser und verschiedenen Salzen. Auf die Haut aufgetragen oder als Spülung für die Haare verwendet, entfernt Essig basische Seifen-, Shampoo- oder Haarfestiger-Reste. Das Ausspülen der Haare mit Essig kann auch Kopfschuppen bessern und eine juckende Kopfhaut beruhigen, soll zudem bei Kindern als gut verträgliche Vorbeugung gegen Kopfläuse dienen.

Hilft bei …

- Akne
- Bissen und Stichen
- Blutergüssen
- fettigem Haar
- Fußgeruch
- Kopfläusen
- Kopfschmerzen
- Körpergeruch
- Nesselsucht
- Ohrenbeschwerden
- Psoriasis
- Schluckauf
- Schuppen
- Sonnenbrand
- trockenem Mund
- Verdauungsstörungen
- Warzen
- Windelpo

Über die bereits beschriebenen Einsatzmöglichkeiten hinaus verfügt Essig noch über folgende Eigenschaften:

- **Er räumt den Magen auf** Wenn Ihnen aufgrund von fehlendem Magensaft Verdauungsstörungen zu schaffen machen, dann ist möglicherweise 1 TL Essig nach den Mahlzeiten genau das Richtige für Sie. Falls Sie allerdings an einem Überschuss an Magensäure leiden sollten, wird Essig Ihren Zustand wahrscheinlich verschlimmern.
- **Er kühlt sanft** Auf der Haut verdunstet Essig rasch, was angenehm kühlt und dem Sonnenbrand die Glut nimmt. Essig wirkt außerdem gegen die Entzündung, die bei sonnenverbrannter Haut den Juckreiz verursacht.
- **Er tötet Bakterien und bekämpft Pilze** Wenn sich Bakterien oder Pilze im warmen, feuchten Gehörgang breitmachen, was bei Schwimmern besonders häufig vorkommt, dann bezeichnet man dies als „Schwimmerohr". Essig bekämpft beide Eindringlinge: Er hilft, in einer Mischung aus Essig und Methylalkohol (1:1) in das Ohr geträufelt, diese Art Infektion zu besiegen. Aber geben Sie nichts ins Ohr, falls auch nur der geringste Verdacht besteht, dass das Trommelfell gerissen sein könnte, und suchen Sie immer vorher einen Arzt auf.
- **Einsatzort zwischen den Zehen** Ein Essig-Fußbad ist ein wirksames Mittel gegen Fußpilz.
- **Überdeckt schlechte Gerüche** Der hohe Säureanteil verleiht dem Essig einen angenehm scharfen Geruch, der unangenehme Gerüche verdecken kann. Eine Essigspülung beseitigt die Nachwirkungen von Zigarrenrauch aus der Kleidung, etwas Essig im letzten Spülgang verleiht Babys Stoffwindeln einen frischeren Duft, und man kann mit dieser Flüssigkeit schlecht riechende Achselhöhlen und Füße behandeln.
- **Lindert Stiche und hilft gegen Juckreiz** Bei Mückenstichen dämpft Essig den Schmerz, indem er die schmerzauslösenden Substanzen in der Haut neutralisiert. Er kann auch Juckreiz bei Nesselsucht mildern: Tupfen Sie den Essig – mit etwas Wasser verdünnt – mithilfe eines Wattebauschs auf die Haut.
- **Bezwingt den Kopfschmerz** Essig ist eines der beliebtesten Hausmittel gegen Kopfschmerzen, auch wenn man nicht weiß, wie er hier wirkt. Früher weichte man braunes Packpapier in Apfelessig ein und legte es auf die Stirn. Heute befeuchten Sie ein sauberes Tuch mit Essig und wickeln es eng um den Kopf.

Beruhigt den kratzenden Hals Essig gilt auch als verlässliches Hausmittel bei rauem Hals. Manche Leute empfehlen Gurgeln mit 1 EL Essig in 1 Glas warmem Wasser. Andere brauen sich ihren eigenen Sirup aus gleichen Anteilen Honig und Apfelessig. Rühren Sie diese Mischung, bis sich der Honig vollständig aufgelöst hat.

Mehr als nur saure Trauben

Wenn Sie auf der Welt nach den verschiedensten Essigvarianten forschen, werden Sie auf den Philippinen auf Essig aus Zuckerrohr stoßen, in Thailand auf Essig aus Kokosnuss und in China auf roten, weißen oder schwarzen Reisessig, mit dem schon seit über 5000 Jahren die Gerichte aus dem Wok gewürzt werden. An anderen Orten findet man Essig aus Honig, Kartoffeln, Datteln, Nüssen oder Beeren. Bei uns sind am weitesten verbreitet der Apfelessig (aus Äpfeln), Wein- oder Sherryessig (aus Trauben) oder reiner destillierter weißer Essig (Essigessenz), der aus Getreide hergestellt wird und sowohl als kalklösender und antibakterieller Haushaltsreiniger wie als Speisezutat gute Dienste leistet.

Apfelessig wird oft anderen Essigsorten vorgezogen. Dafür gibt es zwei gute Gründe. Zum einen sind fermentierte Äpfel reich an Pektin, einem Ballaststoff, der für die Verdauung sehr förderlich ist. Und zweitens enthalten Äpfel Hydroxybernsteinsäure, die sich im Körper mit Magnesium verbindet und ihn im Kampf gegen Schmerzen und Beschwerden unterstützt.

Sie können Essig mit einiger Übung selbst herstellen. Zuvor müssen Sie die dafür benötigten Gefäße und Utensilien sterilisieren, damit der Essig nicht durch andere Bakterien verunreinigt wird oder zu schimmeln anfängt. Überlegen Sie sich, ob Sie Wein oder Apfelwein, also vergorene Trauben oder Äpfel, zur Grundlage machen wollen. Die Essiggärung wird durch die Beigabe einer „Essigmutter“ in Gang gesetzt – Sie können mit einem Spritzer bereits fertigen Essigs die Kultur impfen. Wenn Sie erst einmal etwas Erfahrung mit der Essigherstellung gewonnen haben, werden Sie den Moment erkennen, wenn der Essig fertiggereift ist.

In Flaschen abgefüllt und gut verschlossen, ist der selbst gebraute Essig monatelang haltbar. Als Hausmittel können Sie natürlich auch jederzeit handelsüblichen Essig verwenden.

Ginkgo

Ein lebendes Fossil dient heute der Verbesserung unseres Erinnerungsvermögens und der Konzentrationsfähigkeit: Die Urform des Ginkgobaums gab es bereits vor 300 Millionen Jahren. Seit 1000 Jahren erst wird er in fernöstlichen Tempeln und Gärten kultiviert. Seinen deutschen Namen verdankt er einem Schreibfehler: Der Arzt Engelbert Kaempfer, der den Baum in einem 1712 erschienenen Werk erstmalig für seine westliche Heimat beschrieb, notierte sich die japanische Bezeichnung „ginkyo" falsch. Diese Heilpflanze wird gegen Durchblutungsstörungen im Gehirn eingesetzt.

Hilft bei …

- Demenz
- Durchblutungsstörungen an den Beinen und Händen (z. B. bei Diabetes oder Morbus Raynaud)
- Glaukom (grüner Star)
- Konzentrationsschwäche
- mangelhafter Gehirndurchblutung
- Ohrgeräuschen
- Schwindel
- Venenleiden

Der Ginkgobaum gilt in der asiatischen Philosophie als Verkörperung der sich ergänzenden Prinzipien von Yin und Yang. Die chinesischen Heilkundigen setzten Ginkgo-Extrakt gegen Bluthochdruck, Asthma und Herzkrankheiten ein. Heute wird vor allem seine durchblutungsfördernde Wirkung geschätzt, da sie im Unterschied zu vielen anderen durchblutungsfördernden Substanzen auch im Gehirn zum Tragen kommt.

Mehr Sauerstoff für die Hirnzellen

Die getrockneten Blätter des Ginkgobaums werden zu konzentrierten Trockenextrakten verarbeitet; sie sollten standardisiert 22–27 % Flavonoide und 5–7 % Terpenolactone enthalten. Das sind die beiden für die Wirksamkeit wichtigsten Inhaltsstoffe von Ginkgo. Deren spezielle Unterformen, Ginkgolid und Bilobalid, finden sich nur im Ginkgo. Sie fördern die Durchblutung des Gehirns, beugen Schädigungen durch das Abfangen freier Radikale vor und verbessern das Gedächtnis.

Zur Wirksamkeit von Ginkgo bei Demenz und altersbedingter Gedächtnisschwäche gibt es aussagekräftige Studien, welche die nahezu gleichwertige Wirkung von Ginkgo und synthetischen Arzneimitteln wie z. B. Acetylcholinesterasehemmern belegen. Dabei ist zu berücksichtigen, dass auch die synthetischen Präparate gegen Demenz bei weitem noch nicht ausreichend wirksam sind. Ginkgo hat gegenüber den synthetischen Medikamenten jedoch den Vorteil, weniger Nebenwirkungen hervorzurufen.

Mythos Ginkgo

Der Grund für die Bedeutung des Ginkgos in der asiatischen Philosophie liegt in seiner einzigartigen Erscheinung. Das zweigeteilte Blatt und die Zweihäusigkeit wurden früh mit dem symbolischen Begriff des Yin-Yang in Verbindung gebracht. Die schlanke Baumform repräsentiert dabei das Yang, während die Blätter das Yin darstellen. Zusätzlich vereint der Ginkgo Langlebigkeit, Widerstandskraft gegen Schädlinge und extreme Anpassungsfähigkeit. Er gilt als besonders hitze-, strahlungs- und krankheitsresistent, was der Ginkgo in Hiroshima zu beweisen scheint, der schon im Jahr nach der Atombombenexplosion wieder austrieb. Im deutschen Sprachraum hat Goethe dem Ginkgo biloba mit einem Gedicht ein Denkmal gesetzt.

Bessere Durchblutung im ganzen Körper

Die durch Ginkgo erzielbare Verbesserung der Durchblutung beschränkt sich nicht nur auf das Gehirn, sondern gilt auch für alle tieferliegenden kleinen und mittleren Arterien. Sie weiten sich, wodurch sich die Strömungsgeschwindigkeit bis in die kleinsten Blutgefäße erhöht.

Daher entfaltet Ginkgo auch bei Schwindel und Tinnitus (Ohrgeräuschen) seine Wirkung. Denn Tinnitus wird sehr häufig von Störungen hervorgerufen, die im Zusammenhang mit Durchblutungsproblemen stehen, und Schwindel entsteht in vielen Fällen im Innenohr, wo sich das Lagesinnesorgan befindet. Durchblutungsstörungen im Gehirn können ebenfalls die Ursache für Schwindel sein.

Aber auch weit vom Kopf entfernt gibt es kleine Blutgefäße, deren Verschluss oder Engstellung Ginkgo verhindern oder bessern kann: bei Diabetes oder durch Rauchen ausgelöste Durchblutungsstörungen der Beine, bei der „Kalte-Finger-Krankheit" Morbus Raynaud sowie bei hormonell oder nervlich bedingten Funktionsstörungen der Blutgefäße.

Die Behandlung mit Ginkgo erfordert Geduld. Wenn Sie eine Demenz mit Ginkgo behandeln wollen, können Sie frühestens nach 12 Wochen beurteilen, ob die Therapie wirkt.

Achtung: Während Schwangerschaft und Stillzeit sollten Sie Ginkgo nicht anwenden, weil es keine ausreichenden Erkenntnisse über die Sicherheit von Ginkgo während dieser Phasen gibt. Wenn Sie regelmäßig Medikamente zur Hemmung der Blutgerinnung einnehmen, sollten Sie zuerst Ihren Arzt fragen, ob Sie Ginkgo zusätzlich schlucken dürfen.

Honig

Regelmäßig wird verkündet, dass wir weniger Süßes essen sollten. Für Honig gilt das jedoch nicht unbedingt. Denn Honig ist ein einzigartiges Naturprodukt. Die Bienen sammeln den Blütennektar in einem Radius von fast 10 km rund um ihren Stock ein, entziehen ihm Wasser und versetzen ihn mit körpereigenen Stoffen. Honig ist deshalb süßer als Zucker, aber auch erheblich gehaltvoller: Ein Esslöffel Honig hat 65 kcal, ein Esslöffel Zucker dagegen nur 48 kcal. Vom Energiegehalt abgesehen, verfügt Honig über gesundheitsfördernde Kräfte, die schon seit Urzeiten genutzt werden.

Hilft bei …

- Akne
- Allergien
- Altersflecken
- Halsschmerzen
- Husten
- Kehlkopfentzündung
- Magengeschwür
- Schlaflosigkeit

Honig enthält neben Spuren von Vitamin B, Aminosäuren und Mineralstoffen überwiegend Einfachzucker wie Glukose (Traubenzucker) und Fruktose (Fruchtzucker). Ärzte und Naturheilkundige empfehlen ihn allerdings aus anderen Gründen. Wegen seiner dicken, sirupartigen Konsistenz eignet er sich ideal zur Linderung von Halsschmerzen, besonders wenn man ihn in ein Glas mit heißer Zitrone oder einen wohltuenden Tee, etwa Kamillentee, gibt.

Aber Honig kann noch viel mehr. Er tötet Bakterien ab und fördert ein schnelleres Abheilen von Schnitten und Wunden. Er ist ferner ein natürliches Abführmittel und scheint die Schmerzen zu verringern, die durch Magengeschwüre hervorgerufen werden. Und er dient als rasch wirkende Energiequelle, die erschöpfte Muskeln schnell wieder aktivieren kann. Es ist wissenschaftlich erwiesen, dass Sportler tatsächlich bessere Leistungen erbringen, wenn sie Honig essen.

Ein süßes Antiseptikum

In den Jahrtausenden vor der Entdeckung der Antibiotika war die Gesundheit der Menschen am stärksten durch Infektionen gefährdet. Schon kleinste Schnittwunden oder Abschürfungen konnten sich als tödlich erweisen, wenn Keime durch diese Verletzungen in die Blutbahn gelangten. Ärzte führten damals oft eine Portion Honig bei sich, um solche Wunden rasch versorgen zu können. Honig enthält Propolis, eine Substanz, die leicht antibakterielle und pilzhemmende Eigenschaften hat und

Woher der Honig kommt

Auf ihrem Flug von Blüte zu Blüte nehmen Bienen jeweils den enthaltenen süßen Saft auf. Das meiste davon tragen sie zum Bienenstock, wo sie den Nektar in die sechseckigen Waben füllen und als Nahrung für sich und ihren Nachwuchs aufbewahren. Durch Verdunstung wandelt sich der dünnflüssige Nektar zu Honig. Das fertige Produkt besteht hauptsächlich aus Zucker – Fruktose und Dextrose – sowie einer kleinen Menge an Pollen, Wachs, Proteinen, Vitaminen und Mineralstoffen. Der Kleehonig, der in Supermärkten am häufigsten vertreten ist, gilt als mildeste Sorte. Einen kräftigeren Geschmack hat Honig von Raps, Lavendel- oder Zitrusblüten, Akazien oder Waldhonig, der aus dem Honigtau einer Blattlausart entsteht.

von den Bienen zur Versiegelung von Löchern in den Honigwaben sowie zur Abwehr von Eindringlingen benutzt wird. Auch heute noch sind Ärzte davon überzeugt, dass Honig in manchen Fällen eine gute Wundauflage darstellt.

Der hohe Zuckergehalt des Honigs entzieht einer Wunde Feuchtigkeit und den Bakterien die Lebensgrundlage. Außerdem wehrt er schädliche Keime ab, die sonst von außen in die Wunde eindringen könnten. Und dass Honig nicht teuer ist, macht ihn zum idealen Heilmittel in den Ländern ohne Zugang zu modernen Wundheilmitteln.

Verbesserte Wundheilung

In den 1970er-Jahren berichteten Chirurgen, dass Frauen, die sich einer gynäkologischen Operation unterzogen, kürzere Zeit im Krankenhaus bleiben mussten und keine Infektionen entwickelten, wenn die Schnitte mit Honig bedeckt wurden. Studien in Indien zeigen, dass mit Honigverbänden behandelte Verbrennungen schneller und unter weniger Schmerzen und Narbenentwicklung heilen als Verbrennungen, die wie üblich mit Silbersulfadiazin bedeckt wurden.

Honig wurde sogar zur Behandlung oberflächlicher Augenerkrankungen eingesetzt, wie Bindehautentzündungen und chemische Verätzungen. In einer Studie testeten Ärzte eine Honigsalbe an über 100 Patienten mit Augenleiden, bei denen konventionelle Behandlungsmethoden nicht angeschlagen hatten. 85 % der Patienten berichteten von einer Besserung der Beschwerden. Wenn Sie Honig auf die Augen auftragen (aber tun Sie das nicht ohne vorherige Rücksprache mit Ihrem Arzt), verspüren Sie wahrscheinlich nur ein kurzes Brennen und es stellt sich eine leichte Rötung ein, weitere Nebenwirkungen sind jedoch unwahrscheinlich.

Geregelte Verdauung

Traditionell arbeitende Heiler verwendeten Honig zur Behandlung einer Reihe von Magen-Darm-Beschwerden. Heute gibt es genügend Beweise für seine Wirksamkeit in diesem Bereich, davon hier nur ein paar Beispiele:

- **Magengeschwüre lindern** Honig kann möglicherweise Entzündungen hemmen, den Blutfluss anregen und das Wachstum von Deckzellen der Magen- und Darmschleimhaut verbessern. Studien haben außerdem ergeben, dass Honig das Bakterium *Helicobacter pylori* abtötet, das an der Entstehung von vielen Magen- und Zwölffingerdarmgeschwüren beteiligt ist. Roher Honig (direkt vom Imker oder aus dem Fachgeschäft) wirkt wahrscheinlich am besten, da durch die starke Wärmeeinwirkung bei der Herstellung von pasteurisiertem Honig einige der aktiven Verbindungen neutralisiert werden könnten. Der sogenannte Aktive Manuka-Honig, der in Neuseeland aus Blüten des Manuka-Strauchs gewonnen wird und in einigen Reformhäusern erhältlich ist, scheint wirksamer gegen Magengeschwüre zu sein als andere Honigarten.
- **Regelmäßigen Stuhlgang unterstützen** Die hohe Konzentration von Fruktose im Honig macht ihn zum idealen Mittel bei gelegentlicher Verstopfung. Unverdaute Fruktose liefert den normalen Bakterien im Verdauungstrakt Nahrung. Die mit der Bakterienfütterung verbundene Gärung führt Wasser in den Dickdarm und hat eine abführende Wirkung.

Warnung

Geben Sie Kindern im ersten Lebensjahr keinen Honig, auch nicht zum Süßen von Tees oder Breien! Er könnte kleine Mengen der Bakterien namens *Clostridium botulinum* enthalten, die eine schwere Lebensmittelvergiftung – den Botulismus – verursachen können. Sie beginnt wie eine harmlose Magen-Darm-Infektion, kann jedoch nach wenigen Tagen mit einer Atemlähmung zum Tod führen. Babys sind durch das Botulinumtoxin, das Gift dieser Bakterien, weit stärker gefährdet als ältere Kinder und erwachsene Personen.

Ingwer

Die Ingwerwurzel mit ihrem charakteristischen, scharfen Geschmack ist eines der verbreitetsten und am besten untersuchten Heilmittel. Eng verwandt mit den Gewürzen Kurkuma (Gelbwurz) und Kardamom, wird Ingwer seit mindestens 5000 Jahren als Arznei und als Gewürz geschätzt. Weltweit ist bekannt, dass Ingwer Übelkeit und Erbrechen sowie andere Verdauungsbeschwerden lindert, gegen die moderne Medikamente nicht recht wirken wollen. In letzter Zeit wurden noch weitere Qualitäten des Ingwers entdeckt.

Egal, ob Sie unter einem verdorbenen Magen leiden oder sich fiebrig fühlen und erkältet sind – Ingwer hilft Ihnen. Sie können ihn als Tee, als fertige Kapseln oder kandiert zu sich nehmen. Oder Sie würzen die Mahlzeiten mit Ingwer und knabbern einfach zwischendurch Ingwernüsse. Viele andere Heilkräuter muss man in großen Mengen verzehren, um eine Wirkung zu verspüren – bei Ingwer geht das einfacher. Schon die geringe Menge, die Sie normalerweise in einem Currygericht oder einem anderen asiatischen Gericht zu sich nehmen, entspricht der Dosis oder übersteigt sie sogar, die man alternativ als Nahrungsergänzungsmittel einnehmen würde.

Der Magenschmeichler

Ingwer zählt zu den wirksamsten Mitteln gegen Reiseübelkeit und gegen sämtliche Arten von Magenverstimmungen. Einige Studien haben gezeigt, dass er mindestens so gut hilft wie synthetisch hergestellte Medikamente. In einer berühmt gewordenen Untersuchung schnallten die Forscher freiwillige Versuchspersonen auf Drehstühlen fest und unterwarfen sie wahren Höllenritten. Diejenigen Probanden, die zuvor ein konventionelles Medikament gegen Übelkeit erhalten hatten, baten im Durchschnitt nach 4 1/2 Minuten um ein Ende des Wirbels. Die andere Gruppe, die Ingwer eingenommen hatte, hielt dagegen durchschnittlich gut 6 Minuten durch. Die Teilnehmer dieser Gruppe klagten anschließend auch weniger über Übelkeit als diejenigen, die keinen Ingwer gegessen hatten.

Hilft bei …

- Blähungen
- erhöhtem Cholesterinspiegel
- Erkältung
- Gelenkbeschwerden
- Magen- und Darmgeschwür
- Menstruationsbeschwerden
- Migräne
- Nesselsucht
- Reizdarmsyndrom
- Sehnenscheidenentzündung
- Sodbrennen
- Übelkeit
- Verdauungsbeschwerden
- Zahnschmerz

Die Bestandteile, die Ingwer seinen reizvollen Geschmack verleihen, nämlich Gingerol und Shoagol, verringern offenbar die Muskelkontraktionen im Magen-Darm-Trakt und neutralisieren die sauren Verdauungssäfte. Vor allem hemmen sie jedoch das „Brechzentrum" im Gehirn, indem sie verschiedene Botenstoffe in diese Richtung beeinflussen. Ärzte empfehlen auch deswegen gern Ingwer gegen Übelkeit, weil er im Unterschied zu synthetischen Medikamenten keine Müdigkeit oder Benommenheit hervorruft. Er wird sogar erfolgreich gegen die starke Übelkeit eingesetzt, die durch eine krebshemmende Chemotherapie oder eine Narkose entstehen kann.

Besser als bestehende Übelkeit zu dämpfen, kann Ingwer ihr vorbeugen. Wenn Sie beispielsweise oft unter Reiseübelkeit leiden, dann verwenden Sie Ingwer präventiv – also bevor Sie sich ins Auto setzen, ein Schiff oder Flugzeug besteigen. Nehmen Sie spätestens 20 Minuten vor Reisebeginn ungefähr 1/2 TL Ingwerpulver oder 1 g Ingwer in Kapselform ein, oder kauen Sie ein 1 cm langes Stück frische Ingwerwurzel.

Schutz für den ganzen Körper

Am bekanntesten ist die Verwendung von Ingwer gegen Übelkeit, aber die würzige Wurzel hat noch viel mehr zu bieten. Hier einige Beispiele:

- **Migräneattacken verkürzen** Dänische Wissenschaftler berichten, dass 1/3 TL frische oder gemahlene Ingwerwurzel Migräneanfälle abschwächen kann, wenn der Ingwer bei den ersten Anzeichen einer Attacke eingenommen wird. Vermutlich blockiert er die Ausschüttung von Prostaglandinen, welche die Entzündungsvorgänge im Gehirn hervorrufen.
- **Gelenkbeschwerden lindern** Die gleichen Prostaglandine, die für den Migräneschmerz verantwortlich sind, rufen auch die Gelenkschwellung bei Patienten mit rheumatoider Arthritis oder Arthrose hervor. Eine kleine Studie mit 56 Patienten ergab, dass Ingwer bei 55 % der Teilnehmer mit Arthrose und bei 74 % der Teilnehmer mit rheumatoider Arthritis die Beschwerden verringerte. Wenn Sie geriebene Ingwerwurzel mehrfach auf der Haut über den schmerzenden Gelenken verstreichen, lässt sich die Wirksamkeit der innerlichen Behandlung mit Ingwer möglicherweise durch die zusätzliche äußerliche Anwendung steigern.

- **Die Bildung von Blutgerinnseln verringern** Ärzte weisen manche Patienten an, regelmäßig ASS einzunehmen, um das Blut zu „verdünnen". Das wird durch eine Wechselwirkung zwischen ASS und den Blutplättchen erreicht. Diese spielen eine wichtige Rolle bei der Blutgerinnung, indem sie sich zusammenballen und Klumpen bilden. Daraus können Blutgerinnsel entstehen, und wenn diese eine Herzkranzarterie verstopfen, erleidet man einen Herzinfarkt. Ingwer wirkt ähnlich wie ASS, jedoch ohne dessen manchmal gefährliche oder unangenehme Nebenwirkungen in Magen und Darm.
- **Verstopfte Atemwege befreien** Ingwer kann die Herstellung körpereigener Substanzen unterdrücken, die z. B. Fieber und verstopfte Atemwege hervorrufen. Die Gingerole, scharfe Inhaltsstoffe des Ingwers, wirken außerdem als natürliche Hustenblocker.
- **Cholesterinspiegel senken** Laborversuche lassen vermuten, dass Ingwer die Aufnahme von Cholesterin aus dem Darm ins Blut hemmt und seine Ausscheidung fördert.
- **Menstruationsbeschwerden lindern** Einige Bestandteile des Ingwers wirken krampflösend. Dadurch können sie die schmerzhaften Krämpfe der Gebärmutter während der Periode ebenso wirkungsvoll lindern wie Krämpfe der glatten Muskulatur im Verdauungstrakt.

Joghurt

Der menschliche Körper beherbergt weitaus mehr Bakterien als eigene Zellen. Etwa 500 Bakterienarten bewohnen den Verdauungstrakt. Das ist völlig normal, und die überwältigende Mehrheit der Organismen im Darm ist der Gesundheit förderlich. Sie stärken die Körperabwehr, verarbeiten Milchzucker (Laktose), helfen bei der Aufnahme von Nährstoffen und sorgen für eine gute Verdauung. Einige wenige Darmbakterien und Organismen in der Scheide und den Harnwegen können jedoch Probleme bereiten. Deshalb sollten Sie stets Joghurt mit lebenden Kulturen im Kühlschrank vorrätig haben.

Hilft bei ...

- Blähungen
- Durchfall
- entzündlichen Darm-erkrankungen
- Fußpilz
- Harnwegs-infektionen
- Lippenherpes
- Mundgeschwüren
- Pilzinfektionen
- Reizdarm

Joghurt entsteht, wenn Milch bestimmte Bakterienkulturen zugesetzt werden. Die Bakterien ernähren sich vom Milchzucker und scheiden Milchsäure aus, welche die Milch gerinnen lässt. Joghurt mit „aktiven Kulturen" – also mit lebenden Bakterien – strotzt nur so vor gesundheitsförderndem Potenzial. Organismen wie *Lactobacillus acidophilus*, *Streptococcus thermophilus* und *Lactobacillus bulgaricus* – zusammen unter der Bezeichnung „Probiotika" bekannt – schützen den Körper vor schädlichen Bakterien, indem sie deren Lebensgrundlagen aufbrauchen. Und manche Bakterien im Joghurt produzieren Säuren, die andere Bakterien vernichten, darunter auch Krankheitskeime wie die, die Botulismus verursachen. Darunter versteht man eine schwere, oft lebensbedrohliche Form einer Lebensmittelvergiftung.

Sorgen Sie für ein gesundes Darmklima

Bei einem gesunden Menschen gehören etwa 85 % der Dickdarmbakterien zu den *Lactobacillus*-Arten. Antibiotika jedoch vernichten neben den für die jeweilige Infektion verantwortlichen „schlechten" auch diese nützlichen Bakterien. Das führt zu Durchfall, Magenkrämpfen, Blähungen, Pilzinfektionen und zu einer schlechteren Nährstoffaufnahme. Davor kann Joghurt schützen. Amerikanische Forschungen ergaben, dass beim täglichen Verzehr von zwei Portionen Joghurt zu je 250 g während der Einnahme von Antibiotika nur halb so häufig Durchfall auftrat wie ohne Joghurt.

Nach anderen Studien verringerten lebende Joghurtkulturen (oder probiotische Nahrungsergänzungsmittel) Durchfall bei Kleinkindern, die Symptome von entzündlichen Darmerkrankungen sowie Reizdarm und linderten verschiedene Formen von Lebensmittelvergiftung. Möglicherweise können die Organismen im Joghurt zusammen mit einer ballaststoffreichen Ernährung sogar Divertikulose verhindern. Dabei handelt es sich um eine schmerzhafte Erkrankung, bei der sich an der Dickdarmwand kleine Aussackungen bilden.

Ohne Joghurt geht es nicht

Joghurt wird seit Jahrhunderten als Heilmittel verwendet, aber erst im letzten Jahrzehnt wurde seine gesundheitsfördernde Wirkung besser erforscht. Und das kann Joghurt alles:

- **Pilzinfektionen ausschalten** Der Hefepilz *Candida albicans* bevölkert normalerweise in geringer Zahl die Scheide und wird durch andere Organismen in Schach gehalten. Erst wenn er sich stark vermehrt, kommt es zum typischen Juckreiz und Brennen einer Pilzinfektion. Nach einer amerikanischen Studie sank die Infektionsrate beträchtlich bei den Frauen, die täglich 250 g Joghurt aßen. Durch den Verzehr von „lebendem“ Joghurt – oder durch die Verwendung eines *Acidophilus*-Präparats in Form eines Vaginalzäpfchens kann man bereits akute Scheideninfektionen behandeln. Aber lassen Sie zuvor durch eine ärztliche Untersuchung absichern, dass es sich wirklich um eine Hefepilz-Infektion handelt, denn eine bakterielle Infektion wird mit einer Joghurtbehandlung schlimmer.
- **Die Blase schützen** Joghurt kann zudem helfen, wenn Sie an wiederholt auftretenden Entzündungen der Harnwege leiden. Finnische Wissenschaftler berichten, dass bei Frauen, die mindestens 3 Portionen Joghurt und Käse pro Woche essen, die Wahrscheinlichkeit einer Harnwegsinfektion um fast 80 % niedriger liegt als bei Frauen, die diese Milchprodukte weniger als einmal pro Woche zu sich nehmen.
- **Die Körperabwehr stärken** Forscher in Kalifornien fanden heraus, dass durch den Verzehr von täglich 2 Bechern „lebenden“ Joghurts die Konzentration von Gamma-Interferon vervierfacht werden kann. Das ist ein von weißen Blutkörperchen gebildetes Protein, welches das Immunsystem im Kampf gegen verschiedene Krankheitserreger unterstützt.

Krebs bekämpfen Die *Acidophilus*-Bakterien im Joghurt sind kein Heilmittel gegen Krebs, können jedoch, wie Studien ergeben haben, nach einer Blasenkrebs-Behandlung zur Vorbeugung gegen ein erneutes Auftreten von Blasentumoren beitragen. Offenbar hindern diese gesundheitsförderlichen Bakterien schädliche Keime daran, im Körper krebsauslösende Substanzen zu bilden.

Starke Knochen aufbauen Bei vielen Menschen besteht eine Laktoseunverträglichkeit. Das bedeutet, dass ihnen das zur Verdauung von Milchzucker (Laktose) erforderliche Enzym fehlt und deswegen der Genuss von Milch zu Blähungen und Bauchschmerzen führt. Die Betroffenen meiden daher in der Regel Milch und Milchprodukte. Dadurch nehmen sie aber viel zu wenig knochenstärkendes Kalzium auf. Joghurt mit lebenden Joghurtkulturen kann für Menschen mit Laktoseintoleranz ein leichtverdaulicher Ausweg sein, da die darin enthaltenen Bakterien die Laktose abbauen. Deswegen können Menschen mit einer Laktoseunverträglichkeit in der Regel Joghurt ohne unangenehme Begleiterscheinungen essen. Mit über 400 mg Kalzium pro Portion hat Joghurt sogar einen höheren Kalziumgehalt als Milch.

Worauf Sie achten sollten

Nicht alle angebotenen Joghurtprodukte enthalten allerdings die gesundheitsfördernden Bakterien. Wählen Sie deshalb Produkte mit dem Zusatz „lebende Kulturen" oder „bio" auf der Verpackung. Häufig sind die enthaltenen Keime wie etwa der *Lactobacillus acidophilus* direkt genannt. Und um die Wirksamkeit sicherzustellen, sollten Sie Joghurt möglichst frisch, also lange vor Ablauf des Verfallsdatums, kaufen und essen.

Wenn Sie kein Joghurt-Liebhaber sind, können Sie sich über probiotische Nahrungsergänzungsmittel einen Großteil des gesundheitlichen Nutzens sichern. Die optimale Dosis wurde noch nicht ermittelt, aber Forscher vermuten, dass man täglich etwa 10 Milliarden Organismen benötigt. Das klingt nach sehr viel, ist aber tatsächlich in nur 1 oder 2 Kapseln enthalten. Die Produkte mit den lebenden Organismen sollten im Kühlschrank aufbewahrt werden. Aber legen Sie sie nicht ins Eisfach; Temperaturen um den Gefrierpunkt – wie auch starke Hitze – können die Kulturen vernichten.

Johanniskraut

Am Johannistag oder Mittsommertag, dem 24. Juni, steht das gelbe Johanniskraut in voller Blüte. Zerreibt man eine seiner Blüten, so tritt ein roter Saft aus – der Legende nach ein Zeichen für das vergossene Blut Johannes des Täufers. Eines steht fest: Die Pflanze verfügt über Heilkräfte, die im Mittelalter vor allem gegen äußerliche Wunden eingesetzt wurden. Erst im 18. Jahrhundert entdeckte man auch die stimmungsaufhellende Wirkung von Johanniskraut, die heute ganz im Vordergrund seiner medizinischen Bedeutung steht.

Schon der mittelalterliche Arzt Paracelsus glaubte, dass wohl kaum „eine bessere Arznei für Wunden in allen Ländern gefunden wird" – und das, obwohl er die pharmakologisch wirksamen Inhaltsstoffe des Johanniskrauts nicht kennen konnte.

Hilft bei …

- depressiven Stimmungstiefs
- Gicht
- hormonellen Verstimmungen
- Muskelschmerzen
- rheumatischen Beschwerden
- Sonnenbrand
- trockener, schuppiger Haut
- Verbrennung
- Verletzungswunden

Das einzigartige Hyperforin und seine Begleiter

Hyperforin ist der wichtigste Inhaltsstoff des Johanniskrauts und kommt nirgendwo sonst im Pflanzenreich vor. Diese Substanz erhöht die Konzentration der Botenstoffe Serotonin und Noradrenalin im Gehirn und ist so aktiv, dass schon geringste Dosierungsänderungen die Wirksamkeit stark beeinflussen. Der Hyperforingehalt ist daher ein wichtiges Beurteilungskriterium für Arzneimittel aus Johanniskraut. Doch können auch andere der Inhaltsstoffe antidepressive Wirkung haben.

Johanniskraut enthält eine Reihe weiterer Stoffe, die für die therapeutische Wirkung des Gesamtextrakts von Bedeutung sind. Dazu gehören auch Flavonoide mit antibiotischen, entzündungshemmenden Eigenschaften. Inhaltsstoffe wie Hypericin und Pseudohypericin ergaben in verschiedenen Experimenten widersprüchliche Daten. Früher wurde die antidepressive Wirkung des Johanniskrauts vorrangig diesen beiden Anthracen-Abkömmlingen zugeschrieben, was neuere Forschungsergebnisse jedoch korrigierten.

Unlängst wurde auch festgestellt, dass der Inhaltsstoff Rutin, der allein verabreicht keine antidepressive Aktivität zeigt, offenbar doch eine wichtige Rolle spielt. Johanniskraut-Extrakte, die zu wenig Rutin enthalten, zeigen keine antidepressive Wirkung, auch wenn sie alle bekannten anderen Stoffe aufweisen. Wenn man Rutin hinzugibt, werden diese Extrakte wirksam.

Die bis zu 1 m Höhe erreichende Staude ist eine pflegeleichte Gartenpflanze. Mit selbst hergestelltem Johanniskrauttee können Sie sich jedoch nur über leichte Stimmungstiefs hinweghelfen. Gegen depressive Verstimmungen benötigt man ein Fertigarzneimittel, das besonders Hyperforin in standardisierter Menge enthält. Auch damit kann es 3–4 Wochen dauern, ehe sich die Stimmung spürbar bessert. Synthetische Antidepressiva wirken allerdings ebenfalls nicht sofort.

Johanniskrautöl zur äußeren Anwendung

Bei Wunden, Verbrennungen, Muskelschmerzen, rheumatischen Beschwerden und Gicht wird Johanniskrautöl äußerlich angewandt. Wirkungsvoll ist eine Massage mit einer Mischung aus Johanniskraut- und Mandelöl im Verhältnis 1:10, der wenige Tropfen eines ätherischen Öls wie Kamille, Lavendel oder Rosmarin zugesetzt wurden.

Bei leichten Verbrennungen, Geschwüren, offenen Wunden, aber auch bei Haut, die zu Allergien neigt, empfehlen sich 10 % Johanniskrautöl in Jojoba- oder Aloe-vera-Öl.

Hier ist Vorsicht geboten

Bei der Einnahme von Johanniskraut-Extrakt können gefährliche Wechselwirkungen mit anderen Medikamenten auftreten, weshalb Sie vor jeder Einnahme Ihren Arzt befragen sollten. Johanniskraut regt nämlich ein Enzym in der Leber an, das andere Medikamente abbaut, wodurch sie an Wirksamkeit einbüßen. Es bestehen Wechselwirkungen mit Aids-Medikamenten (Protease-Hemmern), Antibiotika und mit stärkeren Antidepressiva. Auch Immunsuppressiva, die nach Transplantationen gegen die Abstoßungsreaktion des Körpers gegeben werden, verlieren ihre Wirksamkeit. Abgeschwächt wird auch die Wirkung von Herzmedikamenten (Digoxin), Asthmamitteln (Theophyllin) und Medikamenten zur Hemmung der Blutgerinnung. Es ist umstritten, ob Johanniskraut die Wirkung der Antibabypille beeinträchtigt.

Unstrittig ist hingegen, dass Hypericin zu einer erhöhten Lichtempfindlichkeit führt. Meiden Sie direktes Sonnenlicht.

Kamille

Nicht nur der angenehme Geschmack und Duft machen Kamillentee zu einem äußerst wohltuenden Getränk. Eine Tasse vor dem Zubettgehen beruhigt die angespannten Nerven und fördert einen gesunden Schlaf. Und damit sind noch längst nicht alle Vorzüge der Kamille aufgezählt: Wissenschaftler haben in den kleinen Blüten über ein Dutzend aktiver chemischer Wirkstoffe entdeckt, die nicht nur Stress lindern, sondern darüber hinaus den verstimmten Magen schneller beruhigen, als ein konventionelles Medikament überhaupt wirken kann.

Das Flavonglykosid Apigenin in der Kamille beruhigt das Zentralnervensystem und erleichtert das Einschlafen. Wenn Sie sehr aufgewühlt sind, trinken Sie 1 Tasse Kamillentee oder entspannen Sie in einem heißen Bad, das Sie mit mehreren Tassen Kamillentee, 10 Tropfen Kamillenöl oder 1–2 Handvoll Kamillenblüten versetzt haben. Das ätherische Öl dringt durch die Haut und lindert die Angst- und Stressgefühle.

Wirkt innen wie außen

Andere chemische Bestandteile der kleinen Blume, besonders das ätherische Öl Bisabolol, wirken krampflösend. Die glatten, unbewusst arbeitenden Muskeln im Verdauungstrakt und in der Gebärmutter entspannen sich, was Magenverstimmungen und Menstruationsbeschwerden lindert. 1 oder 2 Tassen Kamillentee täglich können außerdem die magenschädigenden Nebenwirkungen von ASS und anderen Arzneimitteln verringern – das hilft allen, die wegen eines Gelenkleidens oder anderer schmerzhafter Erkrankungen täglich Schmerzmittel nehmen.

Wegen ihrer entzündungshemmenden und antiseptischen Wirkung eignet sich Kamille hervorragend zur Behandlung einer Reihe kleinerer Gesundheitsbeschwerden:

- **Ausschläge und Verbrennungen** Kamille erweist sich für die Haut als ebenso nützlich wie für den Verdauungstrakt. Äußerlich aufgetragen als Kamillencreme oder Kompresse aus starkem Kamillentee, trägt die Pflanze zum rascheren Abheilen von Schnittwunden, Verbrennungen und Ausschlägen bei. Falls Sie

Hilft bei …

- Aufstoßen
- Bindehautentzündung
- entzündlichen Darmerkrankungen
- Furunkeln
- Fußschmerzen
- Magengeschwür
- Menstruationsbeschwerden
- Nesselsucht
- Psoriasis (Schuppenflechte)
- Rosazea (Rotfinnen)
- Stress
- Verdauungsstörungen
- Zahnen
- Zahnfleischentzündungen

einen leichten Sonnenbrand haben, dann mischen Sie Kamillenöl (aus dem Reformhaus) zu gleichen Teilen mit Mandelöl oder einem anderen Trägeröl. Sobald Sie die gerötete Haut damit einreiben, bessert sich die juckende Entzündung.

- **Hautreizungen** Ärzte und Naturheilkundige empfehlen oft eine Creme auf Kamillenbasis bei Wunden oder Entzündungen durch Ekzeme oder Kontaktallergien sowie zur Nachbehandlung der Hautareale, die durch Bestrahlung angegriffen wurden. Kamillenöl in kleiner Menge wird zur Behandlung von infektiösen Hautproblemen wie Furunkeln verwendet.
- **Infektionen** Ein Kamillenbad tötet einige der Augen- oder Hautinfektionen verursachenden Pilze und Bakterien. Mit Mundspülungen aus starkem Kamillentee beruhigt man entzündetes Zahnfleisch, bekämpft Zahnfleischerkrankungen und beschleunigt die Heilung von Mundgeschwüren.

Kamille kaufen und richtig verwenden

Kamillenteebeutel sind im Supermarkt, die getrockneten Blüten in Apotheke und Reformhaus erhältlich. Man kann die Pflanze auch im eigenen Garten ziehen oder an Wegrändern sammeln. Beachten Sie dabei, dass es zwei verschiedene Arten gibt: die Römische Kamille *(Chamaemelum nobile)* und die Echte Kamille *(Matricaria recutita)*. Obschon sich beide sehr ähneln, sagt man doch der Echten Kamille die größere Heilkraft nach.

Brauen Sie sich ein eigenes Heilwasser, indem Sie 1 Tasse kochendes Wasser über 1 gehäuften TL Kamillenblüten gießen. Lassen Sie den Sud 10 Minuten ziehen und abkühlen, bevor Sie ein Tuch eintauchen und etwa 5 Minuten lang auf die Wunde, den Ausschlag oder die verbrannte Stelle auflegen.

Einen regelrechten Aufruhr löste ein Bericht in der amerikanischen Fachzeitschrift *Allergie und klinische Immunologie* aus, demzufolge Kamillentee die Ursache für eine tödlich verlaufende allergische Reaktion sein könnte. Als jedoch Wissenschaftler die Daten noch einmal untersuchten, konnten sie nur eine Handvoll Reaktionen – und keine davon tödlich! – auf die in Mitteleuropa überwiegend verwendete Echte Kamille zurückführen.

Wenn Sie jedoch generell allergisch auf Pflanzen der Gattung der Korbblütler *(Asteraceae)* – Astern und Chrysanthemen – reagieren, sollten Sie Kamille nicht verwenden.

Knoblauch

Der Nutzen von Knoblauch wird manchmal so übertrieben, dass Wunsch und Wirklichkeit nur schwer zu unterscheiden sind. Medizinhistoriker können allerdings über 100 Verwendungsarten nachweisen. Die alten Ägypter verabreichten den Arbeitern beim Bau der Pyramiden Knoblauch zur Stärkung und zur Vorbeugung gegen Durchfall. In Europa aß man Knoblauch zum Schutz gegen die Pest. Militärärzte verwendeten ihn zur Desinfizierung von Wunden. Außerdem wird die Knolle zur Behandlung von Fußpilz, Tuberkulose und Bluthochdruck sowie von Erkältung und Husten eingesetzt.

Knoblauch ist heute Gegenstand von über 1000 pharmazeutischen Studien. Die meisten konzentrieren sich auf seine Wirkung bei Herz-Kreislauf-Erkrankungen und bei Krebs sowie auf seine antibakteriellen und antioxidierenden Eigenschaften. Es scheint erwiesen, dass Knoblauch ein echtes Heilmittel ist, das in manchen Fällen sogar mit der Wirksamkeit von rezeptpflichtigen Arzneimitteln konkurrieren kann.

Hilfe fürs Herz

Knoblauch enthält über 100 chemisch aktive Verbindungen. Eine der wichtigsten ist Alliin, eine Schwefelstoffverbindung, die sich zu Allicin umwandelt, wenn eine Zehe zerdrückt oder zerkaut wird. Wahrscheinlich ist das Allicin für die antibiotischen Eigenschaften von Knoblauch verantwortlich sowie für seine positive Wirkung auf das Herz. In Ländern, in denen viel Knoblauch verzehrt wird, scheint die Zahl der Herzerkrankungen ungewöhnlich gering zu sein.

Knoblauch beeinflusst die Blutplättchen (Thrombozyten). Diese zellähnlichen Strukturen im Blut neigen dazu, sich zu verklumpen und Pfropfen in den Herzkranzgefäßen zu bilden, was zum Herzinfarkt führt. Eine Studie ergab, dass das Auftreten von Blutplättchen-Aggregationen oder Blutgerinnseln bei Männern um 10–58 % zurückging, wenn sie eine Allicin-Menge einnahmen, die etwa 6 Zehen frischen Knoblauchs entspricht. Bestimmte Inhaltsstoffe von Knoblauch können ähnlich wie ASS die Bildung von Blutpfropfen hemmen.

Hilft bei …

- Bissen und Stichen
- Bluthochdruck
- Cholesterinerhöhung
- Durchfall
- Erkältungen und Grippe
- Gerstenkörnern
- Halsschmerzen
- Harnwegsinfektionen
- Husten
- Nebenhöhlenentzündung
- Ohrenschmerzen
- Pilzinfektionen
- Schnitt- und Schürfwunden

Knoblauch scheint etwa so wie rezeptpflichtige Arzneimittel zu wirken, welche in der Leber die Produktion von Cholesterin hemmen, das zur Bildung von Ablagerungen in den Blutgefäßen beiträgt. Dutzende wissenschaftliche Studien legen nahe, dass der tägliche Verzehr von Knoblauch den Cholesterinspiegel im Blut um 9–12 % senken kann.

Knoblauch verbessert nicht nur in den Koronararterien die Durchblutung. Er erweitert die Blutgefäße, was den Blutdruck sinken lässt, und verbessert offenbar die Elastizität der Arterien.

Der Krebs-Bekämpfer

Erwiesen ist auch, dass Knoblauch Zellveränderungen blockiert, die zu Krebs führen können – und möglicherweise sogar bereits entstandene Krebszellen zerstören kann. Bereits weniger als eine Knoblauchzehe pro Tag senkt das Krebsrisiko in der Prostata um die Hälfte. Einer amerikanischen Studie zufolge ist die Wahrscheinlichkeit, an Dickdarmkrebs zu erkranken, bei Frauen, die jede Woche Knoblauch aßen, um ein Drittel niedriger als bei denen, die nie Knoblauch zu sich nahmen.

Eine chinesische Studie konnte den Verzehr von Knoblauch mit einem statistisch signifikant gesenkten Risiko für Magenkrebs in Verbindung bringen. Die Erkrankungsrate bei starken Knoblauchessern betrug nur 8 % gegenüber denjenigen, die sehr wenig Knoblauch aßen; die Probanden vertilgten etwa 20 g täglich, was einer ganzen Knolle entspricht.

Niemand weiß genau, wie Knoblauch den Krebs bekämpft. Allicin und andere Verbindungen scheinen sich direkt gegen die Tumore zu richten. Möglicherweise hemmt Knoblauch auch die Bildung von krebsverursachenden, chemischen Verbindungen. Er neutralisiert freie Radikale, die Nebenprodukte des Oxidationsprozesses, die zur Zellalterung sowie zur Schädigung der Erbsubstanz DNA und zum Auslösen krebserzeugender Zellveränderungen beitragen. Knoblauch hemmt ferner die Bildung von Nitriten, die an der Entstehung von Magenkrebs beteiligt sind. Und er stärkt das Immunsystem.

Ein essbares Antibiotikum

Roher Knoblauch, zerdrückt und auf Wunden aufgetragen, tötet eine Vielzahl von infektionsauslösenden Organismen, einschließlich der Pilze, die Fußpilz, Scheidenpilzinfektionen und viele Arten von Ohrentzündungen verursachen. Er vernichtet Bakterien, einschließlich der Tuberkulosebakterien und des gefürchteten Erregers *Escherichia coli*, der die meisten Harnwegsinfektionen verursacht. Möglicherweise tötet Knoblauch sogar die Bakterienstämme ab, die gegenüber Standard-Antibiotika bereits resistent sind.

Knoblauch zerstört Krankheitskeime sowohl außerhalb als auch innerhalb des Körpers. Er hilft, die Magenschleimhaut vor *Helicobacter pylori* zu schützen, der die meisten Magengeschwüre mitverursacht. Und da das ätherische Öl des Knoblauchs durch die Lunge ausgeschieden wird, ist er ebenfalls nützlich bei Beschwerden der Atemwege.

Die Dosierung

Eine oder zwei Knoblauchzehen täglich reichen, um genügend wirksame Substanzen aufzunehmen. Roher Knoblauch entfaltet eine stärkere Wirkung, da Kochen die Bildung von Allicin hemmt und einige heilende Stoffe zerstört.

Um sicherzustellen, dass das Alliin in rohem Knoblauch zu Allicin umgewandelt wird, sollten Sie den Knoblauch zerdrücken, kleinhacken oder die Zehe zerkauen.

Dem amerikanischen Nationalen Krebs-Institut zufolge ist es sinnvoll, zwischen dem Schälen und dem Kochen des Knoblauchs etwa 15 Minuten verstreichen zu lassen. In dieser Zeit können Enzymaktivitäten stattfinden, die anscheinend zur Erhaltung der heilenden Eigenschaften beitragen, die normalerweise während des Kochens verlorengehen. Wenn Sie den Knoblauchatem scheuen, dann kauen Sie nach dem Verzehr von Knoblauch ein paar Petersilienstängel.

Ärzte sind sich einig, dass frischer Knoblauch über die besten medizinischen Eigenschaften verfügt. Wenn Sie zu einem magensaftresistenten Präparat greifen, bleibt der Geruch aus, da der Knoblauch unverdaut durch den Magen wandert. In diesem Fall werden 400–600 mg Knoblauch täglich empfohlen. Bei einer akuten Erkältung können Sie die Dosis auf das Vierfache täglich erhöhen. Wählen Sie ein Präparat, das die standardisierte Menge von 4000 µg Allicin-Potenzial bzw. standardisiert 1,3 % des Inhaltsstoffs Alliin pro Dosis enthält.

Achtung: Knoblauch ist schädlich, wenn Sie gleichzeitig Warfarin zu sich nehmen.

Nachtkerzenöl

Die aus Nordamerika stammende Nachtkerze wurde schon von den indianischen Ureinwohnern für Heilrezepturen eingesetzt. Im 17. Jahrhundert gelangte der Samen der Nachtkerzenpflanze als blinder Passagier nach Europa. Bald wurde sie hier heimisch und breitete sich weiter nach Asien aus. Traditionell werden auch die Pflanze und ihre Wurzel zur Behandlung von Blutergüssen, Hämorrhoiden, Husten und Magenbeschwerden eingesetzt, doch das Öl befindet sich nur in den Samen.

Hilft bei …

- Ekzemen und Neurodermitis
- Gelenkschmerzen
- Prämenstruellem Syndrom

Nachtkerzenöl wird aus den winzigen Samen der zweijährigen Pflanze gewonnen. Sie reifen in Kapseln im zweiten Lebensjahr nach der Blüte heran. Im ersten Jahr trägt die Nachtkerze nur Blätter. Ihre hellgelben, süß duftenden Blüten öffnen sich erst in der Dämmerung, daher der Name.

Das Samenöl enthält eine spezielle Fettsäure, die Gamma-Linolensäure (GLA). Sie ist der aktive Inhaltsstoff der Nachtkerze und macht 7–10 % der insgesamt darin enthaltenen Fettsäuren aus. GLA wird im Körper zu mehreren hormonähnlichen Substanzen umgebaut, nämlich zu Prostaglandinen und Leukotrienen, die Entzündungen bekämpfen. Die verschiedenen Prostaglandine wirken teilweise entgegengesetzt – nämlich sowohl entzündungshemmend als auch entzündungsfördernd.

Der Organismus kann GLA selbst herstellen, aus Linolensäure, die man mit Pflanzenölen, mehrfach ungesättigten Margarinen und Brotaufstrichen aufnimmt. Allerdings fehlt es manchen Menschen an dem Enzym, das zur Aufspaltung erforderlich ist. Durch Nachtkerzenöl können sie diesen Mangel ausgleichen und den Körper dabei unterstützen, mehr entzündungshemmende Substanzen zu produzieren. Die wichtigsten Einsatzgebiete von Nachtkerzenöl sind:

- **Hautreizungen durch Ekzeme** Ekzeme und Juckreiz können entstehen, wenn es dem Körper nicht gelingt, Fette aus der Nahrung in ausreichendem Umfang in GLA umzuwandeln. Die Einnahme von Nachtkerzenöl über 3 oder 4 Monate hinweg lindert Juckreiz und senkt den Bedarf an Kortikoidcremes und Medikamenten bei Neurodermitis.

- **Menstruationsbeschwerden** Nachtkerzenöl wirkt gegen hormonell bedingte Beschwerden wie Prämenstruelles Syndrom, Brustspannen und Unterleibskrämpfe während der Monatsblutung.
- **Rheumatische Schmerzen** Nachtkerzenöl soll die Beschwerden bei rheumatoider Arthritis bessern. Probieren Sie eine Kombination aus Nachtkerzenöl und Omega-3-Fettsäuren aus, die sich in Fischöl oder Leinsamenöl finden.
- **Antientzündliche Wirkung** Entzündliche Krankheitsprozesse wie Rosazea (Rotfinnen), Akne und äußerliche Verletzungen können ebenfalls durch Nachtkerzenöl gebessert werden.

Hyperaktive Kinder und Nachtkerzenöl

Die Rolle der essenziellen Fettsäuren einschließlich GLA und der Omega-3-Fettsäuren bei ADHS (**A**ufmerksamkeits**d**efizit-**H**yperaktivitäts-Syndrom) erregt derzeit wissenschaftliches Interesse. Forscher vermuten, dass einige der betroffenen Kinder zu wenig von diesen Fettsäuren im Körper haben. Probieren Sie deshalb die Gabe von Nahrungsergänzungsprodukten aus, die GLA und Omega-3-Fettsäuren enthalten. Wählen Sie ein speziell für Kinder entwickeltes Präparat, und beachten Sie die Dosierungsangaben. Außerdem sollten Sie – wie bei allen Anwendungen von Nachtkerzenöl – berücksichtigen, dass es für die Langzeitbehandlung gedacht ist. Eine erkennbare Wirkung ist erst nach 4–12 Wochen zu erwarten.

Mögliche Nebenwirkungen

Nachtkerzenöl ist für die meisten Menschen unbedenklich. Gelegentlich kann es milde Nebenwirkungen hervorrufen, etwa Kopfschmerzen, leichte Magenbeschwerden oder Blähungen. Doch es gibt auch Hinweise auf Komplikationen während der Schwangerschaft und sollte daher während dieser Zeit und der Stillzeit nicht eingesetzt werden.

Nachtkerzenöl kann die Verklumpung von Blutplättchen bremsen, weshalb es nicht zusammen mit einem Medikament zur Hemmung der Blutgerinnung eingenommen werden sollte. Auch vermutet man, dass es Krampfanfälle begünstigt. Epileptiker sollten auf Nachtkerzenöl verzichten, ebenso wer Medikamente einnimmt, die das Anfallsrisiko erhöhen (Phenothiazin).

Omega-3-Fettsäuren

Fett im Essen schadet doch nicht immer. Von den Omega-3-Fettsäuren sollten wir unbedingt mehr zu uns nehmen. Unter dieser Sammelbezeichnung versteht man eine Gruppe mehrfach ungesättigter Fettsäuren, zu denen Eicosapentaen-, Docosahexaen- und Alpha-Linolen-Säure gehören. Sie spielen eine Schlüsselrolle bei vielen wichtigen Prozessen im Körper, angefangen von der Regulierung von Blutgerinnung und Blutdruck bis hin zur Heilung von Entzündungen.

Hilft bei …

- Arthritis und Arthrose
- Asthma
- Bluthochdruck
- Cholesterin, erhöhtem
- Darmerkrankungen
- Depression
- Ekzemen
- Falten
- Gedächtnisproblemen
- Gicht
- Herzklopfen
- Menstruationsbeschwerden
- Nesselsucht
- Prostatabeschwerden
- Psoriasis
- Sehnenscheiden- und Schleimbeutelentzündung

Wissenschaftlern fiel auf, dass die Ureinwohner Grönlands nur selten an rheumatoider Arthritis sowie an Herzerkrankungen litten, obwohl ihre Ernährung größtenteils aus Fisch-, Seehund- und Walöl bestand. Alle diese Nahrungsmittel enthalten jedoch reichlich Omega-3-Fettsäuren, sodass man die positive Bedeutung dieser Fette schon bald erkannte.

Senken Sie Ihr Herzinfarktrisiko

Herzinfarkte treten auf, wenn sich Blutpfropfen in den Herzkranzarterien bilden und den Zufluss von Blut und Sauerstoff zum Herzmuskel blockieren. Es ist vielfach belegt, dass eine Ernährung, die viele Omega-3-Fettsäuren enthält, das Herzinfarkt- oder Schlaganfallrisiko verringert. Doch wie wirken Omega-3-Fettsäuren?

- Sie senken den Blutdruck, indem sie die Bildung von Prostaglandinen, Leukotrienen und Thromboxan hemmen. Diese verengen die Blutgefäße und finden sich in geringer Menge in jedem Organismus; vermehrt freigesetzt sind sie schädlich.
- Sie bremsen das Verklumpen der Blutplättchen und hemmen so die Bildung von Blutgerinnseln.
- Sie senken den Gehalt an Triglyzeriden, den mit Cholesterin verwandten Blutfetten.
- Sie hemmen Entzündungsvorgänge in den Arterien und scheinen den Herzrhythmus zu stabilisieren.

Omega-3-Fettsäuren sind wichtig bei der Vorbeugung. Es gibt aber auch Anzeichen für ihren heilsamen Einfluss bei der Behandlung bereits bestehender Herzerkrankungen. In großen

Mengen eingenommen, helfen sie Restenosen (wiederholte Verengungen einer Arterie) zu verhindern. Dazu kommt es oft nach der operativen Wiedereröffnung eines Blutgefäßes.

Wenn Sie bereits eine Herzerkrankung haben oder ihr vorbeugen möchten, ist es ratsam, jede Woche fettreichen Fisch zu essen, da dieser große Mengen an Omega-3-Fettsäuren enthält. Geeignete Fischsorten sind Lachs, Makrele und frischer Thunfisch (nicht aus der Dose, da die Fischöle während des Verarbeitungsprozesses verlorengehen) sowie Sardinen (frisch oder aus der Dose). Nach den Empfehlungen der deutschen, österreichischen und Schweizer Ernährungsgesellschaften sollte man 30–40 g fetten Fisch pro Tag zu sich nehmen. Das entspricht 1–2 Portionen pro Woche. Dieselbe Menge an Omega-3-Fettsäuren ist jedoch auch in 3–4 Kaffeelöffeln Rapsöl enthalten. Kinder unter 16 Jahren sowie Frauen im gebärfähigen Alter sollten jedoch vom Verzehr von Marlin, Hai und Schwertfisch gänzlich absehen, da sich im Fett dieser großen Raubfische viele Schadstoffe ansammeln. Wenn Sie Fisch absolut nicht mögen, können Sie auf Fischölkapseln ausweichen.

Weg mit Knochen- und Gelenkschmerzen

Sie können sich Omega-3-Fettsäuren auch als eine Art Multifunktionsöl für die Gelenke vorstellen. Da sie die Effekte entzündungsfördernder Substanzen wie z. B. von Prostaglandinen hemmen, eignen sie sich hervorragend für Menschen, die an rheumatoider Arthritis leiden. Die Fettsäuren wirken so gut, dass oft die tägliche Dosis von ASS oder anderen entzündungshemmenden Schmerzmitteln herabgesetzt werden kann.

Was den Gelenken guttut, schadet auch den Knochen nicht, besonders denen von Frauen nach der Menopause, die an Osteoporose leiden oder deren Risiko für Knochenschwund erhöht ist. Die Einnahme von Omega-3-Fettsäuren über 18 Monate bewirkte eine höhere Knochendichte und weniger Brüche.

Weitere Anwendungsmöglichkeiten

Omega-3-Fettsäuren bewirken erwiesenermaßen:

- **Linderung von Bauchschmerzen** Patienten, die an einer schmerzhaften chronisch-entzündlichen Darmerkrankung (Morbus Crohn) litten, nützte Fischöl: 69 % derer, die Fischölpräparate nahmen, blieben während eines Jahres symptomfrei.

- **Besserung des psychischen Gesundheitszustandes** Einige Wissenschaftler führen Depressionen auf zu geringen Fischverzehr zurück. Ein niedriger Gehalt an Omega-3-Fettsäuren kann die Zellmembranen schwächen und Botenstoffe im Gehirn reduzieren. Bei Personen mit bipolarer Störung (früher als „manisch-depressiv" bezeichnet) konnte in fast zwei Dritteln der Fälle eine Besserung festgestellt werden, wenn die Betroffenen Fischöl verabreicht bekamen.
- **Linderung von Menstruationsbeschwerden** Frauen, die Omega-3-Fettsäuren zu sich nehmen, haben weniger Probleme mit Unterleibskrämpfen während der Periode, da die Fettsäuren den Prostaglandinspiegel senken, der die Krämpfe steigert.
- **Möglicherweise Vorbeugung gegen Krebs** Forschungsergebnisse deuten darauf hin, dass Fischöle Brust- und Darmkrebserkrankungen verhindern.

Fakten über Fischöl

- Omega-3-Fettsäuren, die nicht aus Fisch stammen, sind weniger wirksam als die aus Fischöl oder Lebertran gewonnenen.
- Bewahren Sie Fischöl-Nahrungsergänzungsmittel im Kühlschrank auf, damit sie nicht ranzig werden.
- Meist werden 3–5 g Fischöl pro Tag empfohlen. Die Nebenwirkungen wie Blähungen, Durchfall und einen leicht fischigen Körpergeruch vermeiden Sie, indem Sie 2 oder 3 kleinere Portionen über den Tag verteilt einnehmen. Frieren Sie die Pillen ein und nehmen Sie sie mit den Mahlzeiten, oder probieren Sie verschiedene Produkte aus.
- Naturheilkundige raten, im Sommer die Omega-3-Fettsäuren aus Fischölen zu beziehen und im Winter aus Lebertran, da dieser reich an Vitamin D ist. Im Sommer reicht die Sonneneinstrahlung zur Vitamin-D-Versorgung aus. 10 ml Lebertran täglich haben denselben Nutzen wie etwa 15 Fischölkapseln. *Achtung:* Schwangeren wird von Lebertran wegen seines hohen Vitamin-A-Gehaltes abgeraten.
- Übermäßige Einnahme von Fischöl kann die Blutgerinnung beeinträchtigen: Schlucken Sie daher nicht mehr als 6 g. *Achtung:* Befragen Sie vor der Einnahme von Fischölpräparaten Ihren Arzt, wenn Sie Blutverdünnungsmittel wie ASS oder Warfarin einnehmen oder eine Durchblutungsstörung haben. Diabetiker sollten sich auf 2 g pro Tag beschränken.

Pfefferminze

Pfefferminzbonbons gelten als angenehme Süßigkeit nach dem Essen und gutes Mittel für einen zumindest kurzfristig frischeren Atem. In der richtigen Form verabreicht, ist Pfefferminze eines der besten Mittel gegen Verdauungsstörungen und Blähungen. Die getrockneten Blätter dieser Pflanze und ihre ätherischen Öle eignen sich für weitaus mehr als nur für Tees und Bonbons: Ihre heilenden Kräfte sind stärker als meist bekannt.

Schutz für Magen und Darm

Die ätherischen Öle der Pfefferminze, vor allem Menthol und Menthon, entspannen die glatten Muskeln im Verdauungstrakt und helfen, Krämpfe zu lindern. Britische Gastroenterologen bestrichen Endoskope für Magen- und Darmspiegelungen mit verdünntem Pfefferminzöl: Schmerzhafte Krämpfe ließen innerhalb von 30 Sekunden nach.

Durch seine krampflösenden Eigenschaften hilft Pfefferminze bei Reizdarm, der unvorhersehbare Bauchkrämpfe, Verdauungsbeschwerden, Verstopfung und Durchfall hervorruft. In einer in Taiwan durchgeführten Studie entwickelten Reizdarmpatienten, denen 15–30 Minuten vor den Mahlzeiten Pfefferminzölkapseln verabreicht wurden, weniger Blähungen und Unterbauchschmerzen als die, die keine Kapseln einnahmen.

Ärzte und Naturheilkundige empfehlen Pfefferminze bei einer Reihe von Verdauungsbeschwerden:

- **Blähungen** Da Pfefferminze die Verdauung fördert, kann sie auch zur Vermeidung von Blähungen beitragen.
- **Gallensteine** Erste Untersuchungsergebnisse legen nahe, dass Pfefferminze die Auflösung von Gallensteinen unterstützt.
- **Übelkeit** Pfefferminze wirkt leicht betäubend auf die Magenschleimhaut und lindert dadurch geringe Übelkeit.
- **Magengeschwüre** Sie lindert die Schmerzen und unterstützt die Heilung.

Achtung: Verwenden Sie Pfefferminze nicht, wenn Sie häufig Sodbrennen haben. Sie entspannt den Speiseröhren-Schließmuskel, sodass es zum Rückfluss von Mageninhalt kommt und damit zum Säureangriff auf die empfindliche Speiseröhre.

Hilft bei …

- Bissen und Stichen
- Blähungen
- entzündlichen Darmerkrankungen
- fettiger Haut
- Fußschmerzen
- Kopfschmerzen
- Körpergeruch
- Magengeschwür
- Reizdarm
- Schnarchen
- Sonnenbrand
- Übelkeit, auch morgendlicher
- Verdauungsstörungen
- Zahnschmerzen

Ein freier Kopf und weniger Schmerzen

Ob Sie nun Pfefferminze als Tee trinken oder die aromatischen Dämpfe einatmen, Sie werden feststellen, dass das Kraut als wirkungsvolles Dekongestivum Schleim löst und die Entzündung der Nasenschleimhaut dämpft. Pfefferminze kann sogar verkrampfte Bronchien weiten sowie die Verengung der Atemwege bei Asthmaanfällen bessern.

Wenn Sie häufig an Kopfschmerzen leiden, dann tupfen Sie sich etwas verdünntes Pfefferminzöl auf Stirn und Schläfen. Eine kleine Studie mit 32 Kopfschmerzpatienten stellte fest, dass das Öl als Schmerzmittel wirksam ist.

Das in Pfefferminze enthaltene Menthol besitzt schmerzstillende Fähigkeiten. Ob Sie nun Leistungs- oder Amateursportler sind: Bewahren Sie immer etwas Pfefferminzöl im Medizinschränkchen auf (oder eine Salbe mit Menthol), um schmerzende Muskeln damit einreiben zu können. Mischen Sie ein paar Tropfen Pfefferminzöl mit 1 EL Sonnenblumen- oder Olivenöl, da reines Pfefferminzöl die Haut reizt.

Aufgrund seiner betäubenden Eigenschaften hilft Pfefferminzöl ebenfalls sehr gut bei Zahnschmerzen.

Wie viele ätherische Öle tötet auch Pfefferminzöl bestimmte Viren und Bakterien. Mit ein paar Tropfen Pfefferminzöl in 1 Tasse Wasser erhalten Sie eine keimtötende Mundspülung. Oder geben Sie 1 oder 2 Tropfen Öl auf die Zunge und frischen damit Ihren Atem auf. *Achtung:* Nehmen Sie nicht mehr als diese Menge oral ein, denn das Öl kann nicht nur den Magen durcheinanderbringen, sondern bereits ein paar Teelöffel des Öls können tödlich sein!

Bitten Sie zum Tee

Die meisten Menschen mögen den erfrischenden Geschmack von Pfefferminztee. Trinken Sie 1 oder 2 Tassen täglich zur Linderung oder Vorbeugung von Verdauungsbeschwerden. Sie können auch zwischen den Mahlzeiten magensaftresistente Kapseln mit Pfefferminze einnehmen, entsprechend den Anweisungen auf der Packungsbeilage. Solche Kapseln wandern unverdaut durch den Magen und setzen erst im Darm ihren Wirkstoff frei. Oder geben Sie 10–20 Tropfen Pfefferminztinktur, die weit weniger stark ist als das Öl, in ein Glas Wasser und trinken die Mischung bei Bedarf.

Senf

Es ist seit langem bekannt, dass scharfer Senf auf Schleim verflüssigend wirkt und deshalb bei Erkältung oder grippalem Infekt das Atmen erleichtert. Doch die Samenkörner der einjährigen, mittlerweile in ganz Europa verbreiteten Senfpflanze *(Sinapis alba)* können viel mehr bewirken als nur ein befreites Durchatmen. Die Pflanze, ein naher Verwandter von Brokkoli, Kohl und anderen Gemüsesorten aus der großen Familie der Kreuzblütengewächse, enthält eine ganze Reihe chemischer Verbindungen, denen beachtliche Heilkräfte nachgesagt werden.

Hilft bei ...

- Erkältung und Grippe
- Fieber
- Fußpilz
- Kopfschmerzen
- Rückenschmerzen

Senf wirkt primär schleimlösend. Wenn die Nase so verstopft ist, dass Sie kaum noch atmen können, dann nehmen Sie mit einem ordentlichen Klecks Senf – zum Wiener Würstchen beispielsweise – die chemischen Verbindungen Myrosin und Sinigrin zu sich, die den Schleim dünnflüssiger machen und so für leichteren Abfluss sorgen.

Ein altes Hausmittel gegen verstopfte Nase ist ein Breiumschlag auf der Brust, hergestellt aus ein paar Esslöffeln zerstoßener Senfkörner, 1 Tasse Mehl und genug Wasser, um daraus eine Paste anzurühren. Die aufsteigenden Dämpfe öffnen die verstopfte Nase, während die Schärfe die Durchblutung in der Brust anregt. Doch schützen Sie die Haut mit einer dicken Vaselineschicht, bevor Sie den Senfumschlag auflegen. Und entfernen Sie ihn nach 15 Minuten, da Senf sonst die Haut reizt. Außerdem sollten Sie die Hände gründlich waschen, ehe Sie Augen, Nase oder Mund berühren.

Von den schleimlösenden Eigenschaften des Senfs können Sie aber auch profitieren, indem Sie ein wenig gemahlene Senfkörner ins Badewasser geben. Und das ist erst der Anfang, denn Senf kann noch viel mehr:

- **Lindert Raynaud-Symptome** Menschen, die infolge dieser Gefäßerkrankung regelmäßig an schmerzhaft kalten Fingern leiden, hilft oft ein Senfpflaster. Der Senf reizt die Haut, die mit verstärkter Durchblutung in diesem Bereich reagiert. Das erzeugt ein warmes, kribbelndes Gefühl in den eisigen Fingern. Rühren Sie hierfür aus 100 g frisch gemahlenen Senfkörnern und nicht mehr kochendem Wasser eine dicke Paste an. Streichen Sie diese auf ein Stück Tuch, das groß genug ist, um es um die betroffenen Finger zu wickeln. Nehmen Sie den Umschlag nach etwa 1 Minute wieder ab, und reiben Sie die gerötete Haut mit etwas Olivenöl ein. Vor dem Auflegen des Senfpflasters können Sie Hautreizungen durch den Senf mit einer Schicht Vaseline vorbeugen.

- **Regt den Appetit an** Senf im Essen erhöht den Speichelfluss und die Freisetzung von Verdauungssäften – und stimuliert auf natürliche Weise den Appetit, wenn Sie angeschlagen sind und nicht ausreichend Nahrung zu sich nehmen.
- **Stoppt den Fußpilz** Ein Fußbad mit etwas Senfpulver kann helfen, Fußpilz abzutöten.
- **Vertreibt Rücken- und Gelenkschmerzen** Von Kräuterheilkundigen wird Senf als „Rubefacient" bezeichnet, weil er auf der Haut Rötungen und ein wohltuend warmes Gefühl hervorruft. Er hemmt wohl ähnlich wie Cayenne-Pfeffer die Schmerzweiterleitung ins Gehirn. Senföl ist deshalb ein Hauptbestandteil von Mitteln gegen rheumatische Beschwerden. Zur Schmerzbekämpfung mit Senf kann entweder ein Senfpflaster (siehe oben) verwendet werden oder ein Tuch, das in eine starke Senf-Lösung getaucht wird. Gießen Sie dazu 1 Tasse kochendes Wasser über 1 TL gemahlener Senfkörner, und lassen Sie das Ganze 5 Minuten ziehen, bevor Sie die Kompresse auf die schmerzende Stelle legen.
- **Lindert Kopfschmerzen, Fieber und wirkt schleimlösend** Ein Fußbad aus heißem Wasser und Senfpulver ist mehrfach hilfreich: Bei Grippe macht es den Kopf frei, trägt dazu bei, das Fieber zu senken und Kopfschmerzen zu lindern. Durch den Senf wird das Blut zu den Füßen gezogen, die Blutzirkulation nimmt zu, und der Druck auf den Kopf lässt nach.

Es gibt schwarze, braune, weiße sowie gelbe Senfarten. Weiße Senfkörner sind weniger scharf als andere Arten. Aufgepasst beim Verzehr der Körner! Sie haben bei übermäßigem Genuss abführende Wirkung. Senfpulver wird auch als Brechmittel eingesetzt; sobald Sie mehr als 1 TL davon zu sich nehmen, könnte sich dieser Effekt einstellen.

Achtung: Die Anwendung von Senf ist nicht geeignet bei Magen- und Darmgeschwüren, bei Nierenerkrankungen, fast allen Arten von Hautleiden sowie bei Kindern unter 6 Jahren.

Teufelskralle

Mit Widerhaken krallen sich die Früchte, die an langen, auf dem Boden liegenden Trieben hängen, am Fell vorbeistreifender Tiere fest und sorgen so für die Verbreitung der Teufelskralle. Während die oberirdischen Teile der Pflanze in der Trockenzeit absterben, bleiben die unterirdischen schweren Speicherwurzeln erhalten und warten auf die nächste Chance zum Austreiben: Die Pflanze ist an ihre karge Umwelt am Rande der Kalahari-Wüste bestens angepasst. Mittlerweile wird sie in Namibia gezielt angebaut, denn rücksichtslose Sammler hätten sie beinahe ausgerottet.

Wie bei anderen pflanzlichen Arzneimitteln ist auch bei der Teufelskrallenwurzel der Gesamtextrakt wirksamer als einzelne, isolierte Inhaltsstoffe. Dazu kommt, dass bisher noch nicht erforscht ist, welche Inhaltsstoffe der Wurzel letztlich für welche Wirkung verantwortlich sind. Denn die Teufelskralle ist zwar bei Heilern in Afrika seit Jahrhunderten bekannt, das Wissen um ihre Heilkraft kam jedoch erst vor etwa 100 Jahren nach Europa. In den letzten Jahren machte die Wurzel eine steile Karriere als Heilpflanze, sodass inzwischen jährlich über 600 Tonnen gesammelt oder aus kommerziellem Anbau in Namibia geerntet werden, um den Raubbau an den Wildpflanzen einzuschränken.

Hilft bei …

- Appetitlosigkeit
- Arthrose-beschwerden
- Hexenschuss
- rheumatischen Erkrankungen
- Rückenschmerzen
- Sehnen-entzündungen
- Verdauungs-beschwerden

Teuflisch gut gegen Gelenkbeschwerden

Die sekundären Speicherwurzeln der Teufelskralle enthalten Iridoidglykoside, darunter Harpagosid. Diese Verbindungen wirken entzündungshemmend und schmerzlindernd, außerdem hemmen sie die Eiweiß abbauenden Enzyme im Gelenkknorpel. Daher wird Teufelskralle als unterstützende Therapie insbesondere bei degenerativen Erkrankungen des Bewegungsapparates wie Arthrose oder rheumatischen Beschwerden eingesetzt. Im Rahmen einer Studie fand man heraus, dass durch die regelmäßige Einnahme von Teufelskralle über den Zeitraum von 2 Monaten hinweg eine deutlich verbesserte Beweglichkeit der von rheumatischen Beschwerden betroffenen Gelenke erzielt werden kann.

In weiteren Studien wurde die Schmerzlinderung durch Teufelskralle nachgewiesen, bei Arthrose ebenso wie bei anderen Gelenk- und Rückenbeschwerden. In vergleichenden Untersuchungen mit synthetisch hergestellten Schmerzmitteln schnitt die Teufelskralle ebenfalls gut ab: Sie zeigte eine vergleichbare Wirksamkeit bei weniger Nebenwirkungen als die üblichen NSAR (**n**icht**s**teroidale **A**nti**r**heumatika), die am häufigsten bei Erkrankungen des Bewegungsapparates verwendet werden. Die Wirkung der Teufelskralle setzt allerdings langsamer ein, sodass es durchaus 2–4 Wochen dauern kann, bevor man eine deutliche Besserung spürt. Als alleiniges Mittel gegen akute und starke Schmerzen ist die Pflanze daher nicht geeignet.

Bitterstoffe fördern die Verdauung

Aufgrund der Bitterkeit der Iridoide werden Extrakte aus der Teufelskrallenwurzel auch bei Verdauungsbeschwerden eingesetzt, weil sie die Produktion von Magen- und Gallensäuren fördern und den Appetit anregen. In einer 3 Jahre andauernden Praxisbeobachtung zeigte sich, dass Beschwerden wie Verstopfung, Durchfall, Blähungen und Appetitlosigkeit erfolgreich mit der Einnahme von Teufelskrallen-Abkochungen behandelt werden können. Zur Herstellung einer solchen Abkochung übergießen Sie 1/2 TL kleingeschnittene Wurzel mit 300 ml kochendem Wasser, lassen das Ganze 8 Stunden ziehen, seihen es danach ab und trinken es dreimal täglich.

Worauf ist zu achten?

Teufelskralle ist im Allgemeinen gut verträglich, lediglich bei besonders empfindlichen Menschen können gelegentlich leichte Magen-Darm-Beschwerden, Durchfall oder Übelkeit auftreten.

Schwangere und stillende Mütter sollten jedoch keine Teufelskralle einnehmen, da noch keine gesicherten wissenschaftlichen Erkenntnisse vorliegen, ob die Pflanze für das Ungeborene schädlich ist oder nicht. Dies gilt auch für Kinder unter 12 Jahren, denen Sie die Pflanze aus diesem Grund nicht verabreichen sollten. Bei Magen- und Zwölffingerdarmgeschwüren dürfen Sie Teufelskralle nicht anwenden, bei Diabetes, Gallensteinen oder Herz-Kreislauf-Erkrankungen sollten Sie vorher besser Ihren Arzt fragen, damit dieser Wechselwirkungen ausschließen kann.

Vaseline

Vaseline ist die pharmazeutische Allzweckschmiere, die sich überall einsetzen lässt. Sie gilt als ausgezeichnete Feuchtigkeitscreme und schützt die Haut vor Kälte oder Schärfe. Überdies leistet sie als Wundcreme bei aufgesprungenen Lippen gute Dienste und lindert Ekzeme. Als ob das alles noch nicht genug wäre, lässt sich Vaseline außerdem als Korrosionsschutz für die Anschlüsse von Autobatterien verwenden.

Hilft bei ...

- Allergien
- Blasen
- Ekzemen
- Hämorrhoiden
- Kopfläusen
- Lippenherpes
- Nasenbluten
- Psoriasis
- rauen Lippen
- trockener Haut
- Schnitt- und Schürfwunden

Vaseline wird aus Erdöl gewonnen, dem Rohstoff, der auch den Automotor schmiert und mit dem man den Tank von Autos füllt. Für Vaseline werden die schwereren Erdöl-Produkte genutzt, darunter Mineralöle und Paraffinwachs, daher ist sie eher cremig als flüssig. Nicht nur als Grundlage für Salben und Balsame, sondern auch pur erweist sie sich als nützlich.

Ärzte empfehlen Vaseline bei beißendem Frost als Gesichtscreme, da sie schwerer ist und mehr Feuchtigkeit bindet als gewöhnliche Feuchtigkeitscremes. Sie hilft auch bei trockenen Händen und Füßen. Tragen Sie vor dem Schlafengehen eine dicke Schicht auf, und ziehen Sie Baumwollhandschuhe oder -socken darüber. Den besten Hautschutz bietet Vaseline, wenn Sie sie direkt nach dem Duschen oder Baden anwenden. Das bindet die Feuchtigkeit direkt in der Haut, wo sie gebraucht wird. Das Öl zieht in die Haut ein und macht sie geschmeidig.

Für Vaseline gibt es noch viele weitere Verwendungsmöglichkeiten – im Folgenden werden die wichtigsten genannt:

- **Die Haut vor Wind und Wetter schützen** Vaseline bildet eine Barriere zwischen der Haut und Frost und Wind.
- **Psoriasis lindern** Tragen Sie Vaseline auf die trockenen Hautstellen auf, die bei Schuppenflechte immer entstehen. Dadurch lassen sich die harten, juckenden Hautschuppen leichter lösen.
- **Läuse beseitigen** Kopfläuse, die sich den rezeptfrei erhältlichen Läusemitteln gegenüber als resistent erweisen, können Sie endgültig vertreiben, indem Sie eine dicke Schicht Vaseline auf die Kopfhaut auftragen. Lassen Sie sie über Nacht einwirken, und wiederholen Sie die Maßnahme mehrere Nächte hintereinander. Beim Entfernen der Vaseline mit Babyöl

werden Sie die Läuse gleich mit los. Allerdings macht das einen Nissenkamm nicht überflüssig. Manche Mütter finden diese Prozedur eher mühsam als wirkungsvoll, da sich die Vaseline manchmal schwer entfernen lässt. Wenn es mit Babyöl nicht funktioniert, dann versuchen Sie es mit einem Trick: Tragen Sie eine dünnflüssige Paste aus Spülmittel und Maismehl auf die Haare auf, lassen Sie sie hart werden, und waschen Sie sie dann mit Shampoo wieder aus.

- **Raue Lippen glätten** Tragen Sie Vaseline auf die Lippen auf, um deren Austrocknen zu verhindern. Vaseline ist übrigens auch ein gutes Lipgloss.
- **Schnitt- und Schürfwunden schützen** Eine Schicht aus Vaseline hält die Wunde feucht und schützt vor dem Eindringen von Bakterien.
- **Heilende Brandwunden feuchthalten** Tragen Sie Vaseline nicht sofort auf eine Brandwunde auf, da sie sonst die Hitze einschließen und den Hautschaden noch vergrößern würde. Aber nach etwa 3 Tagen, wenn die Haut von selbst anfängt zu heilen, hat sich das Eincremen mit Vaseline als sinnvoll erwiesen, um der trockenen Haut Feuchtigkeit zu spenden sowie das Abheilen zu fördern.
- **Pollen abfangen** Wenn Sie an Heuschnupfen leiden, dann tupfen Sie ein wenig Vaseline in die Naseneingänge. Das kann umherfliegende Pollen abfangen, bevor sie tiefer in die Atemwege gelangen.
- **Nasenbluten verhindern** Wenn Sie Nasenbluten vermeiden möchten, dann sollten Sie die Schleimhäute feuchthalten und das Innere der Nasenflügel mit Vaseline betupfen. Dieser Tipp gilt auch bei längeren Flügen.

Ein Allzweck-Schmiermittel

Clevere Hausfrauen und -männer haben immer je einen Topf Vaseline sowohl im Werkzeugkasten als auch im Medizinschränkchen. Bei Streicharbeiten empfiehlt es sich, auf Türgriffe und Scharniere eine Schicht Vaseline aufzutragen, damit dort keine Farbe klebenbleibt. Mechaniker bedecken ihre Hände oft mit Vaseline, um die Haut gegen Öl und Schmierfett zu versiegeln. Sie können mit Vaseline sogar festgeklebten Kaugummi aus Haarsträhnen lösen, zu enge Ringe von Fingern abstreifen und Make-up entfernen.

Wasser

Wasser macht mehr als 60 % des Körpergewichts aus und ist die Substanz, die in unserem Körper am häufigsten vorkommt. Ein gesunder Mensch kann zwar einige Wochen ohne Nahrung auskommen, aber nur wenige Tage ohne Wasser überleben. Auch über den notwendigen Flüssigkeitsbedarf hinaus ist Wasser ein unverzichtbares Mittel zur Behandlung und zur Vorbeugung vieler Beschwerden. Sein Anblick übt einen wunderbar harmonisierenden Einfluss auf die Psyche aus.

Wasser ist für jede Körperfunktion notwendig. Unter normalen Bedingungen scheidet ein Erwachsener etwa 2–2,5 l Wasser täglich aus, und diese Menge muss ersetzt werden. Pro Tag sollten Sie 1,5–2 l mindestens trinken, bei großer Hitze oder beim Sport auch mehr. Mineralwasser hat gegenüber Leitungswasser den Vorteil, dass man damit auch einen Teil des Bedarfs an Mineralien und Spurenelementen decken kann. So gibt es z. B. kalziumreiche Wässer, die dem Körper ebenso viel Kalzium liefern wie Milchprodukte.

Wasser macht gesund und schön

Reichliche Wasserzufuhr von innen bietet viel:

- **Wasser regelt die Verdauung** Wer zu wenig trinkt, neigt zu Verstopfung, denn nur mit ausreichend Flüssigkeit kann der Darminhalt problemlos ausgeschieden werden.
- **Schutz vor Nierensteinen** Die Nieren als wichtigstes Ausscheidungsorgan spülen eine Menge Giftstoffe und die Abbauprodukte der Stoffwechselvorgänge problemlos aus dem Körper, wenn genügend Flüssigkeit zur Verfügung steht. Andernfalls können Salze als Kristalle ausfallen und sich zu Nierensteinen zusammenballen. Etwa 2 l Wasser pro Tag bieten den Nieren optimale Bedingungen.
- **Vorbeugung gegen Blasenentzündungen** Keime aus dem Darm, die in die Harnröhre gelangen und von dort in die Blase aufsteigen, können sich nicht ansiedeln, wenn die Blase gut durchspült wird. Auch wenn bereits eine Entzündung besteht, ist reichliches Trinken die grundlegende Behandlung.

Hilft bei …

- Verdauungsproblemen
- Blasenentzündung
- trockener Haut und trockenen Schleimhäuten
- Fieber
- Immunschwäche
- Infektanfälligkeit
- Gelenkbeschwerden

- **Schöne Haut** Trockene, rissige Haut und trockene Schleimhäute, wie sie im Winter häufig vorkommen, bessern sich bei vermehrter Flüssigkeitsaufnahme. Bei Mangel an Flüssigkeit wird diese für die wichtigsten Körperfunktionen reserviert, für die Haut bleibt nichts übrig.

Wasser von außen kühlt und härtet ab

Äußerlich angewandtes Wasser wirkt vorbeugend bei vielen Gesundheitsproblemen.

- **Fieber** Wadenwickel sind ein bewährtes und nebenwirkungsfreies Mittel zur Fiebersenkung, das beliebig oft wiederholt werden kann. Verwenden Sie dazu lauwarmes Wasser und erneuern Sie die Wickel, bevor sie ganz trocken sind.
- **Schwellungen** Bei geschwollenen Gelenken und Blutergüssen helfen kalte Umschläge oder Coldpacks. Feuchte Kälte wirkt zudem schmerzlindernd bei akut entzündlichen Vorgängen, während chronische Schmerzen besser auf feuchte Wärme ansprechen.
- **Verschmutzte Atemwege** Spülungen der Nase und der Nebenhöhlen mit lauwarmem (Salz-)Wasser reinigen die Luftwege von Keimen, Schleim und auch von Pollen.
- **Abwehrkräfte** Wechselduschen, Wechselfußbäder, Wassertreten und Saunagänge helfen, das Immunsystem in Schwung zu bringen. Fangen Sie aber nicht erst im Spätherbst damit an. Verbringen Sie bei allen Anwendungen mehr Zeit im warmen Wasser als im kalten und beenden Sie jede Sitzung mit dem kalten Tauchbad oder der kalten Dusche.

„Das Meer wäscht alle Beschwerden weg“

Dieser Satz stammt von dem griechischen Philosophen Platon und ist etwa 2 400 Jahre alt. In den letzten Jahrzehnten hat die Forschung viele im Meerwasser enthaltene Substanzen als heilkräftige Wirkstoffe erkannt, allen voran das Meersalz.

Meerwasser wird unter dem Begriff Thalasso-Therapie für Badekuren verwendet. Einiges davon, etwa Vollbäder in Salzwasser, können Sie bequem auch zu Hause durchführen. Diese helfen bei Hauterkrankungen wie Schuppenflechte oder Neurodermitis, stärken das Immunsystem, lindern Rücken- und Gelenkschmerzen sowie rheumatische Beschwerden und dienen dem Stressabbau.

Zink

Zink ist kein pflanzliches Hausmittel, sondern ein Mineralstoff, und fällt deshalb hier etwas aus dem Rahmen. Aufgenommen in diese Top-20-Liste wurde es, weil es bei Hunderten von Vorgängen im Körper eine so wichtige Rolle spielt, dass eine strotzende Gesundheit ohne ausreichende Zinkzufuhr überhaupt nicht vorstellbar ist. Zink ist Bestandteil von mehr als 200 Enzymen und für das Zellwachstum unverzichtbar – es hält den ganzen Betrieb am Laufen. Darüber hinaus kann man es aber auch gezielt zur Behandlung einsetzen, gegen Erkältungen ebenso wie gegen Akne oder Allergien.

Zink ist ein essenzielles Spurenelement, das regelmäßig mit der Nahrung aufgenommen werden muss. Die Deutsche Gesellschaft für Ernährung (DGE) empfiehlt eine tägliche Zufuhr von 7–10 mg, Schwangere und Stillende sowie Diabetiker, Menschen mit Darm- oder Lebererkrankungen oder mit Prostataleiden haben einen erhöhten Zinkbedarf von über 10 mg.

Zink steckt hauptsächlich in tierischen Nahrungsmitteln wie Fleisch und Meeresfrüchten (vor allem Austern), Geflügel, Eiern, Milch, aber auch in Bohnen, Nüssen und Vollkornprodukten. Viele Vollkornprodukte enthalten allerdings Phytinsäure, welche die Verwertbarkeit von Zink für den Körper verringert. Vegetarier entwickeln häufig Zinkmangel, da Zink aus pflanzlichen Quellen schlechter aufgenommen wird. Kaffee und schwarzer Tee hemmen ebenfalls die Aufnahme.

Hilft bei …

- Abwehrschwäche
- Akne
- Allergien
- brüchigen Nägeln und strapaziertem Haar
- Erkältungen
- Lippenherpes
- Unfruchtbarkeit
- Wunden

Zielsicherer Einsatz von Zink

Zink wird bei einer Reihe von Gesundheitsstörungen gezielt eingesetzt:

- **Zur Stärkung des Immunsystems** Wenn die Abwehr öfter schwächelt und Sie sich eine Erkältung nach der anderen einfangen, fehlt Ihnen vermutlich Zink. Es stärkt die Schleimhäute und schützt vor Viren. Auch wenn die Erreger bereits eingedrungen sind, kann Zink die Erkältungsdauer verkürzen und die Symptome mildern, denn es beteiligt sich an der Produktion von Abwehrzellen. Studien bewiesen die immunstärkende Wirkung dieses Mineralstoffs.

- **Gegen Lippenherpes** Zink hemmt die Vermehrung der *Herpes-labialis*-Viren. Außerdem stärkt es die Haut an den Lippen und die Schleimhaut im Mund, sodass die Viren dort schlechter Fuß fassen können.
- **Zur Verbesserung der Wundheilung** Zink regt die Zellteilung und das Zellwachstum an, was bei Wunden zur rascheren Heilung beiträgt. Außerdem ist Zink notwendig für die Produktion von Kollagen, dem entscheidenden Bestandteil aller Binde- und Stützgewebe. Wenden Sie Zink als Salbe an.
- **Gegen Allergien** Das Spurenelement Zink hat antiallergische Eigenschaften, denn es stabilisiert die Immunzellen, die bei Allergien eine Rolle spielen. Und es hemmt die Freisetzung von Histamin, das die meisten allergischen Symptome hervorruft.
- **Zur Verbesserung von Haut und Haar** Da Zink an allen Zellwachstumsvorgängen beteiligt ist, spielt es auch eine wichtige Rolle bei Nägeln und Haaren. Zink wird für die Umwandlung von Linolsäure zu Linolensäure gebraucht, die für eine gesunde Verhornung der Haut notwendig ist. Bei Zinkmangel drohen brüchige Nägel, Haarausfall und schuppige Veränderungen der Haut. Auch leichte Akne lässt sich mit Zink wirksam behandeln. Zinksalbe wird geschätzt bei chronischen Ekzemen und zur Behandlung eines wunden Babypopos.
- **Zur Verbesserung von Potenz und Zeugungsfähigkeit** Zink erhöht den Testosteronspiegel, steigert die Zahl der Spermien und macht sie beweglicher. Möglicherweise stimuliert es auch das sexuelle Verlangen; das ist vielleicht der Grund dafür, dass die zinkreichen Austern seit alters her als Aphrodisiakum gelten.

Wie nehme ich Zink ein?

Wenn Sie sich zusätzlich mit Zink versorgen wollen, sollten Sie zu Zinkaspartat, Zinkglutamat und Zinkhistidin greifen. Diese Präparate erhalten Sie als Tabletten, Kapseln oder Brausetabletten, auch in Kombination mit Vitamin C. Sie können zwar etwas mehr als die von der DGE empfohlene Menge Zink einnehmen, doch nach oben gibt es Grenzen. Ab etwa 30 mg täglich drohen ein Anstieg des „schlechten“ LDL- und ein Abfall des „guten“ HDL-Cholesterins. Mehr als 100 mg täglich schädigen das Immunsystem, statt es zu stärken. Die Einnahme von Zink kann zudem die Aufnahme von Kupfer beeinträchtigen, sodass Sie eventuell zusätzlich Kupfer benötigen.

Zitrone

Wer an einer Zitronenscheibe lutscht oder eine frisch zubereitete heiße Zitrone trinkt, genießt mehr als nur ein saures Vergnügen. Denn die Zitrusfrucht steckt voller chemischer Verbindungen, die das Immunsystem stärken, die Blutgefäße kräftigen, die Heilung der Haut unterstützen und eventuell sogar bestimmte Zellveränderungen blockieren, die zu Krebs führen können. Ein wenig Zitronensaft unter die Achseln gerieben besiegt unangenehme Gerüche, und in warmem Wasser mit einem Löffel Honig ist er ein perfektes Elixier gegen Halsschmerzen.

Vor Jahrhunderten aßen Seeleute Schiffsladungen voll Zitronen zur Vorbeugung gegen den gefährlichen Skorbut, verursacht durch Vitamin-C-Mangel. Eine einzige Zitrone enthält 40 mg Vitamin C, die empfohlene Dosis zur Deckung des Tagesbedarfs. Heute versorgt uns unsere Nahrung meist ausreichend mit Vitamin C. Aber Zitronen besitzen noch weiteres gesundheitsförderndes Potenzial.

Zitrus-Power

Unterschätzen Sie niemals die Kraft von Vitamin C, vor allem bei Erkältungen. Diese Substanz senkt den Histaminspiegel, also den Anteil des Gewebshormons im Blut, das zu verstopften Nasen und tränenden Augen beiträgt. Vitamin C ist ein wirksames Antioxidans, das den Gehalt an instabilen zellschädigenden Molekülen, bekannt als „freie Radikale", verringert und den Körper so vor Herzerkrankungen schützt. Mehrere Studien haben gezeigt, dass ein niedriger Vitamin-C-Spiegel im Körper das Herzinfarktrisiko erhöht. Wenn Cholesterin unter der Einwirkung freier Radikale oxidiert, kann es sich nämlich eher in Ablagerungen an den Arterienwänden umwandeln. Der Körper benötigt außerdem Vitamin C, um die Aktivität der Abwehrzellen zu erhöhen und um Kollagen herzustellen. Dieses Struktureiweiß des Bindegewebes spielt bei der Wundheilung eine wichtige Rolle.

Im Folgenden finden Sie noch weitere Argumente für den Genuss von Zitronen:

Hilft bei …

- Akne
- Altersflecken
- Erkältungen, Grippe
- fettiger Haut
- Halsschmerzen
- Husten
- Kehlkopfentzündung
- Kopfläusen
- Körpergeruch
- Krampfadern
- Lippenherpes
- morgendlicher Übelkeit
- Nierensteinen
- Schluckauf
- Schwangerschaftsbeschwerden
- Schwielen, Hühneraugen
- Sodbrennen
- Warzen

- **Weniger Nierensteine** Zitronen enthalten reichlich Zitronensäure, welche die Ausscheidung von Kalzium über die Nieren verringert und dazu beiträgt, die Bildung schmerzhafter Nierensteine zu verhindern, die häufig aus Kalziumsalzen bestehen. Täglich 2 l Zitronenlimonade aus frischem Zitronensaft, am besten ungesüßt, sind ebenso wirksam gegen Nierensteine wie Citrat-Präparate.
- **Kräftigere Venen** Zitronenschale ist reich an einem Flavonoid (einer Gruppe von Pflanzeninhaltsstoffen mit antioxidativem Potenzial) namens Rutin, das die Wände der Venen und Kapillaren kräftigt und die Beschwerden durch Krampfadern reduziert, insbesondere das Schweregefühl und die Wasseransammlung in den Beinen.
- **Schutz vor Brustkrebs** Eine andere chemische Verbindung, die in der Zitronenschale und der darunterliegenden weißen Haut entdeckt wurde, heißt D-Limonen. Experimente legen die Vermutung nahe, dass die Substanz gegen bösartige Tumore wirkt. Forscher untersuchen inzwischen das Monoterpen auf seine mögliche Anwendbarkeit als Mittel zur Behandlung und Vorbeugung insbesondere von Brustkrebs. Wissenschaftler haben D-Limonen im Labor an menschlichen Brustkrebszellen getestet und bestätigt gefunden, dass es deren Wachstum hemmt. Es spaltet außerdem Östrogen im Körper in eine schwächere Form auf. Dies ist deswegen wichtig, weil erhöhte Östrogenwerte mit einem erhöhten Brustkrebsrisiko in Verbindung gebracht werden. D-Limonen stärkt zudem die Leistungsfähigkeit der Leber bei der Beseitigung potenziell krebsauslösender Substanzen, die in der Leber aus dem Blut herausgefiltert werden.
- **Nutzen für die Schönheit** Wenn Zitronensaft regelmäßig auf Altersflecken aufgetragen wird, werden diese untrüglichen Zeichen der Hautalterung langsam ausbleichen. Wenn Sie den Saft auf Aknepusteln auftupfen, werden sie schneller abheilen.
- **Zitronentee verringert Hautkrebsrisiko** Eine Studie mit 450 Personen ergab, dass die Wahrscheinlichkeit, an einer bestimmten Hautkrebsart zu erkranken, bei denjenigen niedriger liegt, die regelmäßig Schwarztee trinken. Am stärksten ist der Schutzeffekt, wenn man dem Tee einen Spritzer Zitrone beifügt. Wahrscheinlich erhöhen Inhaltsstoffe der Zitrone die Aktivität eines Enzyms, das krebsverursachende Stoffe abfängt.

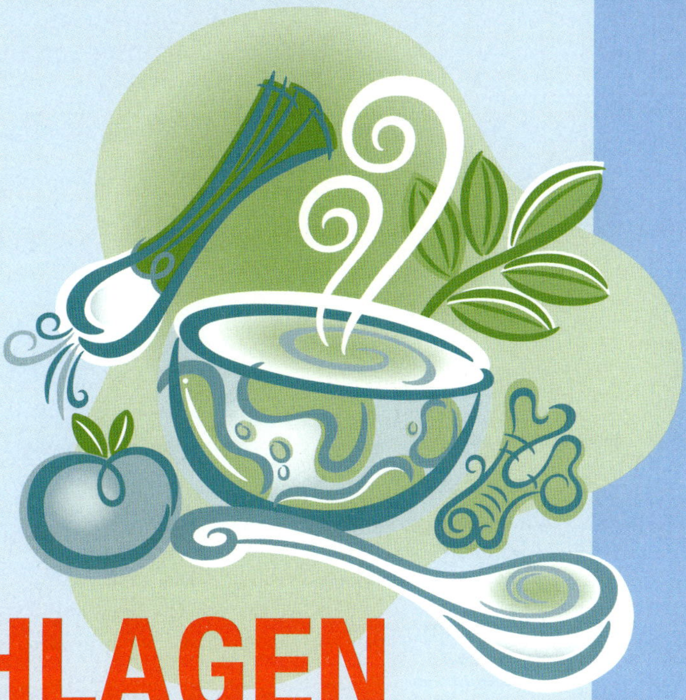

NACHSCHLAGEN UND FINDEN

Bei einer Vielzahl von Beschwerden bringen Hausmittel Linderung, unterstützen den Heilungsprozess oder ersparen sogar den Besuch beim Arzt. Doch auch sanfte Wirkstoffe können, wie jedes Medikament, unerwünschte Effekte mit sich bringen. Lesen Sie auf den folgenden Seiten über Risiken und Nebenwirkungen der wichtigsten Wirkstoffe und Heilpflanzen. Für weiterführende Auskünfte finden Sie im Adressteil Verbände und Institute in Ihrer Nähe. Das ausführliche Register schließlich ermöglicht Ihnen ein rasches Auffinden der gesuchten Informationen.

Risiken und Nebenwirkungen

Nahrungsergänzungsmittel, Kräuter oder harmlos scheinende Substanzen sind bei Gesundheitsproblemen hilfreich, sollten aber mit Sorgfalt ausgewählt werden. Auch sie können bei falschem Gebrauch unerwünschte Nebenwirkungen haben oder mit einem anderen Medikament in Wechselwirkung treten. Lesen Sie die aufgeführten Vorsichtsmaßnahmen. Stoppen Sie jede Anwendung, sobald Sie eine Nebenwirkung spüren, und berichten Sie Ihrem Arzt davon. In der Schwangerschaft oder Stillzeit sollten Sie überhaupt nichts ohne Rücksprache mit Ihrem Arzt oder Ihrer Hebamme nehmen!

Acetylcystein (ACC) Nicht bei Magen- oder Zwölffingerdarmgeschwüren oder der Veranlagung dazu einnehmen.

Aloe vera *(Aloe barbadensis)* Nicht innerlich anwenden während der Schwangerschaft und Stillzeit, bei Hämorrhoiden und Nierenerkrankungen. Bei Herzproblemen vorher den Arzt fragen. Hautkontakt mit dem Saft der Blattbasis vermeiden.

Anis *(Pimpinella anisum)* In der Schwangerschaft nur in kleinen Mengen als Gewürz verwenden. Nicht gemeinsam mit Eisen- oder Hormonpräparaten nehmen.

Arginin Nur unter ärztlicher Aufsicht einnehmen. Überdosierung kann Übelkeit und Durchfall verursachen. Nicht anwenden bei Genitalherpes, Herzerkrankungen, Nierenleiden oder Krebs. Langzeitwirkungen sind noch unbekannt. Nehmen Sie Arginin mindestens 90 Minuten vor oder nach einer Mahlzeit ein.

Arnika *(Arnica montana)* Nicht anwenden auf offenen Wunden und in der Schwangerschaft.

Astragalus *(Tragant)* Ungeeignet bei gleichzeitiger Behandlung mit Ciclophosphamid oder bei akuten Infektionen.

Acidophilus *(Lactobacillus acidophilus)* Kann Blähungen verursachen oder verstärken. Mindestens 2 Stunden Abstand zur Einnahme von Antibiotika.

Baldrian *(Valeriana officinalis)* Verstärkt die Wirkung von Schlaf- und Beruhigungsmitteln und beeinträchtigt die Reaktionsfähigkeit; wird durch die Einnahme von Alkohol verstärkt.

Betakarotin Während der Schwangerschaft und bei Schilddrüsenunterfunktion nicht verwenden. Am besten ein Produkt einnehmen, das gemischte Karotinoide enthält. Zu hohe Dosen verfärben die Haut orange.

Brennnessel *(Urtica dioica)* Nicht während Schwangerschaft und Stillzeit anwenden, da es noch keine ausreichenden Erkenntnisse gibt. Nicht bei Ödemen aufgrund von Herz- oder Nierenerkrankung oder bei Magenbeschwerden einnehmen.

Bromelain Kann Übelkeit, Erbrechen, Durchfall, Hautausschlag und verstärkte Periodenblutung hervorrufen. Erhöht das Blutungsrisiko bei Behandlung mit ASS oder gerinnungshemmenden Medikamenten. Nicht einnehmen bei Ananas-Allergie.

Carnitin Verwenden Sie nach Rücksprache mit dem Arzt nur L-Carnitin. Vorsicht bei Nierenerkrankungen. Für den Gebrauch einzelner Aminosäuren wie Carnitin liegen bisher noch keine langfristigen Erfahrungen vor.

Cascara sagrada Nicht in der Schwangerschaft und bei geschwächtem Zustand, bei entzündlichen Darmerkrankungen, Darmverschluss oder Bauchschmerzen nehmen. Kann Abhängigkeit von Abführmitteln und Durchfall hervorrufen. Nicht länger als 8 Tage und nicht gemeinsam mit gerinnungshemmenden Medikamenten einnehmen.

Coenzym Q10 Dosen ab täglich 120 mg höchstens 20 Tage ohne ärztliche Aufsicht nehmen. Einnahme mit den Mahlzeiten verhindert Magenschmerzen.

Cranberry Nicht gemeinsam mit blutverdünnenden Medikamenten zu sich nehmen.

Echinacea (Sonnenhut) Nicht anwenden bei chronischen Erkrankungen, die mit einer Immunschwäche einhergehen (Multiple Sklerose, Tuberkulose, rheumatoide Arthritis). Nicht kombinierbar mit Mitteln gegen HIV, Immunsuppressiva, angstlösenden und cholesterinsenkenden Medikamenten sowie Krebsmitteln und leberschädigenden Medikamenten.

Eibisch *(Althaea officinalis)* Eventuell verzögerte Aufnahme von gleichzeitig eingenommenen Medikamenten.

Fenchel *(Foeniculum vulgare)* Fenchelöl in Schwangerschaft und Stillzeit nicht länger als 2 Wochen anwenden; für Früchte und Tee gibt es keine Einschränkungen.

Fischöl Während der Schwangerschaft nur unter ärztlicher Aufsicht einnehmen. Maximale Dosis sind 2 TL Fischöl pro Tag; Gebrauchsanweisung beachten: Zu hohe Dosen können die Blutgerinnung hemmen. Bei Dauertherapie mit ASS oder Gerinnungshemmern ärztlichen Rat einholen. Bei Bluthochdruck, Lebererkrankungen oder Allergien auf Fisch ist Fischöl nicht geeignet. Es können Nasenbluten sowie vermehrt blaue Flecken auftreten, auch Magenbeschwerden.

Flohsamen *(Plantago afra psyllium)* Immer mit viel Wasser einnehmen. Kann Blähungen, Verstopfung und Darmträgheit hervorrufen oder verschlimmern. Nicht einsetzen bei entzündlichen Darmerkrankungen, Darmverschluss oder schwer einstellbarer Diabetes. Mindestens 1 Stunde Abstand zur Einnahme von anderen Medikamenten.

Folsäure Mehr als 1000 Mikrogramm nur unter ärztlicher Aufsicht einnehmen. Überdosierung kann bei Vitamin-B_{12}-Mangel Nervenschäden hervorrufen. Beeinträchtigt die Wirksamkeit krampfverhütender Medikamente. Nicht bei Krebserkrankungen anwenden.

Gamma-Linolensäure Borretsch- oder Nachtkerzenöl (enthalten Gamma-Linolensäure) nicht während Schwangerschaft und Stillzeit einnehmen. Bei gleichzeitiger Einnahme von Blutverdünnern sowie bei Anfallsleiden nur nach Absprache mit dem Arzt einsetzen.

Gelbwurz (Kurkuma) Nicht während Schwangerschaft und Stillzeit einnehmen, ferner nicht bei Verschluss der Gallenwege. Bei Gallensteinen den Arzt befragen.

Gelbwurzel, kanadische *(Hydrastis canadensis)* Nicht während der Schwangerschaft, bei Bluthochdruck oder Blutzuckerschwankungen, bei Autoimmunerkrankungen wie Multipler Sklerose oder Lupus erythematodes anwenden. Kann die Herztätigkeit verlangsamen. Nicht länger als 1 Woche einnehmen, da Hydrastis die Aufnahme von Vitamin B_{12} aus dem Darm behindert. Die Dosierungsempfehlung sollte keinesfalls überschritten werden, da Gelbwurzel in höheren Dosen lähmend auf das Zentralnervensystem wirkt.

Ginkgo *(Ginkgo biloba)* Nicht geeignet bei gleichzeitiger Einnahme von Gerinnungshemmern, ASS oder nichtsteroidalen Schmerzmitteln sowie von Antidepressiva aus der Gruppe der MAO-Hemmer. Als Nebenwirkungen können Magen-Darm-Beschwerden, Kopfschmerzen oder auch Unruhe auftreten.

Ginseng *(Panax ginseng)* Bei Diabetes oder gleichzeitiger Einnahme von Gerinnungshemmern den Arzt fragen, ebenso bei Herzleiden, Bluthochdruck oder Angsterkrankung. Nebenwirkungen: Blutzuckersenkung (Hypoglykämie), Spannungsgefühl in den Brüsten; bei Überdosierung auch Schlaflosigkeit, Bluthochdruck und Ödembildung. Nehmen Sie Ginseng nicht gleichzeitig mit anderen anregenden pflanzlichen Wirkstoffen wie Ephedra (Ma huang) ein, und schränken Sie den Koffeinkonsum ein.

Glukosamin(sulfat) Kann Übelkeit oder Sodbrennen hervorrufen. Bei Diabetes Rücksprache mit dem Arzt notwendig.

Gotu kola Ungeeignet während der Schwangerschaft und Stillzeit. Nicht gleichzeitig mit Medikamenten gegen Diabetes oder mit Blutdrucksenkern einnehmen. Vor einer langfristigen Anwendung den Arzt fragen.

Hopfen *(Humulus lupulus)* Nicht vor dem Autofahren einnehmen, da Hopfen das Reaktionsvermögen beeinträchtigt. Frische Hopfenblüten können allergische Reaktionen auslösen, was bei getrockneten Präparaten eher selten vorkommt.

Ingwer *(Zingiber officinalis)*
Bei Verwendung als Gewürz keine Risiken. In medizinisch wirksamer Dosierung nicht anwenden bei Gallensteinen, in Schwangerschaft und Stillzeit sowie bei Behandlung mit gerinnungshemmenden Medikamenten.

Johanniskraut *(Hypericum perforatum)* Nicht einsetzen nach Organverpflanzung, bei Einnahme von Proteasehemmern gegen HIV-Infektion. Bei anderen Medikamenten zuvor den Arzt fragen, da es mit vielen Arzneimitteln in Wechselwirkung tritt. Nebenwirkungen: verstärkte Lichtempfindlichkeit, Blutdruckerhöhung bei gleichzeitiger Einnahme anderer anregender Pflanzenwirkstoffe wie Ephedra. Achtung: Behandeln Sie niemals eine ernsthafte Depression in Eigenregie!

Kalium Zusätzliche Einnahme nur auf ärztliche Verordnung.

Kalzium Über 1500 mg Kalzium täglich nur unter ärztlicher Aufsicht einnehmen. Überdosierung kann Verstopfung verursachen. Bei Kalziumoxalatsteinen in der Niere zuvor den Arzt befragen.

Katzenkralle *(Uncaria tomentosa)* Nicht gemeinsam einsetzen mit Medikamenten, die das Immunsystem hemmen. Als Nebenwirkungen können Kopfschmerzen, Magenbeschwerden oder Herz-Kreislauf-Probleme auftreten.

Knoblauch *(Allium sativum)*
Bei Behandlung mit gerinnungshemmenden Medikamenten vor der Knoblaucheinnahme den Arzt fragen. Nicht direkt nach Operationen oder zahnärztlichen Eingriffen verwenden, da Blutgerinnung gehemmt wird. Bei Einsatz hoher Dosen sind Magen-Darm-Beschwerden möglich. Allergische Reaktionen treten bei Einnahme von Fertigpräparaten selten auf.

Lakritze (Glycyrrhizin, aus Süßholz *Glycyrrhiza glabra*)
Nicht über längere Zeit einnehmen, da Lakritze den Blutdruck erhöht. Nicht bei Bluthochdruck sowie Herz-Kreislauf-Erkrankungen oder niedrigem Kaliumspiegel einsetzen.

Leinsamen *(Linum usatissimum)* Nicht verzehren bei Darmverschluss oder Schilddrüsenleiden. Kann die Aufnahme von Medikamenten aus dem Darm behindern. Immer mit viel Wasser einnehmen. Lein(samen)öl nicht erhitzen.

Löwenzahn *(Taraxacum officinale)* Nicht verwenden bei Verschluss der Gallenwege oder Darmverschluss. Bei Gallensteinen den Arzt fragen.

Lysin Wie bei allen Aminosäuren ist die Einnahme derzeit noch experimentell. Nicht gleichzeitig mit Arginin verwenden.

Magnesium Nicht geeignet bei Herzerkrankungen, Arrhythmien, schlechter Nierenfunktion, Bluthochdruck oder Migräne sowie bei Einnahme von Diuretika. Die maximale Tagesdosis von 400 mg nicht überschreiten.

Meerrettich *(Armorica rusticana)* Ungeeignet für Kinder, Schwangere und Stillende. Nicht anwenden bei Magengeschwüren, Schilddrüsenerkrankungen und Nierenfunktionsstörungen. Bei Hauterkrankungen vor der Einnahme den Arzt fragen.

Mönchspfeffer *(Vitex agnus-castus)* Wechselwirkungen mit hormonellen Verhütungsmitteln bekannt. Beeinträchtigt die Milchbildung, kann Magenbeschwerden, Kopfschmerzen, Juckreiz, Hautausschlag und Störungen der Periodenblutung hervorrufen.

Nachtkerze *(Oenothera biennis)* Nicht bei Kindern unter einem Jahr anwenden; bei Epilepsie nur unter ärztlicher Aufsicht.

Papaya Vorsicht bei Diabetes, kann den Blutzuckerwert beeinflussen. Mit gerinnungshemmenden Medikamenten sind Wechselwirkungen möglich.

Petersilie *(Petroselinum crispum)* Bei Nierenerkrankungen nicht in großen Mengen (mehrere Handvoll pro Tag) anwenden; kann harntreibend wirken. Bei der Verwendung als Gewürz bestehen keine Risiken.

Pfefferminze *(Mentha piperita)* Pfefferminzöl nicht bei Säuglingen und Kleinkindern anwenden, da Kehlkopfkrampf sowie Atemstillstand drohen. Ungeeignet bei Verschluss der Gallenwege, Gallenblasenentzündung, Leberschäden und Kontaktallergie gegen Minze. Nebenwirkungen: Sodbrennen durch Erschlaffung der Speiseröhrenmuskulatur.

Rosskastanie *(Aesculus hippocastanum)* Nicht in der Schwangerschaft und Stillzeit einnehmen, außerdem nicht bei

Nierenerkrankungen. Bei Behandlung mit Gerinnungshemmern vorher den Arzt fragen. Unreife Kastanien verursachen Übelkeit!

Sägepalme *(Serenoa repens)* Bei Prostataerkrankungen, vor allem Prostatakrebs, und hormonabhängigen Krebsleiden vor der Anwendung den Arzt fragen.

Salbei *(Salvia officinalis)* Reduziert die Milchbildung, daher nicht während der Stillzeit anwenden. Der Inhaltsstoff Thujon, der sich in ätherischem Salbeiöl anreichert, ist ein Nervengift. Bei Überdosierung oder längerer Einnahme sind Schwindel, Hitzewallungen, Herzrasen und epileptische Krämpfe möglich. Gurgellösung und Tee sind ungefährlich, äußerliche Anwendung ebenfalls.

SAM-e (S-Adenosylmethionin) Kann möglicherweise den Homocysteinspiegel im Blut erhöhen, ein Risikofaktor für koronare Herzerkrankungen.

Selen Wirkt besser bei gleichzeitiger Einnahme von Vitamin E. Bei Schilddrüsenunterfunktion nicht einsetzen. Nebenwirkungen bei Überschreitung der maximalen Tagesdosis von 350 Mikrogramm: brüchige, verdickte Nägel, Magenschmerzen, Übelkeit, Durchfall, Knoblauchgeruch aus dem Mund und aus der Haut, metallischer Geschmack im Mund, Gefühlsstörungen an Händen und Füßen, Reizbarkeit und Müdigkeit.

Senf Nicht geeignet für Kinder unter 6 Jahren, bei Magen- und Darmgeschwüren sowie Nierenerkrankungen. Vorsicht ist auch bei Hautleiden geboten.

Senna *(Cassia acutifolia/angustifolia)* Ungeeignet für Kinder unter 12 Jahren, bei Darmverschluss, akuten Darmentzündungen, unklaren Bauchschmerzen, Durchfall oder Elektrolytmangel. Wegen möglicher Wechselwirkungen nur nach Rücksprache mit dem Arzt und unter Berücksichtigung der Dosierungsanleitung bei Einnahme von Herzmedikamenten (Digoxin), Kortison oder harntreibenden Präparaten anwenden. Grundsätzlich sollte man Abführmittel nie länger als maximal 2 Wochen einnehmen.

Teufelskralle *(Harpagophytum procumbens)* Nicht bei Magen- und Zwölffingerdarmgeschwüren anwenden, während Schwangerschaft und Stillzeit nur auf ärztlichen Rat.

Traubensilberkerze *(Cimicifuga racemosa)* Nicht geeignet in Schwangerschaft und Stillzeit. Bei gleichzeitiger Östrogentherapie sowie bei Tumorleiden ist eine vorherige Rücksprache mit dem Arzt erforderlich. Nicht bei Herzerkrankungen oder Einnahme blutdrucksenkender Medikamente einsetzen. Maximale Einnahmedauer beträgt 6 Monate.

Vitamin A Nicht einnehmen bei Schwangerschaft oder Kinderwunsch. Die maximale Dosis von 1500 Mikrogramm bitte nicht überschreiten, sonst sind folgende Nebenwirkungen wahrscheinlich: Gewichtsverlust, Hautprobleme, Knochenschmerzen, Blutungen, Erbrechen, Durchfall, Müdigkeit, Benommenheit, Sehstörungen, Haarausfall, Gelenkschmerzen sowie Leber- und Milzvergrößerung.

Vitamin B_6 Bei der Langzeitanwendung 10 mg pro Tag nicht überschreiten, kurzfristig nicht mehr als 100 mg pro Tag einnehmen. Kribbeln in den Fingern und Zehen, Gliederschmerzen, Schwächegefühl, Benommenheit und depressive Stimmung sind Zeichen von Überdosierung.

Vitamin C Bei chronischer Nierenerkrankung nur nach Rücksprache mit dem Arzt einnehmen. Höchstdosis für Schwangere 200 mg pro Tag. 3 Tage vor medizinischen Untersuchungen Dosis absenken, da sonst Tests für Blut im Stuhl und Harnzucker verfälscht werden.

Vitamin E Bei Behandlung mit gerinnungshemmenden Medikamenten vor der Einnahme von Vitamin E den Arzt fragen.

Weidenrinde *(Salix species)* Nicht bei Kindern unter 12 Jahren anwenden, ferner nicht in Schwangerschaft und Stillzeit, bei Magen- und Zwölffingerdarmgeschwüren, Blutgerinnungsstörungen, Asthma, Diabetes, Nierenschaden. Keine gleichzeitige Anwendung von Schlafmitteln.

Weißdorn *(Crataegus laevigata)* Nicht gleichzeitig mit Herzmedikamenten einnehmen. Herzerkrankungen sind generell zur Selbstbehandlung ungeeignet.

Zimt *(Cinnamomum zeylanicum)* Vorsicht während der Schwangerschaft. Leberschädigung durch Cumarin wird vermutet.

Zink Mehr als 25 mg pro Tag nur auf ärztliche Anweisung und stets in Verbindung mit Kupfer nehmen.

Adressen

Deutscher Diabetikerbund e.V.
Goethestraße 27
34119 Kassel
Tel.: 0561-7034770
Email: info@diabetikerbund.de
www.diabetikerbund.de

Deutsche Gesellschaft für Chirotherapie und Osteopathie e.V.
Lamontstraße 8
81679 München
Tel.: 089-99013999
Email: DGCOev@web.de
http://chirotherapie.net

Deutsche Lungenstiftung e.V.
Herrenhäuser Kirchweg 5
30167 Hannover
Tel.: 0511-2155110
Email: deutsche.lungenstiftung@t-online.de
www.lungenstiftung.de

Deutsche Gesellschaft für Ganzheitsmedizin
Schulweg 1
29690 Grethem
Tel.: 05164-909909
Email: Institut@ganzheitsmedizin.de
www.ganzheitsmedizin.de

Deutscher Neurodermitis Bund e.V.
Spaldingstraße 210
20097 Hamburg
Tel.: 040-230744
Email: info@dnb-ev.de
www.dnb-ev.de

Frauengesundheit e.V. (FEM)
Postfach 02 12 45
10123 Berlin
Tel.: 030-24638756
Email: fem@hf-frauengesundheit.eu
www.hf-frauengesundheit.eu

MigräneLiga Deutschland e.V.
Tel.: 06144-2211
Email: info@migraeneliga-deutschland.de
www.migraeneliga-deutschland.de

Selbsthilfe bei Depressionen e.V.
Wermbachstraße 13 (Freihofgasse)
63739 Aschaffenburg
Tel.: 06021-23626
Email: info@redenundhandeln.de
www.redenundhandeln.de

Bund klassischer Homöopathen Deutschlands e.V. (BKHD)
Geschäftsstelle
Schäftlarnstraße 162
81371 München
Tel.: 089-203326011
Email: info@bkhd.de
www.bkhd.de

Hufelandgesellschaft
Dachverband der Ärztegesellschaften für Naturheilkunde und Komplementärmedizin
Chausseestraße 29
10115 Berlin
Tel.: 030-28099320
Email: info@hufelandgesellschaft.de
www.hufelandgesellschaft.de

Ärztegesellschaft für Präventionsmedizin und klassische Naturheilverfahren
Kneippärztebund e.V.
Hahnenfeldstraße 21 a
86825 Bad Wörishofen
Tel.: 08247-90110
Email: info@kneippaerztebund.de
www.kneippaerztebund.de

Deutsche Schmerzliga e.V.
Adenauerallee 18
D-61440 Oberursel
Tel.: 0700-375375375
Email: info@schmerzliga.de
www.schmerzliga.de

Gesellschaft für Ernährungsmedizin und Diätetik e.V.
Mariahilfstraße 9
52062 Aachen
Tel.: 0241-961030
Email: info@ernaehrungsmed.de
www.ernaehrungsmed.de

ÖSTERREICH

Österreichische Diabetiker-Vereinigung
ÖDV Bundesgeschäftsstelle
Moosstraße 18
5020 Salzburg
Tel.: 0043-662-827722
Email: oedv.office@aon.at
www.diabetes.or.at

Österreichische Gesellschaft für Osteopathie (ÖGO)
Vinzenzgasse 13/10
1180 Wien
Tel.: 0043-699-11906887
Email: oego@gmx.at
www.oego.org

Österreichische Neurodermitiker Vereinigung (ÖNV)
Habsburgergasse 10/5
1010 Wien
Tel.: 0043-1-5350686
Email: info@neurodermitis.or.at
Internet: www.neurodermitis.at

Österreichische Gesellschaft für homöopathische Medizin (ÖGHM)
Mariahilferstraße 110
1070 Wien
Tel.: 0043-1-5267575
Email: sekretariat@homoeopathie.at
www.homoeopathie.at

Österreichische Lungenunion
Obere Augartenstraße 26-28
1020 Wien
Tel.: 0043-1-3304286
Email: office@lungenunion.at
www.lungenunion.at

VSLÖ – Verband der Still- und Laktationsberaterinnen Österreichs
Lindenstraße 20
2362 Biedermannsdorf
Tel.: 0043-2236-72336
Email: info@stillen.at
www.stillen.at

SCHWEIZ

SAHP Schweizerische Ärztegesellschaft für Homöopathie
Buzibachstraße 31b
6023 Rothenburg
Tel.: 0041-281-1744
Email: info@sahp.ch
www.sahp.ch

Schweizerische Gesellschaft für Ernährung SGE
Effingerstraße 2
Postfach 8333
3001 Bern
Tel.: 0041-31-3850000
Email: info@sge-ssn.ch
www.sge-ssn.ch/

Registre Suisse des Ostéopathes (R.S.O.) – Schweizerisches Register der Osteopathen
Chemin de la Venoge 7
1025 St-Sulpice
Tel.: 0041-21-6975454
www.osteopathy.ch

Schweizerisches Zentrum für Allergie, Haut und Asthma (AHA-Stiftung)
Gryphenhübeliweg 40
Postfach 378
3000 Bern 6
Tel.: 0041-31-3599000
Email info@ahaswiss.ch
www.ahaswiss.ch

Krebsliga Schweiz
Effingerstraße 40
Postfach 8219
3001 Bern
Tel.: 0041-31-3899100
Email: info@swisscancer.ch
www.swisscancer.ch

Lungenliga Schweiz
Südbahnhofstraße 14c
3000 Bern 14
Tel: 0041-31-3782050
Email: info@lung.ch
www.lung.ch

Register

A

B

C

D

E

F

G

H

I

J

K

L

M

T

U

V

W

X, Y, Z

Bildnachweis

Alle Fotos Reader's Digest außer: 66 Getty Images/Romilly Lockyer. 114/115 Science Photo Library/ Maximilian Stock Ltd. 163 Getty Images/Photodisc. 214/215 Getty Images/Photodisc. 263 Punchstock.